“十四五”时期国家重点出版物出版专项规划项目

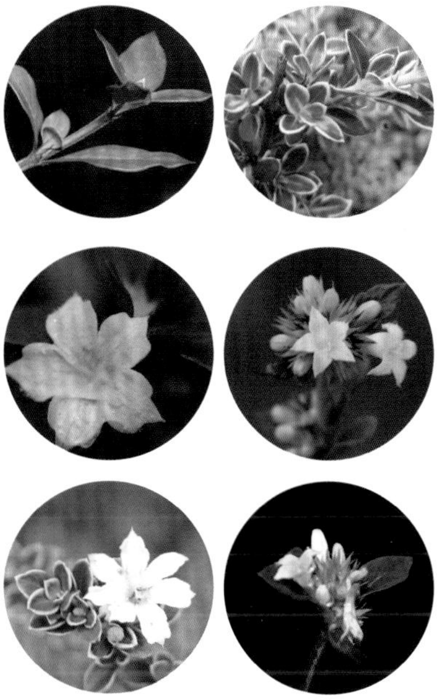

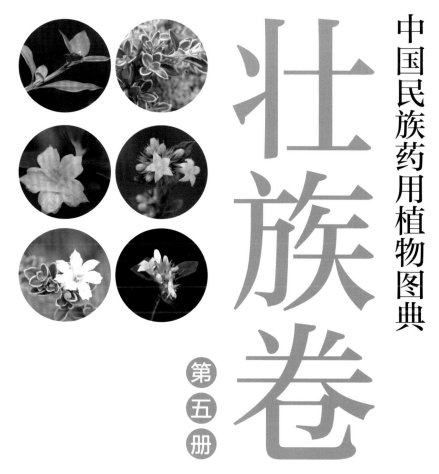

中国民族药用植物图典
壮族卷
第五册

总 主 编： 肖培根　诸国本

主　　编： 彭　勇　谢　宇　李海霞

副 主 编： 齐　菲　杨　芳　马　华　刘士勋　高楠楠　项　红　孙　玉　薛晓月

编　　委： 马　楠　王　俊　王忆萍　王丽梅　王郁松　王梅红　卢　军　卢立东　田大虎　冯　倩　吕凤涛　刘　芳　刘　艳　刘士勋　刘卫华　刘立文　孙　宇　孙瑗琨　严　洁　李　惠　李远清　李俊勇　杨　帆　杨冬华　余海文　邹智峰　宋　伟　张　坤　张印辉　陈艳蕊　陈朝霞　罗建锋　郑小玲　赵白宇　赵卓君　段艳梅　饶　佳　秦　臻　耿赫兵　莫　愚　贾政芳　翁广云　郭春芳　黄　红　蒋思琪　程宜康　翟文慧　戴　峰　鞠玲霞　魏献波

图片摄影： 周重建　谢　宇　裴　华　邬坤乾　袁井泉　孙骏威　谢　言　钟炯平　李　萍　夏云海

湖南科学技术出版社 · 长沙

国家一级出版社　全国百佳图书出版单位

“十四五”时期国家重点出版物出版专项规划项目

《中国民族药用植物图典》丛书编委会

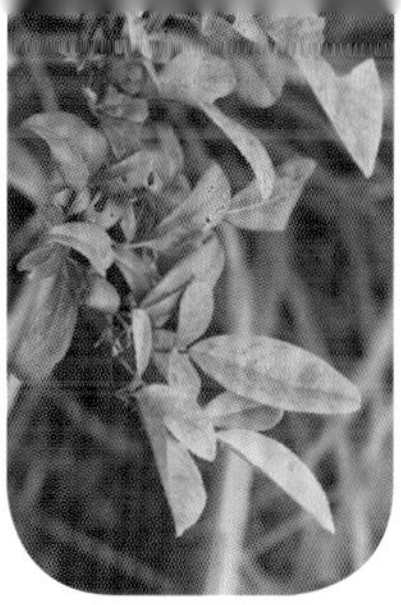

目录

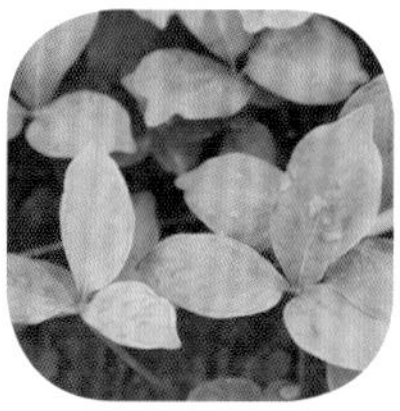

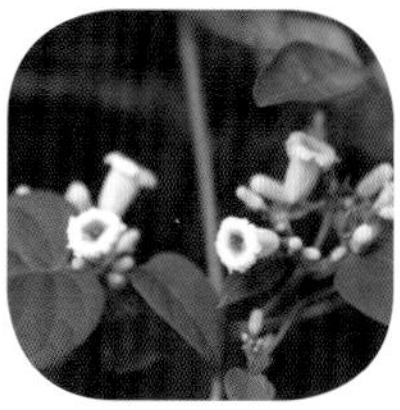

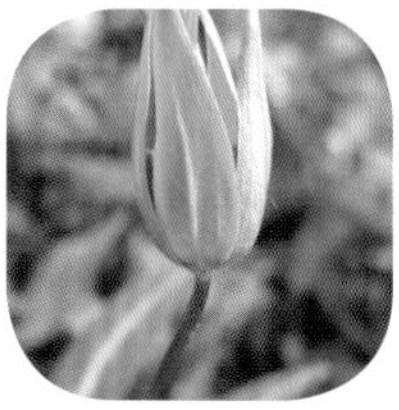

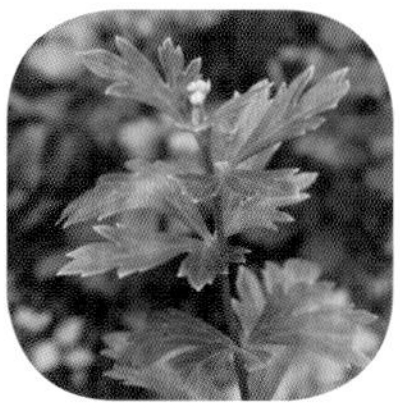

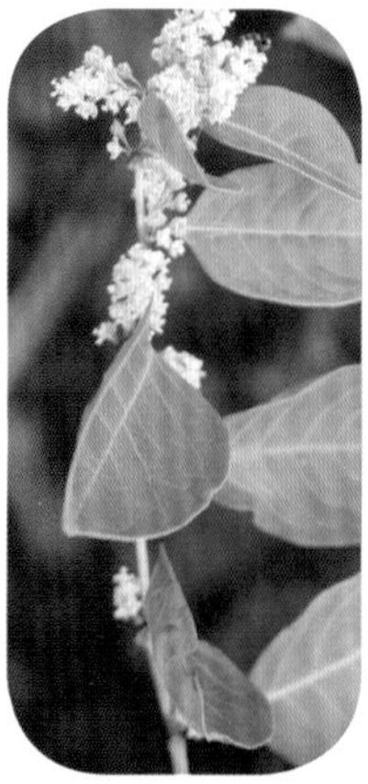
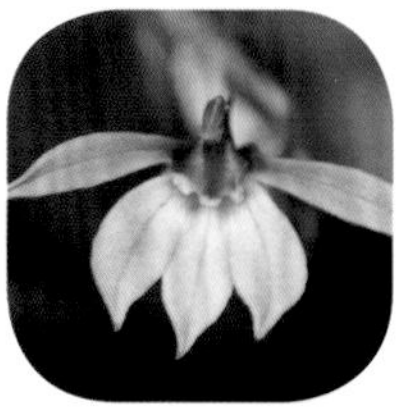
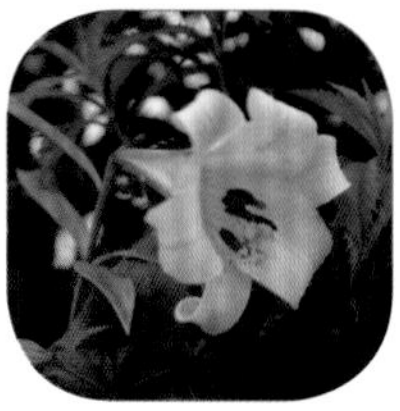

中国民族药用植物图典（第一辑）

壮族卷（第五册）

中国民族药用植物图典·苗族卷
中国民族药用植物图典·壮族卷
中国民族药用植物图典·藏族卷
中国民族药用植物图典·蒙古族卷
中国民族药用植物图典·水族卷
中国民族药用植物图典·维吾尔族卷

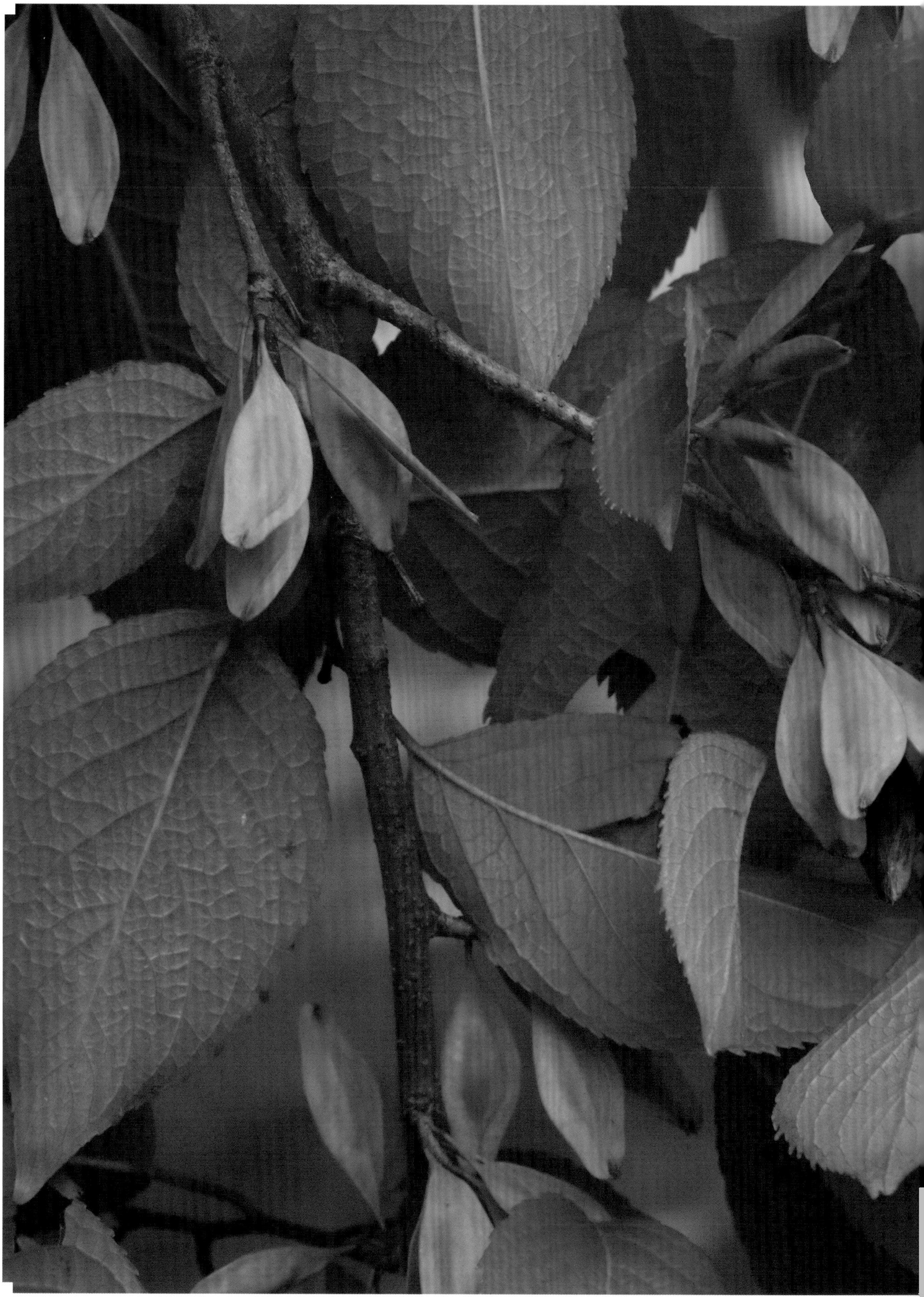

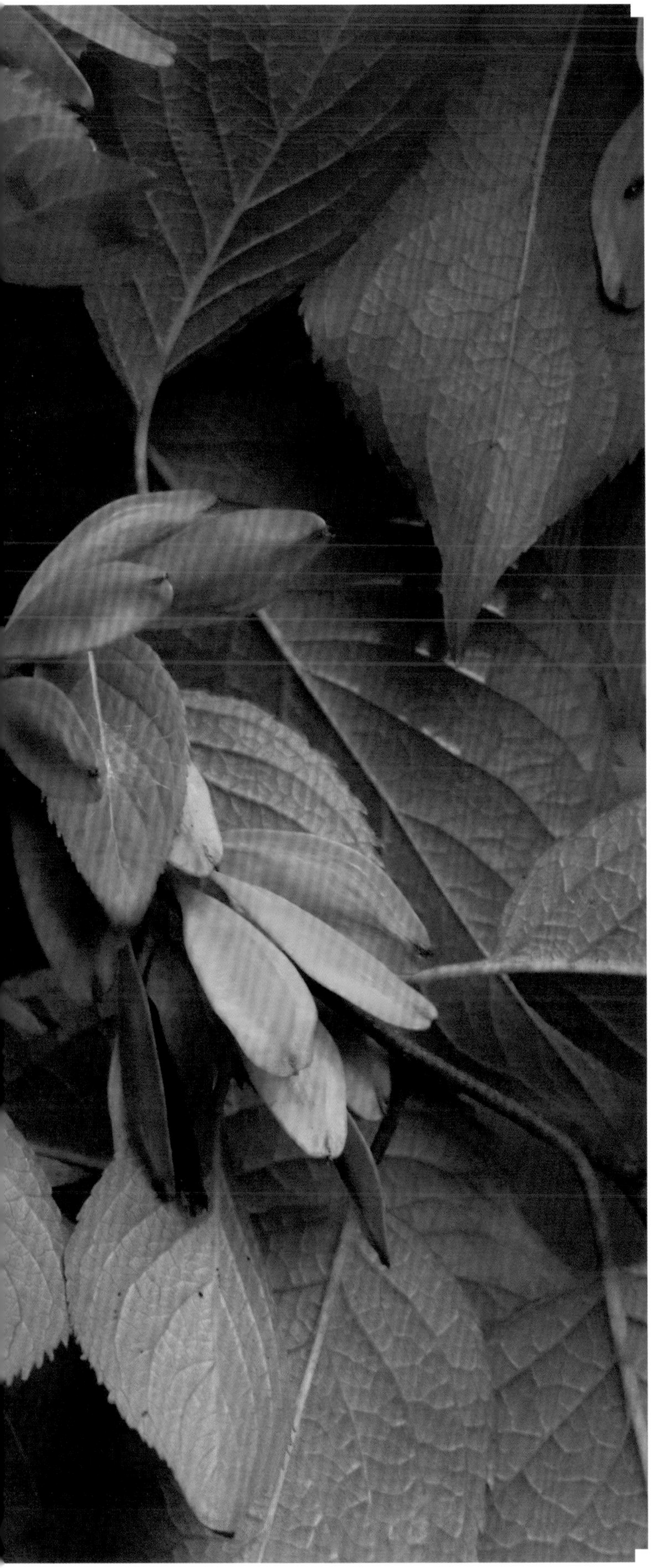

杜仲

【壮药名】棵杜仲。

【别　　名】曹木兴、玉丝皮、丝连皮、丝棉皮。

【来　　源】本品为杜仲科植物杜仲 *Eucommaia ulmoides* Oliv. 的树皮。

【性味归经】味甘，性热。归肝、肾经。

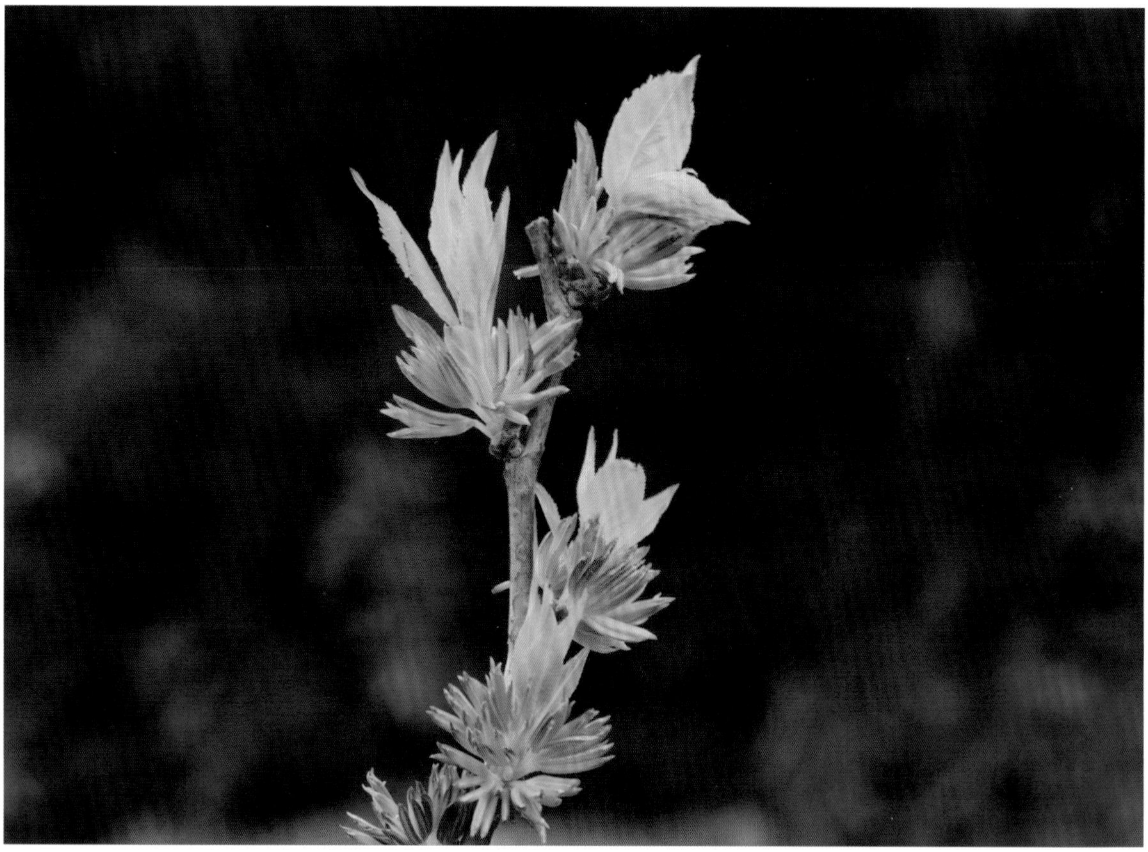

杜仲

识别特征

落叶乔木，高达 20 m，树皮灰色，折断有银白丝。幼枝有黄褐色毛，后变无毛，老枝有皮孔。单叶互生；叶柄长 1 ~ 2 cm，上面有槽，被散生长毛；叶椭圆形，长 7 ~ 15 cm，宽 4 ~ 6 cm，先端渐尖，基部楔形，边缘有锯齿，下面脉上有毛；侧脉 6 ~ 9 对。花单性，雌雄异株，花生于当年枝基部，雄花无花被，花梗无毛；雄蕊长约 1 cm，无毛，无退化雌蕊；雄花单生，花梗长约 8 mm，子房 1 室，先端 2 裂，子房柄极短。翅果扁平，长椭圆形，先端 2 裂，基部楔形，周围具薄翅；坚果位于中央，与果梗相接处有关节。早春开花，秋后果实成熟。

生境分布

生长于海拔 300 ~ 1500 m 的低山、谷地或疏林中。分布于贵州、陕西、甘肃、浙江、河南、湖北、四川、云南等省区。现各地广泛栽种。

采收加工

4 ~ 6 月剥取，刮去粗皮，堆置“发汗”至内皮呈紫褐色，晒干。

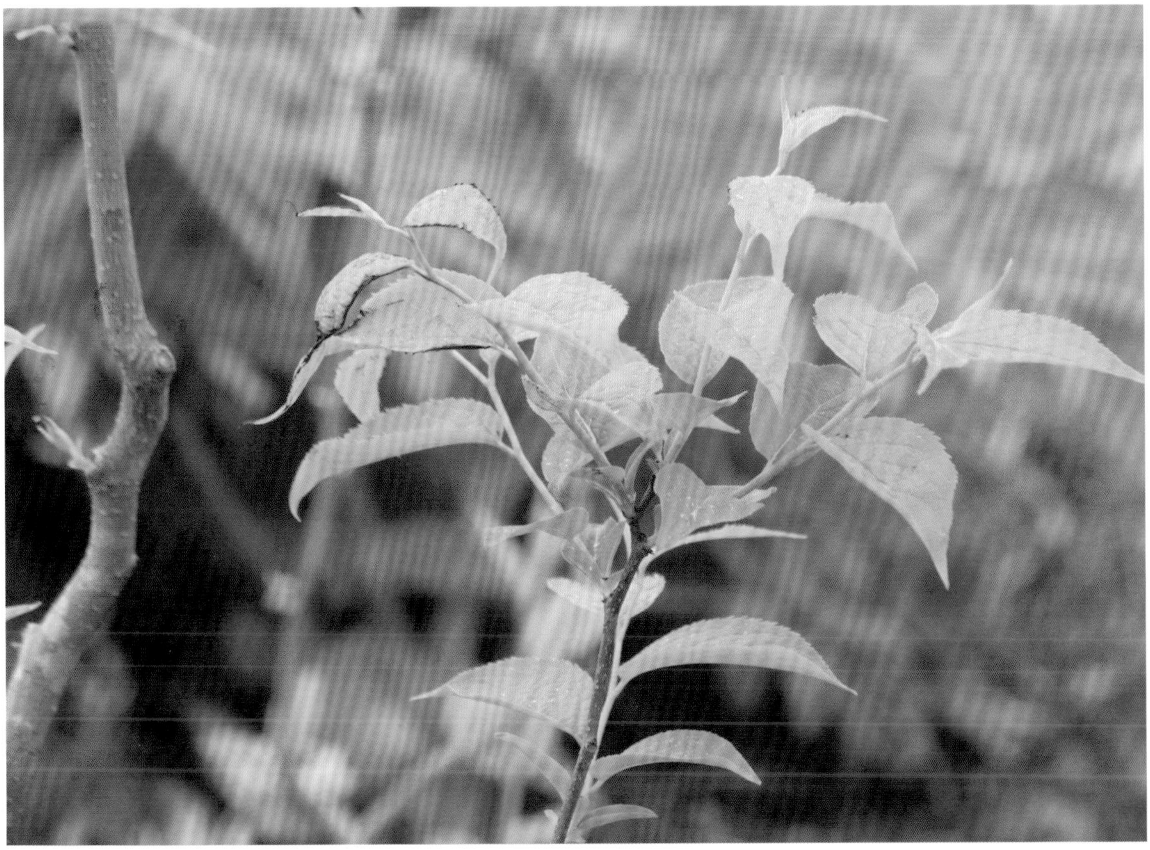

杜仲

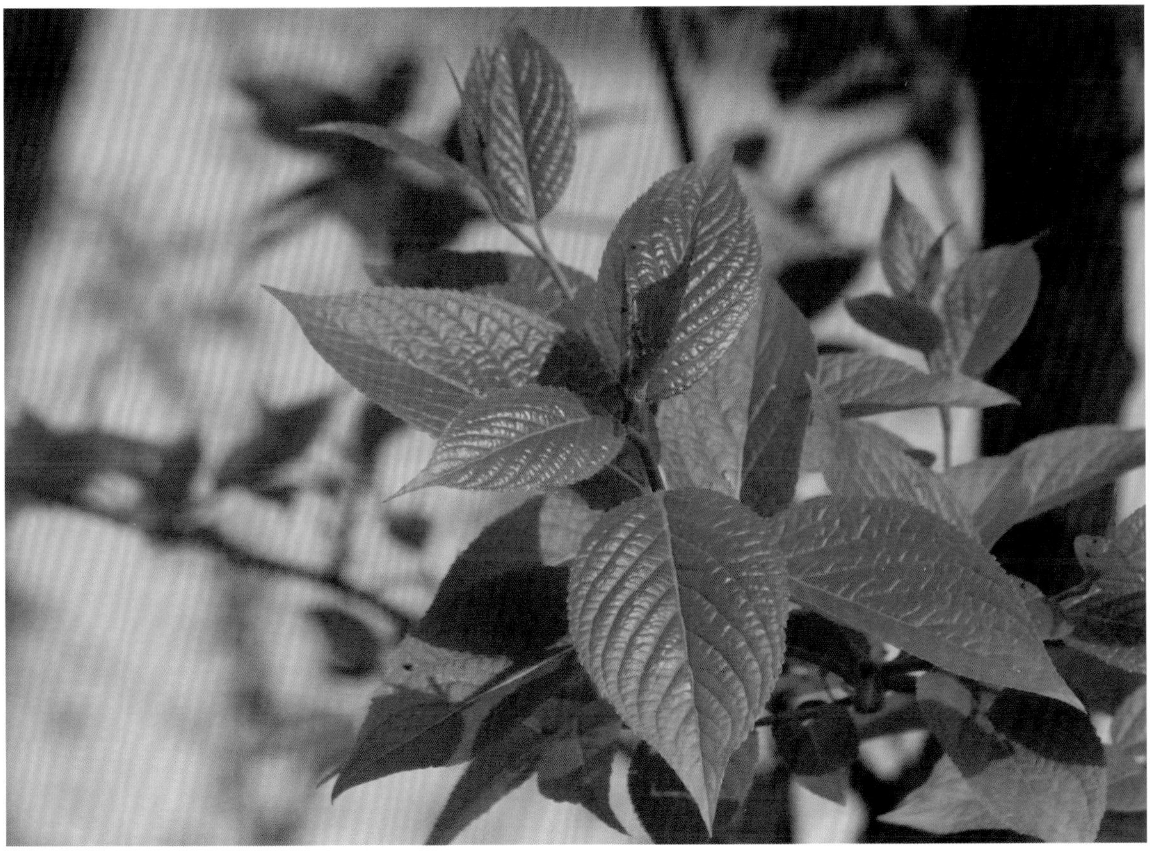

杜仲

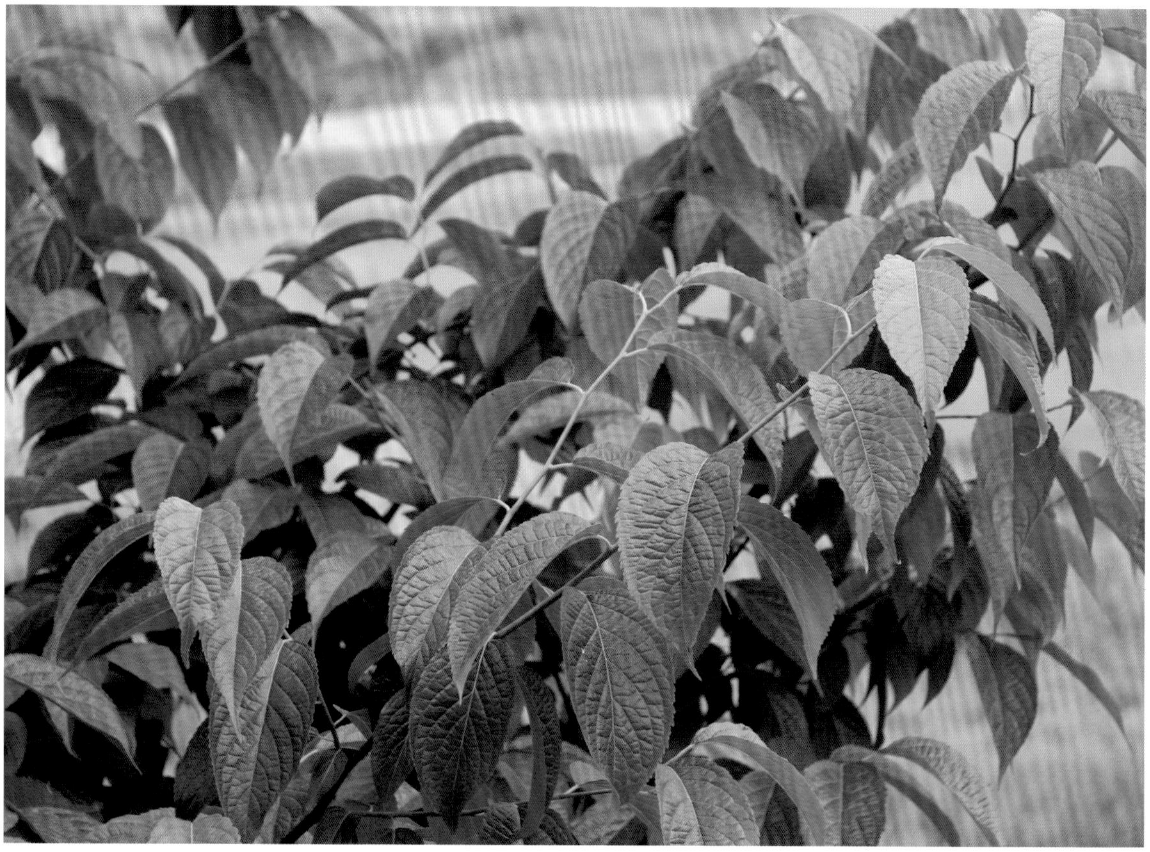

杜仲

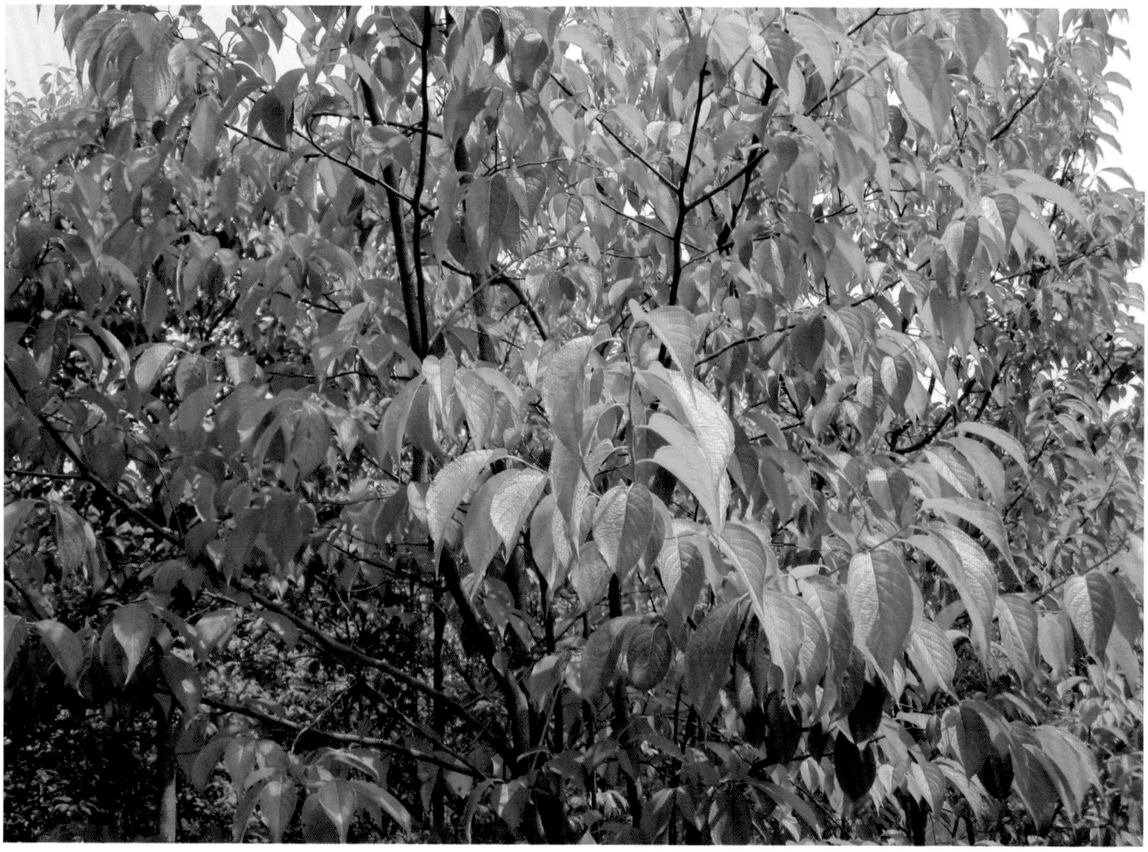

杜仲

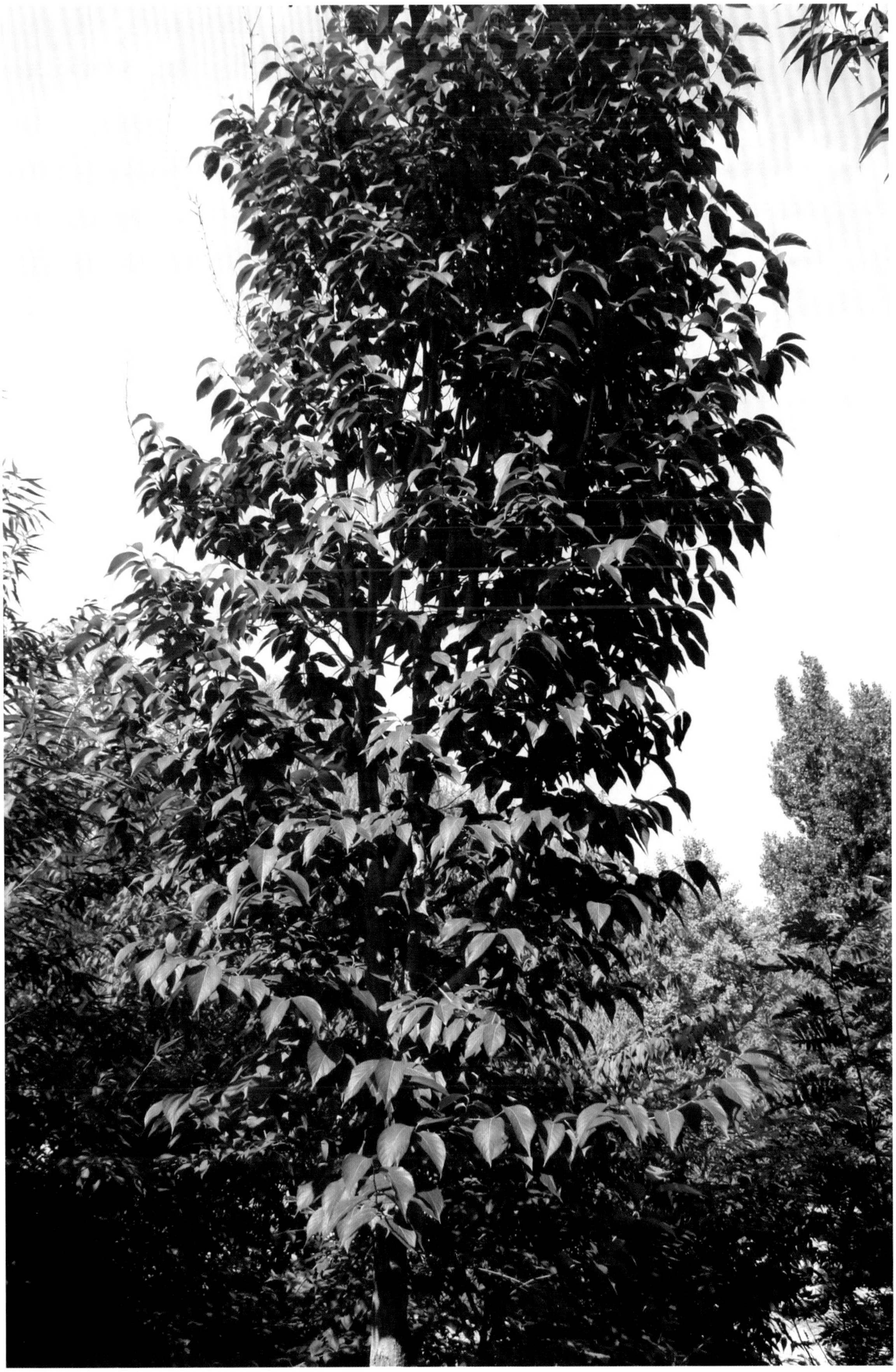

杜仲

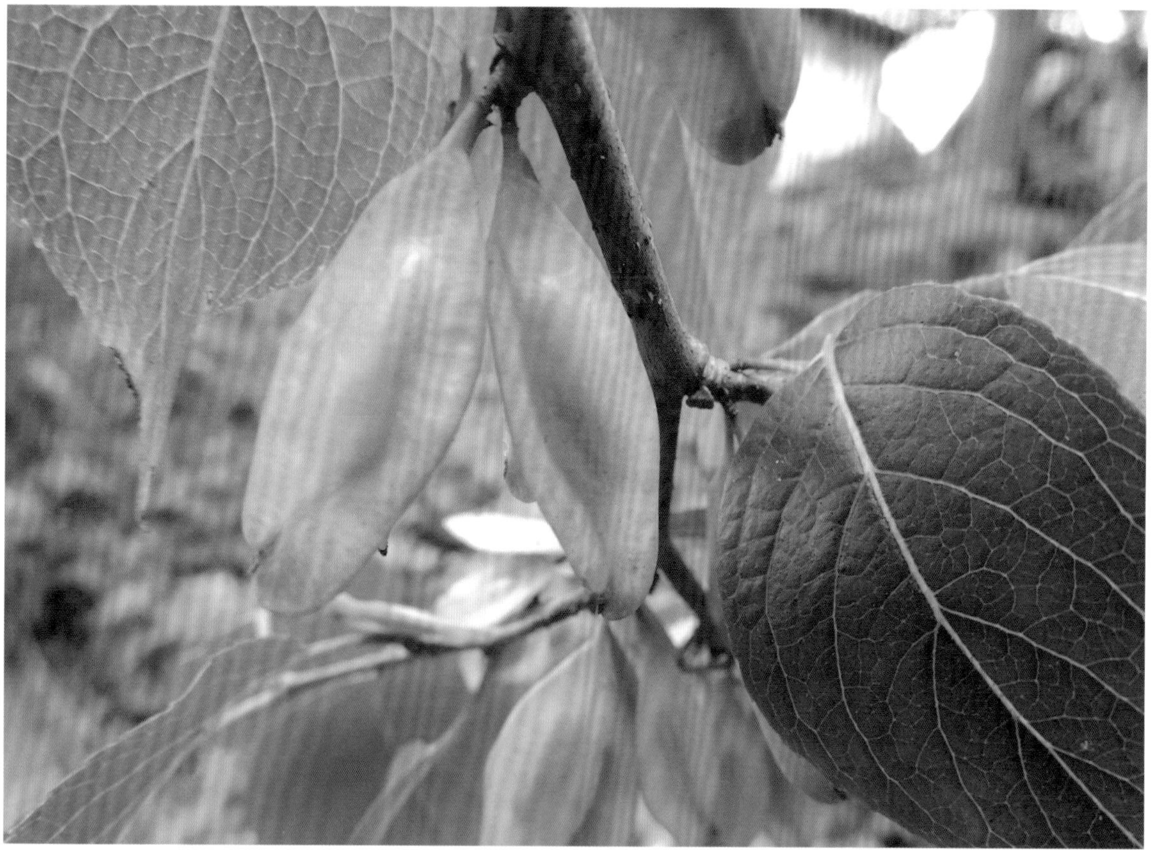

杜仲

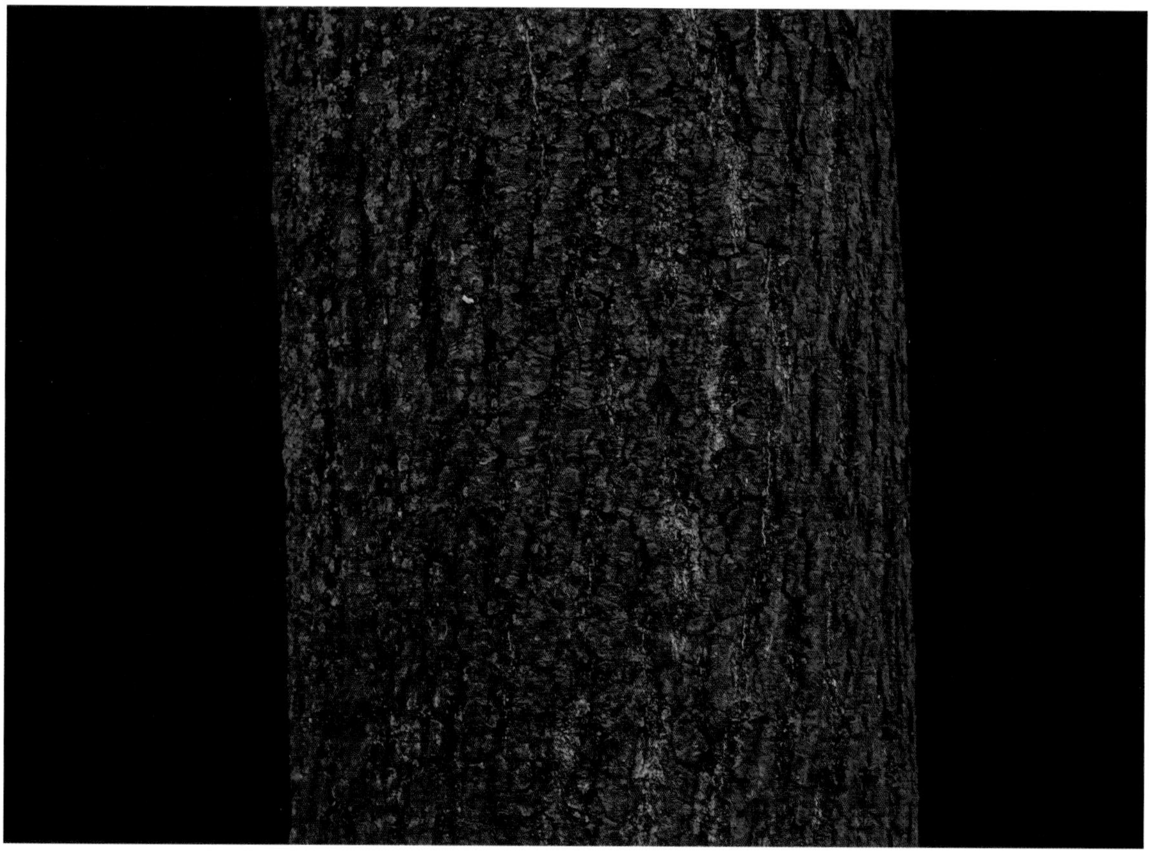

杜仲

药材鉴别

本品树皮呈扁平的板块状、卷筒状，或两边稍向内卷的块片，大小不一，厚2～7 mm。外表面淡灰棕色或灰褐色，平坦或粗糙，有明显的纵皱纹和不规则的纵裂槽纹，未刮去粗皮者有斜方形、横裂皮孔，有时并可见淡灰色地衣斑。内表面暗紫褐色或红褐色，光滑。质脆，易折断，折断面粗糙，有细密银白色并富弹性的橡胶丝相连。以皮厚且大、粗皮刮净、内表面色暗紫、断面银白色橡胶丝多者为佳。

药理作用

临床使用杜仲浸剂，能使高血压患者血压有所降低，并改善头晕、失眠等症状，大剂量杜仲煎剂给狗灌胃，能使其安静、贪睡，不易接受外界刺激。大剂量对小鼠亦有抑制中枢神经系统的作用，杜仲能抑制脑垂体后叶所引起的兴奋作用，而使大鼠和兔的离体子宫松弛，但对猫的离体子宫反呈兴奋作用。

功效主治

补肝肾，强筋骨，安胎。主治腰脊酸痛，足膝痿弱，小便余沥，阴下湿痒，胎漏欲坠，胎动不安，高血压。

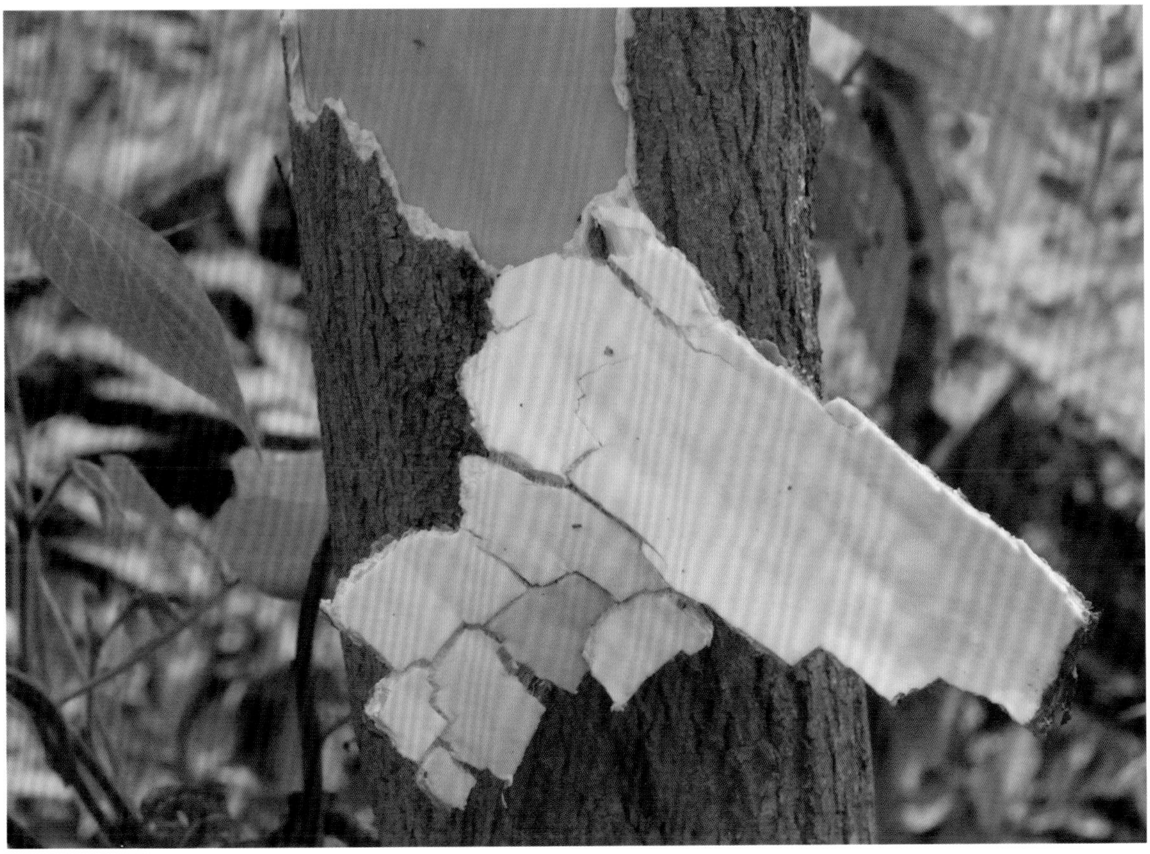

杜仲

用法用量

内服：6 ~ 15 g，煎汤；或浸酒服；或入丸、散服。

民族药方

1．头晕目眩　杜仲 60 g，芭蕉根 30 g。水煎服。

2．虚劳腰痛　杜仲 30 g。研细末，蒸羊肾 2 个服。

3．胎动不安　杜仲、黄芩各 15 g，艾叶 12 g，天花粉 6 g，川芎 3 g。水煎服。

4．各类骨折　杜仲、石决明（制）、赤石脂（制）、赭石（制）、炉甘石（制）、寒水石（制）各等份。制成散剂，白酒或温开水送服，每次 1.5 ~ 3.0 g，每日 1 ~ 2 次。

5．高血压　①杜仲、夏枯草各 15 g，红牛膝 9 g，水芹菜 90 g，鱼鳅串 30 g。煨水服，每日 3 次。②杜仲、黄芩、夏枯草各 15 g。水煎服。

使用注意

阴虚火旺者慎服。

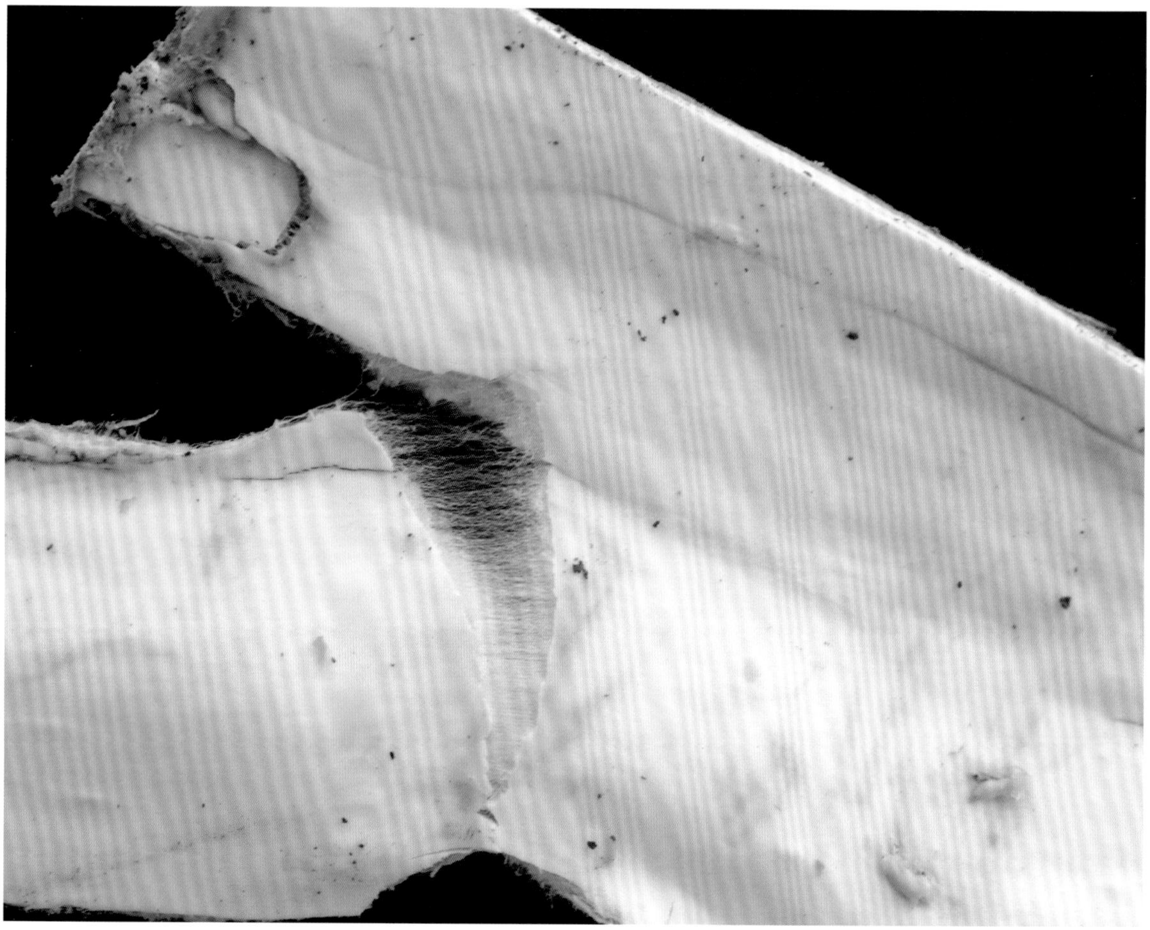

杜仲

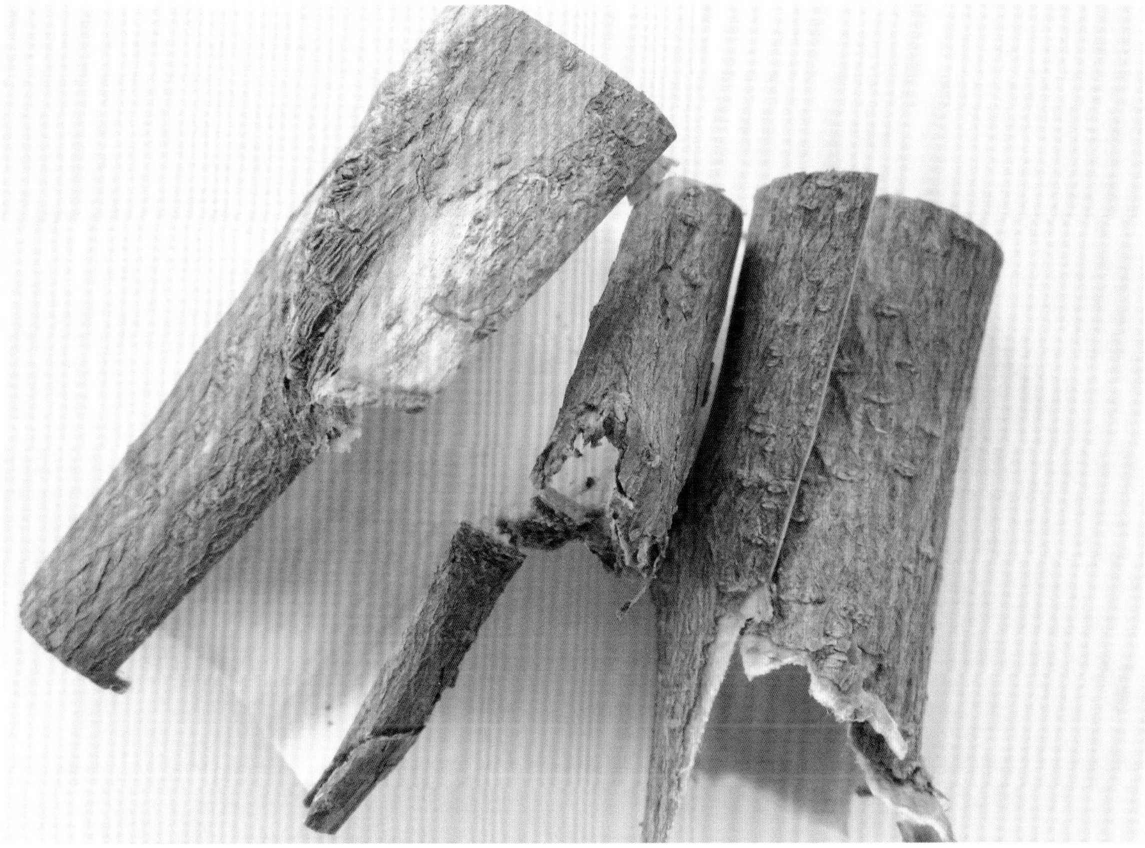

杜仲药材

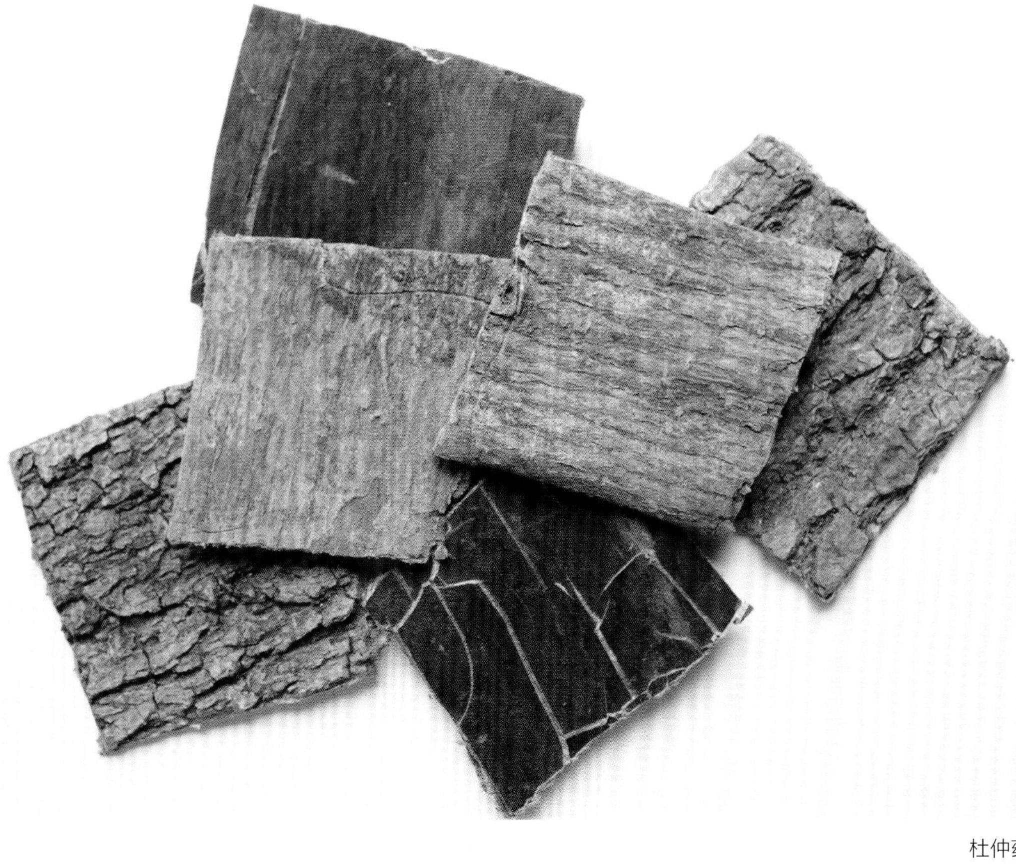

杜仲药材

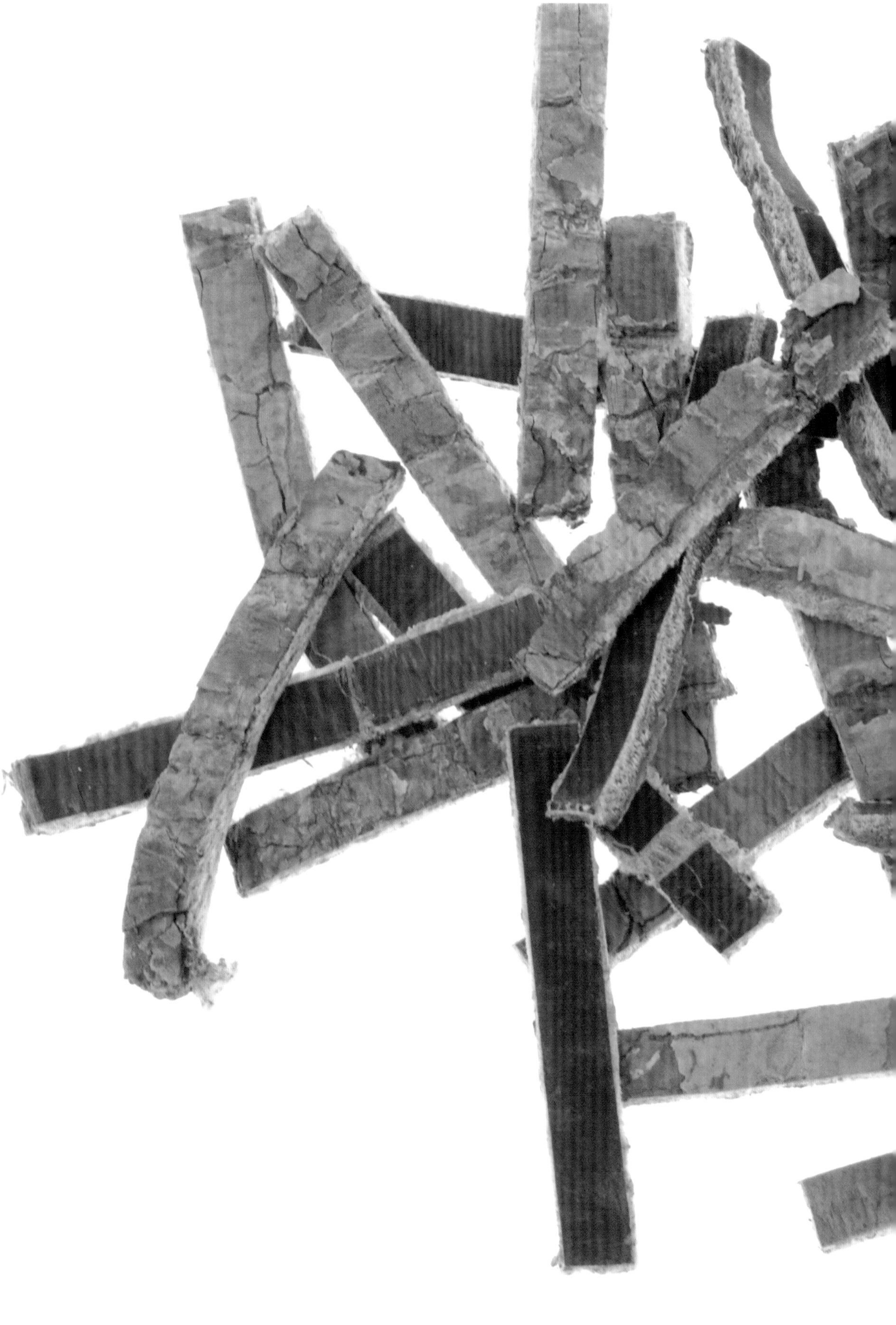

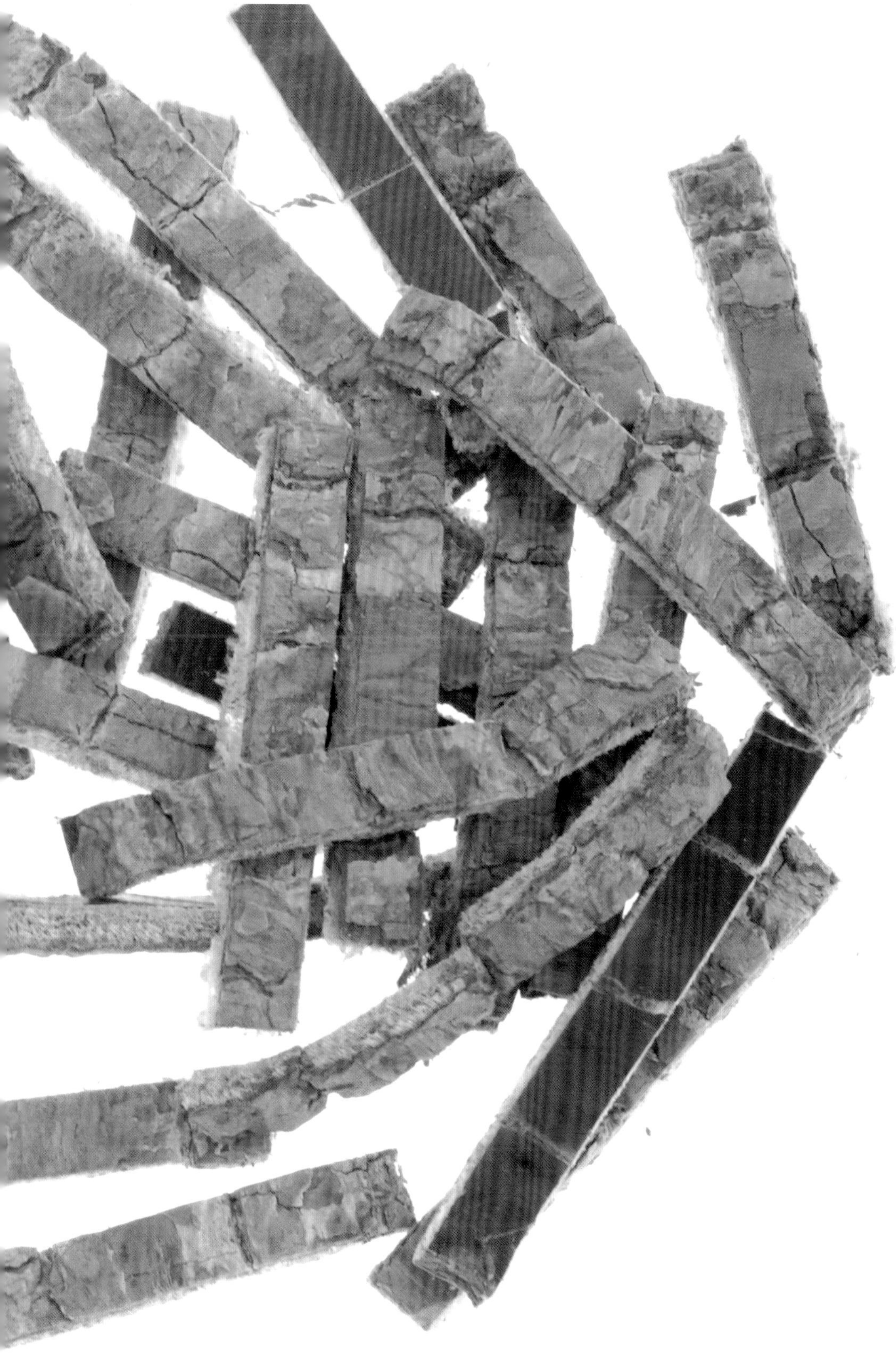

杜仲饮片

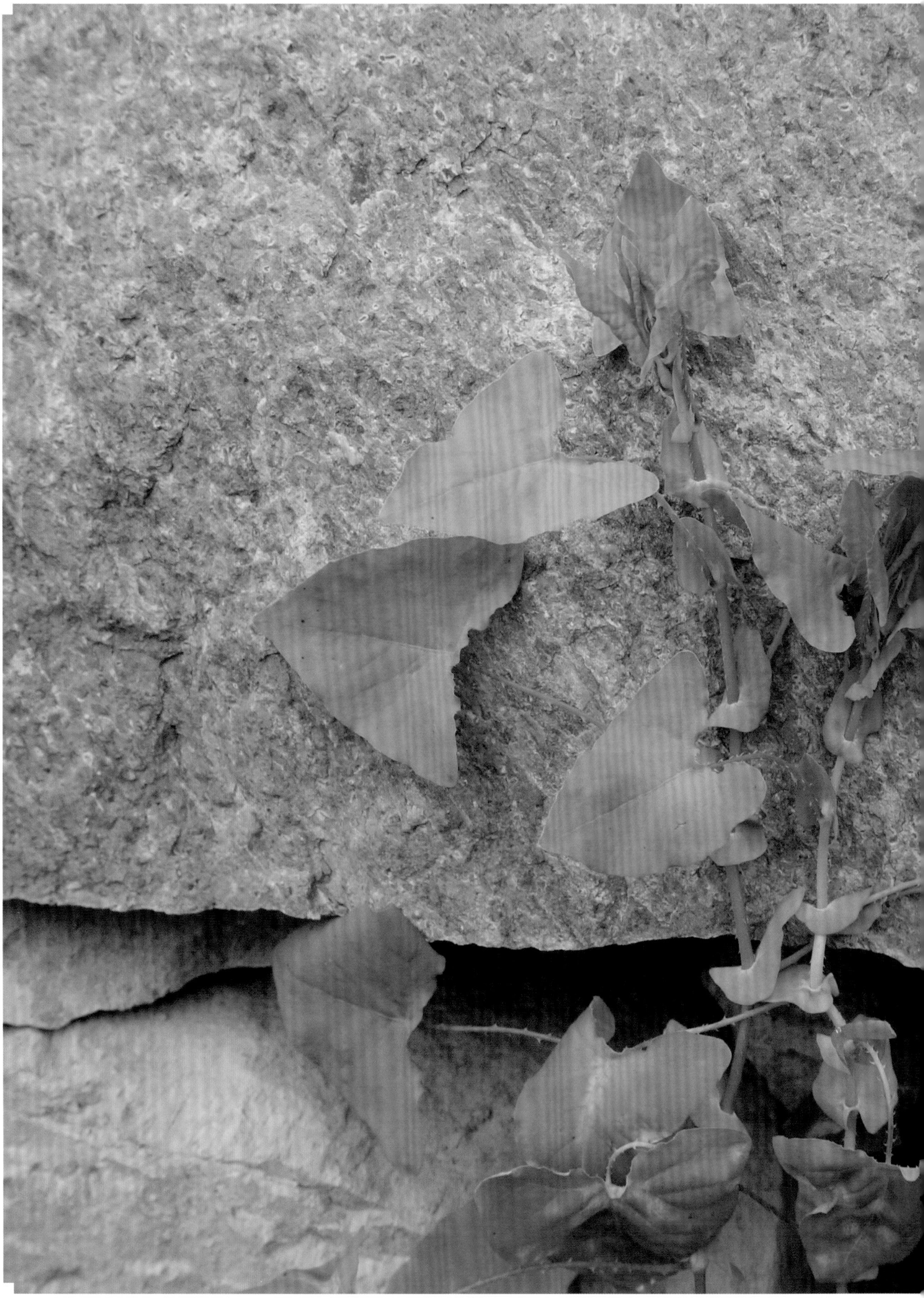

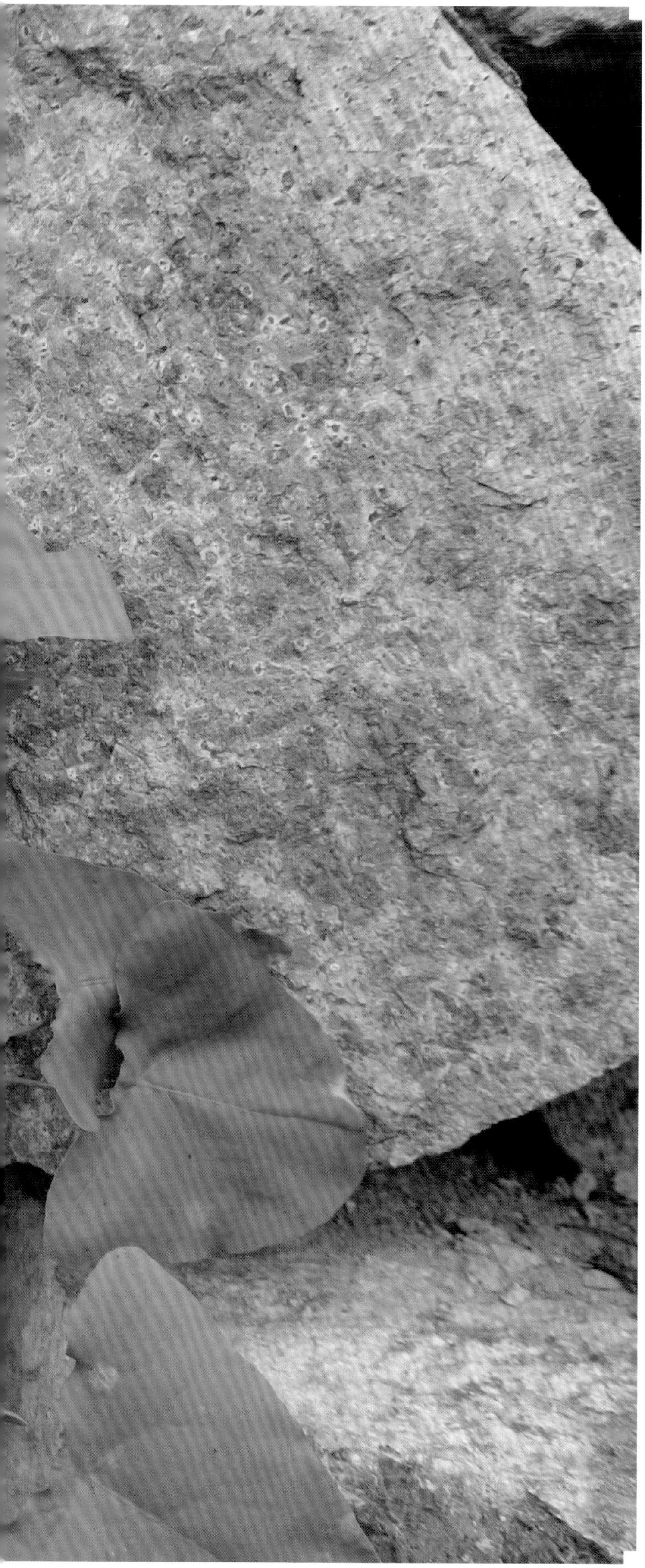

杠板归

【壮药名】港恩。

【别　名】蛇倒退、河白草、猫爪刺、蛇不过、蛇牙草、穿叶蓼。

【来　源】本品为蓼科植物杠板归 *Polygonum perfoliatum* L. 的干燥地上部分。

【性味归经】味酸、苦，性寒。归肺、膀胱经。

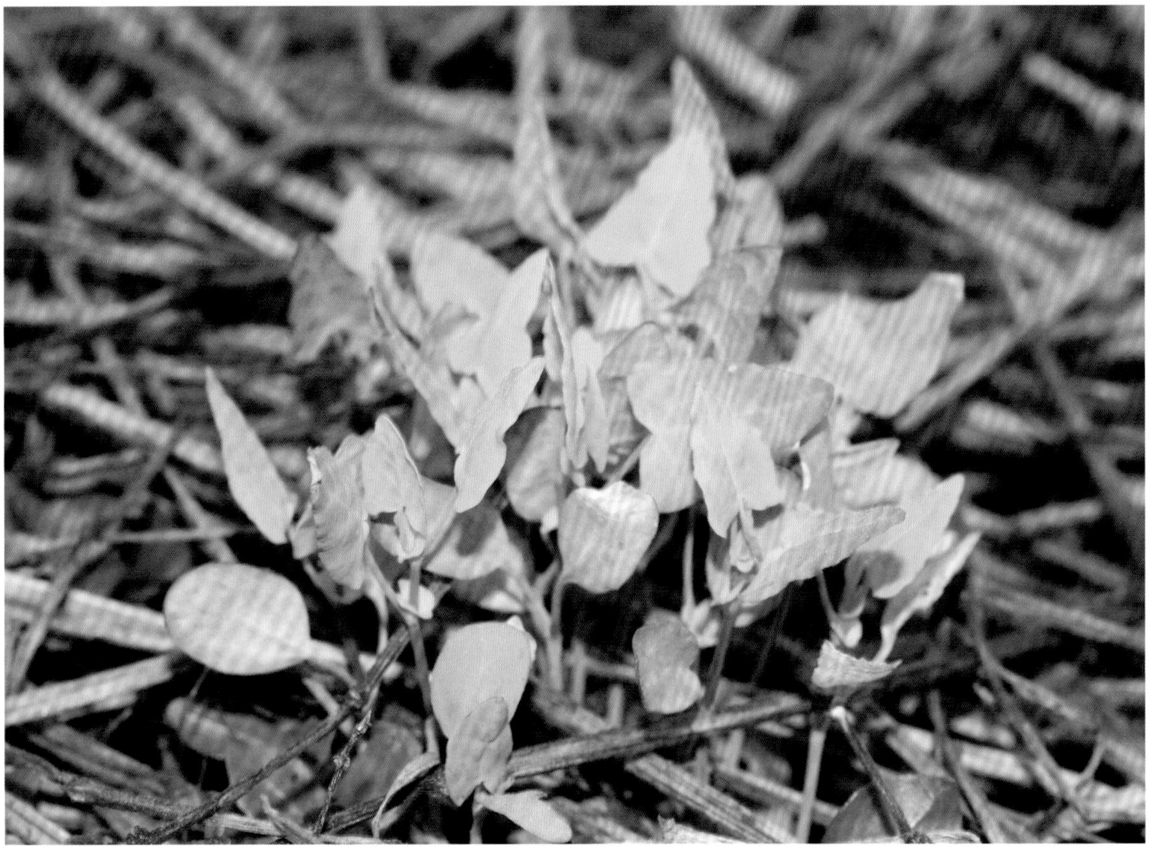

杠板归

识别特征

多年生蔓生草本植物，长 1 ~ 2 m。全株无毛；茎有棱，棱上有倒钩刺。叶互生；叶柄盾状着生，几与叶片等长；托叶鞘叶状，圆形或卵形，抱茎，直径 2 ~ 3 cm，叶片近三角形，长、宽均为 2 ~ 5 cm，淡绿色，下面叶脉疏生钩刺，有时叶缘也散生钩刺。短穗状花序顶生或生于上部叶腋，两性花；花小，多数，具苞，苞片圆形，花被白色或淡红色，5 裂，裂片卵形，结果时增大，肉质，变为深蓝色；雄蕊 8；花柱 3 叉状。瘦果球形，暗褐色，有光泽。花期 6—8 月，果期 9—10 月。

生境分布

生长于荒芜的沟岸、河边及村庄附近。全国各地均有分布。

采收加工

夏、秋二季采收，割取地上部分，鲜用或晾干。

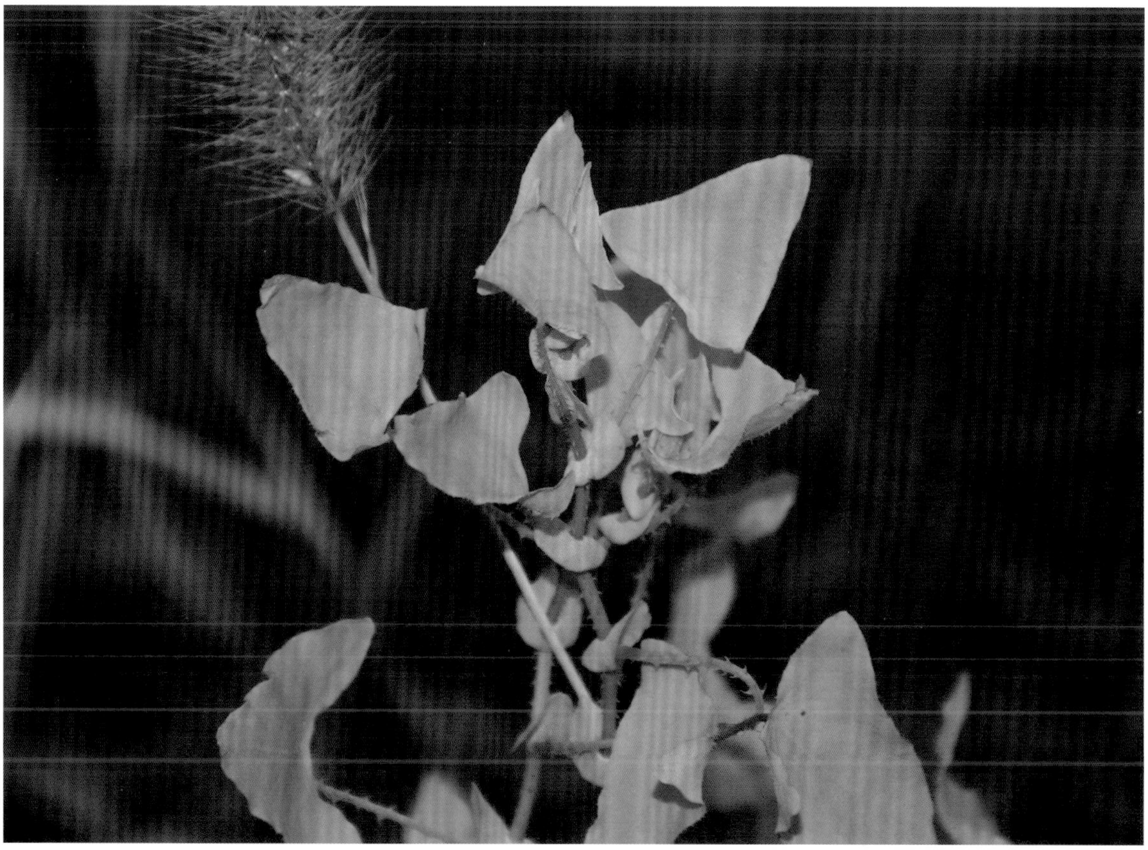

杠板归

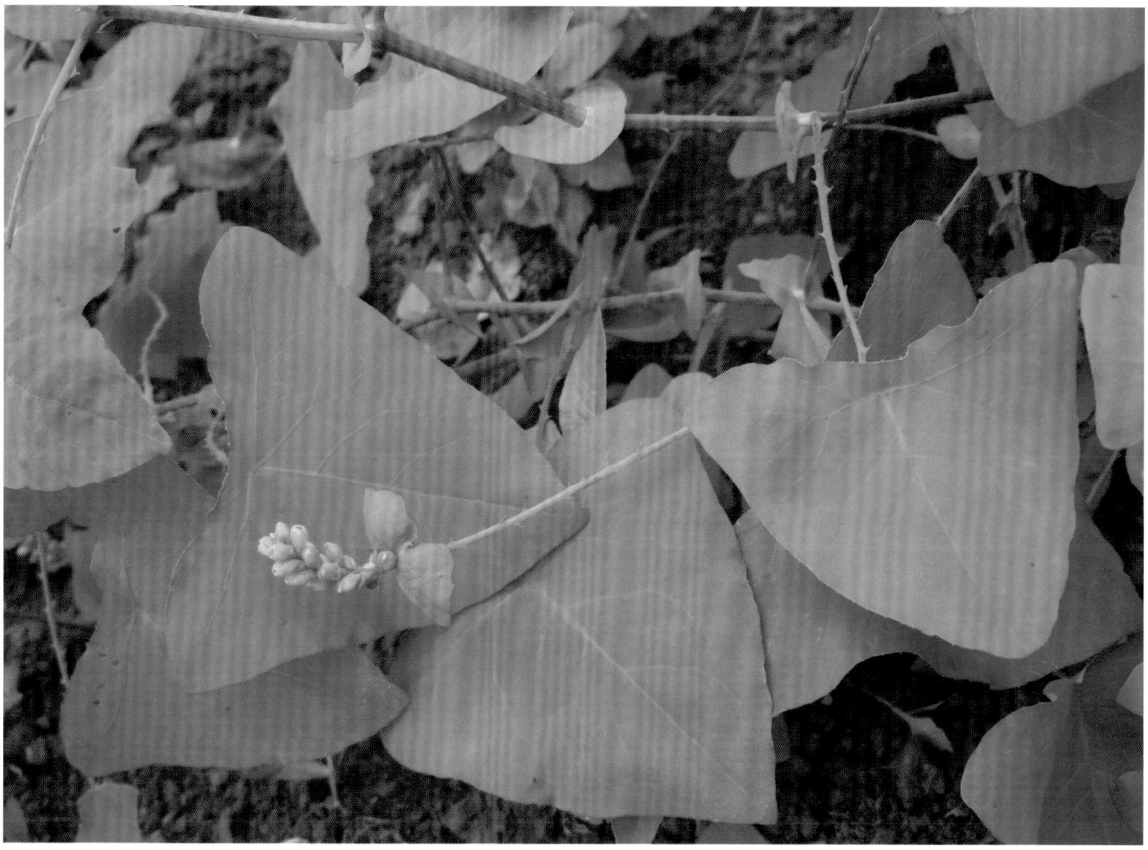

杠板归

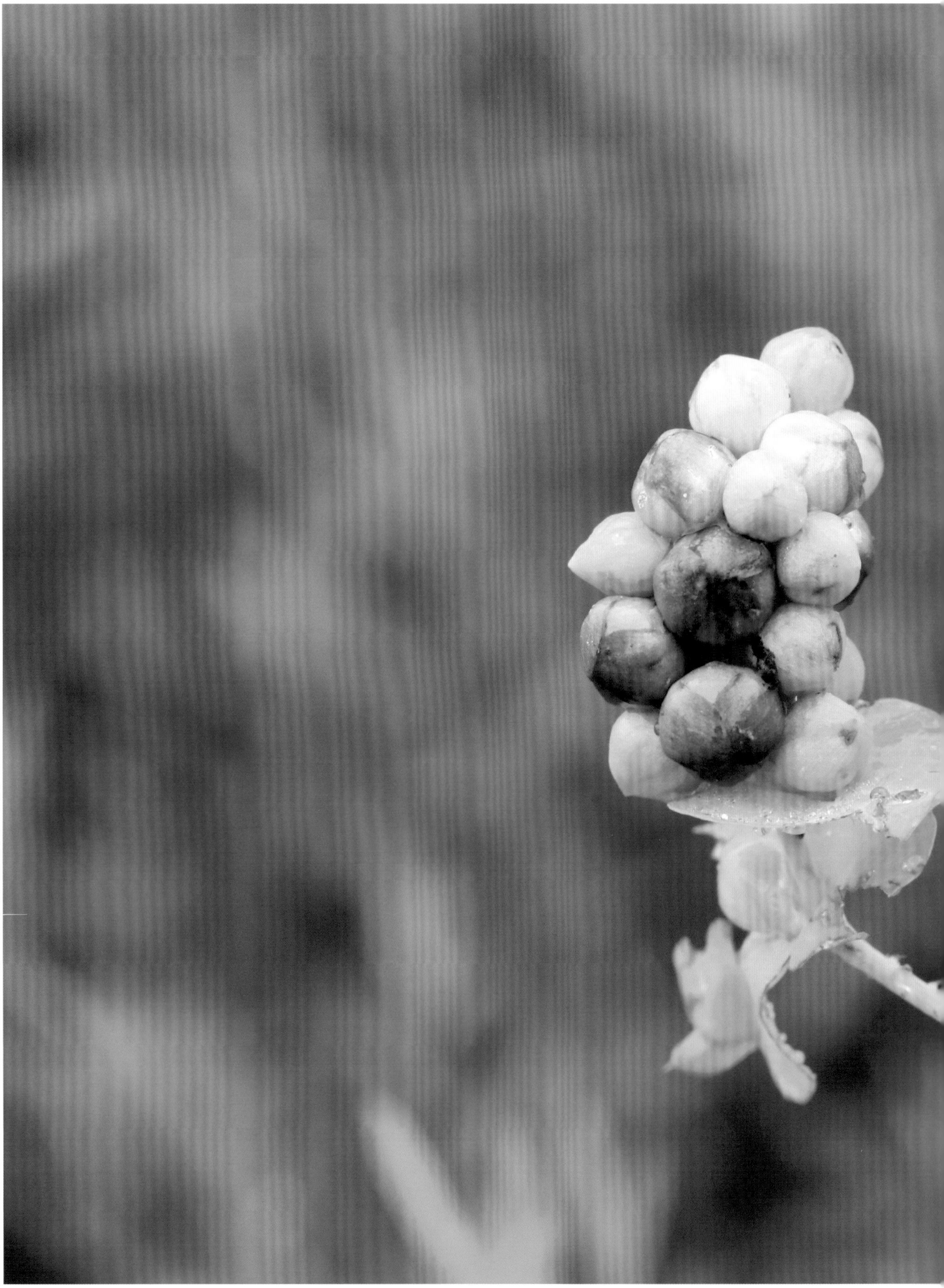

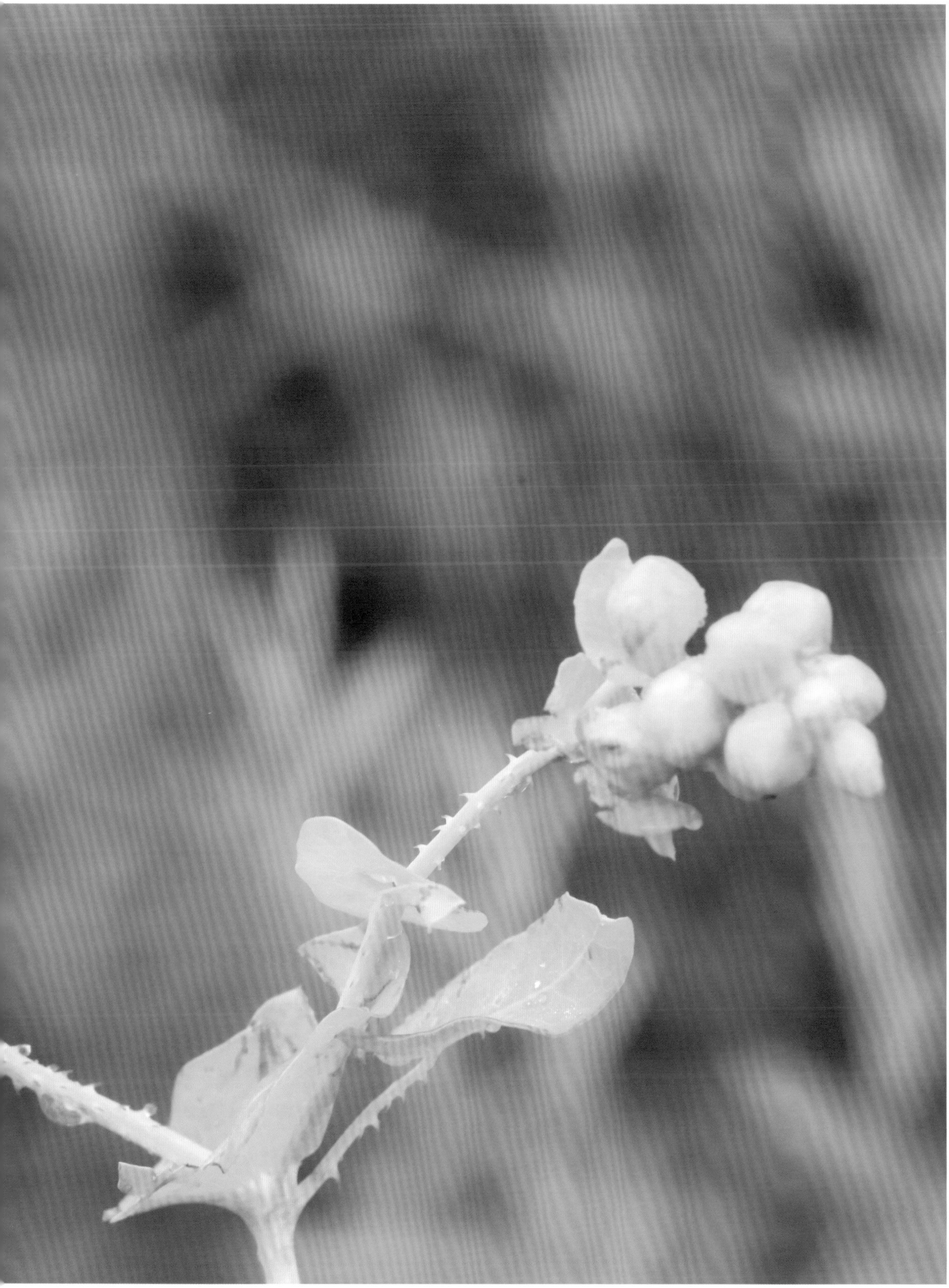

杠板归

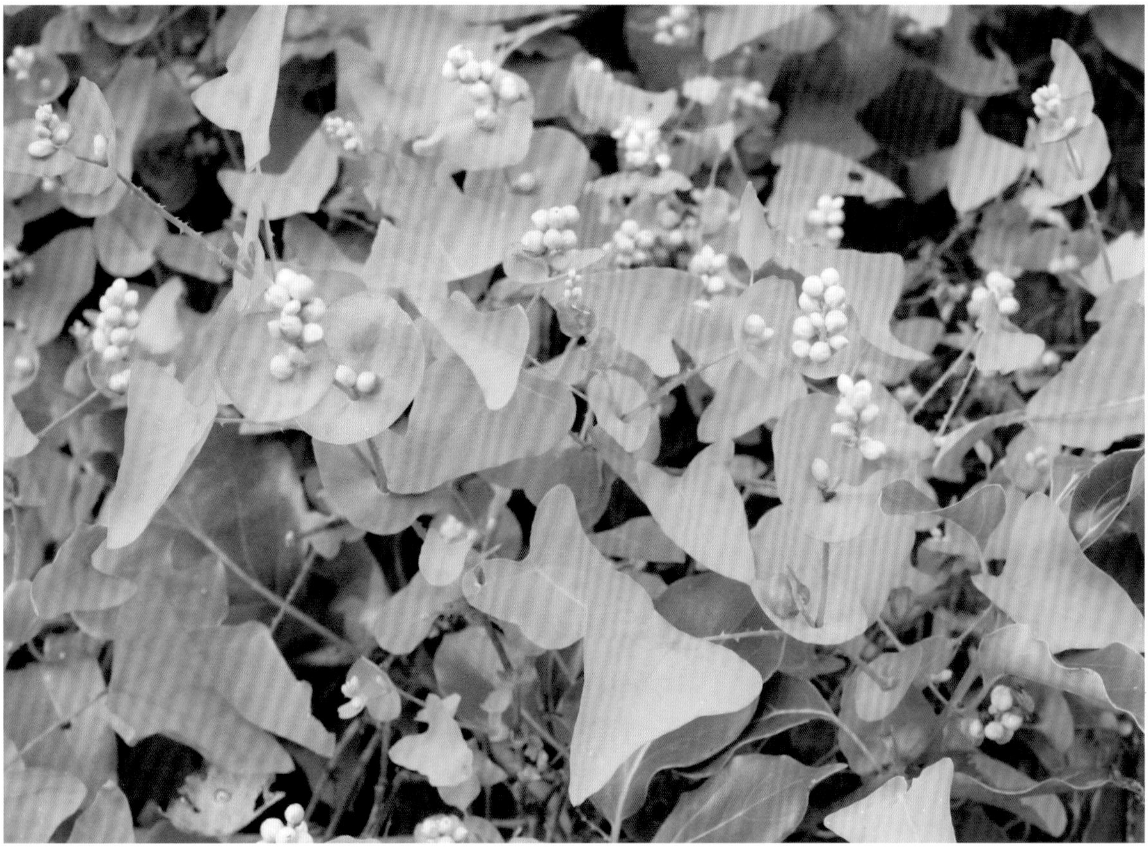

杠板归

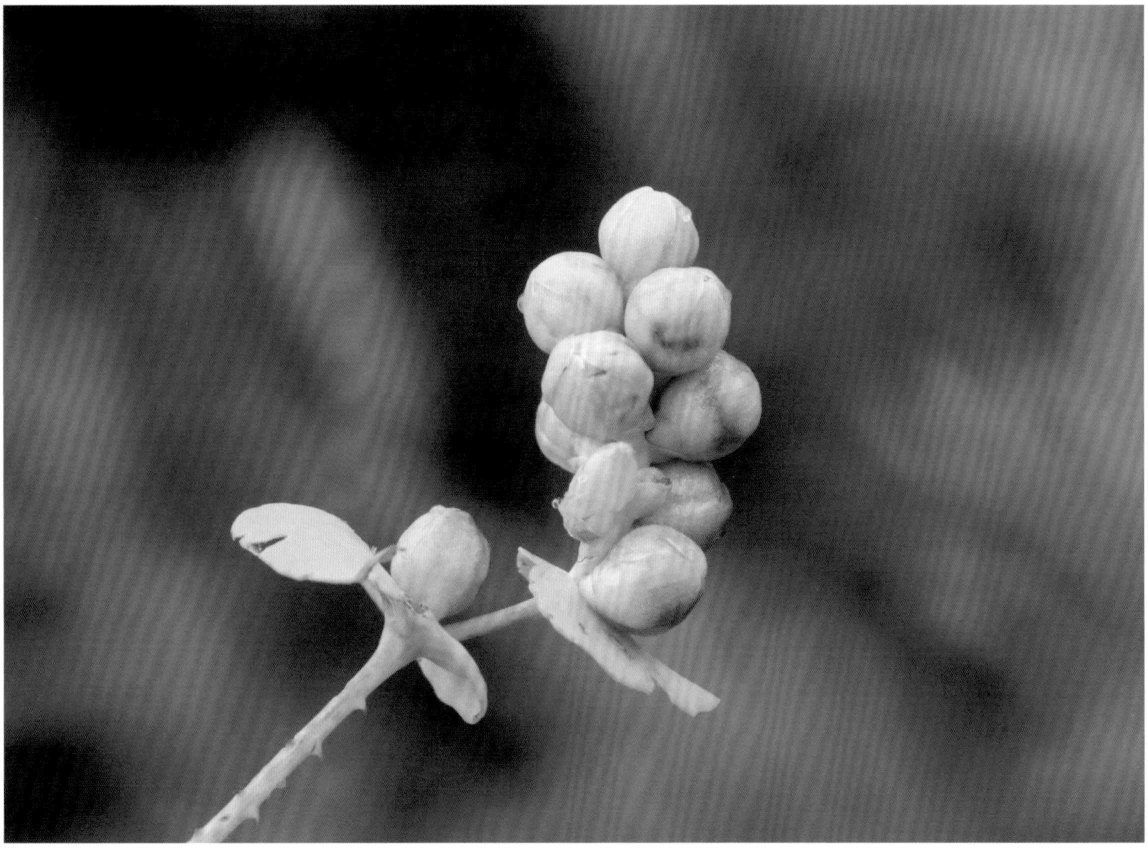

杠板归

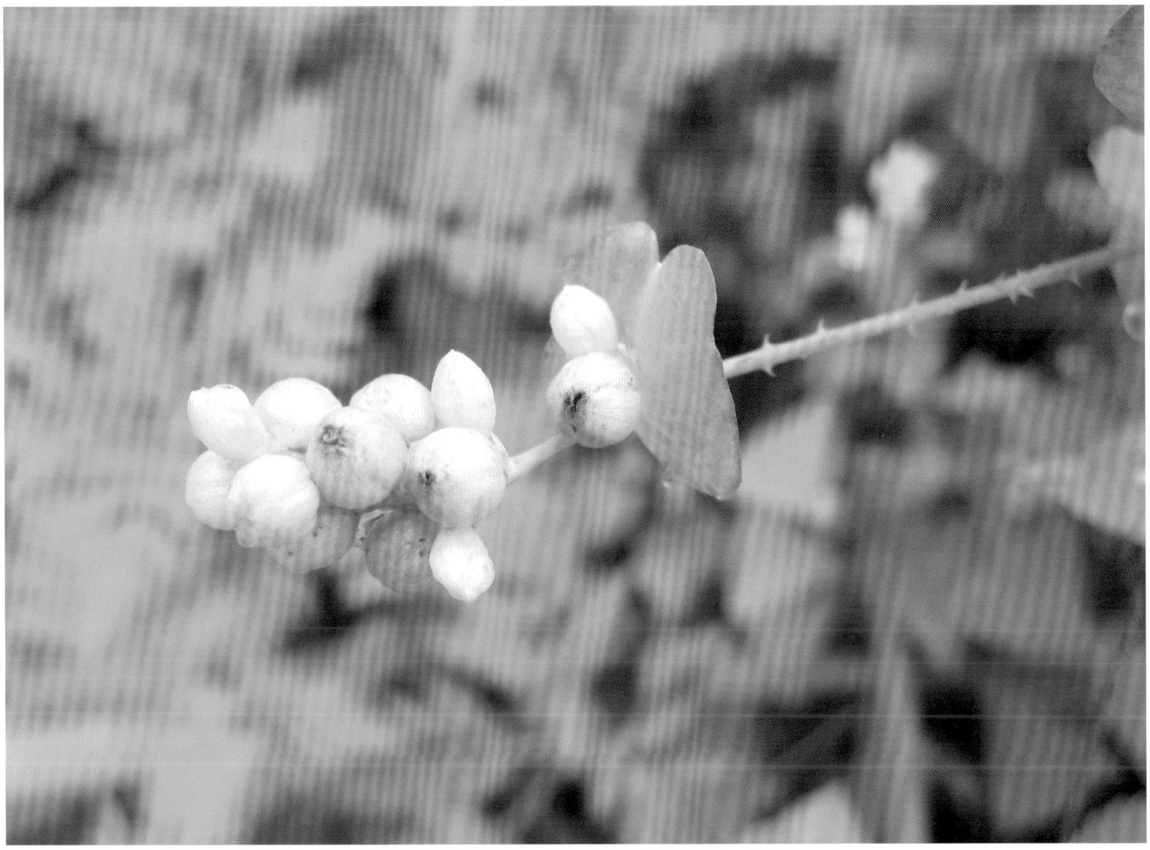

杠板归

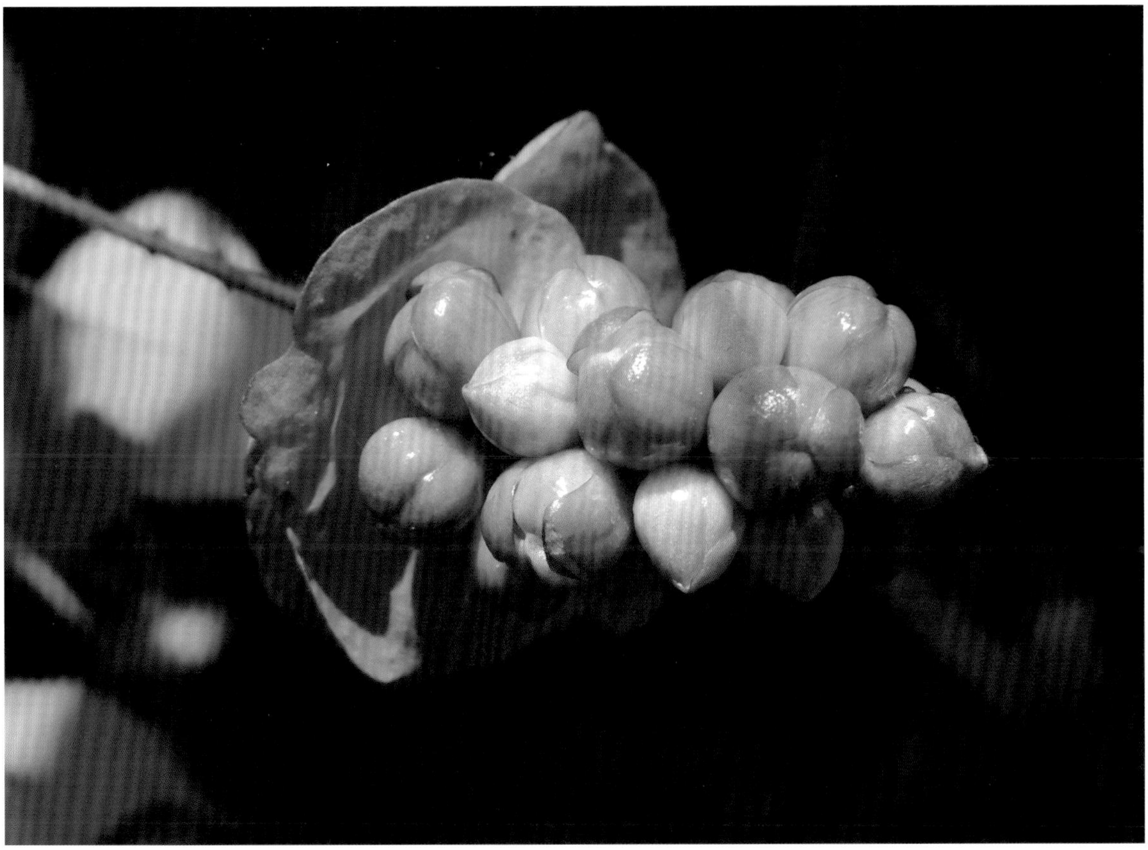

杠板归

药材鉴别

本品茎呈方形，有棱角，多分枝，直径可达 0.2 cm，表面紫红色、棕黄色或黄绿色，棱角上有倒钩刺，节略膨大，节间长 2 ~ 6 cm，断面纤维性，黄白色，有髓或中空。叶互生，有长柄，盾状着生；叶片多皱缩，展平后呈近等边三角形，灰绿色至红棕色，下表面叶脉及叶柄均有。倒生钩刺；托叶鞘包于茎节上或脱落。短穗状花序顶生于上部叶腋，苞片圆形，花小，多萎缩或脱落。气微，茎味淡，叶微酸。以叶多、色绿者为佳。

功效主治

清热解毒，利湿消肿，散瘀止血。主治感冒发热，泻痢，水肿，淋浊，带下，吐血，便血，疔疮痈肿，跌扑肿痛，蛇虫咬伤。

用法用量

内服：10 ~ 15 g，鲜品加倍，煎汤。外用：适量，捣烂敷或煎水熏洗。

民族药方

1．似麻风型的脱节癞 杠板归（红色）适量。煎水洗。另辰砂草、墨旱莲、车前草（鲜者）各 45 g。水煎服。

2．黄水疮 杠板归叶 30 g，冰片 1.5 g。共研为细末混合，调麻油涂搽。

3．黄水疮，皮肤湿疹 杠板归适量。煎水洗患处。

4．蛇咬伤 鲜杠板归适量。捣烂敷患处。

5．小儿高热、惊风 杠板归 15 g。水煎服。

6．湿疹，脓疱疮 鲜杠板归全草 60 g。水煎服。

7．下肢关节肿痛 鲜杠板归全草 60 ~ 90 g。水煎服。

8．乳痈 鲜杠板归叶适量。洗净捣烂，敷贴于委中穴。

使用注意

体质虚寒者、孕妇禁用。

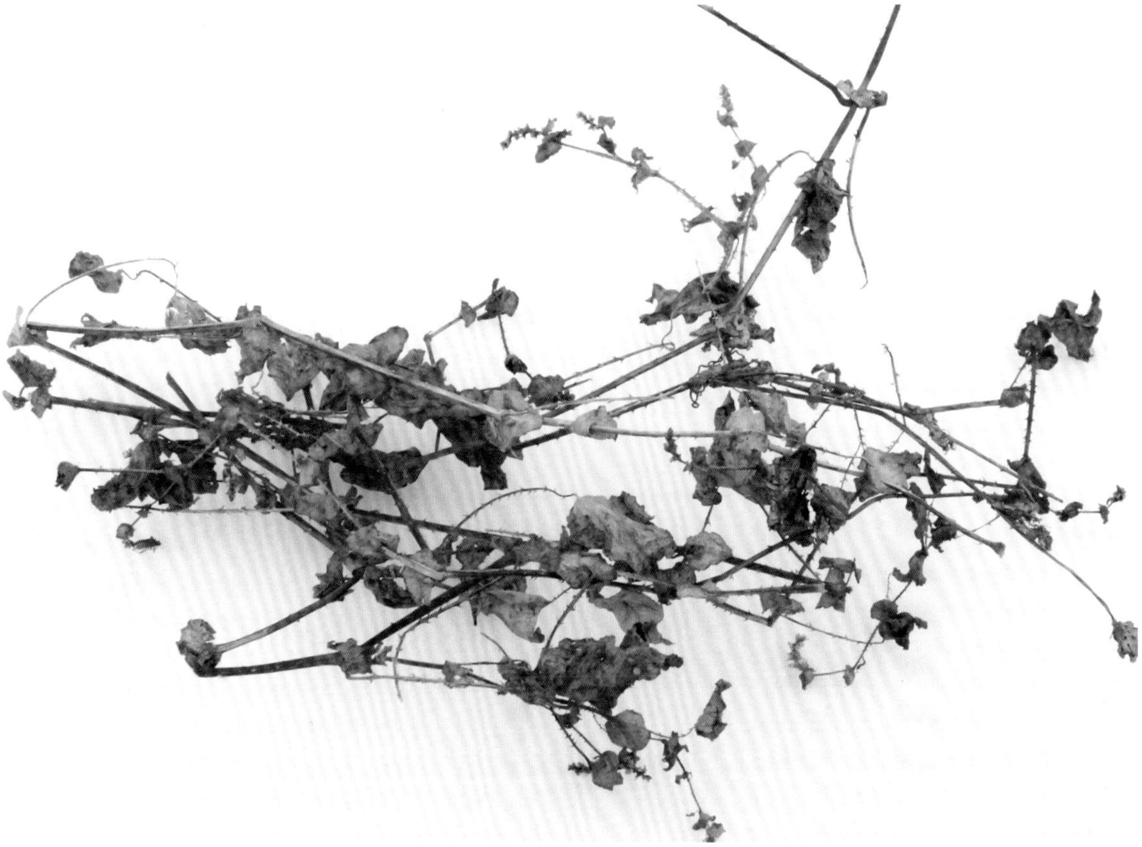

杠板归药材

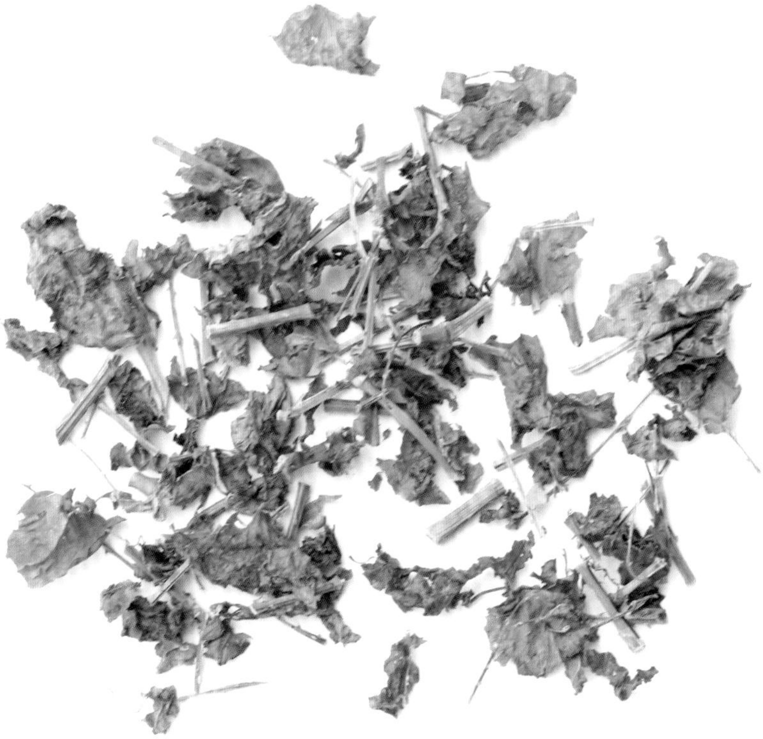

杠板归饮片

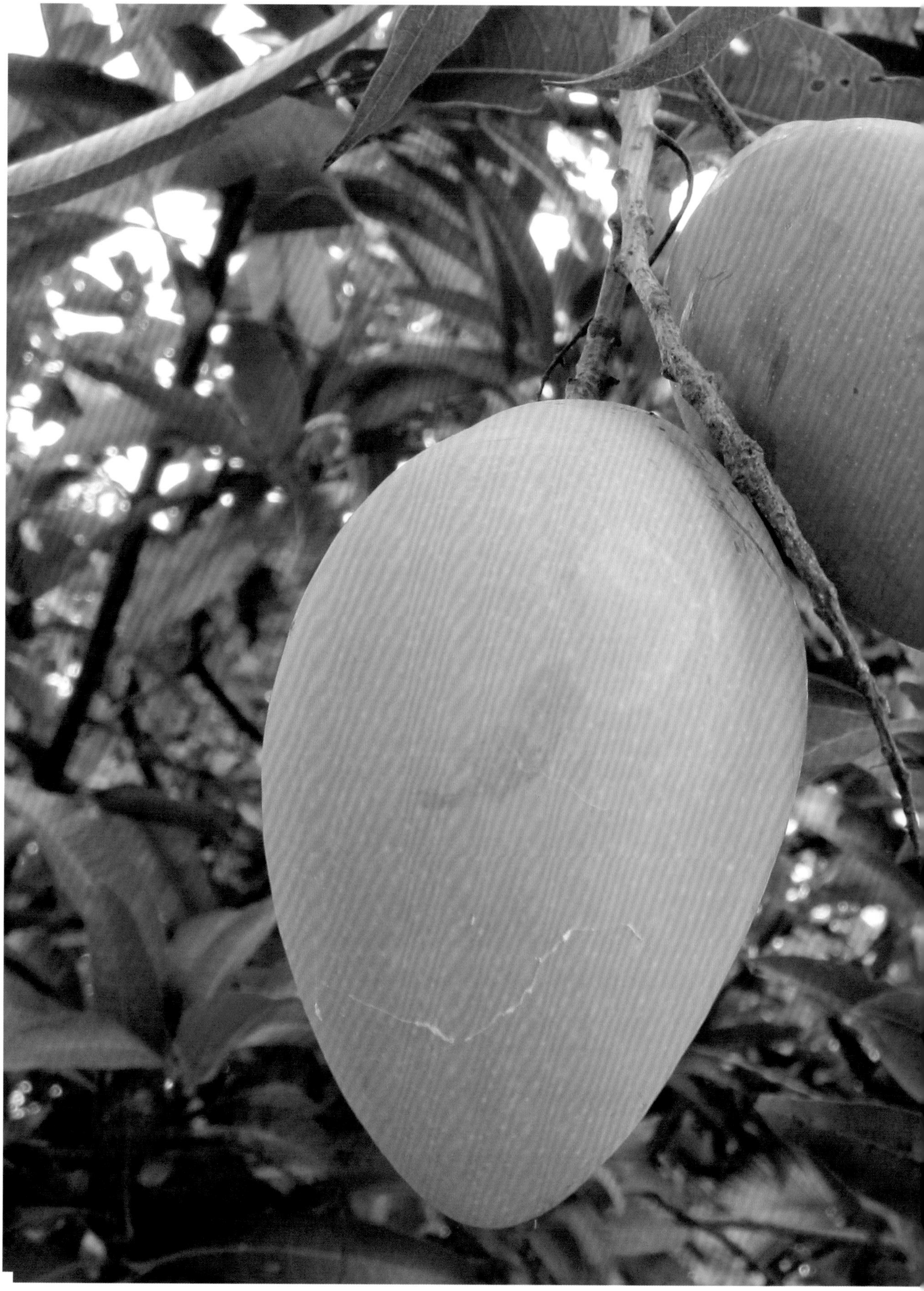

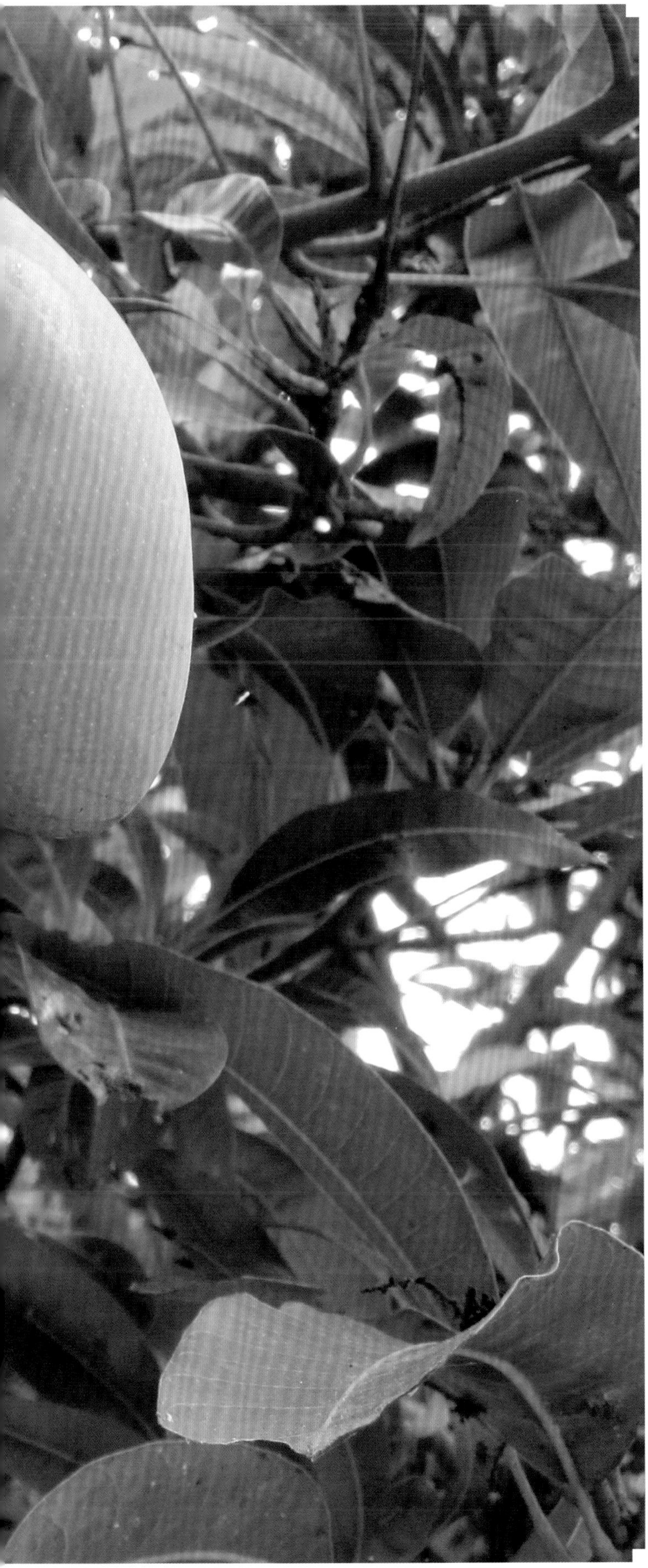

杧果

【壮药名】芒过。

【别　名】马蒙、莽果、麻蒙果、蜜望、望果、沙果梨、檬果、芒果。

【来　源】本品为漆树科植物杧果 *Mangifera indica* L. 的种子。

【性味归经】味甘、酸，性温。归胃、脾、膀胱、肾经。

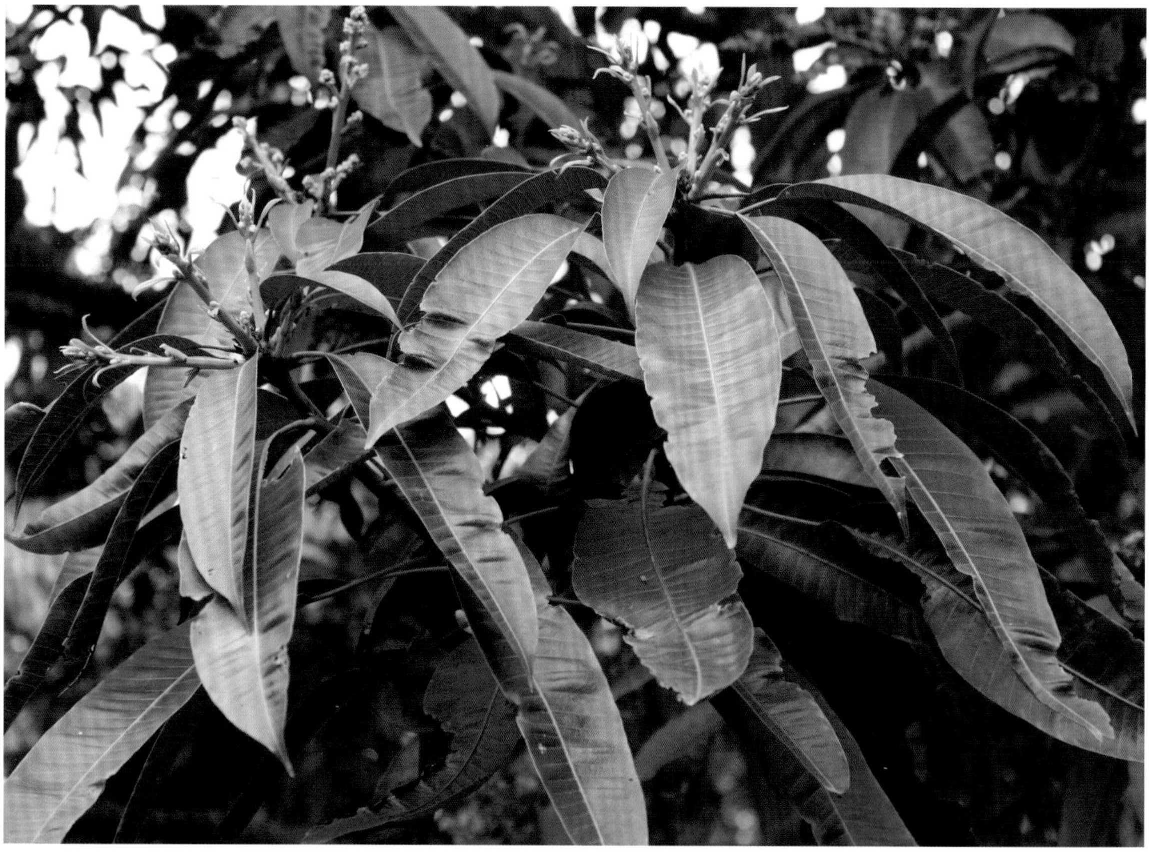

杧果

识别特征

常绿乔木，高 12 ~ 27 m。树皮厚，呈灰褐色鳞片状脱落。单叶丛生于枝顶，叶片革质，长椭圆状针形，长 10 ~ 40 cm，宽 3 ~ 9 cm，先端短尾尖，基部广楔形，边缘常呈波浪形；叶柄长 4 ~ 6 cm。圆锥花序顶生，有柔毛；花小，杂性，芳香，黄色或带红色；萼片 5，有柔毛；花瓣 5，长约为萼的 2 倍；花盘肉质，5 裂；雄蕊 5，仅 1 枚发育，果核椭圆形或肾形，微扁，长 5 ~ 10 cm，熟时黄色，内果皮坚硬，具纵沟，被黄褐色毛。

生境分布

生长于海拔 200 ~ 1350 m 的山坡、河谷或旷野林中，多为栽培。分布于云南、福建、台湾、广东、海南、广西等省区。

采收加工

7—8 月果熟时采收，收集果核，干燥而成。

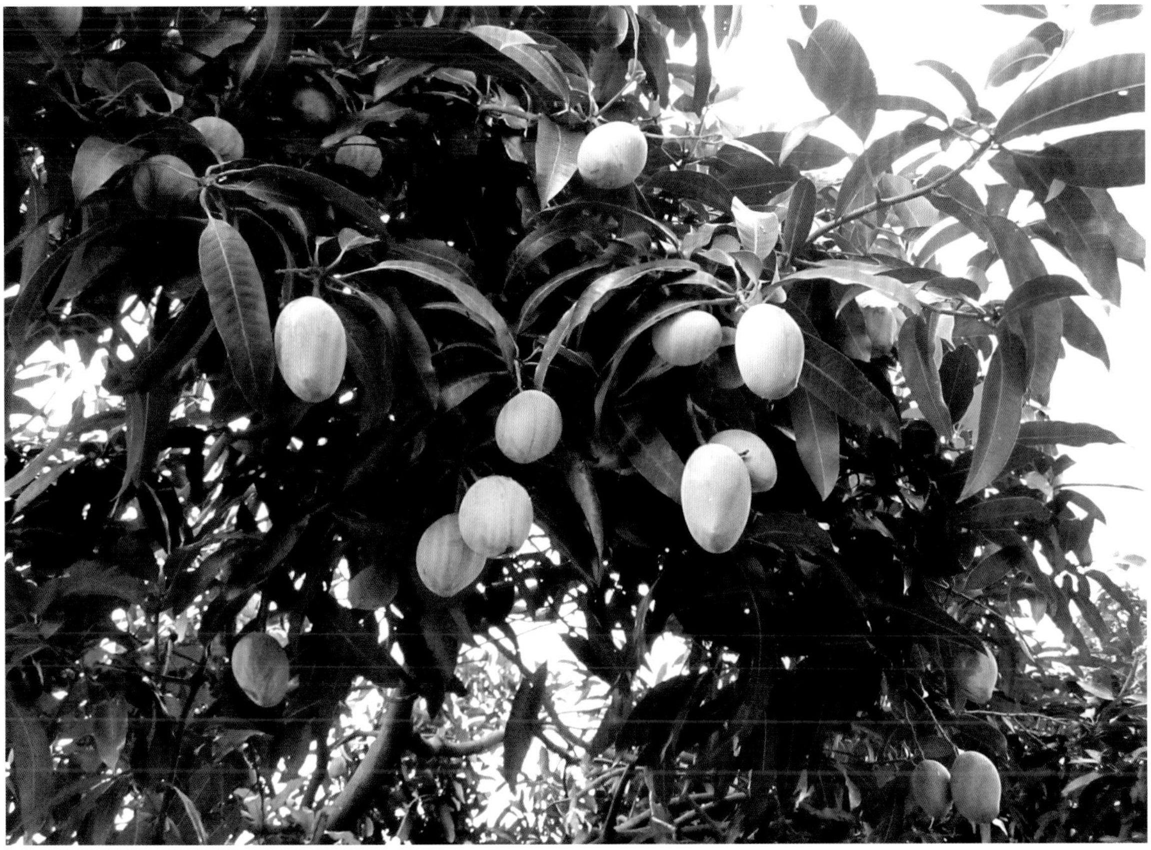

杧果

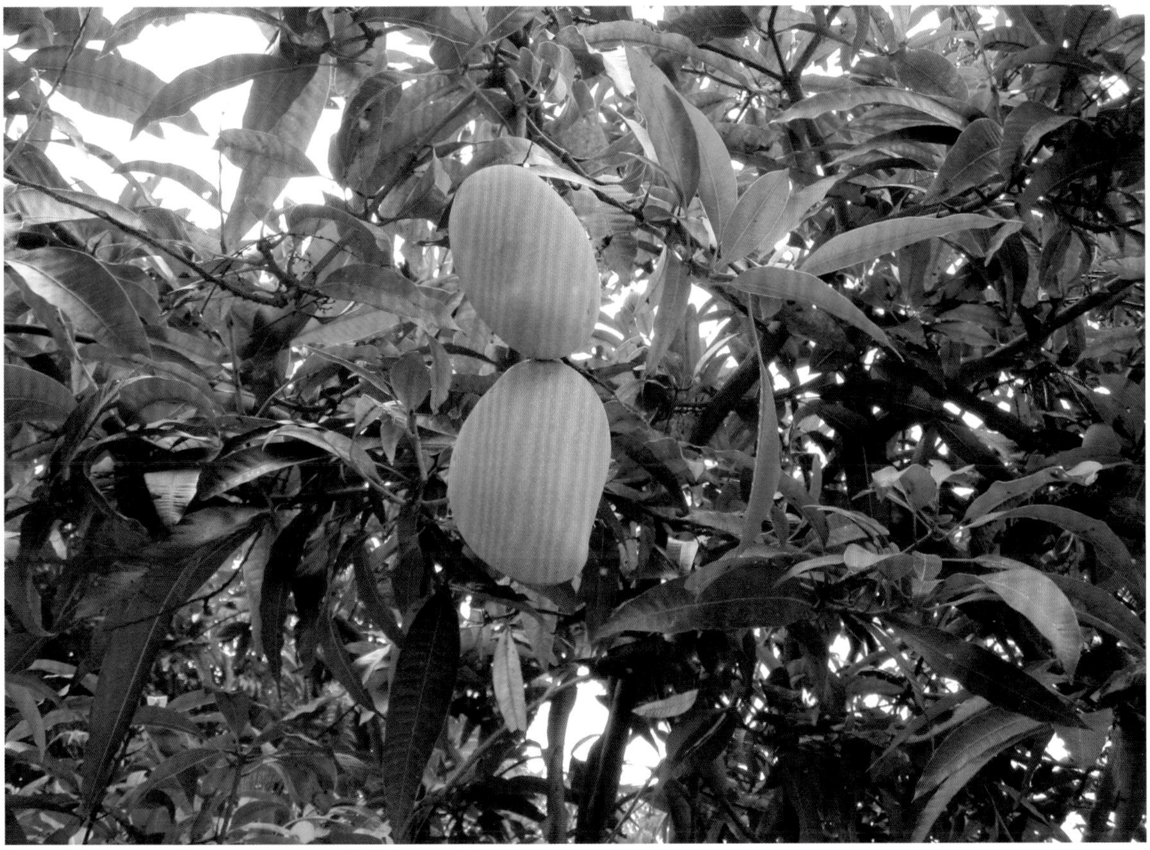

杧果

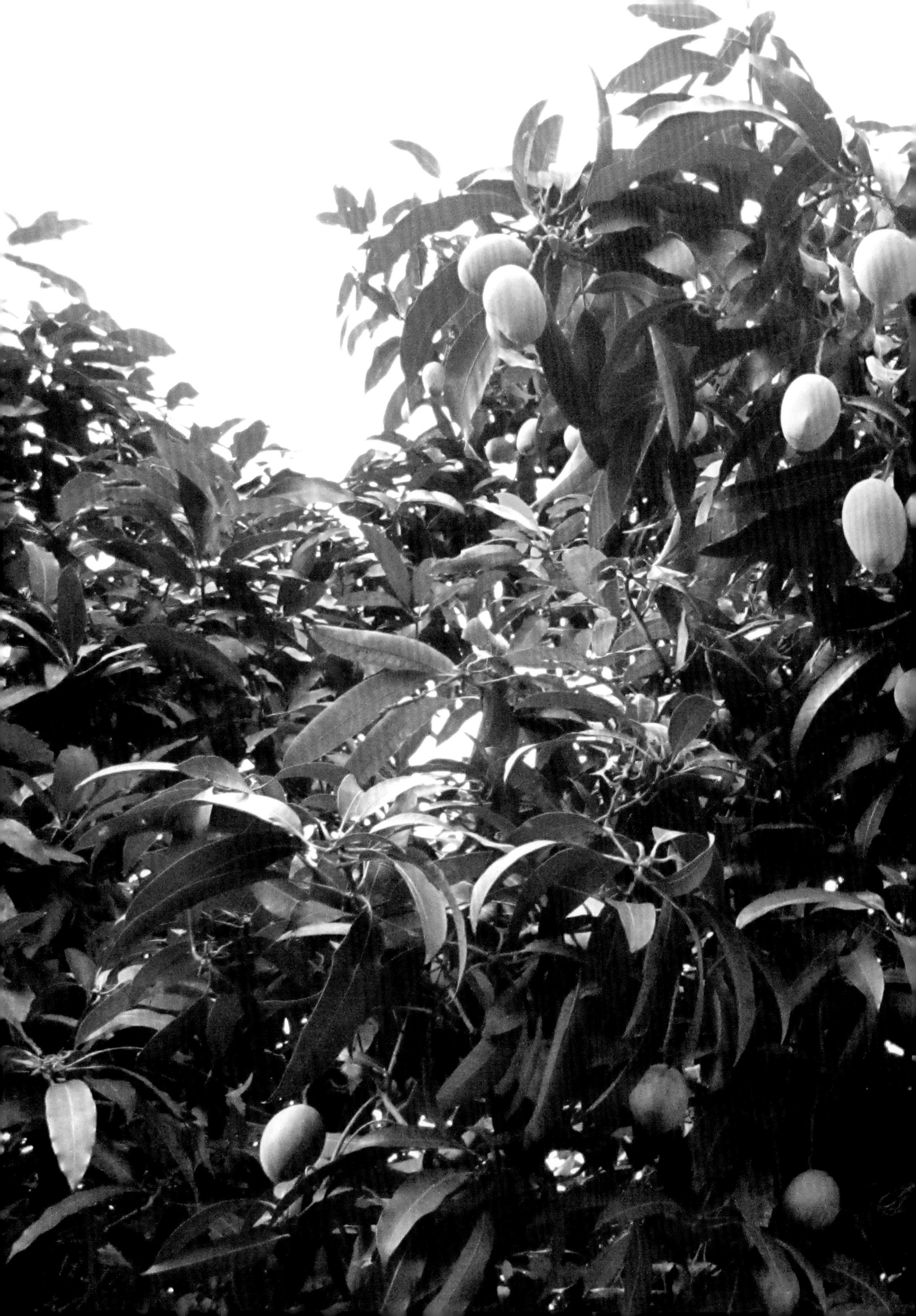

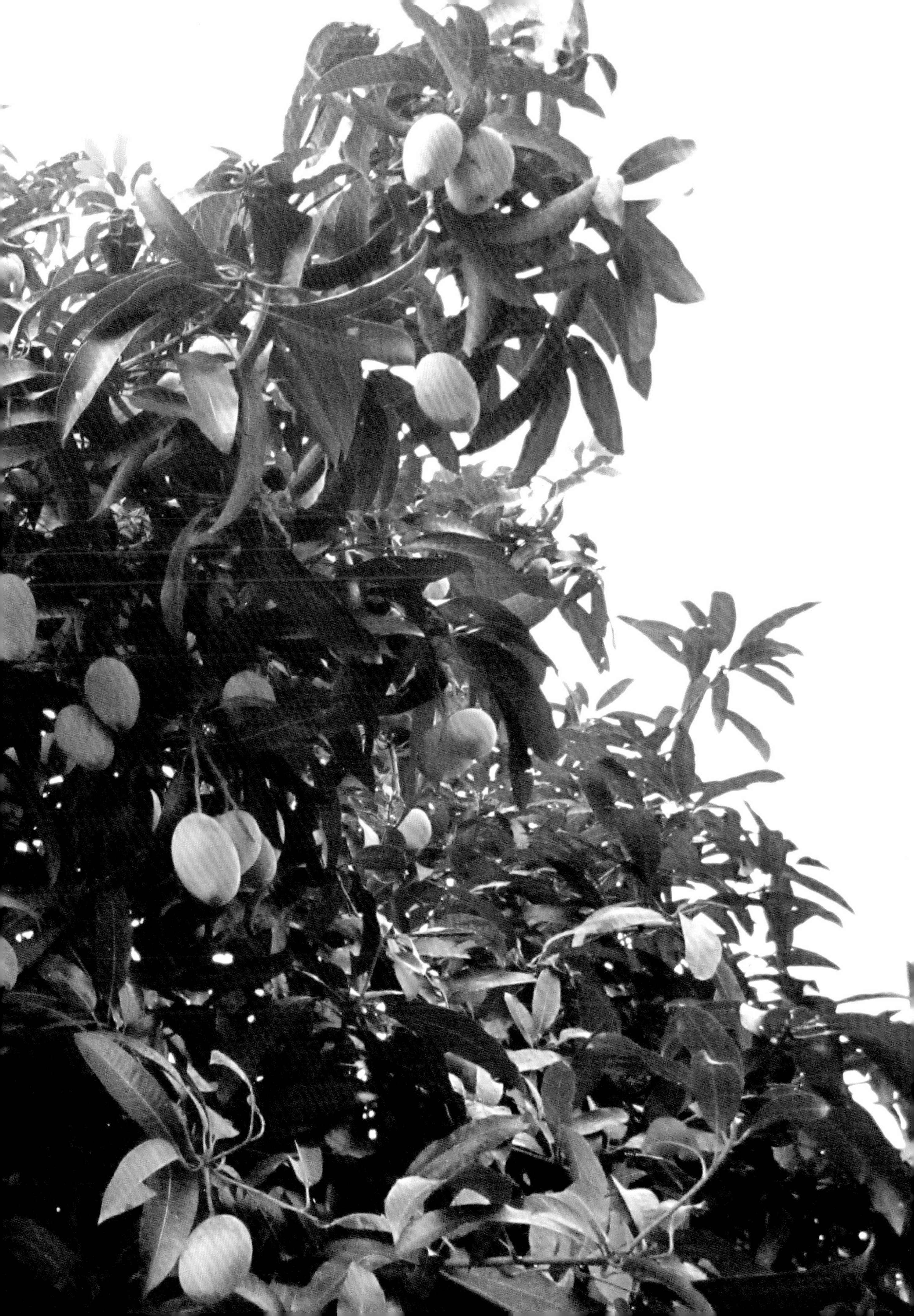

药材鉴别

本品核呈扁长椭圆形，一端略细且微弯，长 4 ~ 7 cm，宽 3.0 ~ 4.5 cm，厚 1.0 ~ 1.5 cm；表面黄白色，有数条略弯的浅沟纹，疏被长 2 ~ 5 mm 的柔性毛状纤维，外面为厚 2 ~ 4 mm 的硬核，内含种仁 1 枚，摇之发响，种皮浅灰绿色，内为大型子叶 2 片，乳白色。气微，味淡。以饱满者为佳。

功效主治

止咳，健胃，行气。主治咳嗽，食欲不振，睾丸炎，维生素 C 缺乏症。

用法用量

内服：3 ~ 6 g，研末；或入丸、散服。外用：适量，煎水洗患处。

民族药方

1．腰部疼痛，肾脏病　杧果核、荜茇、蒲桃、大托叶云实、肉桂、螃蟹各 5 g，石榴 40 g，肉豆蔻 30 g。共研为细末，每次服 5 g，每日 2 ~ 3 次。

2．肾寒证，石淋尿闭，肾腰疼痛，白带过多　杧果核、蒲桃、大托叶云实各 9 g，小豆蔻 30 g，干姜 24 g，光明盐、荜茇各 15 g，麝香 0.3 g，螃蟹壳 3 g，冬葵子 12 g。共研为细末，以白糖为引送服，每次 3 g，每日 3 次。

3．小便癃闭　杧果核、蒲桃、大托叶云实、螃蟹壳、火硝、田螺壳、小豆蔻各 10 g，白硇砂、荜茇、各种盐类各 3 g，金礞石、白芸香各 7.5 g，冬葵子 15 g，麝香 2.5 g，干姜、胡椒各 5 g。共研为细末，以酒及白糖为引送服，每次 3 g，每日 3 次。

使用注意

虚寒咳嗽者不宜食用。

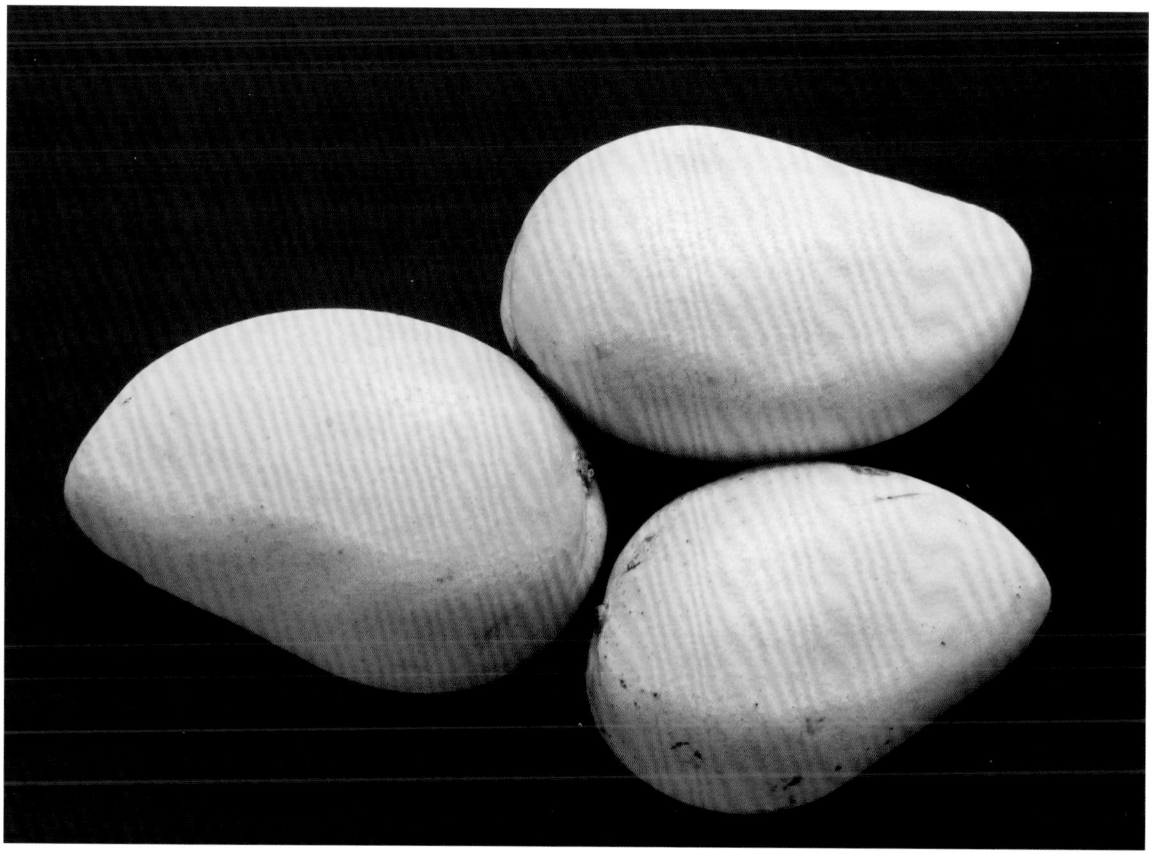

杧果

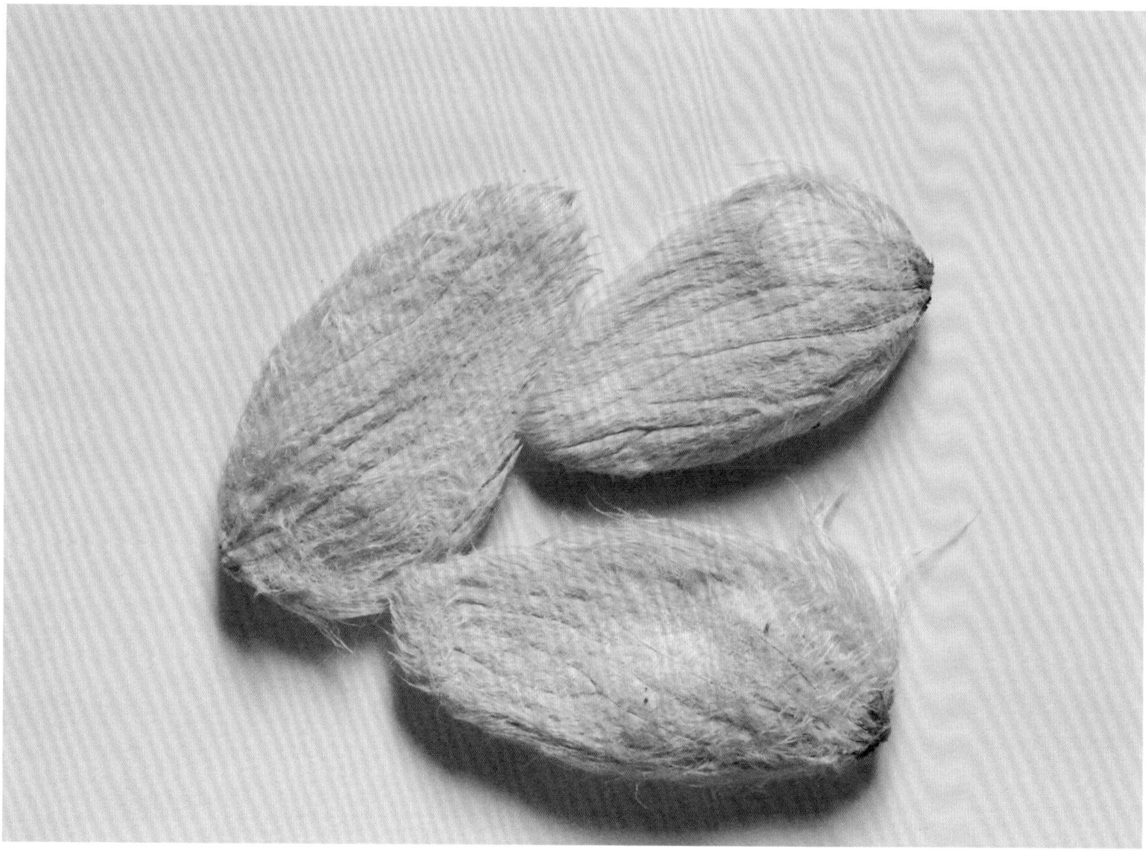

杧果核饮片

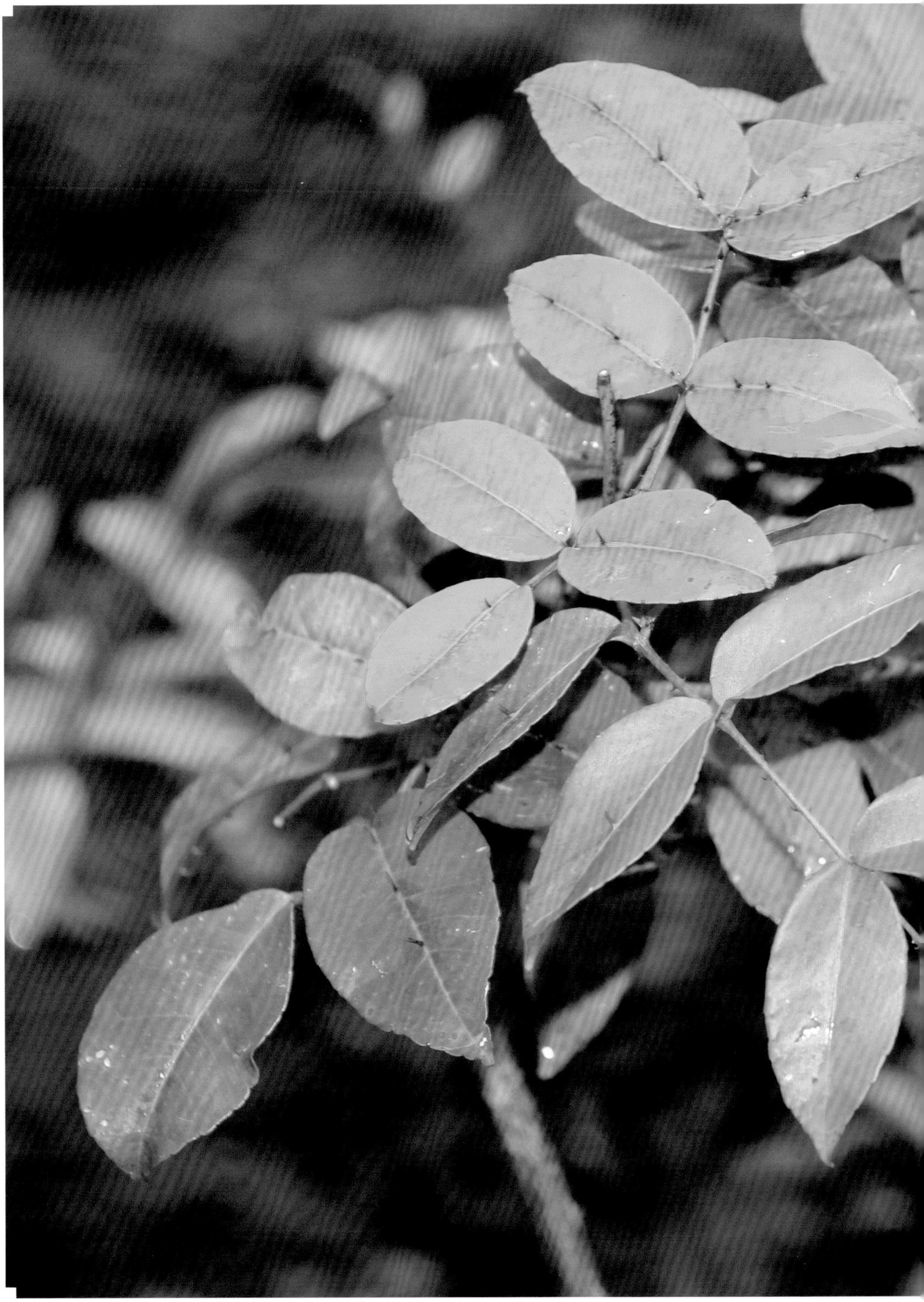

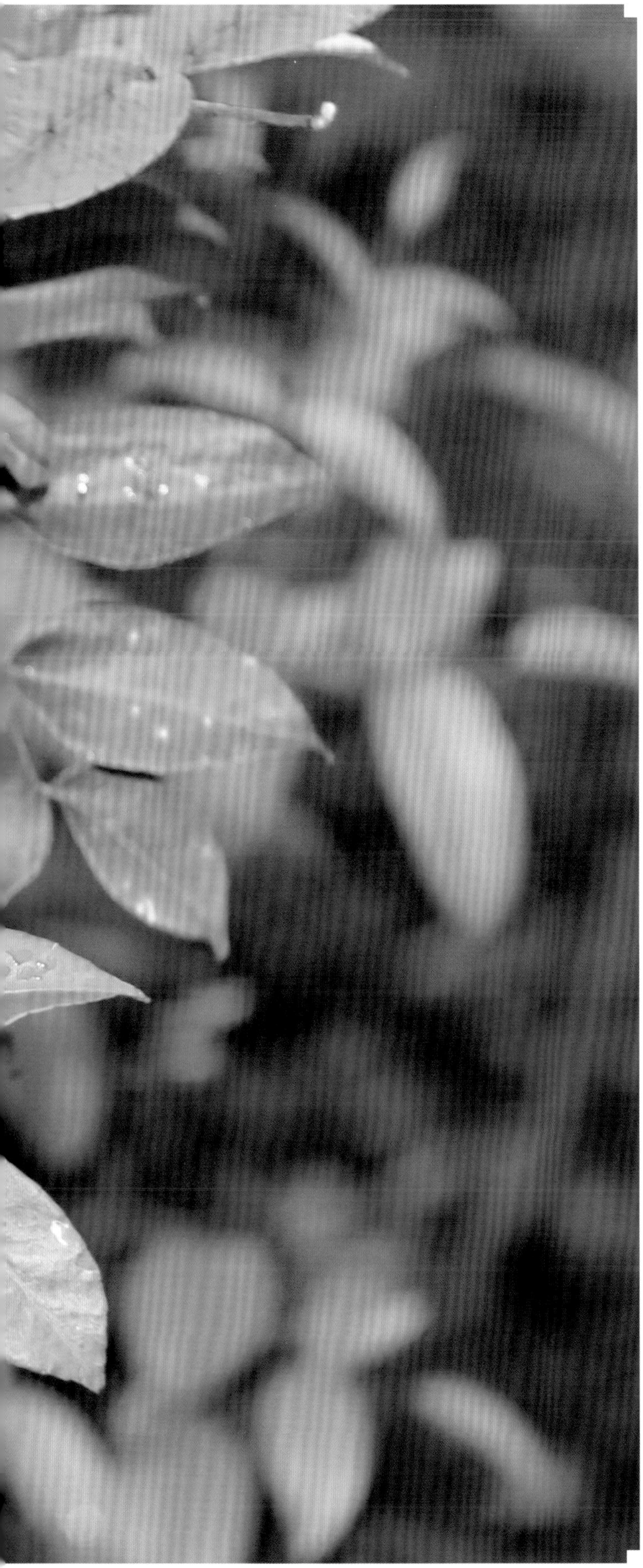

两面针

【壮药名】两北针。

【别　名】两背针、双面针、双面刺、叶下穿针、上山虎、下山虎、入地金牛。

【来　源】本品为芸香科植物两面针 *Zanthoxylum nitidum*（Roxb.）DC. 的干燥根。

【性味归经】味苦、麻，性凉。有小毒。归肝、胃经。

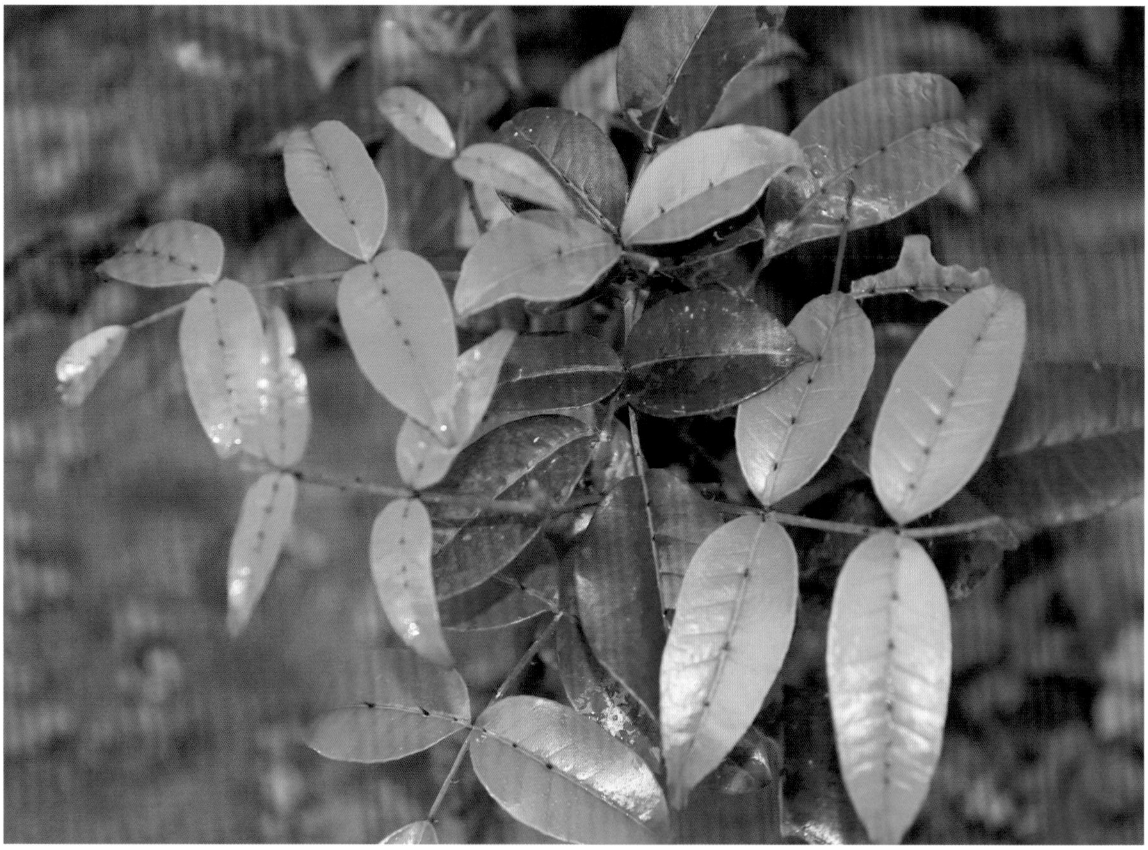

两面针

识别特征

常绿木质藤本，长 3 ~ 5 m。根皮淡黄色。老茎有皮孔，茎、枝、叶轴有刺，叶柄及小叶的中脉两面均有钩状皮刺。奇数羽状复叶互生，小叶 3 ~ 11 片，对生，革质且亮，卵形或卵状长圆形，长 4 ~ 11 cm，宽 2 ~ 6 cm，先端短尾状，基部圆形或宽楔形，边近全缘或微具波状疏锯齿；具短柄。春季开白色小花，伞房状圆锥花序腋生；花单性；萼片 4，宽卵形；花瓣 4，卵状长圆形；雄花的雄蕊 4，开花时伸出花瓣外，退化心皮先端常为 4 叉裂；雌花的退化雄蕊极短小，心皮 4，扩展。蓇葖果成熟时紫红色，有粗大腺点，顶端具短喙。花期 3—4 月，果期 9—10 月。

生境分布

生长于海拔 200 ~ 1100 m 的山野坡地灌木丛中。分布于福建、台湾、湖南、广东、云南、广西等省区。

采收加工

全年可采根，洗净去皮，切片晒干备用。

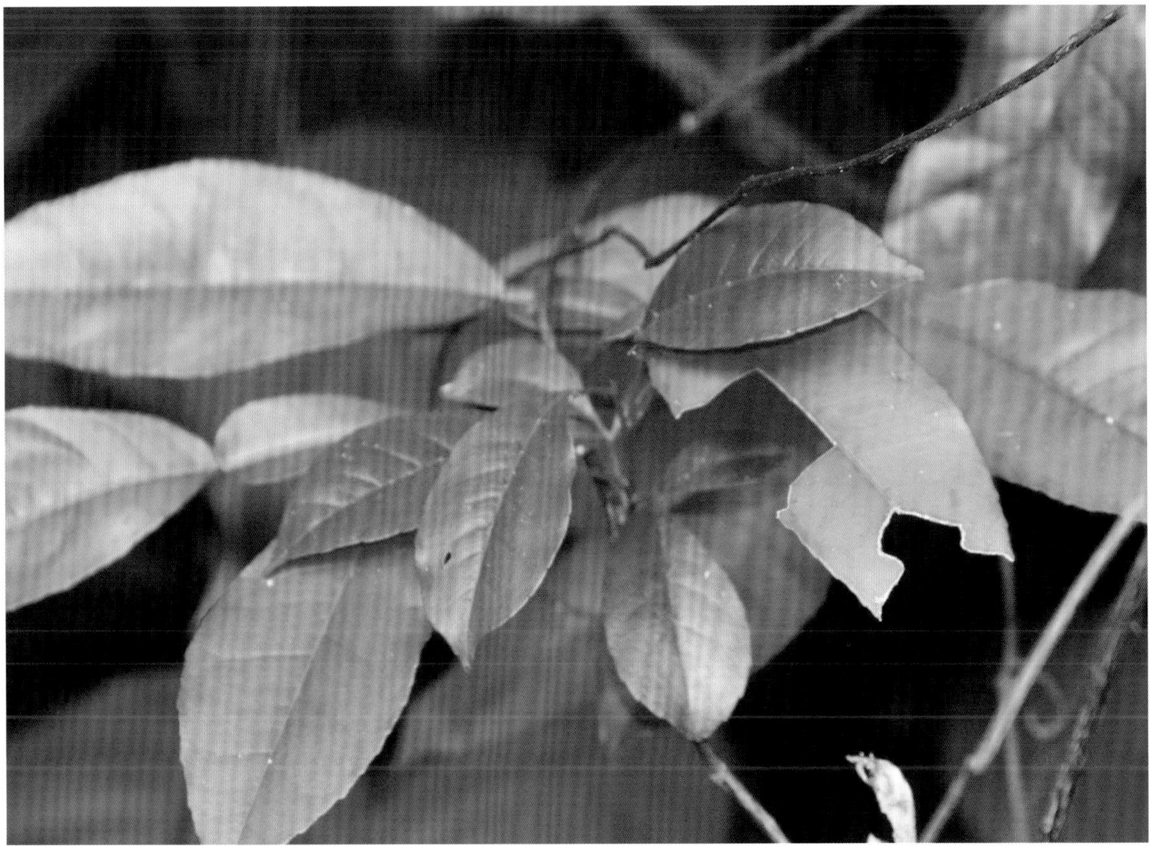

两面针

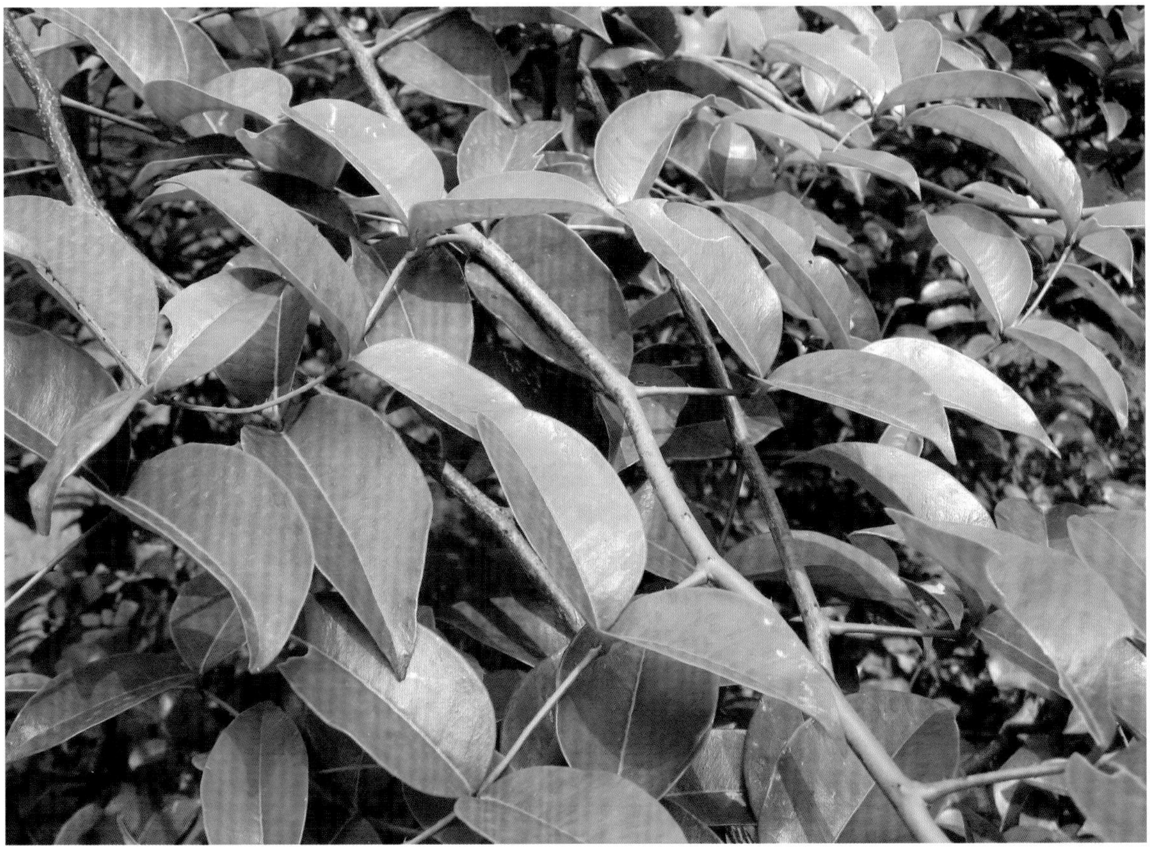

两面针

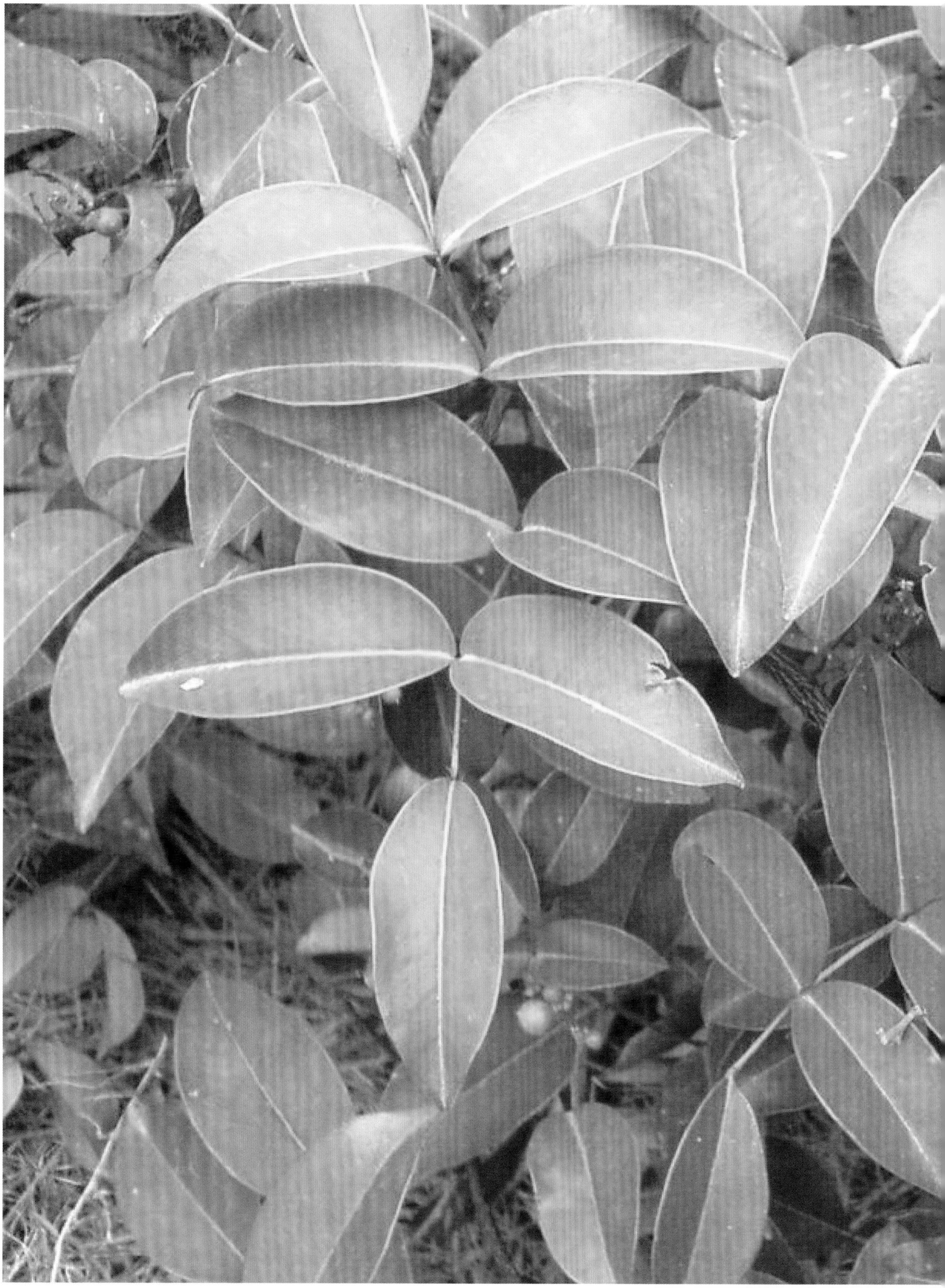

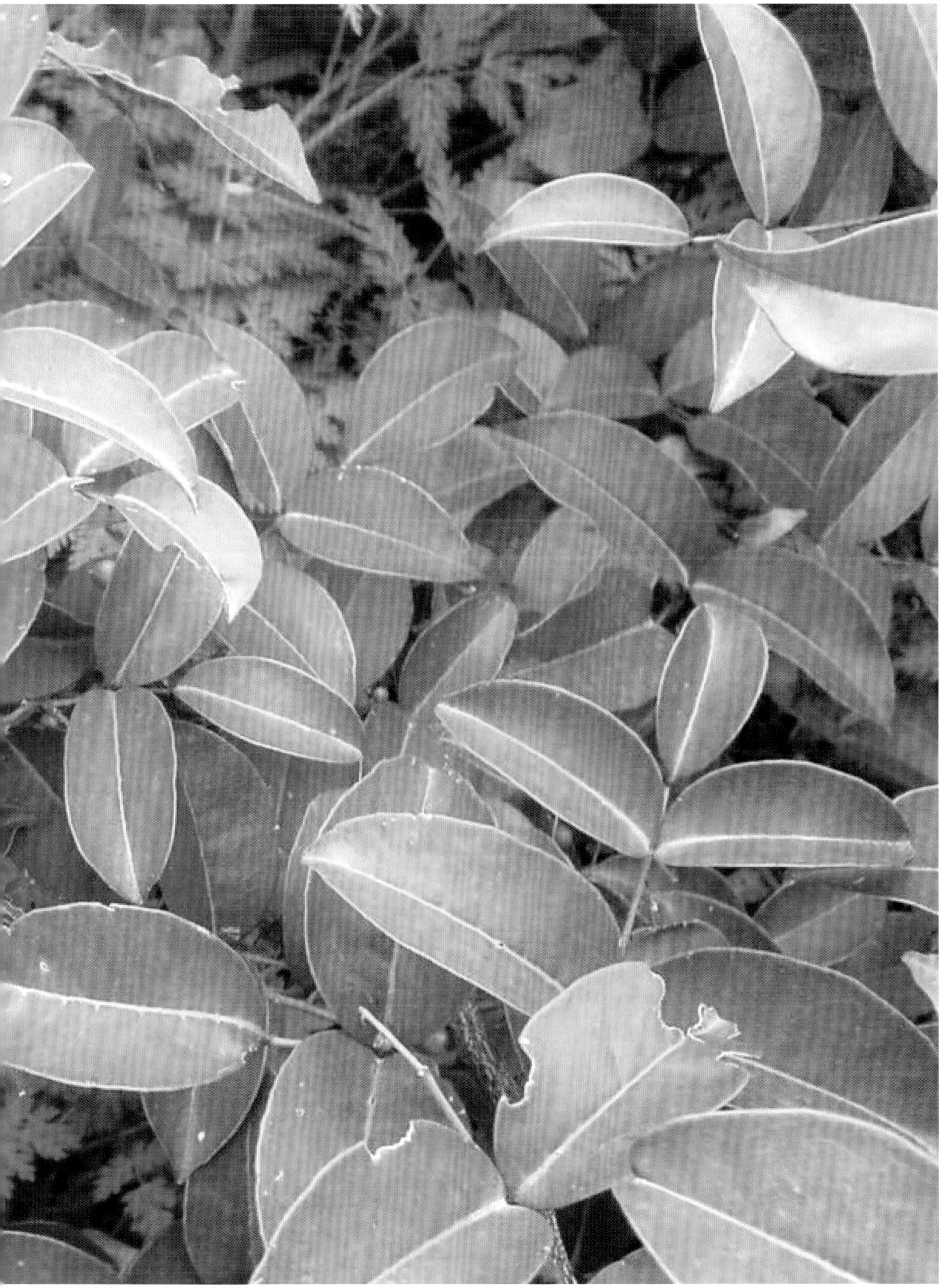

两面针

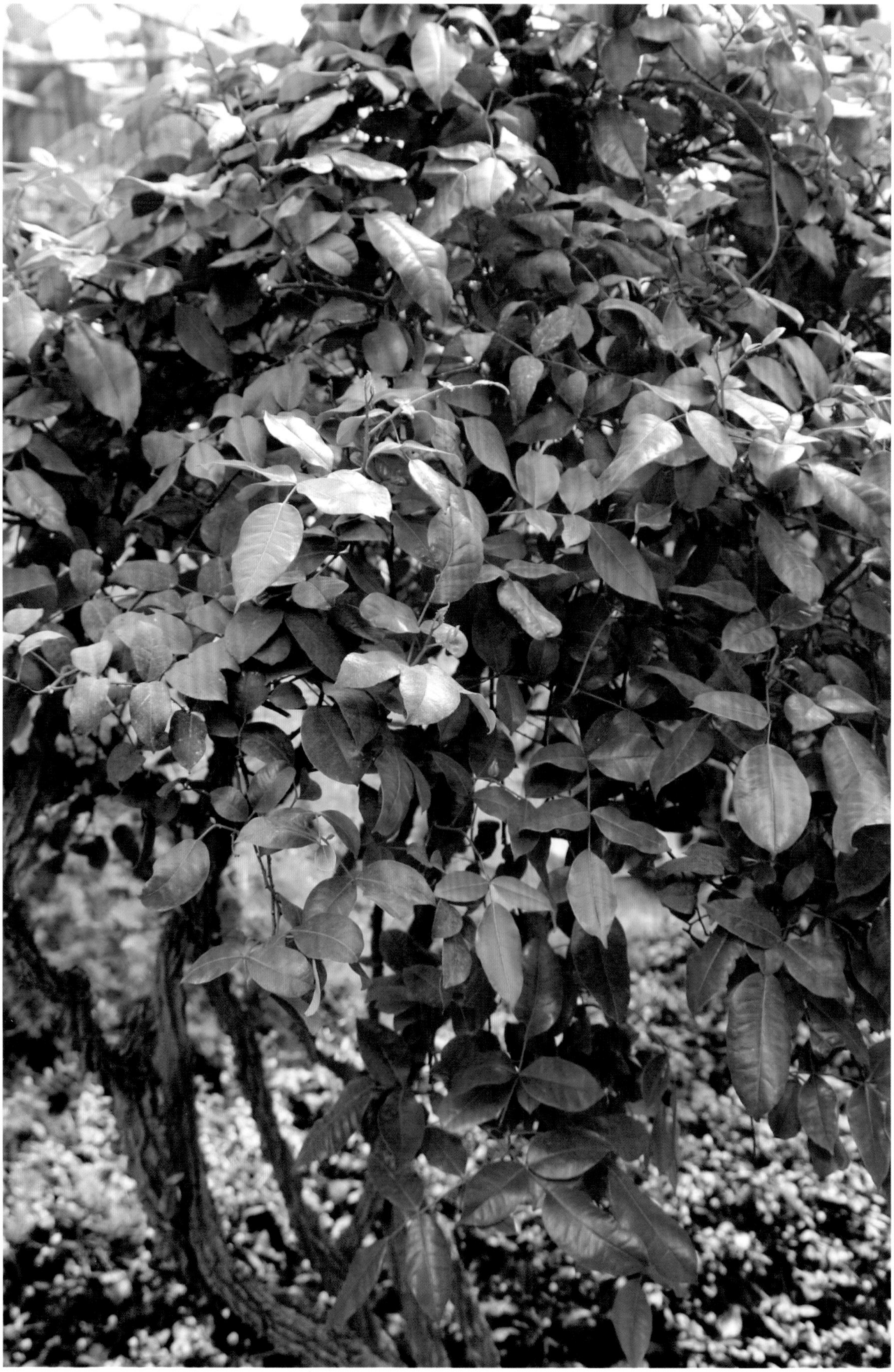

两面针

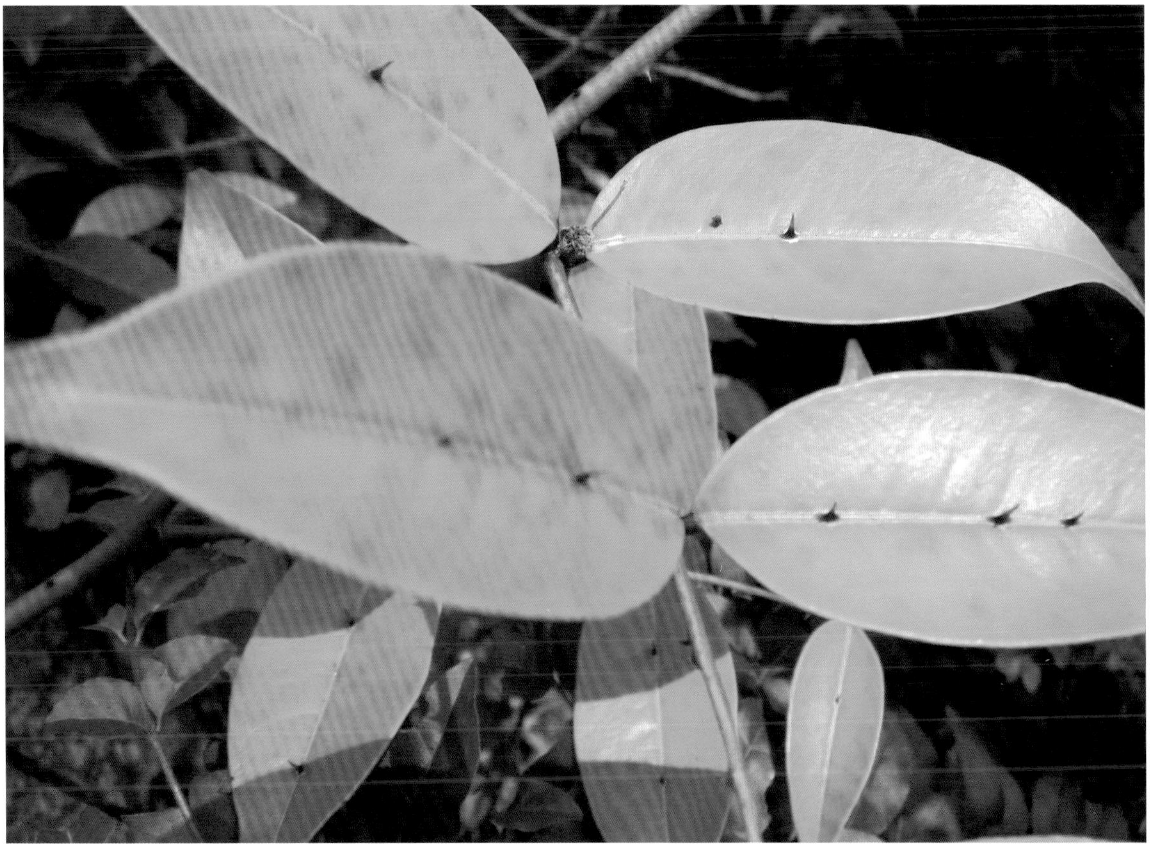

两面针

药材鉴别

本品为厚片或圆柱形短段，长 2 ~ 20 cm，厚 0.5 ~ 6 cm，少数 10 cm。表面淡棕黄色或淡黄色，有鲜黄色或黄褐色类圆形皮孔。切断面较光滑，皮部淡棕色，木部淡黄色，可见同心性环纹及密集的小孔。质坚硬。气微香，味辛辣麻舌且苦。

功效主治

祛风利水，活血止痛，解毒消肿。主治体弱多病，乏力，跌打损伤，风湿热痹证，肢体关节红肿热痛，屈伸不利，脘腹疼痛。

用法用量

内服：10 ~ 20 g，煎汤；0.5 ~ 1 g，研粉服。外用：适量，泡酒涂擦。

民族药方

1. 体弱多病，乏力 两面针根、蔓荆子根各 15 g，山乌龟、青牛胆各 10 g。水煎服。

2．风湿热痹证，肢体关节红肿热痛，屈伸不利，跌打损伤 两面针、墨旱莲各 20 g，青藤 15 g。水煎服。

3．脘腹疼痛 两面针、圆叶千斤藤各等份。研细粉，混匀，温开水送服，每次 0.5 ~ 1 g。

4．肚痛，腹泻，痢疾，疟疾 两面针根 10 g，地胆草 30 g。水煎服。

5．胃和十二指肠溃疡，慢性胃炎 两面针、千里光、甘草各 10 g，海螵蛸 30 g。水煎服。

6．跌打肿痛 干两面针、干大力王根各 60 g，大叶南五味 30 g。用白酒 1000 ml 浸 7 日后服，每次 15 ~ 30 ml，每日 2 次，并用药酒擦患处。

7．外感风热吐泻 干两面针 10 g，干山芝麻 15 g。水煎服，每日 3 次。

8．寒疝疼痛 鲜两面针 30 g，茴香、黄皮核各 10 g，荔枝核 7 粒。煎水冲酒服。

9．胃脘痛，痞块（脾大） 鲜两面针 30 g。水煎服。或鲜两面针根 100 g，米酒 500 ml。浸 7 日后去渣，每次饮 15 ~ 20 ml，每日 2 次。

10．风湿骨痛 干两面针根皮 10 g，干大力王 15 g。水煎服，每日 3 次。

使用注意

有小毒，内服不宜过量。

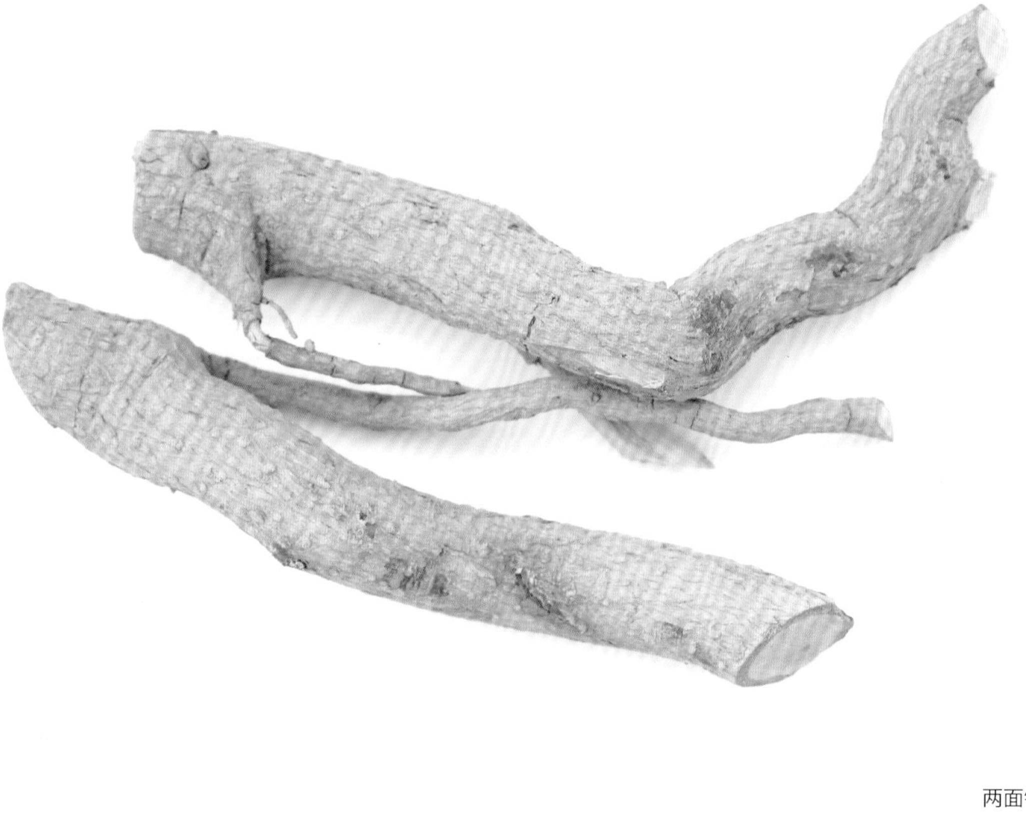

两面针药材

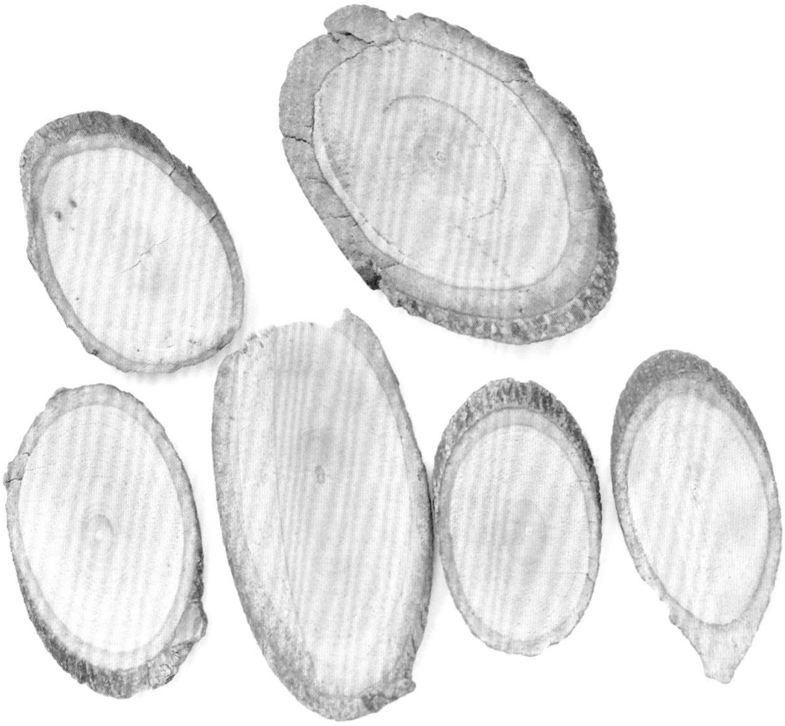

两面针药材

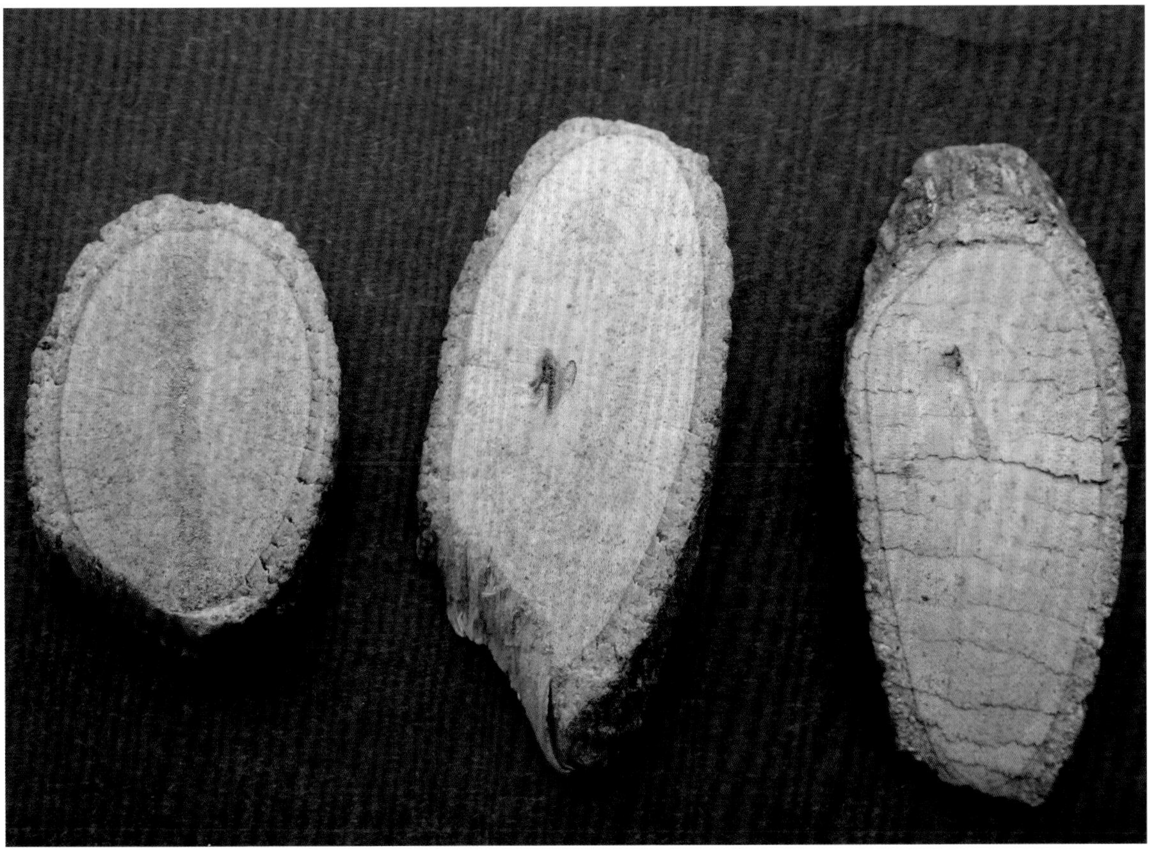

两面针饮片

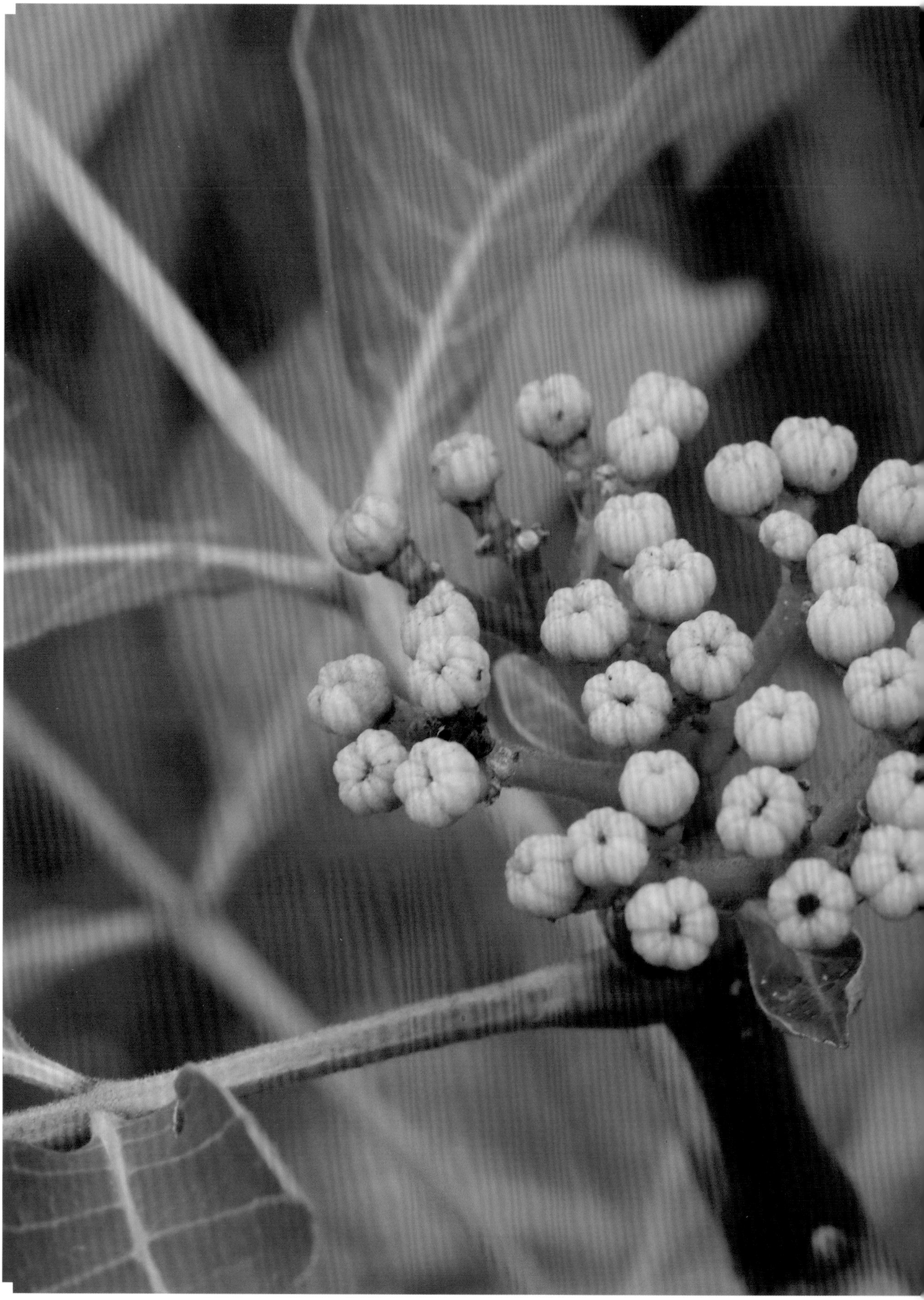

吴茱萸

【壮药名】棵茶辣。

【别　名】吴萸、吴椒、臭辣子、臭辣子树、茶辣、优辣子、曲药子、气辣子。

【来　源】本品为芸香科植物吴茱萸 *Evodia rutaecarpa* (Juss.) Benth. 的干燥近成熟果实。

【性味归经】味辣、麻，性热；有小毒。归肝、脾、胃、肾经。

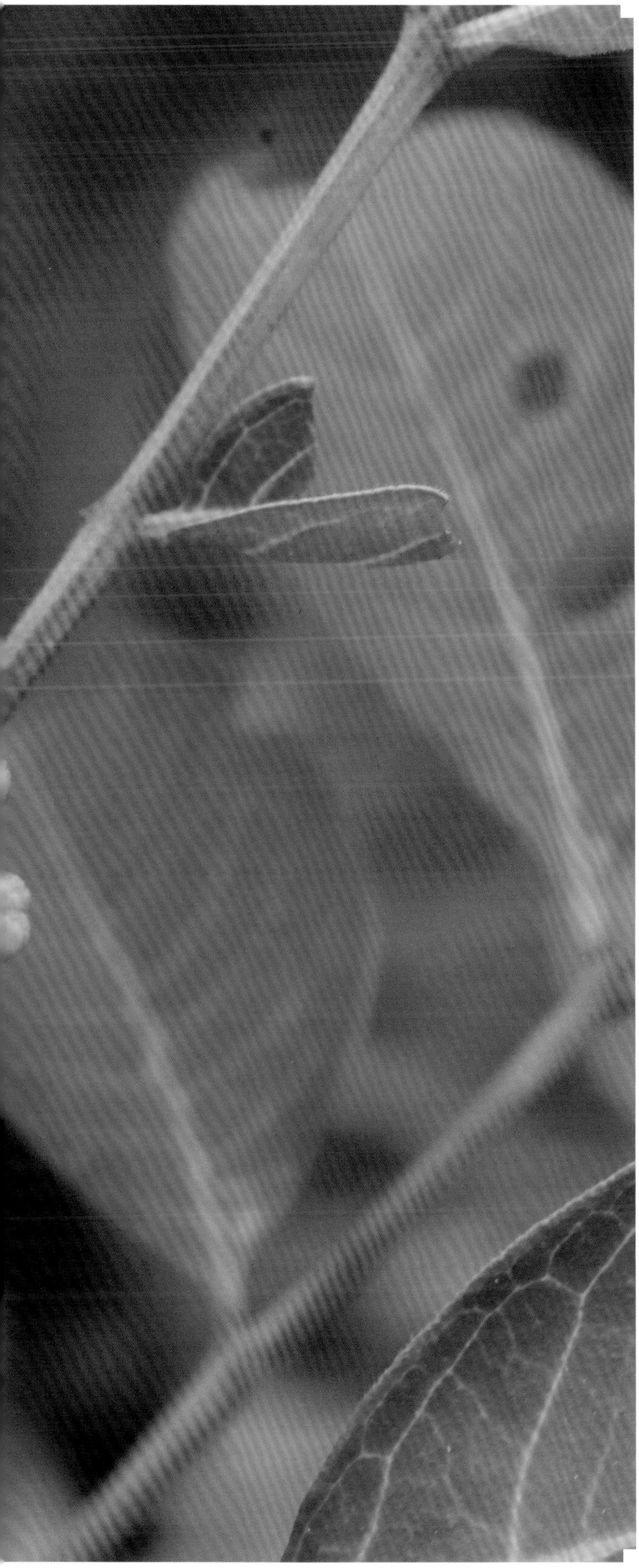

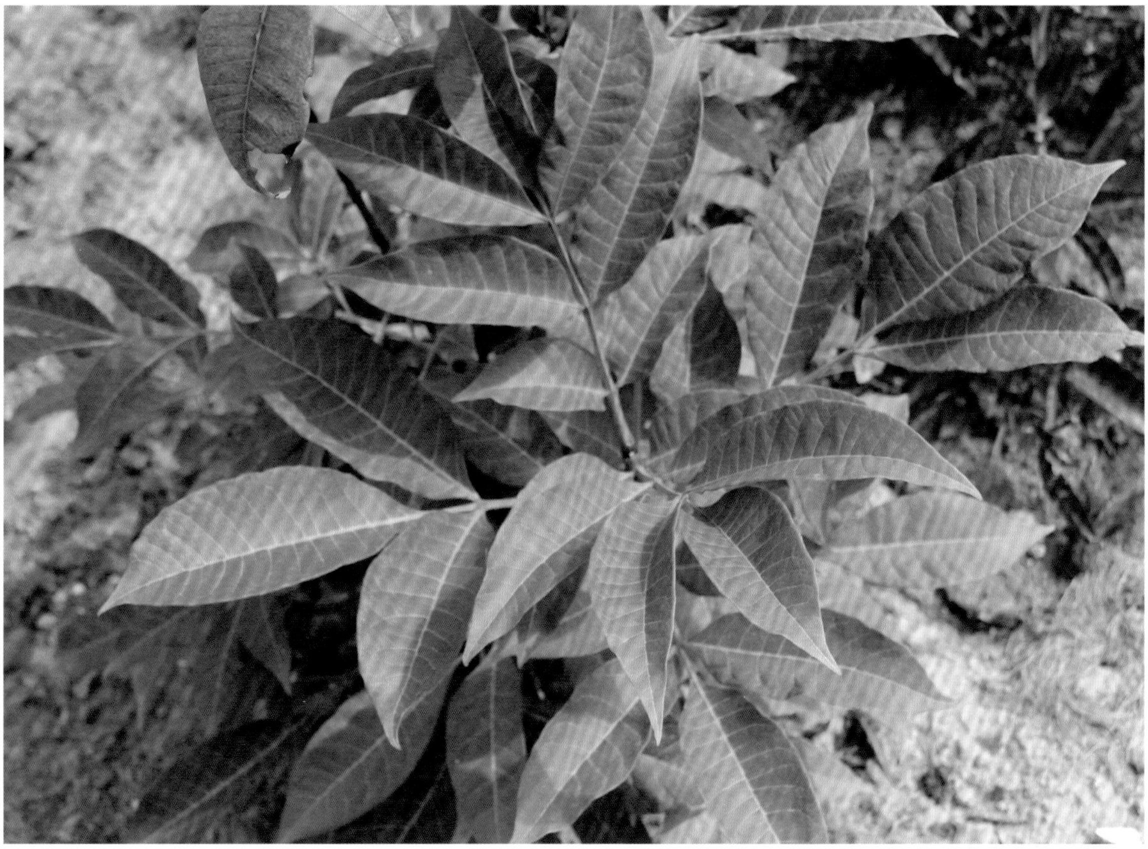

吴茱萸

识别特征

常绿灌木或小乔木，高 3 ~ 6 m，树皮青灰褐色，小枝紫褐色；幼枝、叶轴或花序轴均被锈色长柔毛，裸芽密被褐紫色长茸毛。单数羽状复叶对生，小叶 5 ~ 9，椭圆形至卵形，长 5 ~ 8 cm，宽 3 ~ 4 cm，先端急尖，基部楔形，全缘，侧脉不明显，下面密被长柔毛，淡黄褐色，有粗大腺点。聚伞圆锥花序顶生，雌雄异株，白色，均为 5 数；雌花花瓣较雄花大，内面被长柔毛，退化雄蕊鳞片状，子房上位，长圆形，心皮 5，花后增宽呈扁圆形，有粗大的腺点，花柱粗短；果实呈蓇葖果状，紫红色，表面有粗大的油腺点，种子 1，卵状球形，黑色，有光泽。花期 6—8 月，果期 9—10 月。

生境分布

生长于山坡、路旁或疏林下，现多为栽培。我国长江以南各地区均有分布。

采收加工

栽培后 3 年即可采收，常在夏、秋二季采收，鲜用或晒干备用。

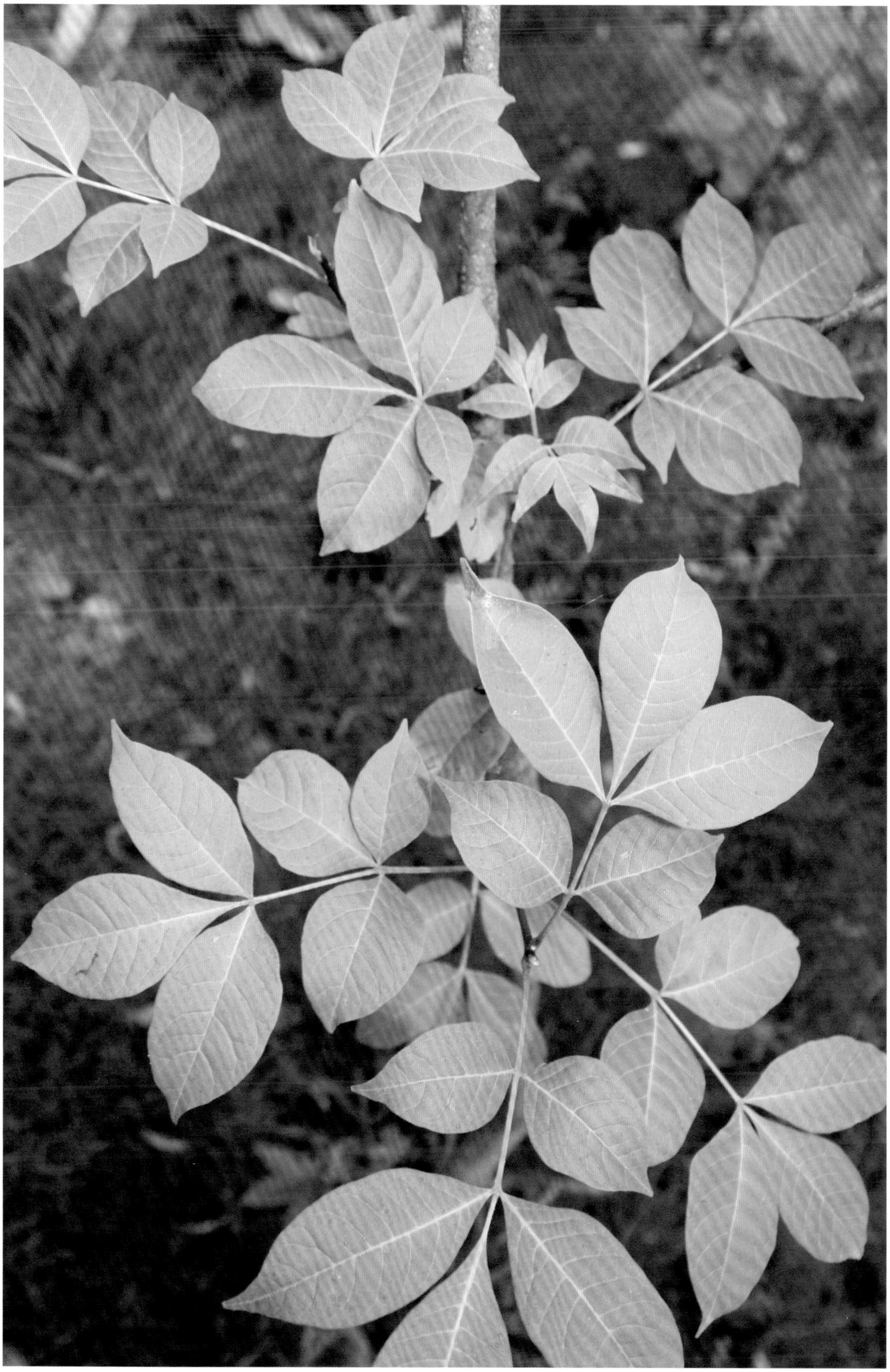

吴茱萸

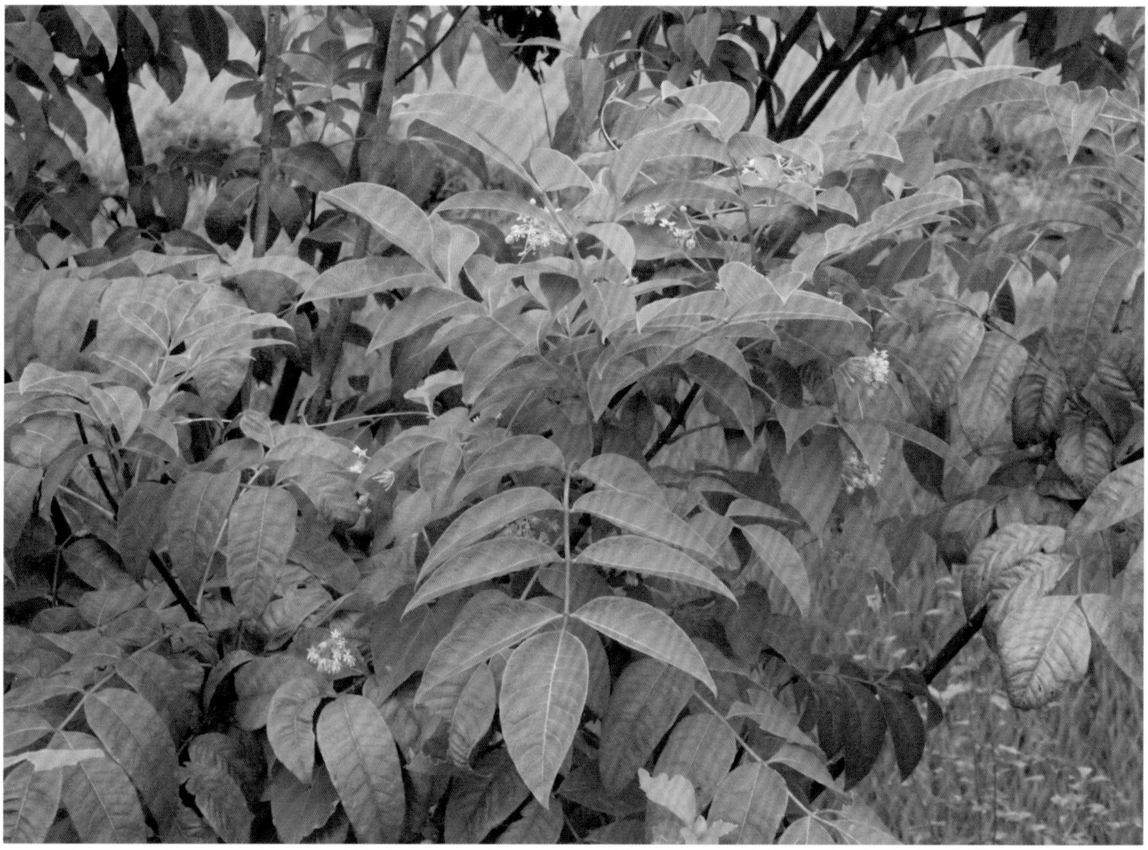

吴茱萸

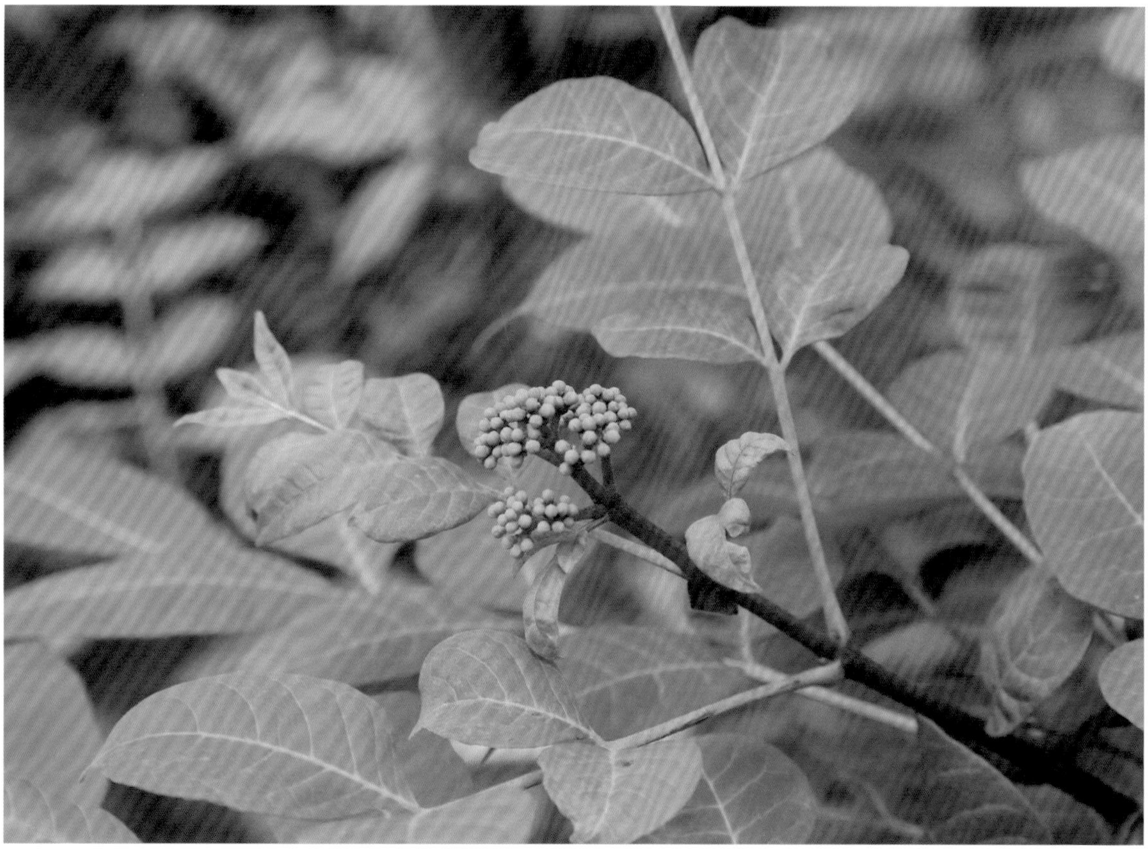

吴茱萸

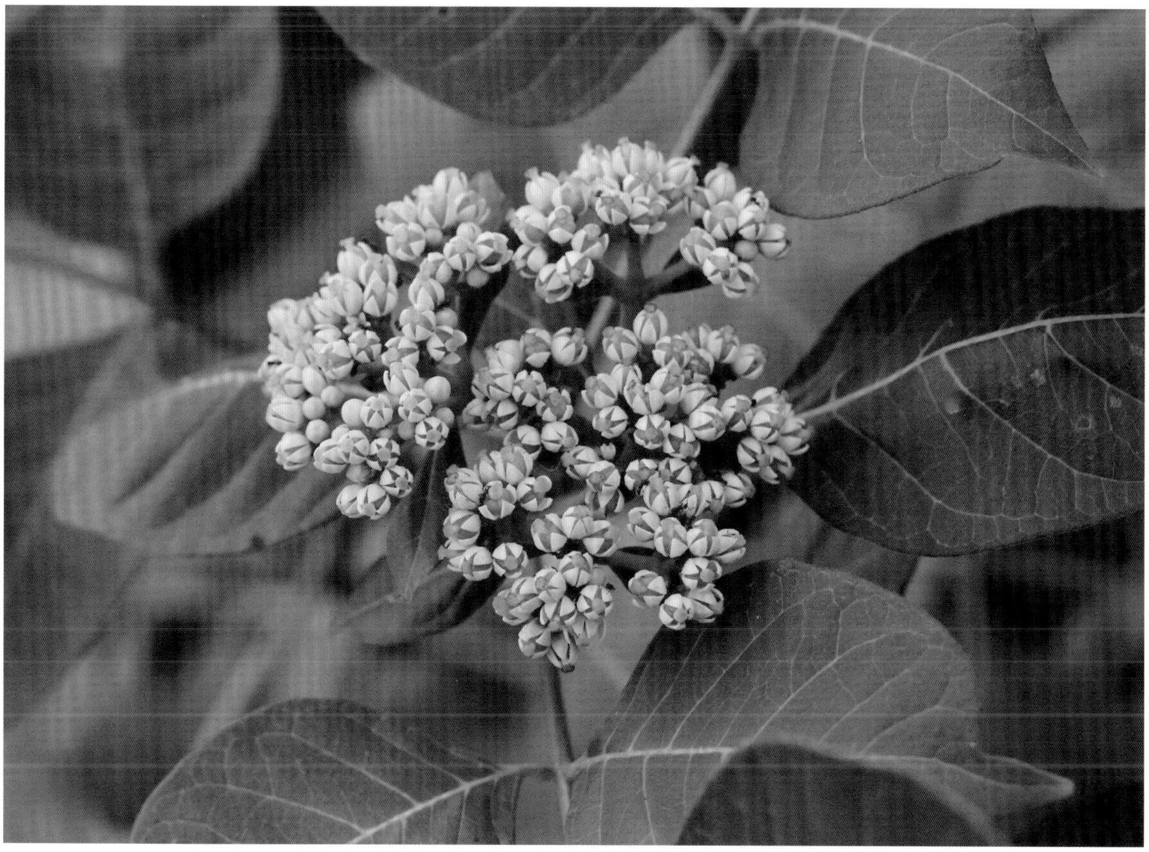

吴茱萸

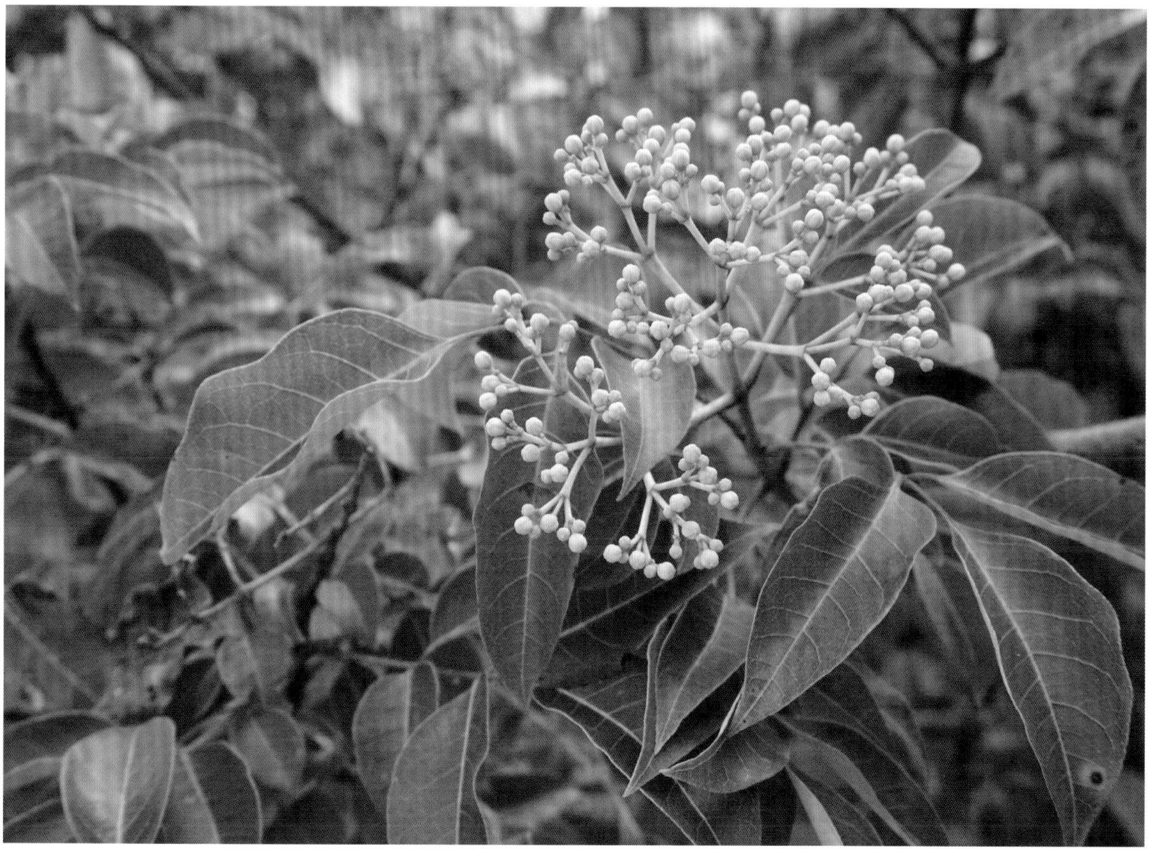

吴茱萸

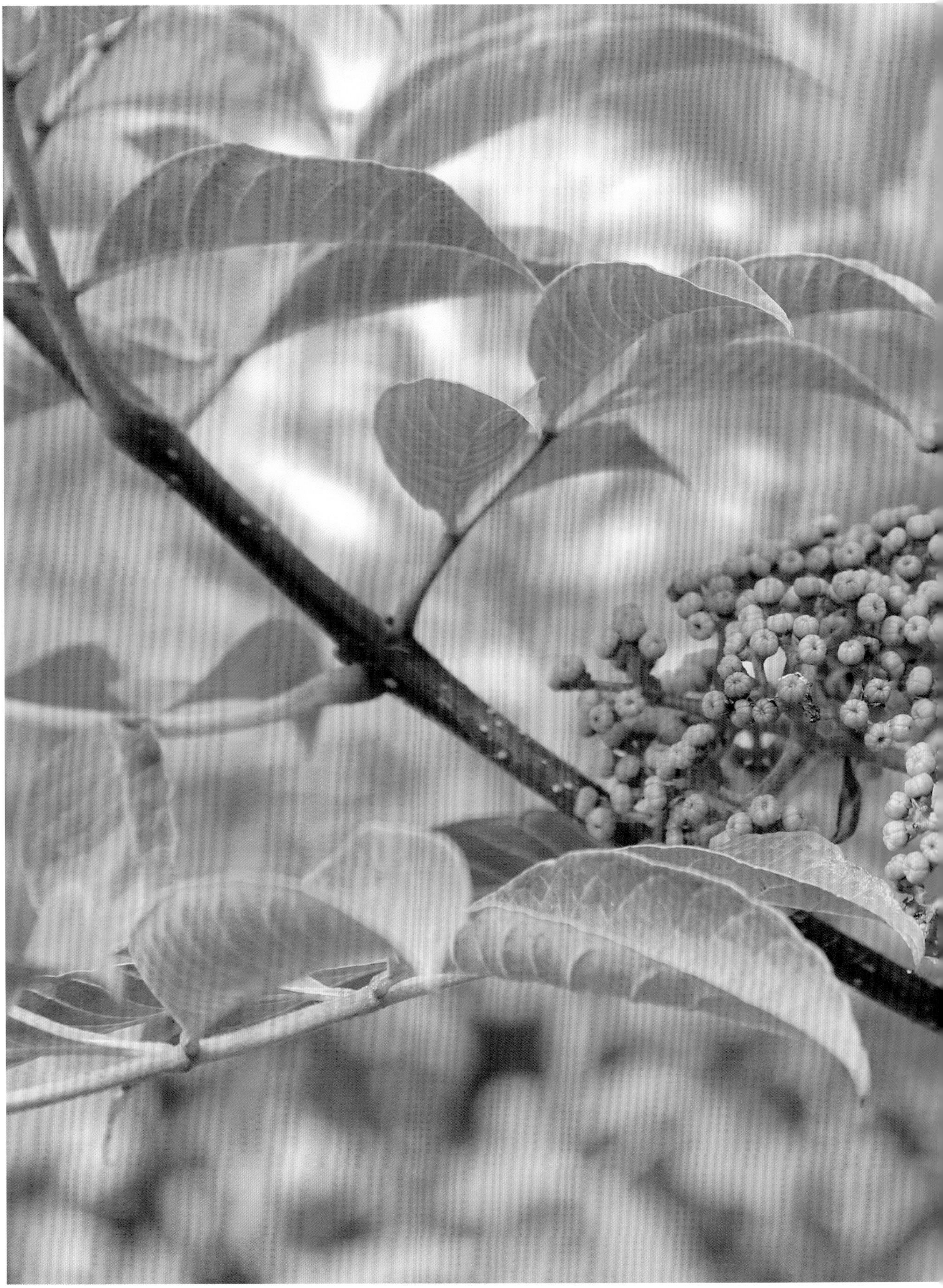

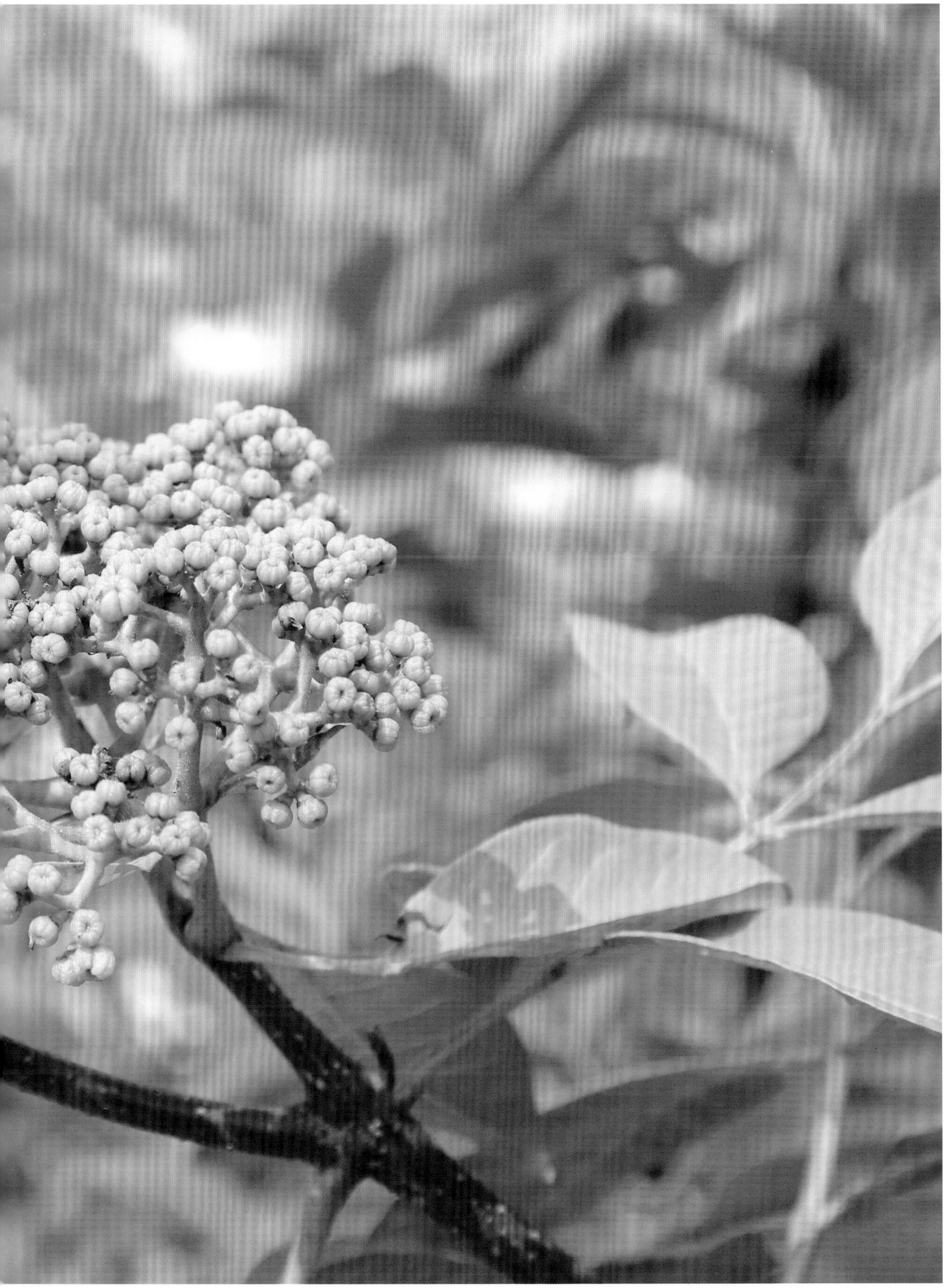

吴茱萸

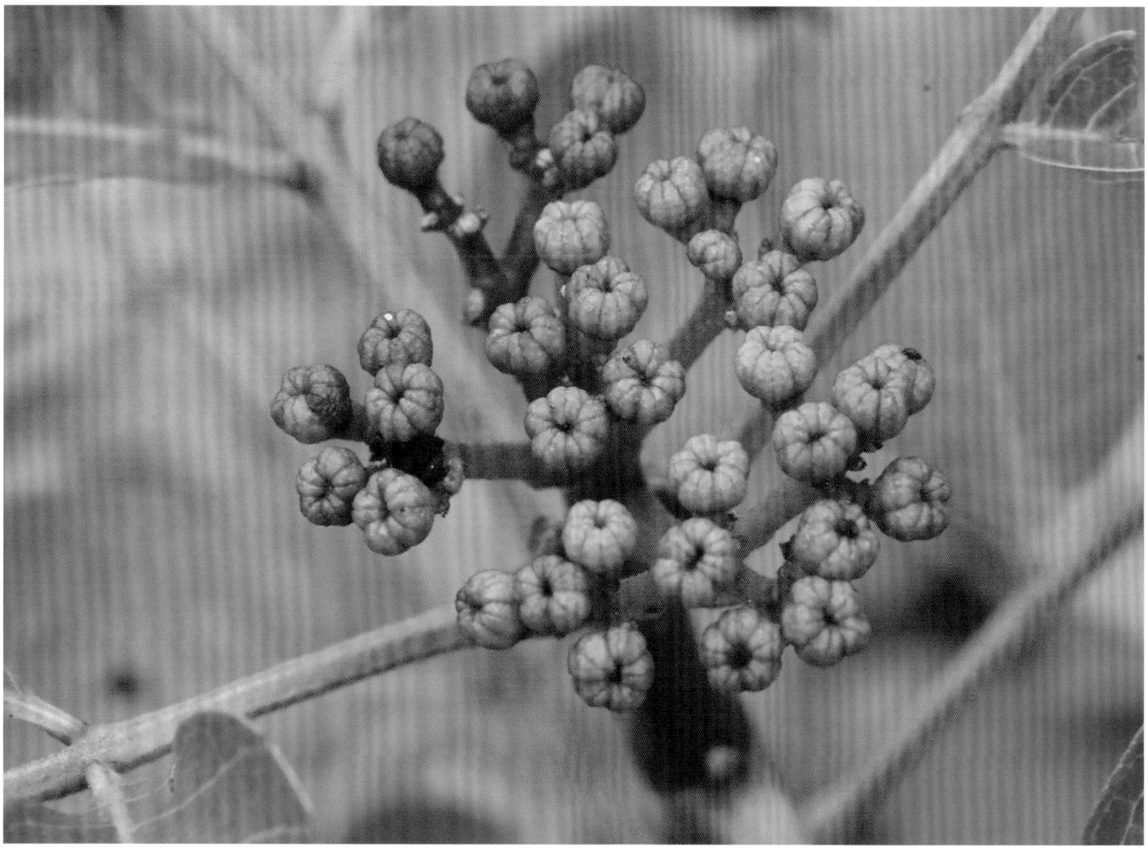

吴茱萸

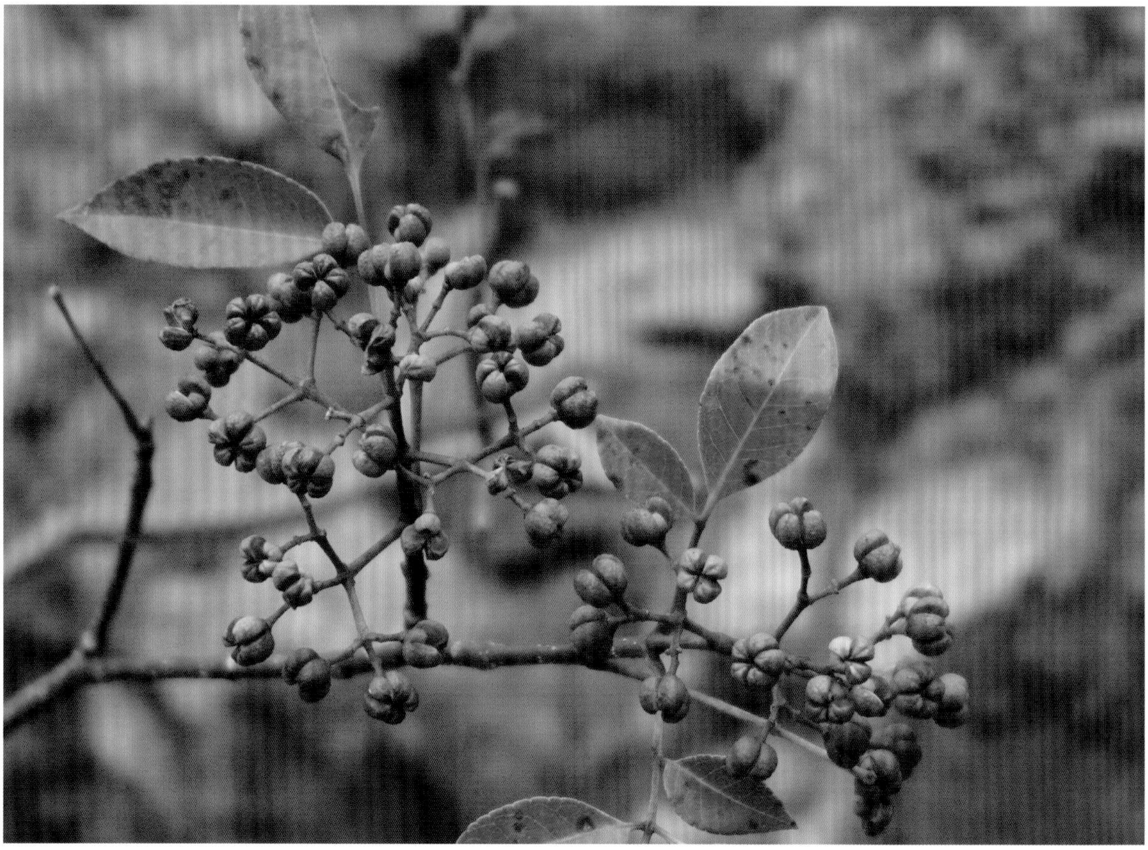

吴茱萸

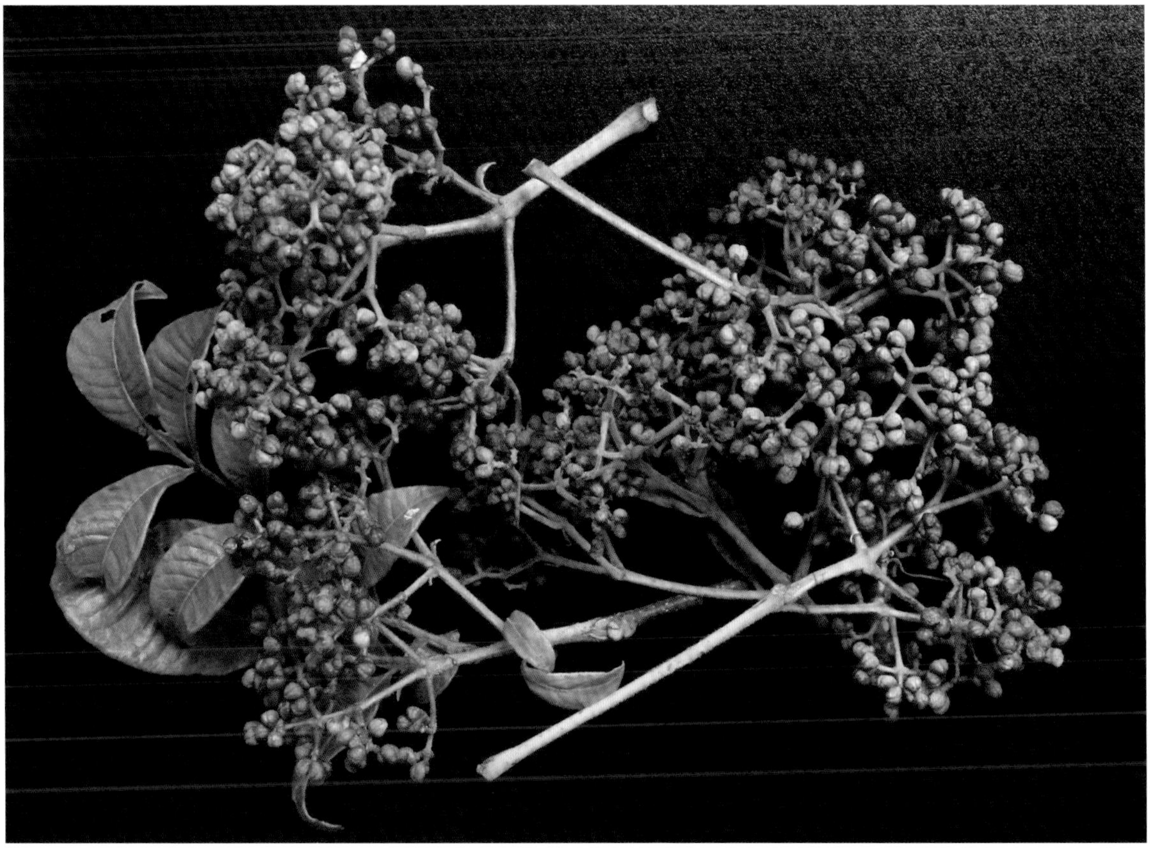

吴茱萸

药材鉴别

本品果实类球形或略呈五角状扁球形，直径 2 ~ 5 mm，表面暗绿黄色至褐色，粗糙，有多数点状突起或凹下油点。顶端有五角星状的裂隙，基部有花萼及花柄，被有黄色茸毛。质硬而脆。气芳香浓郁，味辛辣而苦。以饱满、色绿、香气浓郁者为佳。

功效主治

散寒止痛，降逆止呕，温中燥湿。主治脘腹冷痛，厥阴头痛，疝痛，痛经，脚气肿痛，呕吐吞酸，寒湿泄泻。

用法用量

内服：1.5 ~ 5.0 g，煎汤；或入丸、散服。外用：适量，研末调敷；或煎水洗。

民族药方

1. 胃肠炎 吴茱萸适量。嚼烂，用白酒少许冲服。

2. 行经腹痛 吴茱萸、木姜子各 3 g。水煎服。

3．腹部冷痛 吴茱萸 3 g，十大功劳 10 g，生姜 5 g。水煎服。

4．积冷引起的胃、腹冷气和小儿腹泻 吴茱萸适量。捣烂，加米酒润湿，炒温热，用布包贴肚脐。

5．高血压 每晚临睡前将 1 包（18 g）吴茱萸粉加入白醋，调至成浓稠浆状，分敷两足心穴（涌泉穴稍后方），外覆盖塑料薄膜，绷带固定 12 小时。每日 1 包，14 日为 1 个疗程，血压正常后改为每周敷药 1 次。

6．口腔炎 吴茱萸适量。晒干捣成粉，加适量的醋调成糊状，置于清洁布上，敷于两脚涌泉穴及周围，24 小时后取下即可。用量：1 岁以下 4.5 ~ 6.0 g；1 ~ 5 岁 6 ~ 9 g；5 ~ 15 岁 9 ~ 12 g；15 岁以上 12 ~ 15 g。

7．婴幼儿腹泻 吴茱萸 20 g。研细末，加米醋适量调成糊状，敷在脐周，覆盖穴位以神阙穴为中心，包括下腕、天枢（双）、气海穴，24 小时取下。

8．喉喘鸣 吴茱萸粉适量。用凉开水调成糊状敷于双侧涌泉穴，每次 1 ~ 2 g，每晚 1 次，次日清晨取下，6 次为 1 个疗程。

使用注意

阴虚火旺者忌服。

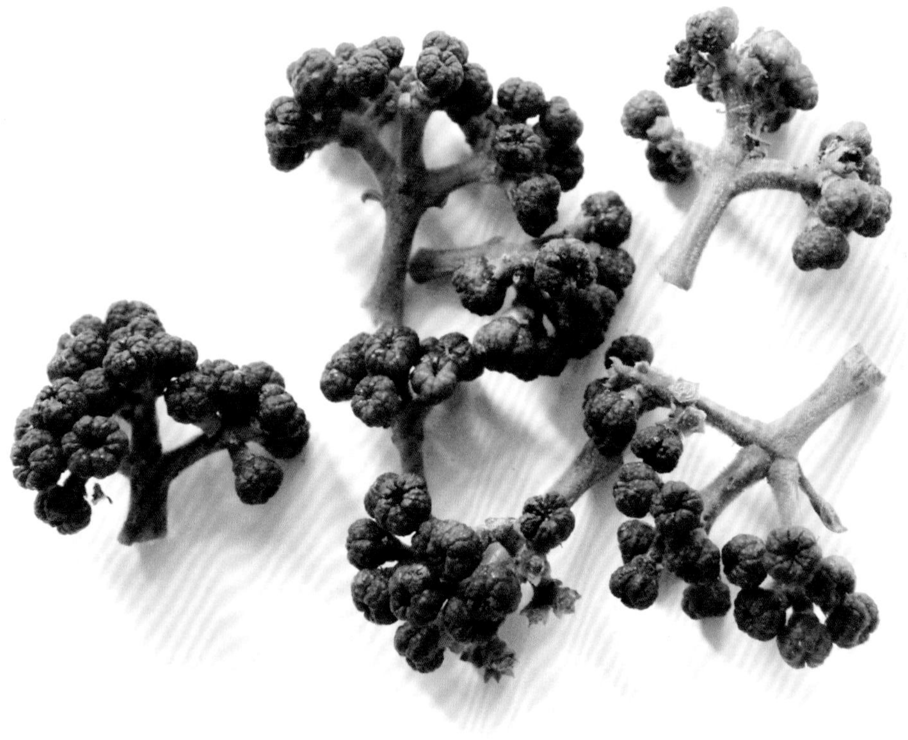

吴茱萸

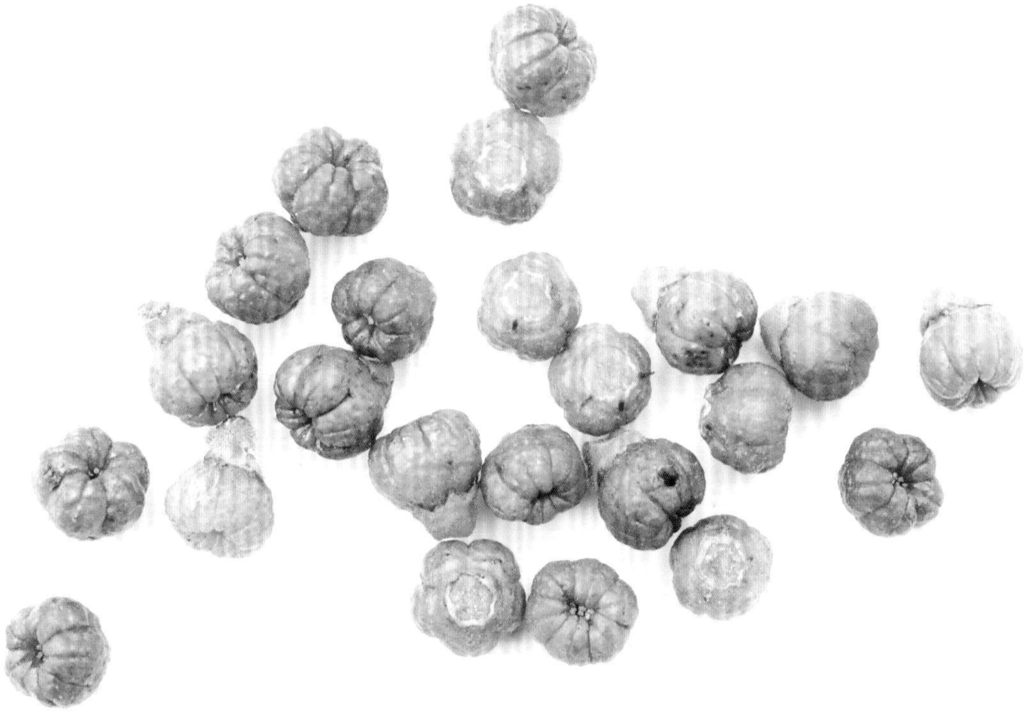

吴茱萸药材

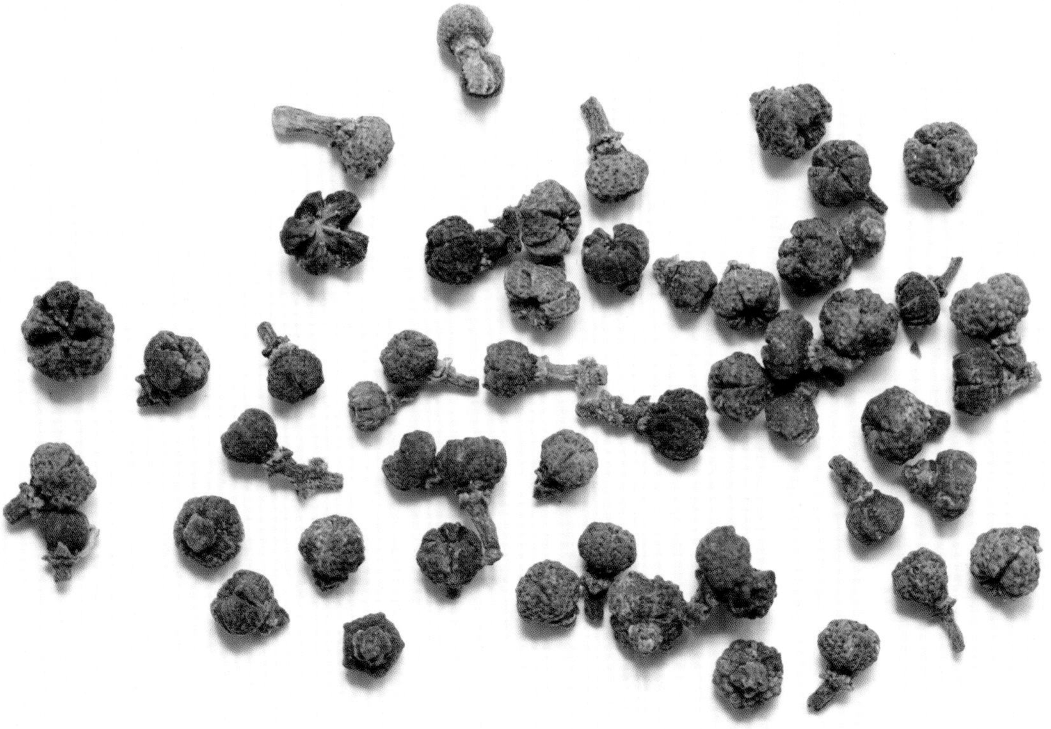

吴茱萸饮片

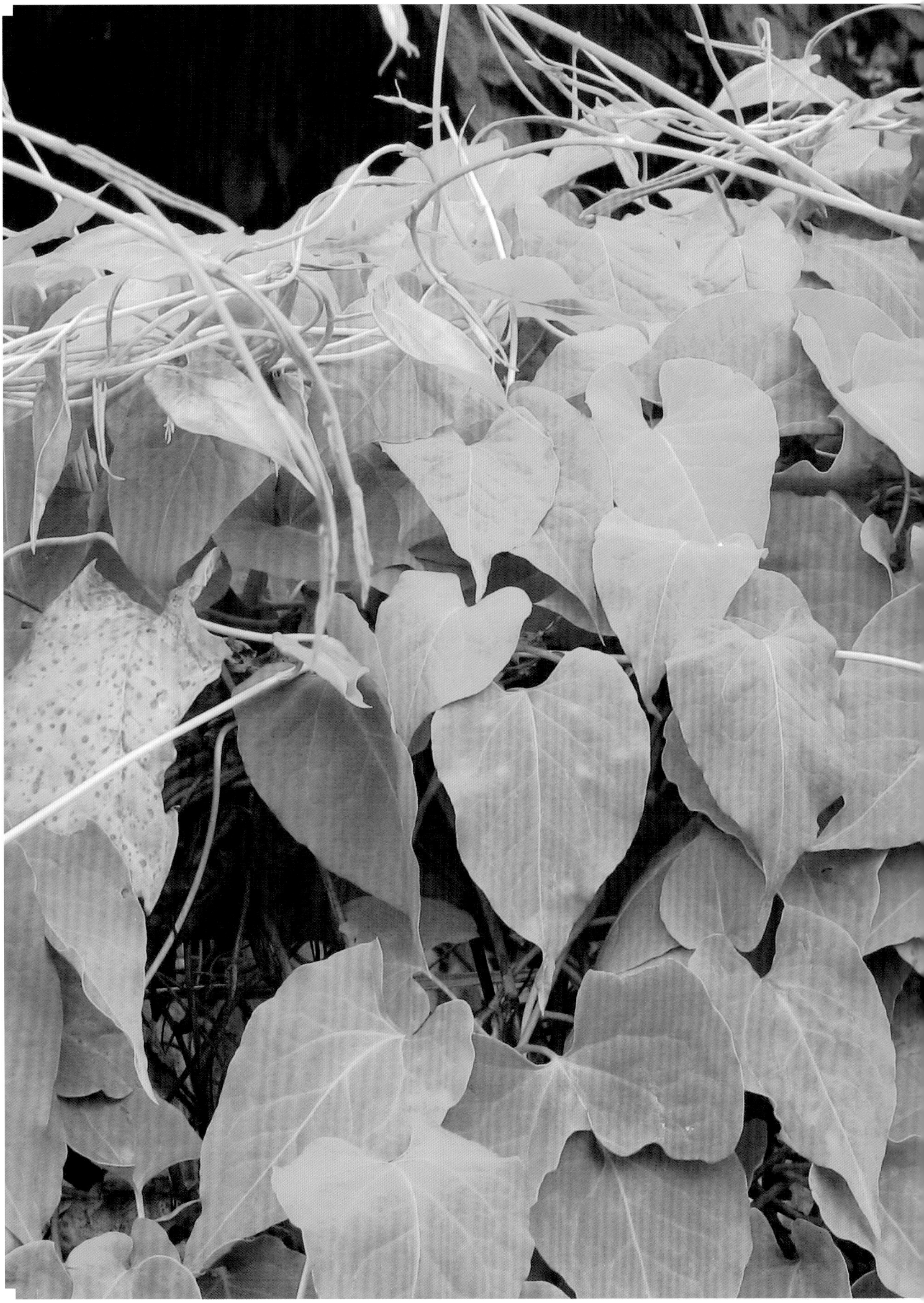

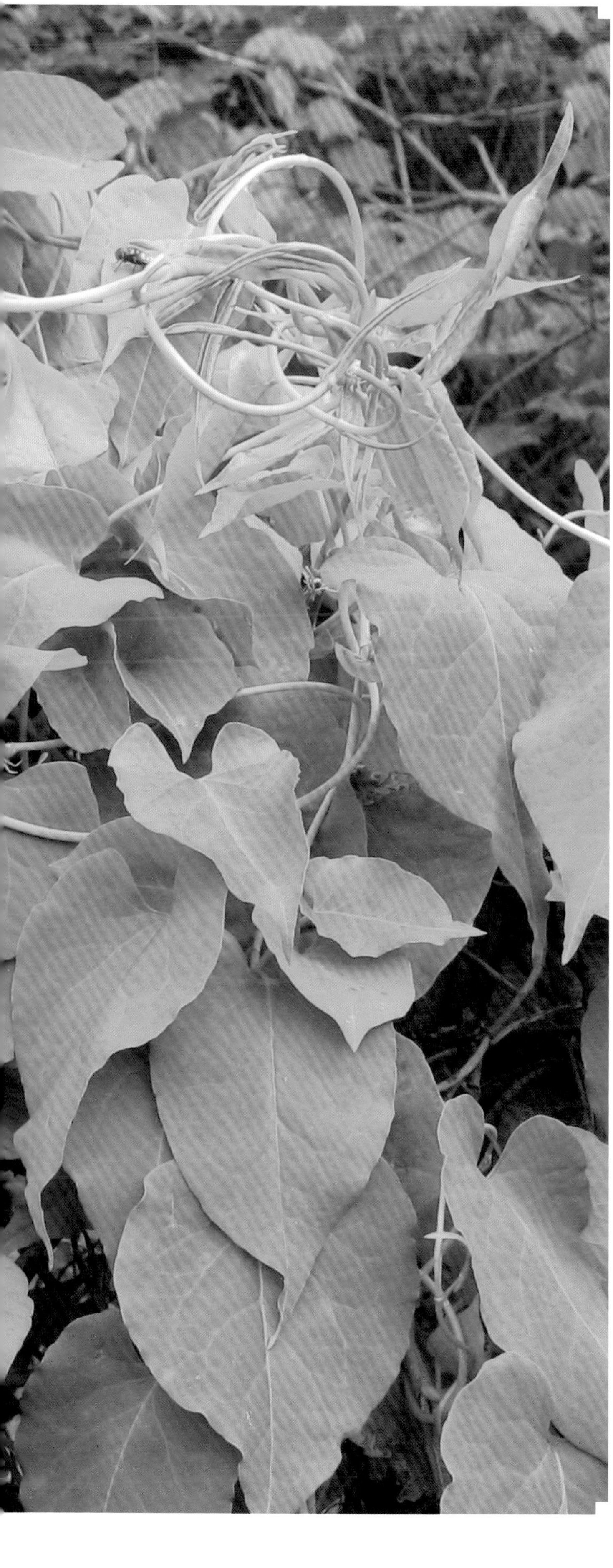

何首乌

【壮药名】门甲。

【别　名】首乌、地精、赤敛、红内消、铁称陀、赤首乌、山首乌、夜交藤根。

【来　源】本品为蓼科植物何首乌 *Polygonum multiflorum* Thunb. 的干燥块根。

【性味归经】味苦、涩，性寒。归肝、心、肾经。

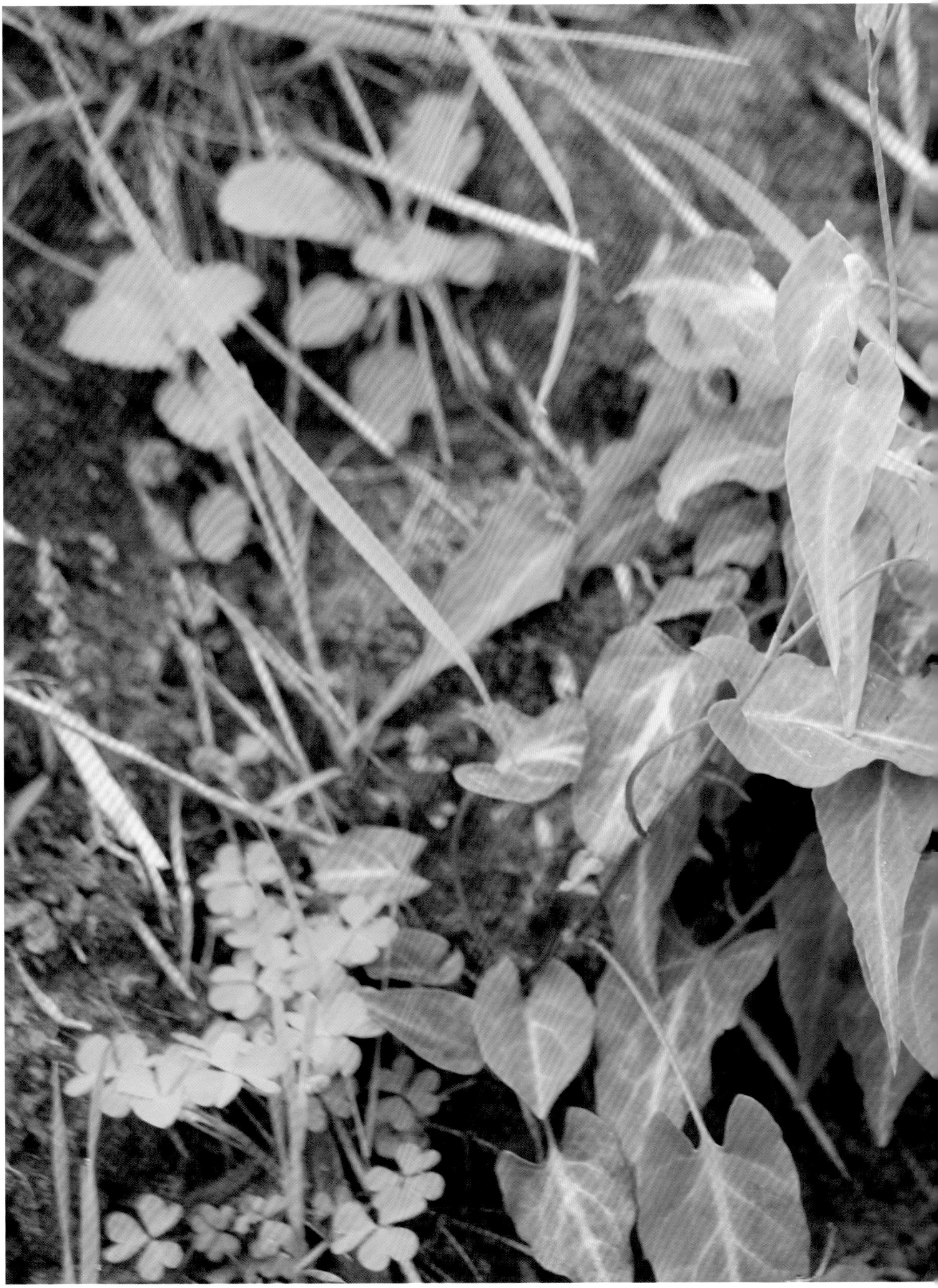

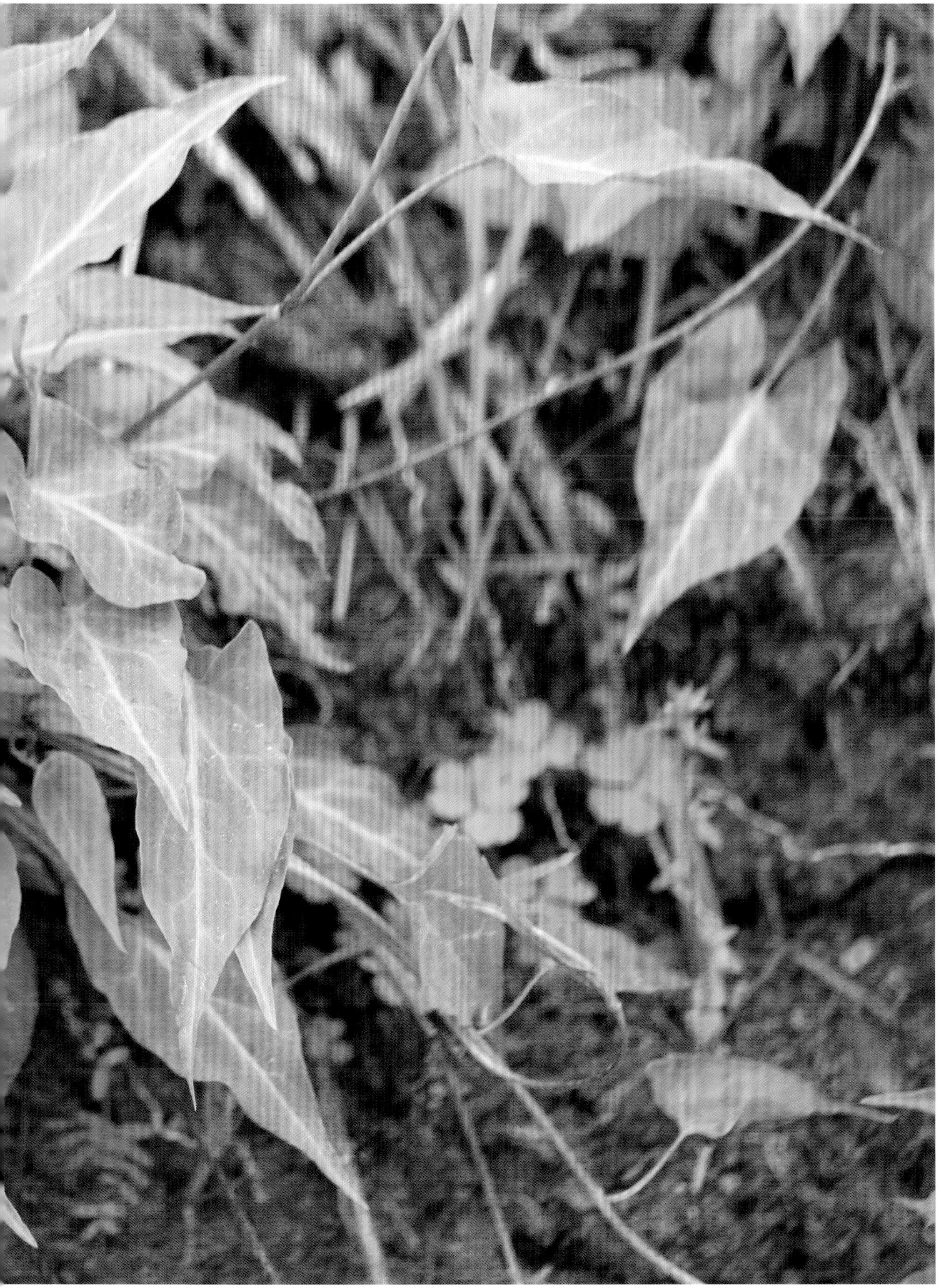

何首乌

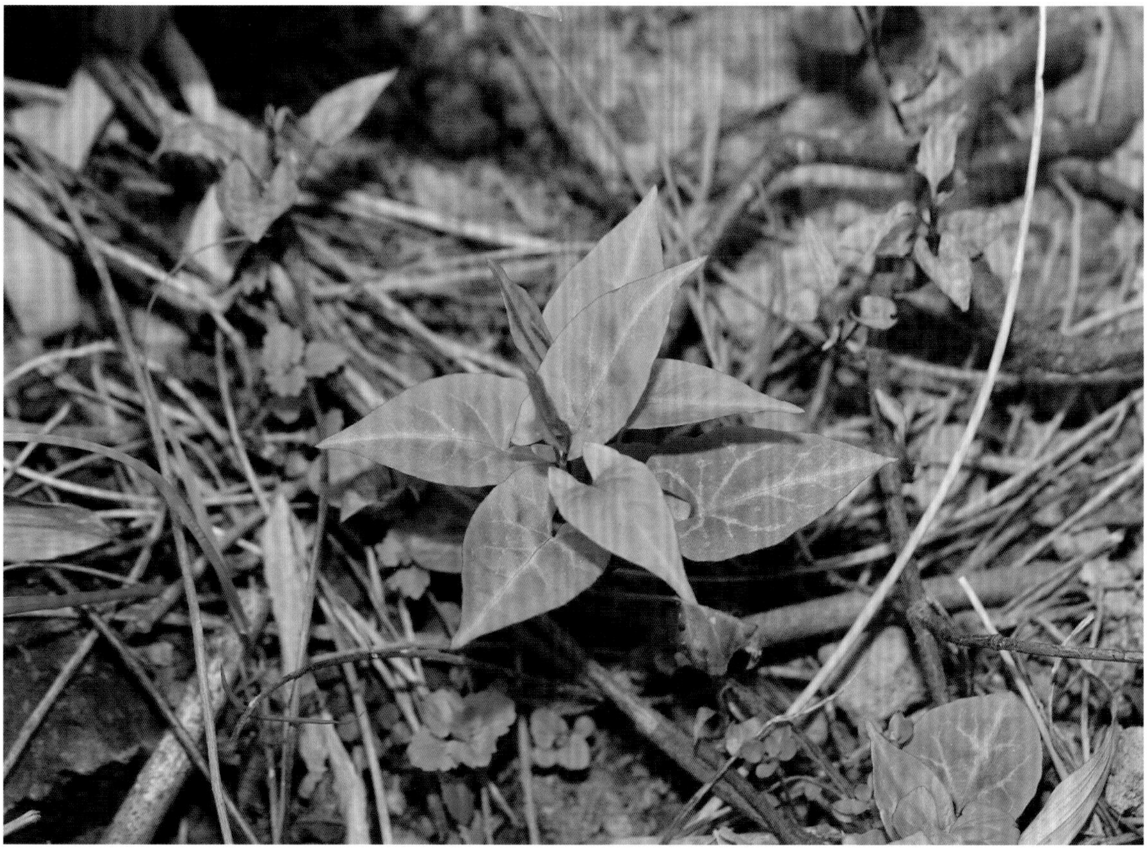

何首乌

识别特征

多年生缠绕藤本植物。植株高 3 ~ 4 m，根细长，末端为肥大的块根，外表红褐色至暗褐色。茎基部木质化，中空。叶互生，具长柄，托叶鞘膜质，褐色；叶片狭卵形或心形，长 4 ~ 8 cm，宽 2.5 ~ 5.0cm，先端渐尖，基部心形或箭形，全缘或微带波状，上面深绿色，下部浅绿色，两面均光滑无毛。圆锥花序。小花梗具节，基部具膜质苞片；花小，花被绿白色，5 裂，大小不等，外面 3 片的背部有翅；雄蕊 8，不等长，短于花被；雌蕊 1，柱头 3 裂，头状。瘦果椭圆形，有 3 棱，黑色，光亮，外包宿存花被，花被具明显的 3 翅。花期 8—10 月，果期 9—11 月。

生境分布

生长于草坡、路边、山坡石隙及灌木丛中。分布于华北、中南及河北、山西、陕西、甘肃、台湾、四川、云南、贵州等省区。

采收加工

培育 3 ~ 4 年即可采收，但以 4 年收产量较高，在秋季落叶后或早萌发前采挖。除去茎藤，将根挖出，洗净泥土，大的切成 2 cm 左右的厚片，小的不切。晒干或烘干即成。

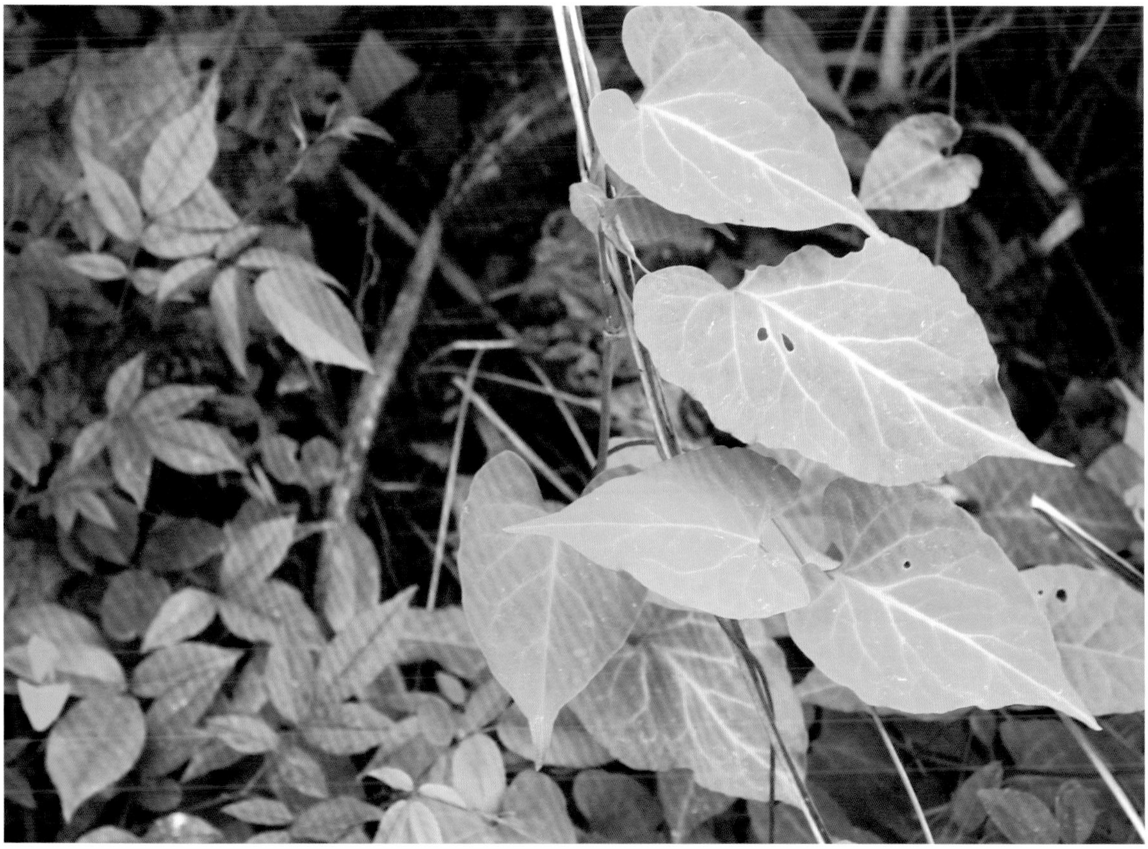

何首乌

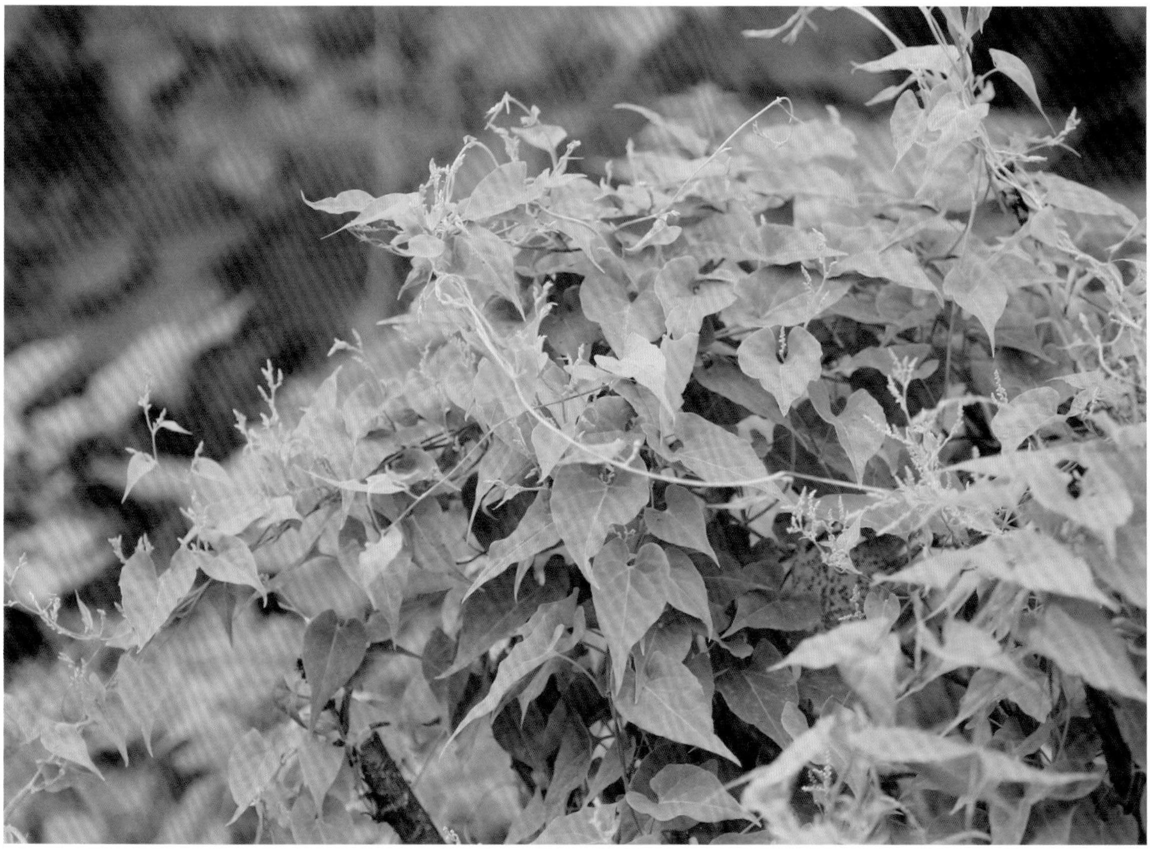

何首乌

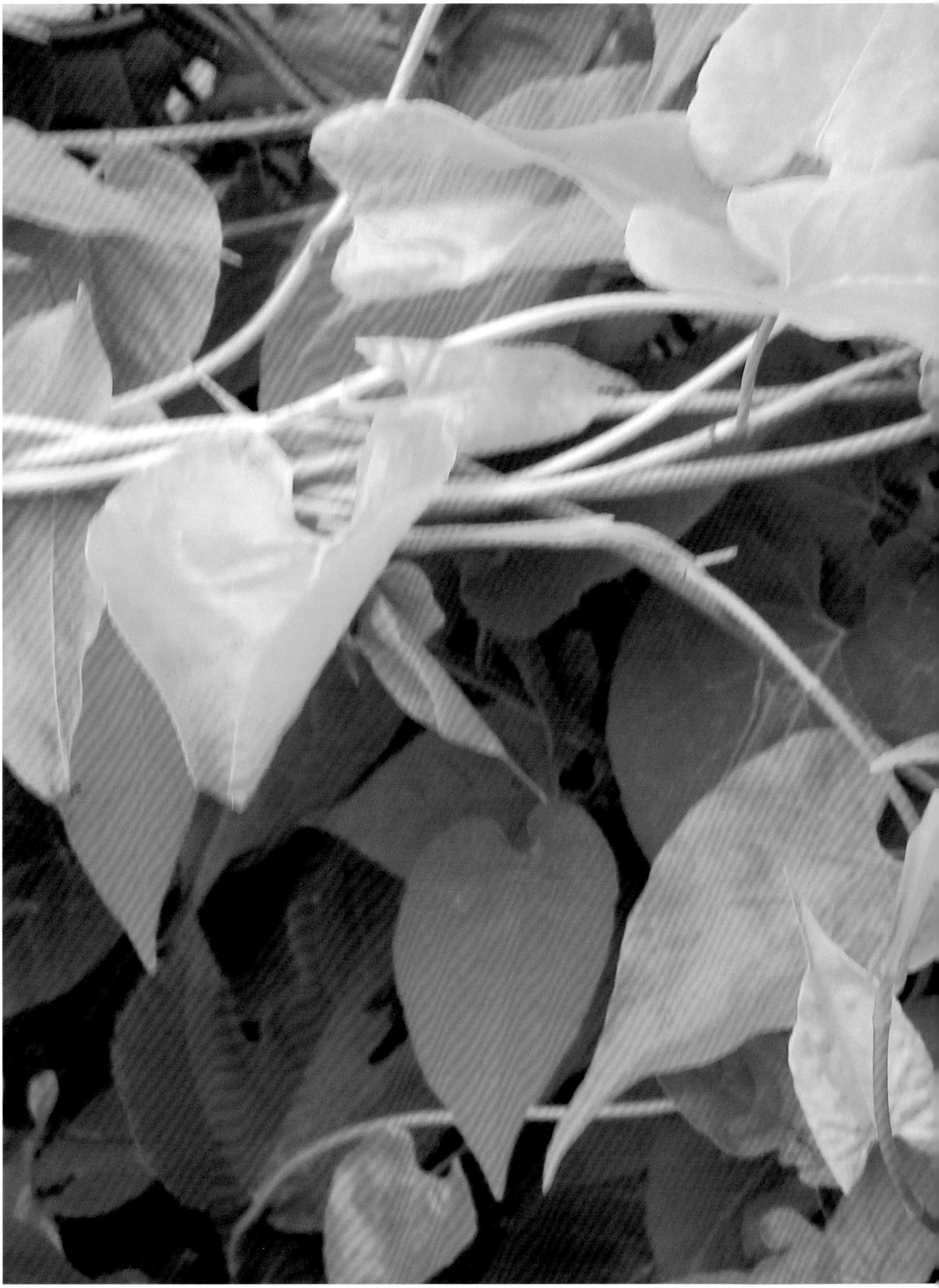

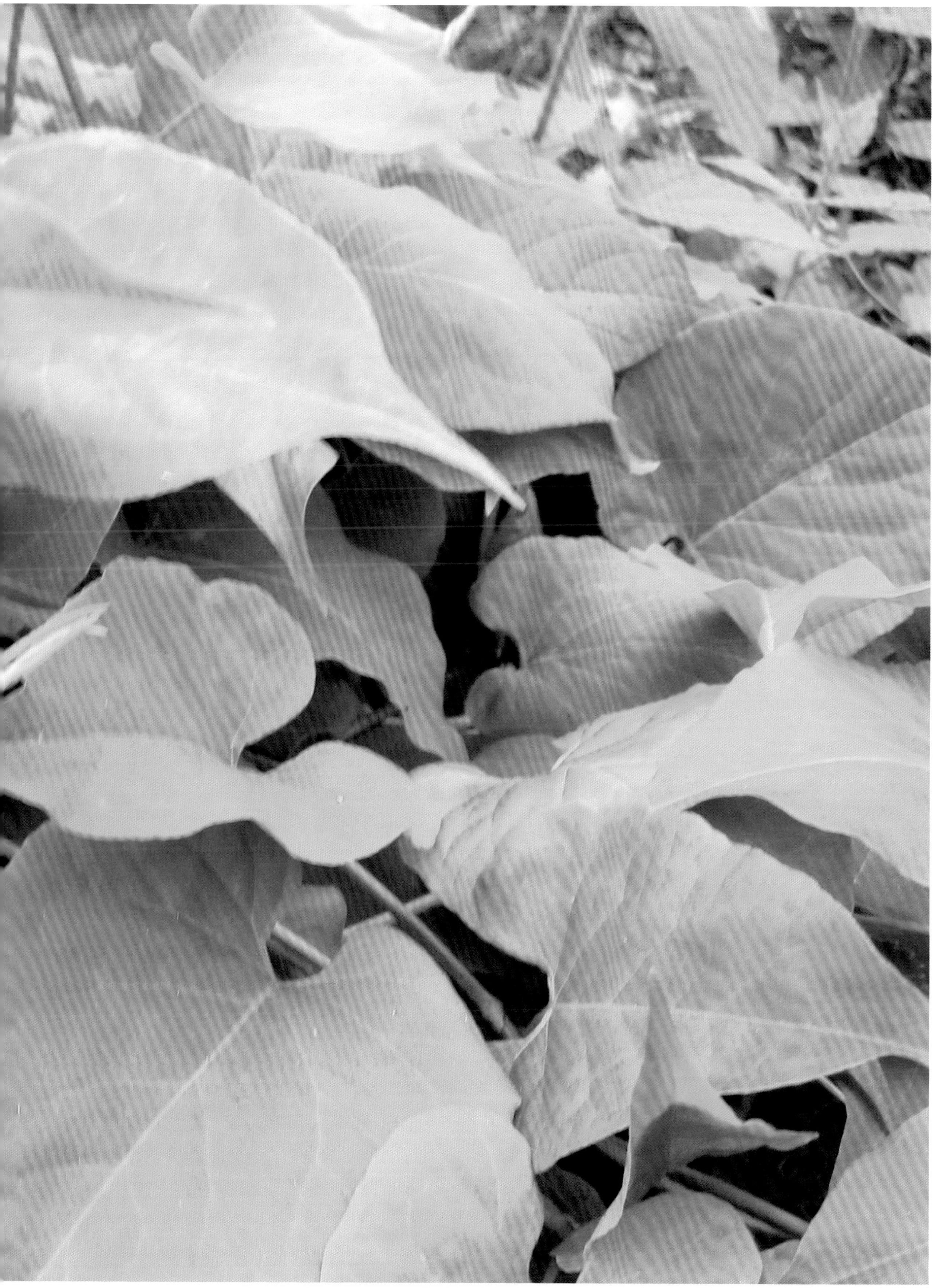

何首乌

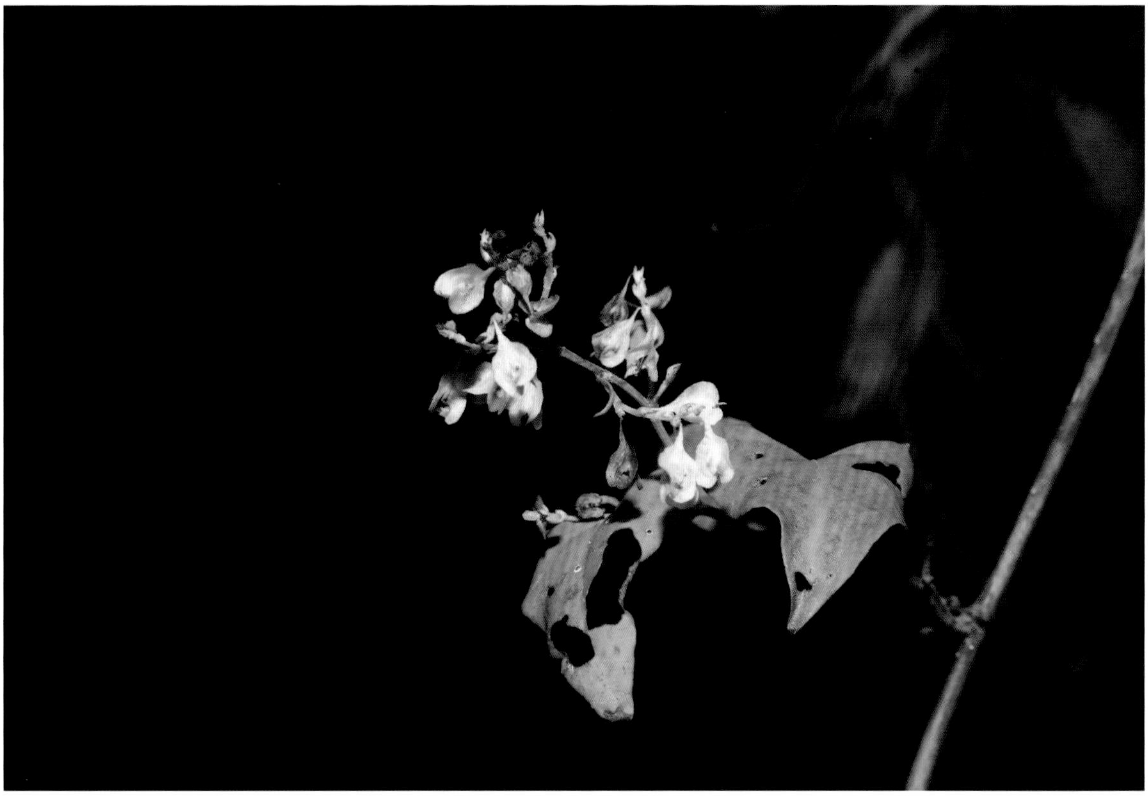

何首乌

药材鉴别

本品块根呈纺锤形或团块状，一般略弯曲，长 5 ~ 15 cm，直径 4 ~ 10 cm。表面红棕色或红褐色，凹凸不平，有不规则的纵沟和致密皱纹，并有横长皮孔及细根痕。质坚硬，不易折断。切断面淡黄棕色或红棕色，粉性，皮部有类圆形的异型维管束呈环状排列，形成“云锦花纹”，中央木部较大，有的呈木心。气微，味微苦而甘涩。以体重、质坚实、粉性足者为佳。

功效主治

养血滋阴，润肠通便，截疟，祛风，解毒。主治头晕目眩，心悸，失眠，贫血，须发早白，遗精，白带，便秘，疮痈，瘰疬，痔疮。

用法用量

内服：10 ~ 20 g，煎汤；或入丸、散服。外用：适量，煎水洗、研末撒或调涂。

民族药方

1．头晕，面黄　何首乌 20 g。炖猪脚食。

2．血虚发白　何首乌、鸡血藤各 15 g。水煎服。

3．腰酸遗精 何首乌 15 g，牛膝、菟丝子、补骨脂、枸杞子各 9 g。水煎服。

4．疟疾 何首乌 20 g，甘草 2 g（小儿酌减）。浓煎 2 小时后，分 3 次饭前服。

5．遍身疮肿痒痛 何首乌、防风、苦参、薄荷各等份。水、酒各半煎后，热洗。在避风处睡一觉。

6．疔疮肿毒 何首乌嫩叶适量。口嚼后敷患处。

7．遗精 何首乌根、大叶关门根、臭牡丹根、螺蛳肉干末各 15 g，猪肾 1 副。文火炖服。

8．梦遗 何首乌、螺蛳肉各 16 g，猪外肾（雄猪鞭）1 副。共捣烂，炖汤内服，1 次服完。

9．肾虚腰痛 何首乌、预知子各 10 g，双肾草 16 g。水煎服，每日 1 剂，分 3 次服。

10．发落不生 何首乌、麦冬全草、伏龙肝各 31 g，吴茱萸 10 g。水煎服，每日 1 剂，分 3 次服，连服 10 剂。另用巴岩姜磨醋搽头，每日 3 次。

11．新旧伤痛 何首乌 31 g，猕猴桃根 16 g。泡酒，早、晚各服 16 ml。

12．淋巴癌（九子疡） 何首乌适量，凤仙花叶 10 片。何首乌炕干研末吞服，每次 3 g，每日 3 次，连服半个月。另每日用凤仙叶捣烂包患处。

13．虚弱停经 何首乌、当归各 16 g，大枣 5 个，马蹄当归 10 g。水煎服。

使用注意

大便溏泄及有湿痰者不宜。

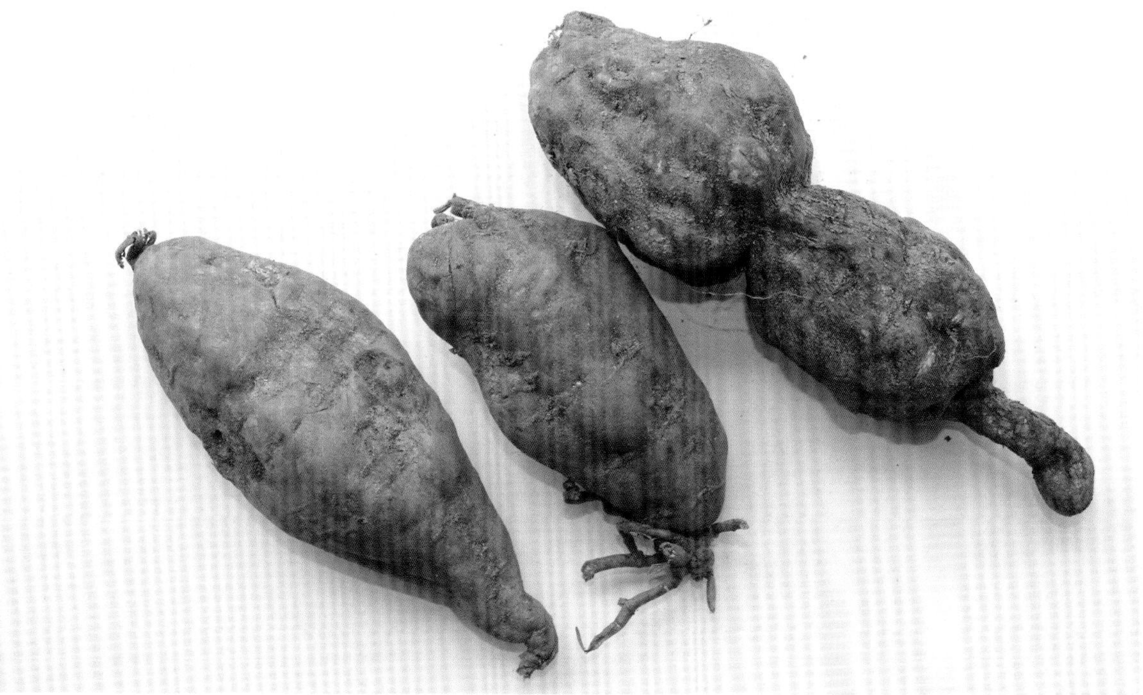

何首乌药材

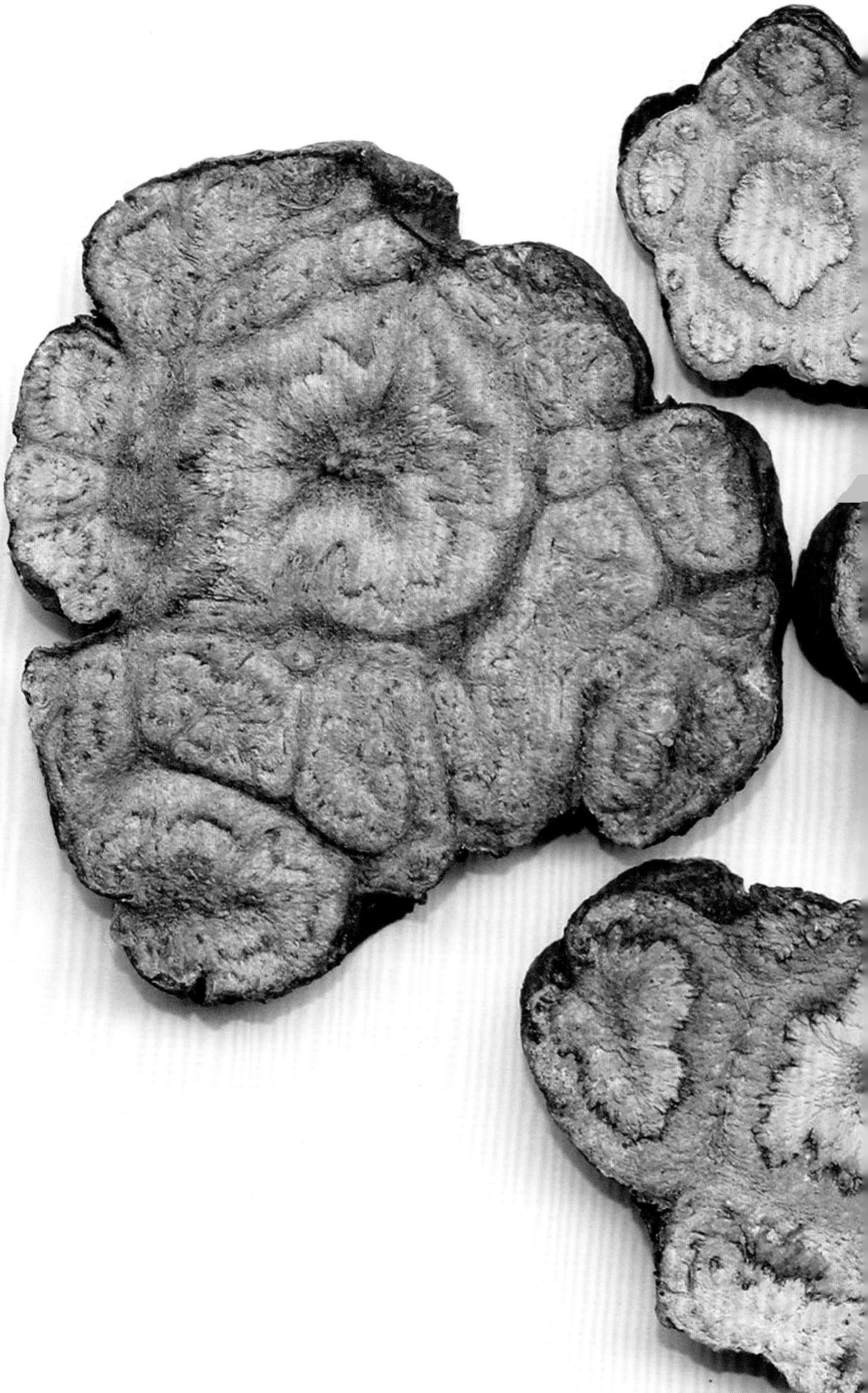

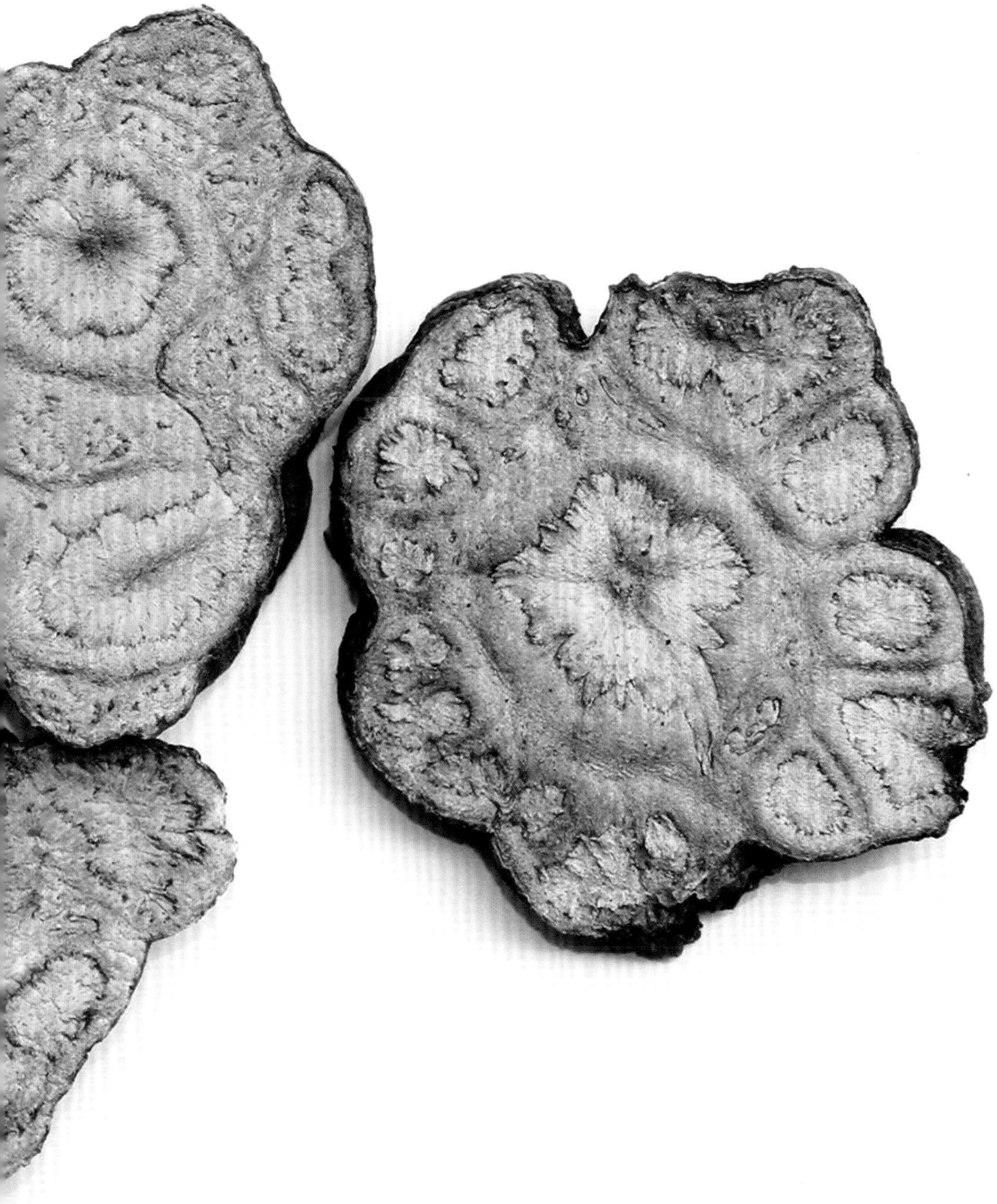

何首乌饮片

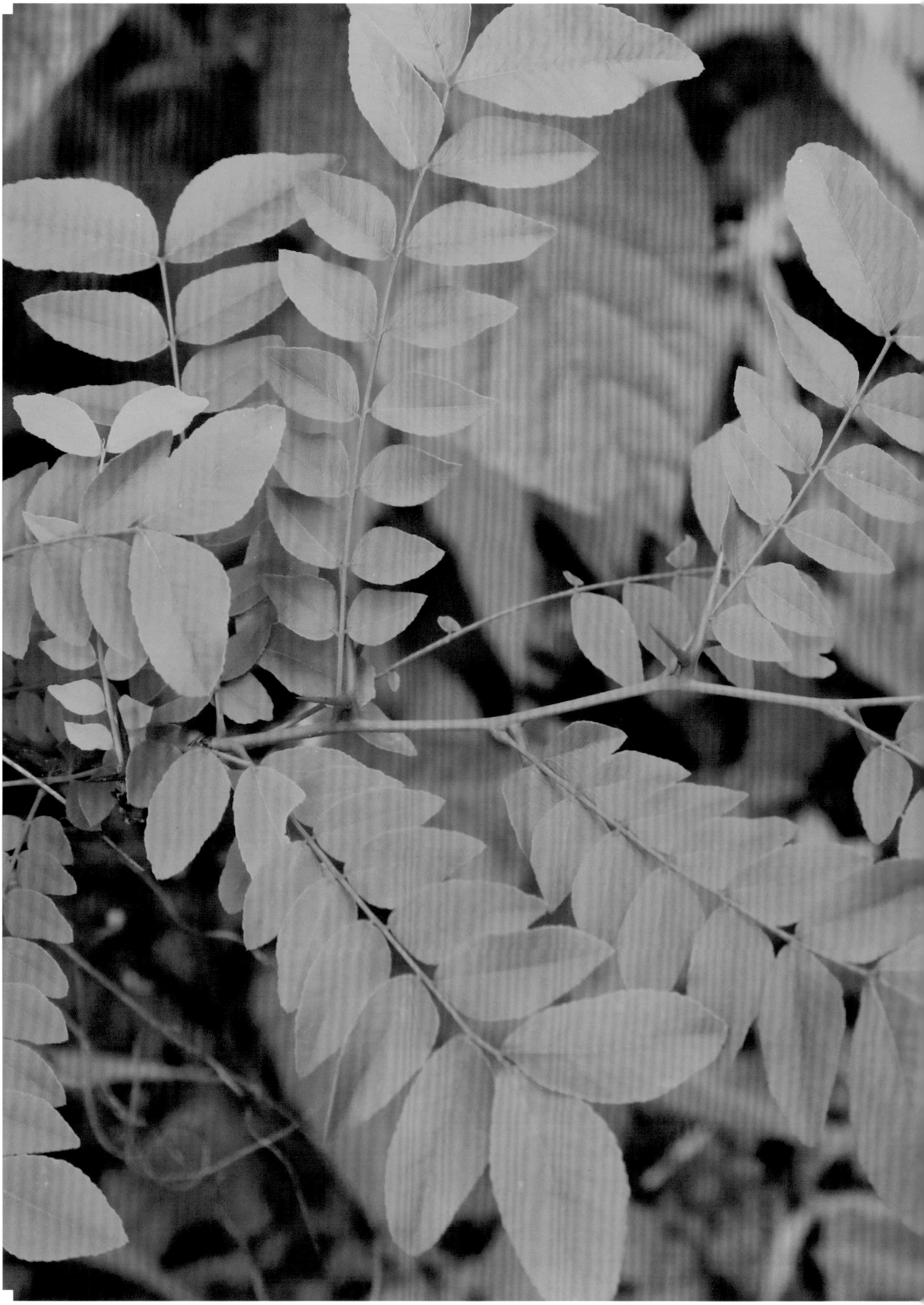

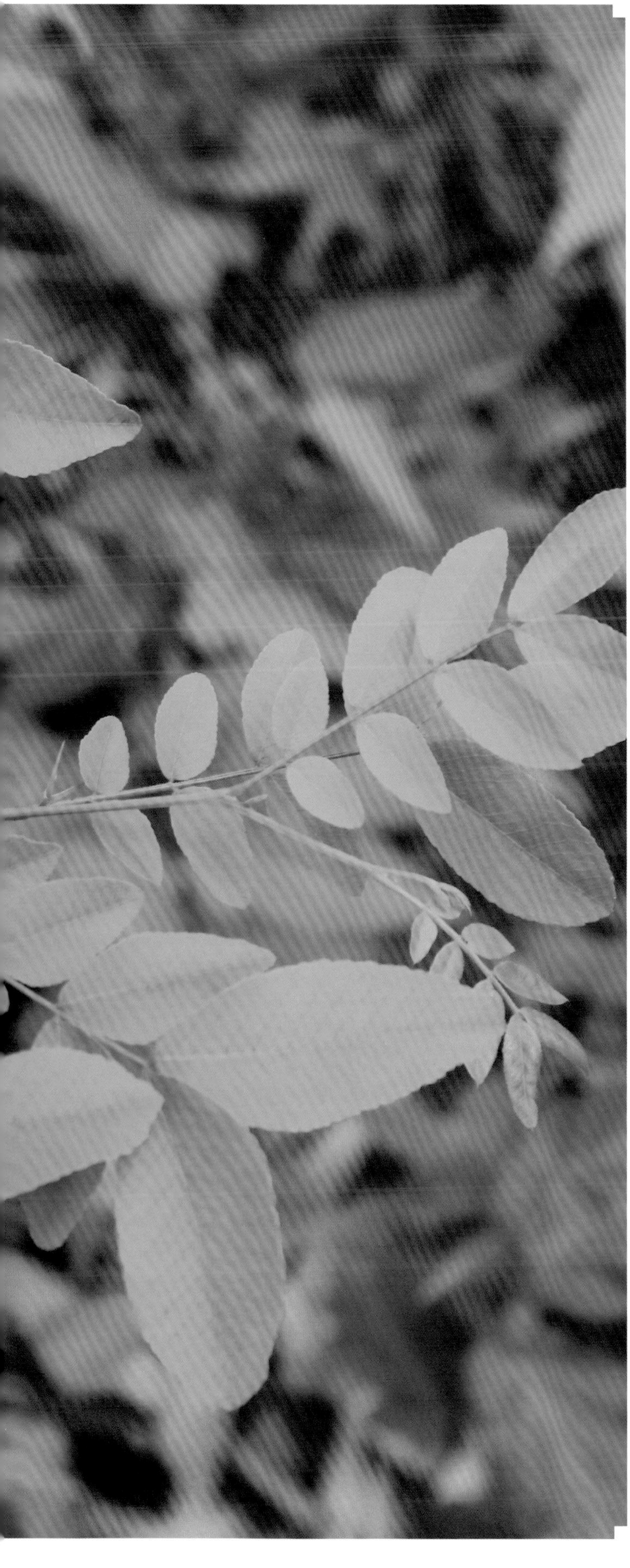

皂角刺

【壮药名】 咖匝。

【别　名】 天丁、皂荚刺、皂刺、皂角针、皂针。

【来　源】 本品为豆科植物皂荚 *Gleditsia sinensis* Lam. 的干燥棘刺。

【性味归经】 味辛，性热。归肝、脾经。

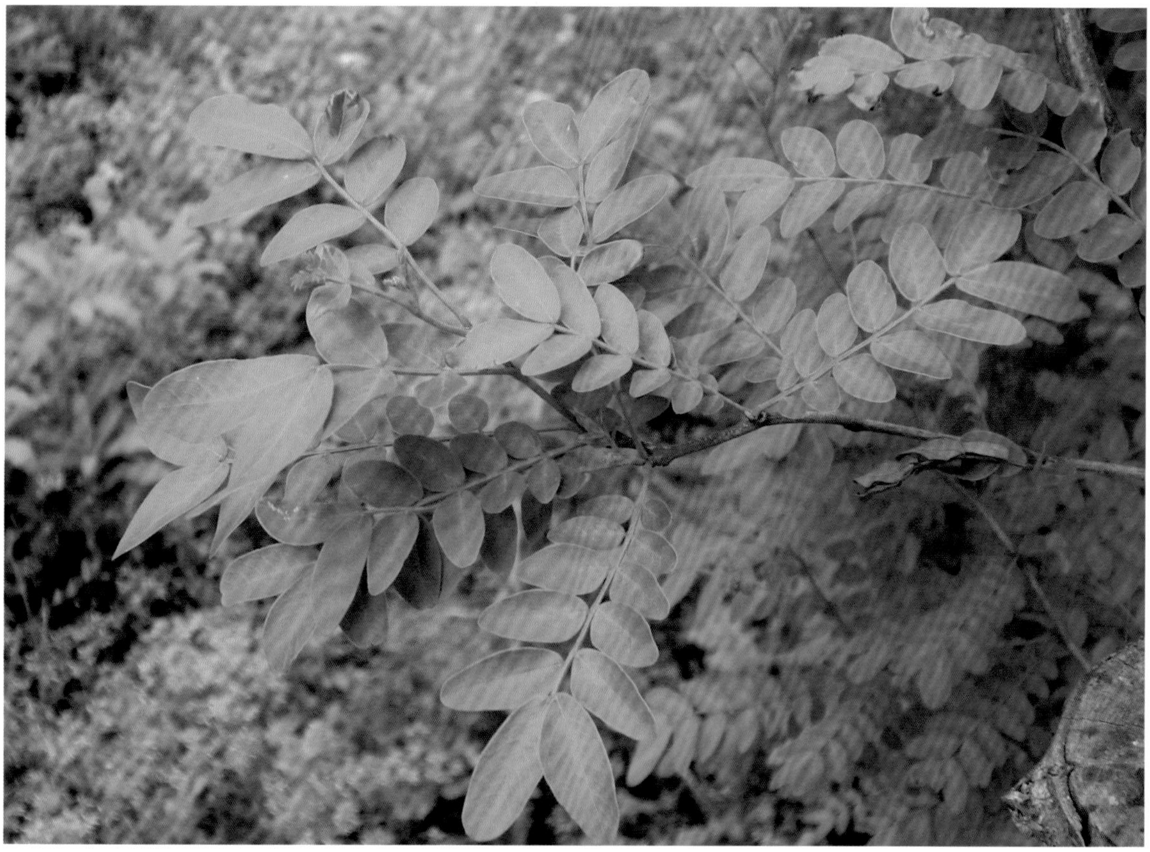

皂荚

识别特征

落叶乔木，高达 15 m。棘刺粗壮，红褐色，常分枝。双数羽状复叶；小叶 4 ~ 7 对，小叶片卵形、卵状披针形或长椭圆状卵形，长 3 ~ 8 cm，宽 1 ~ 3.5 cm，先端钝，有时稍凸，基部斜圆形或斜楔形，边缘有细锯齿。花杂性，呈腋生及顶生总状花序，花部均有细柔毛；花萼钟形，裂片 4，卵状披针形；花瓣 4，淡黄白色，卵形或长椭圆形；雄蕊 8，4 长 4 短；子房条形，扁平。荚果直且扁平，有光泽，紫黑色，被白色粉霜，长 12 ~ 30 cm，直径 2 ~ 4 cm。种子多数，扁平，长椭圆形，长约 10 mm，红褐色，有光泽。花期 5 月，果期 10 月。

生境分布

生长于海拔 650 ~ 1300 m 的山坡和村旁。分布于东北、华北、华东、中南及贵州、四川等省区。

采收加工

全年均可采，但以 9 月至翌年 3 月间为宜，切片晒干。

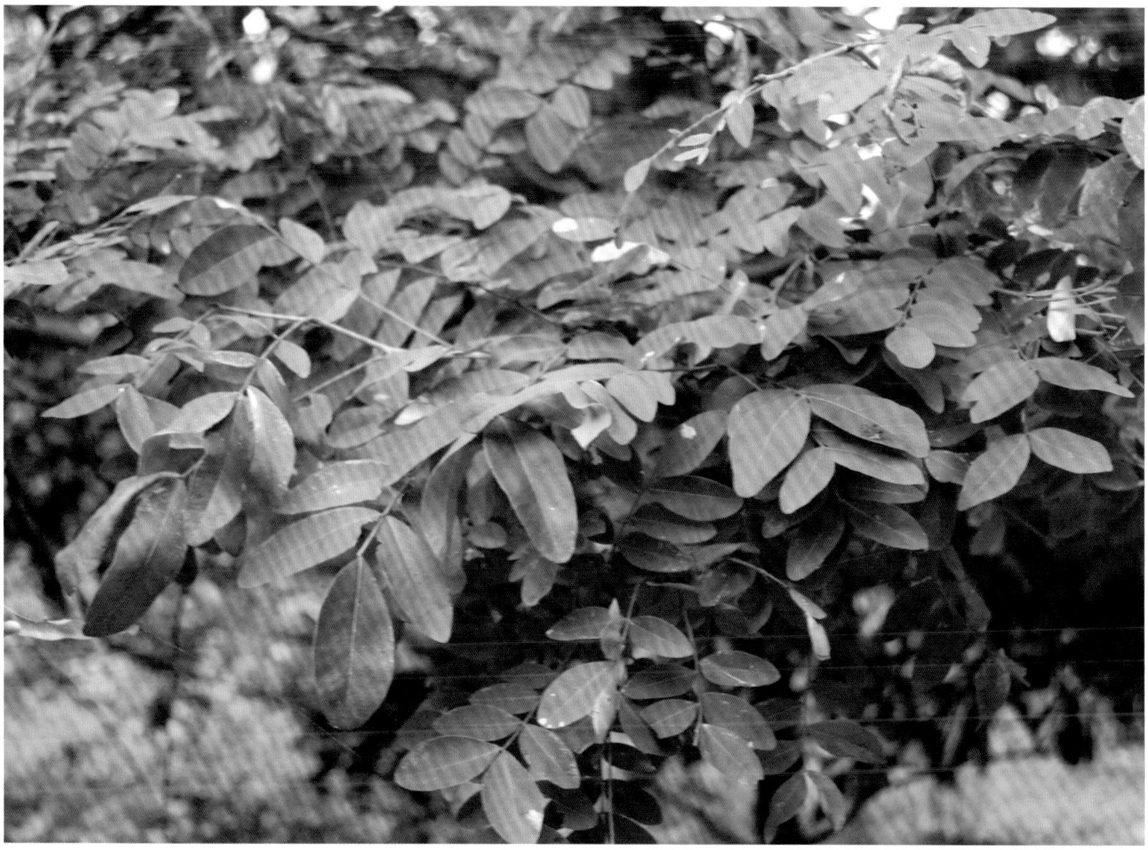

皂荚

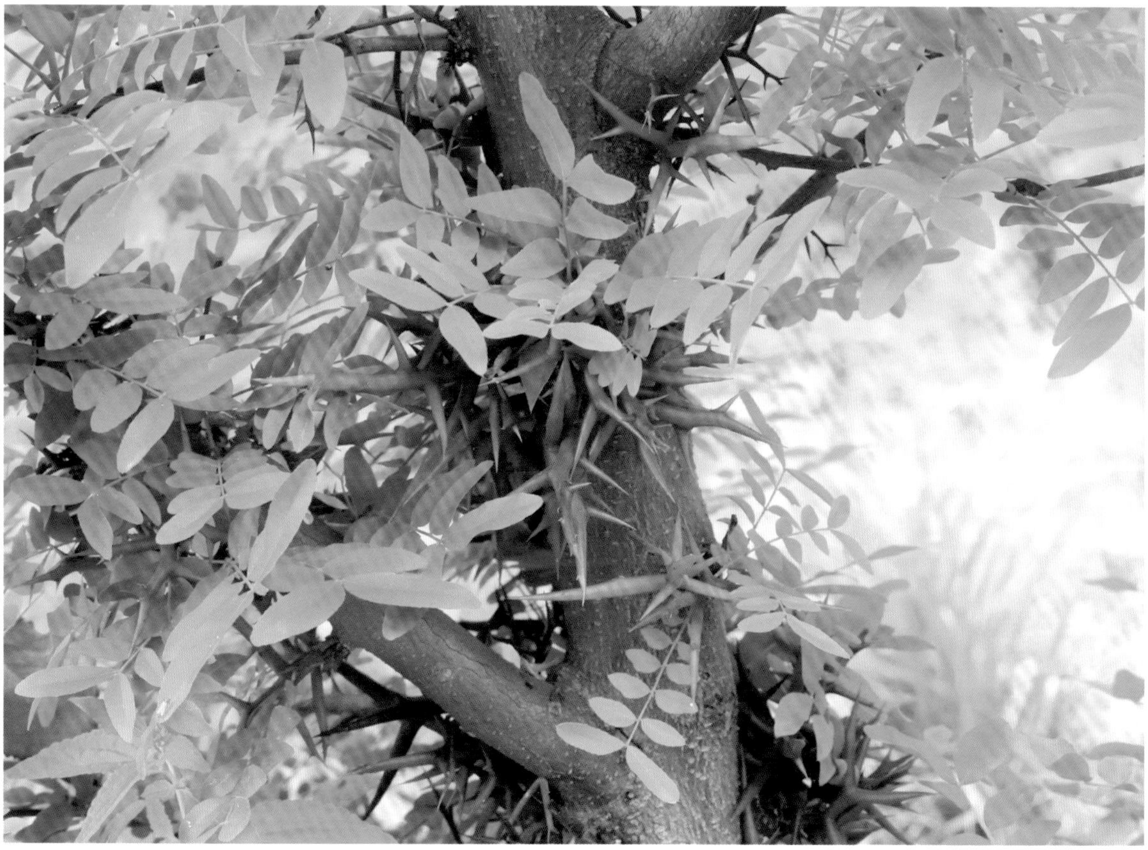

皂荚

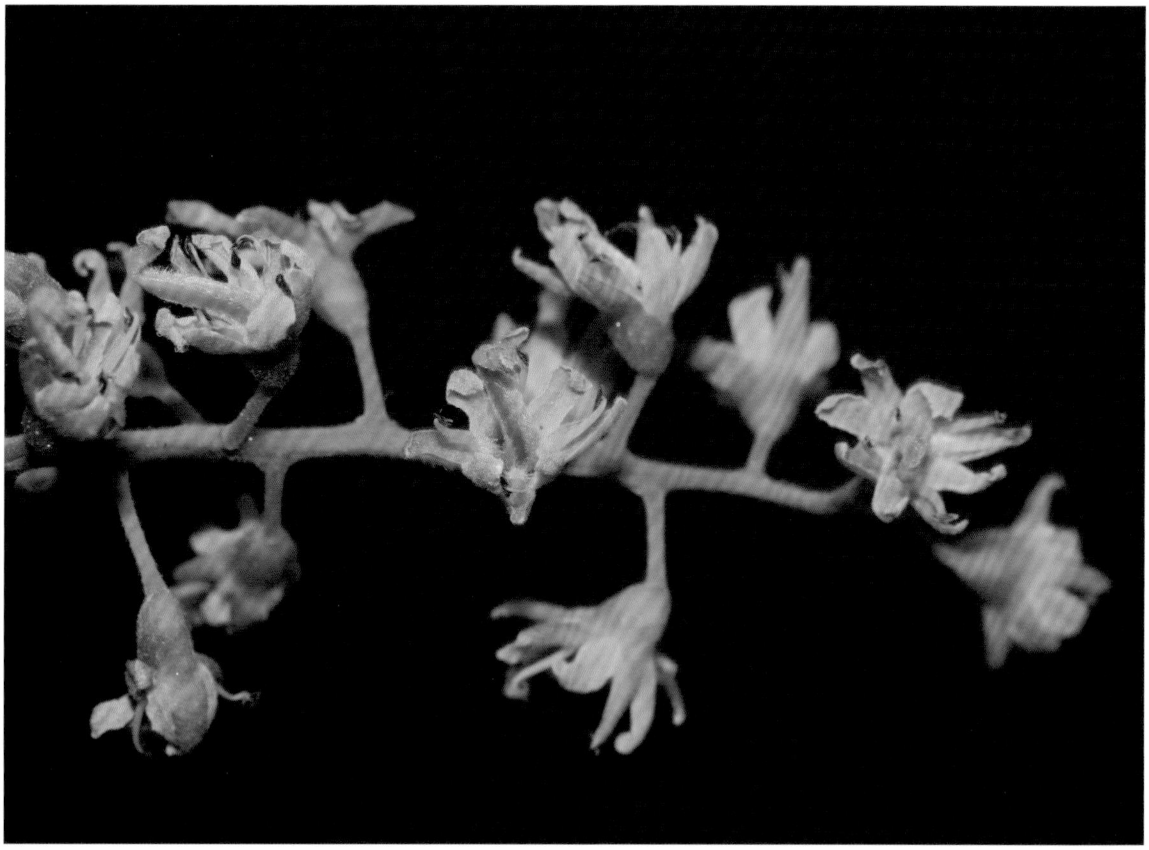

皂荚

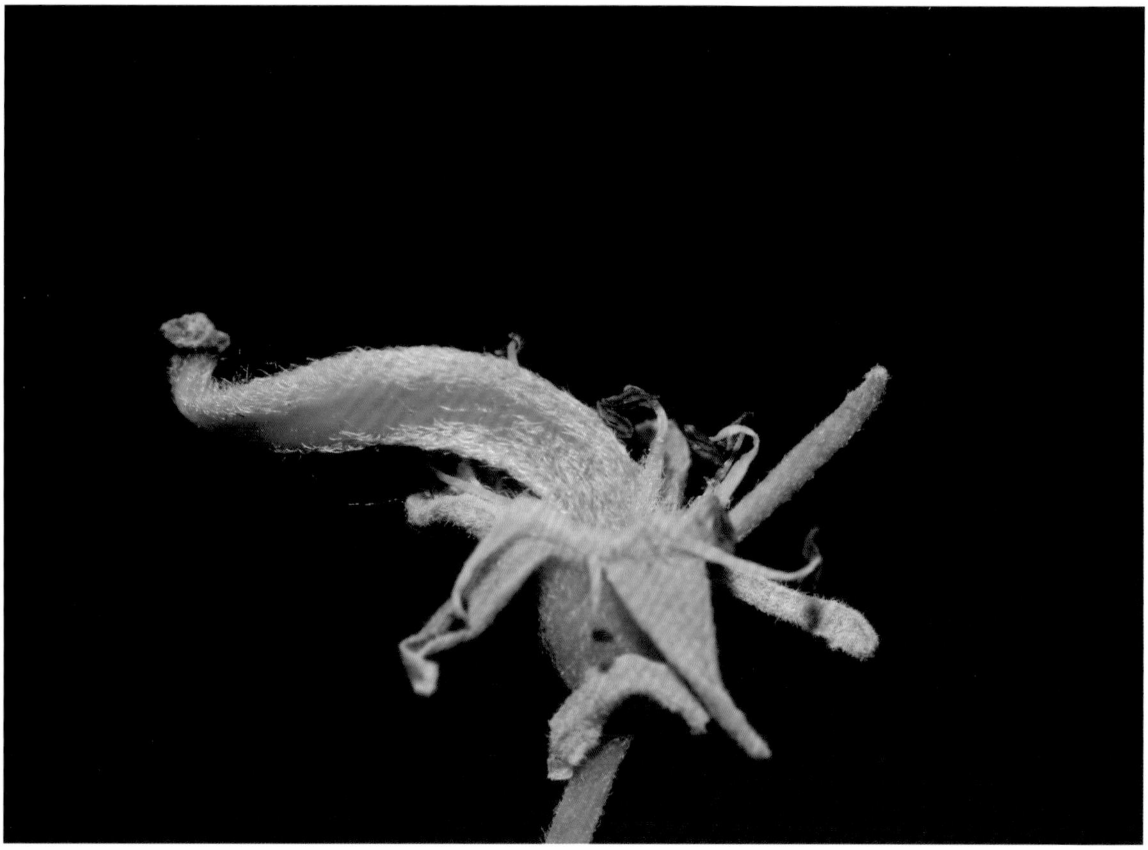

皂荚

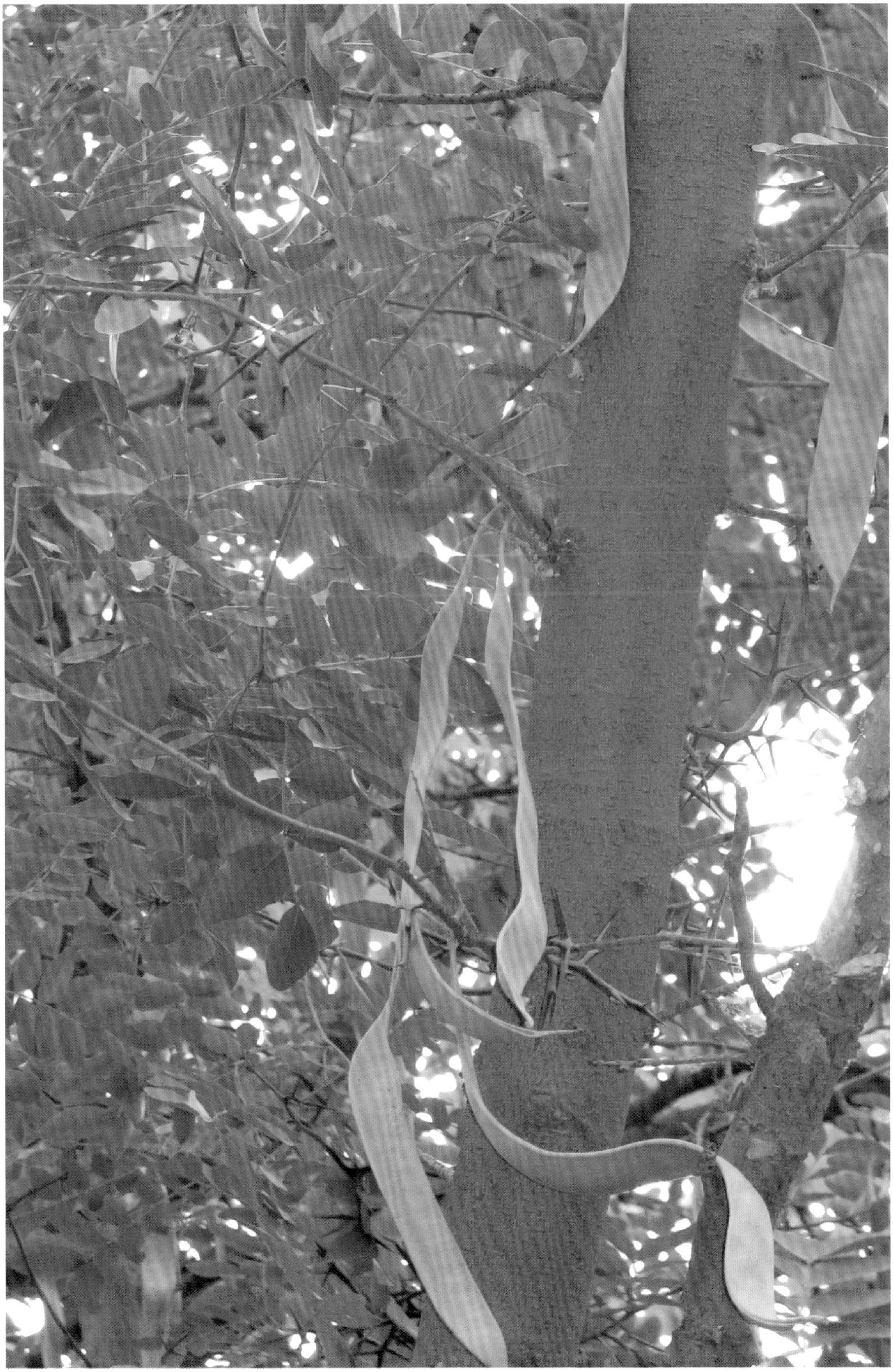

皂荚

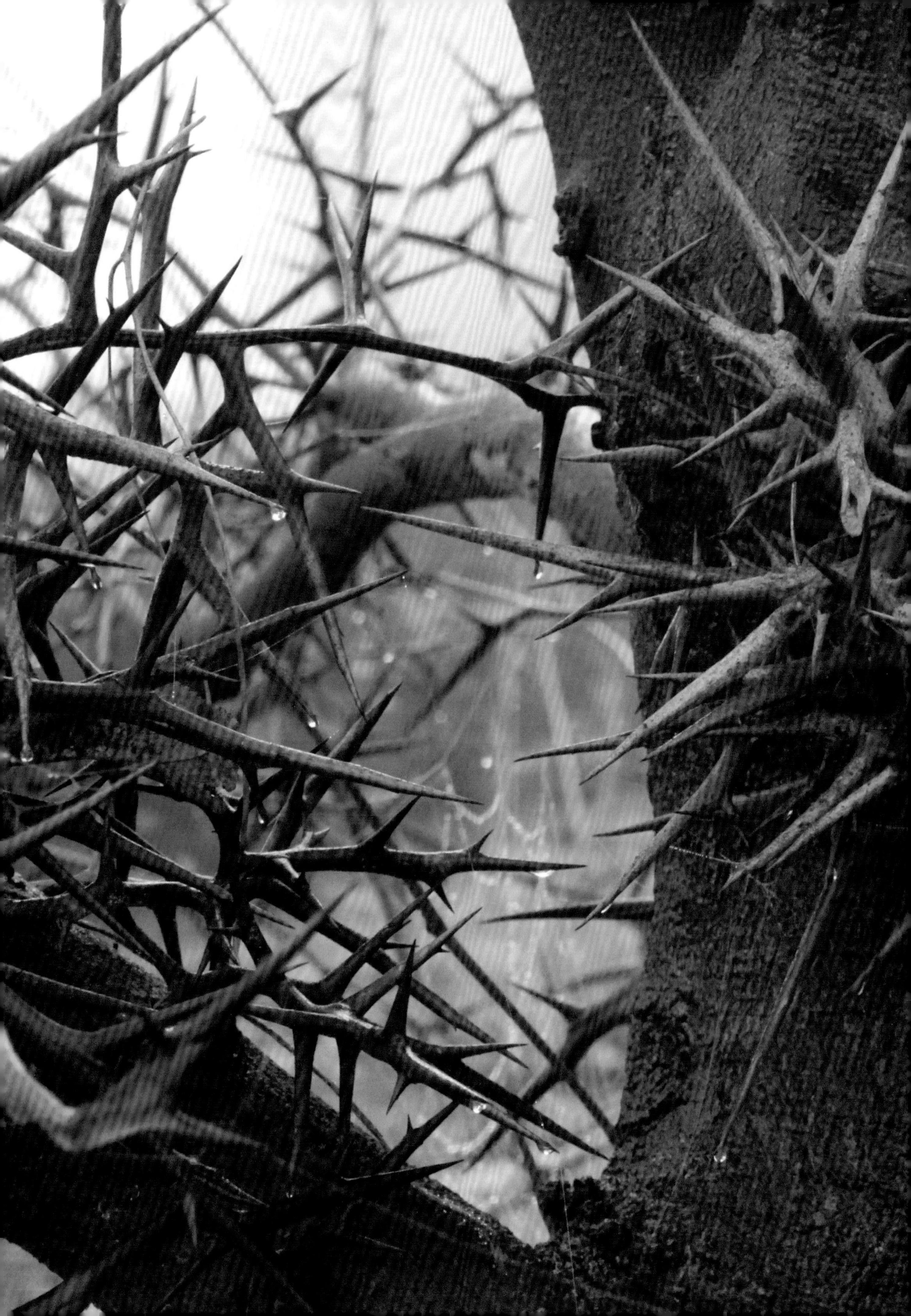

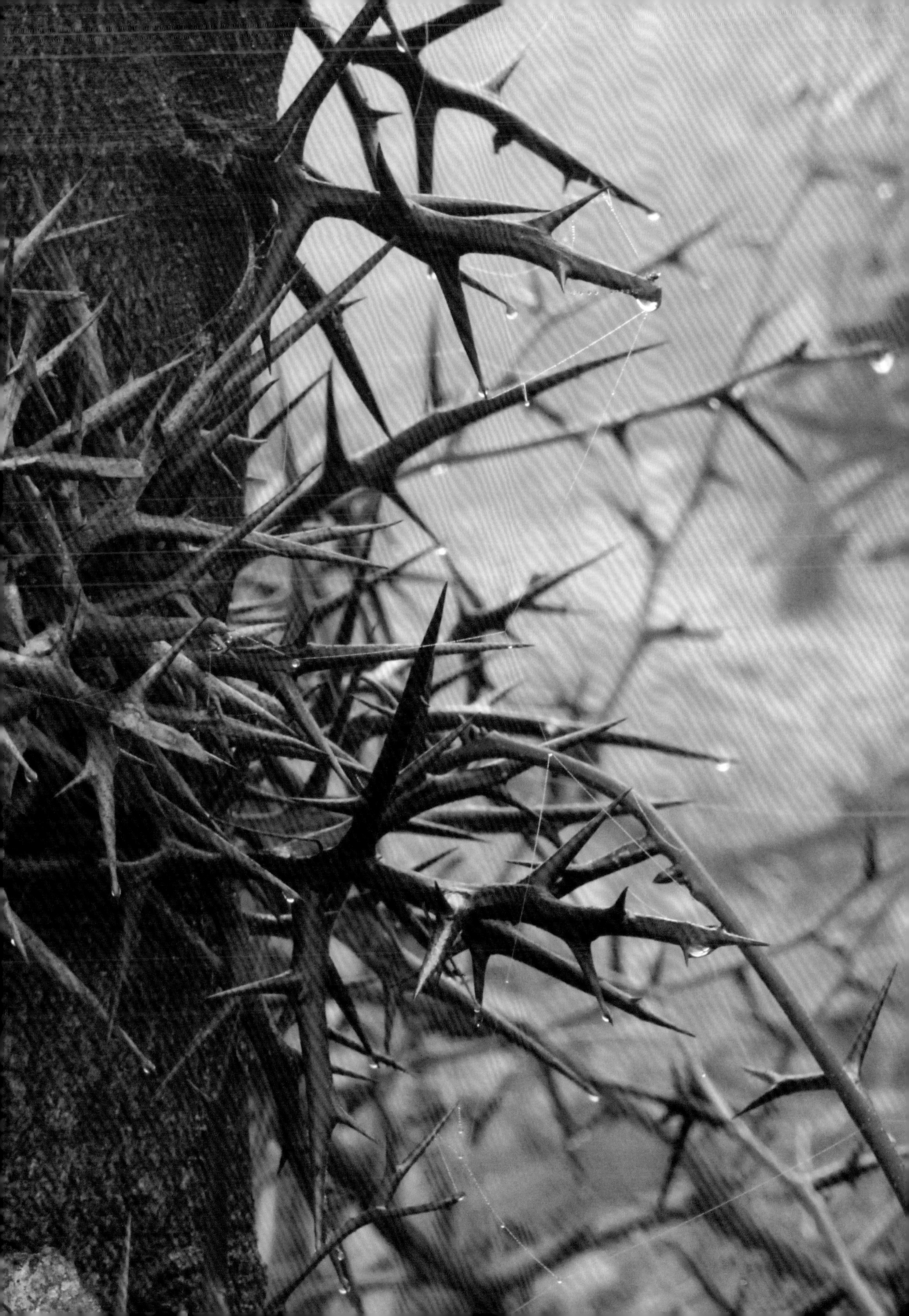

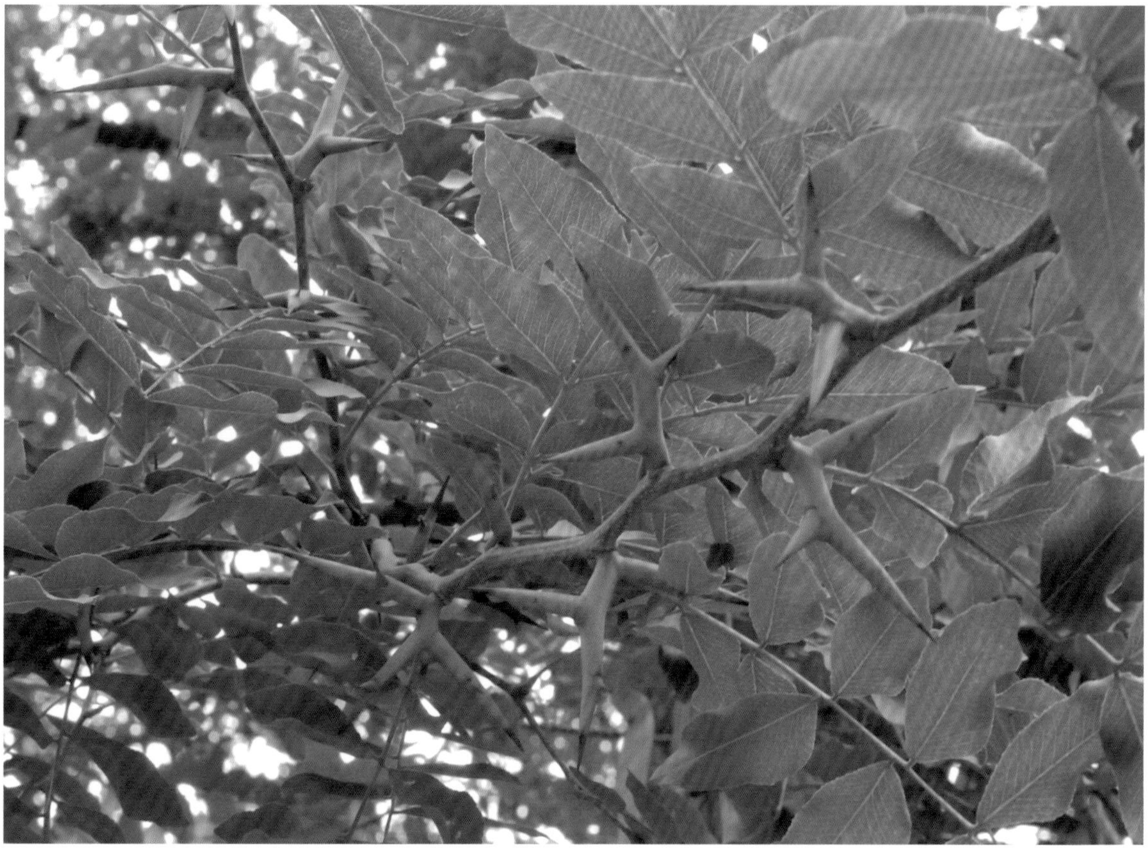

皂荚

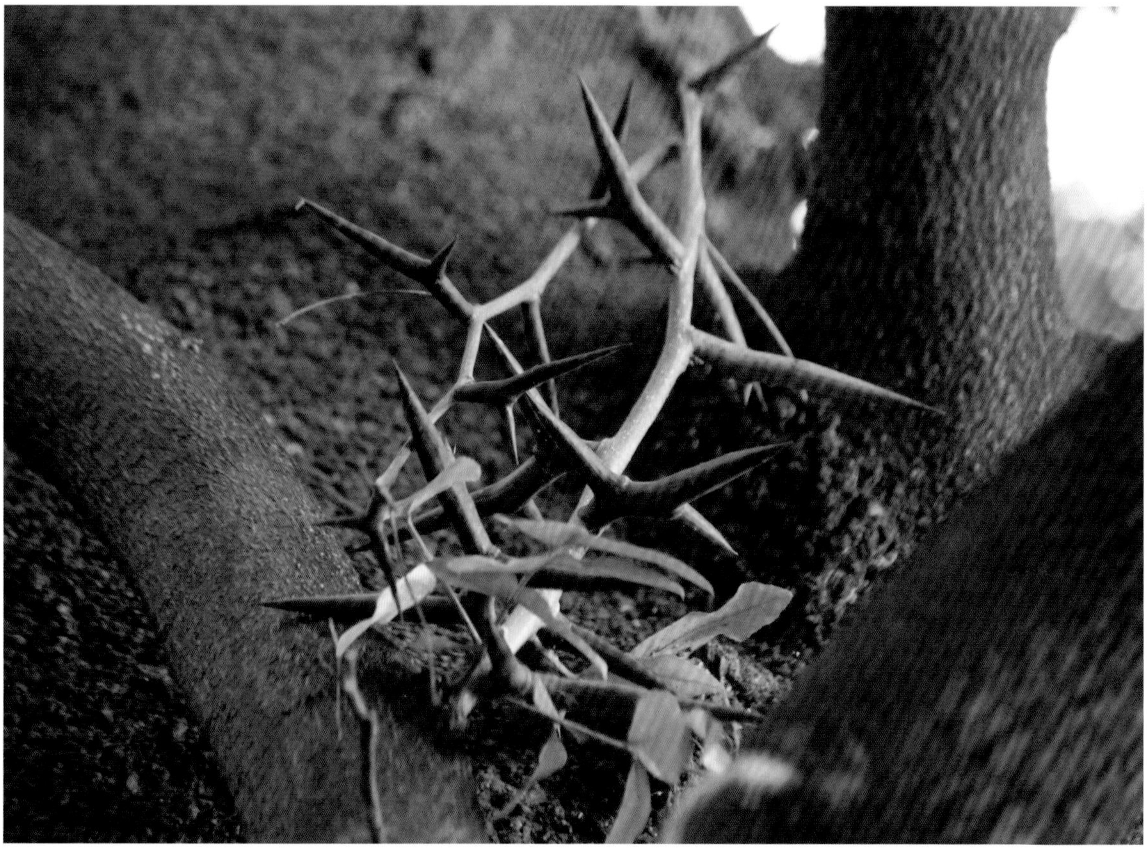

皂荚

药材鉴别

本品完整的棘刺为主刺及 1 ~ 2 次分支；扁圆柱状，长 5 ~ 18 cm，基部粗 8 ~ 12 mm，末端尖锐；分支刺螺旋形排列，与主刺呈 60° ~ 80°，向周围伸出，一般长 1 ~ 7 cm；于次分支上又常有更小的刺，分支刺基部内侧常呈小阜状隆起；全体紫棕色，光滑或有细皱纹。体轻，质坚硬，不易折断。以片薄、纯净、无枝梗、色棕紫、切片中间棕红色者为佳。

功效主治

消肿透脓，搜风，杀虫。主治痈疽肿毒，瘰疬，疠风，疮疹顽癣，产后缺乳，胎衣不下。

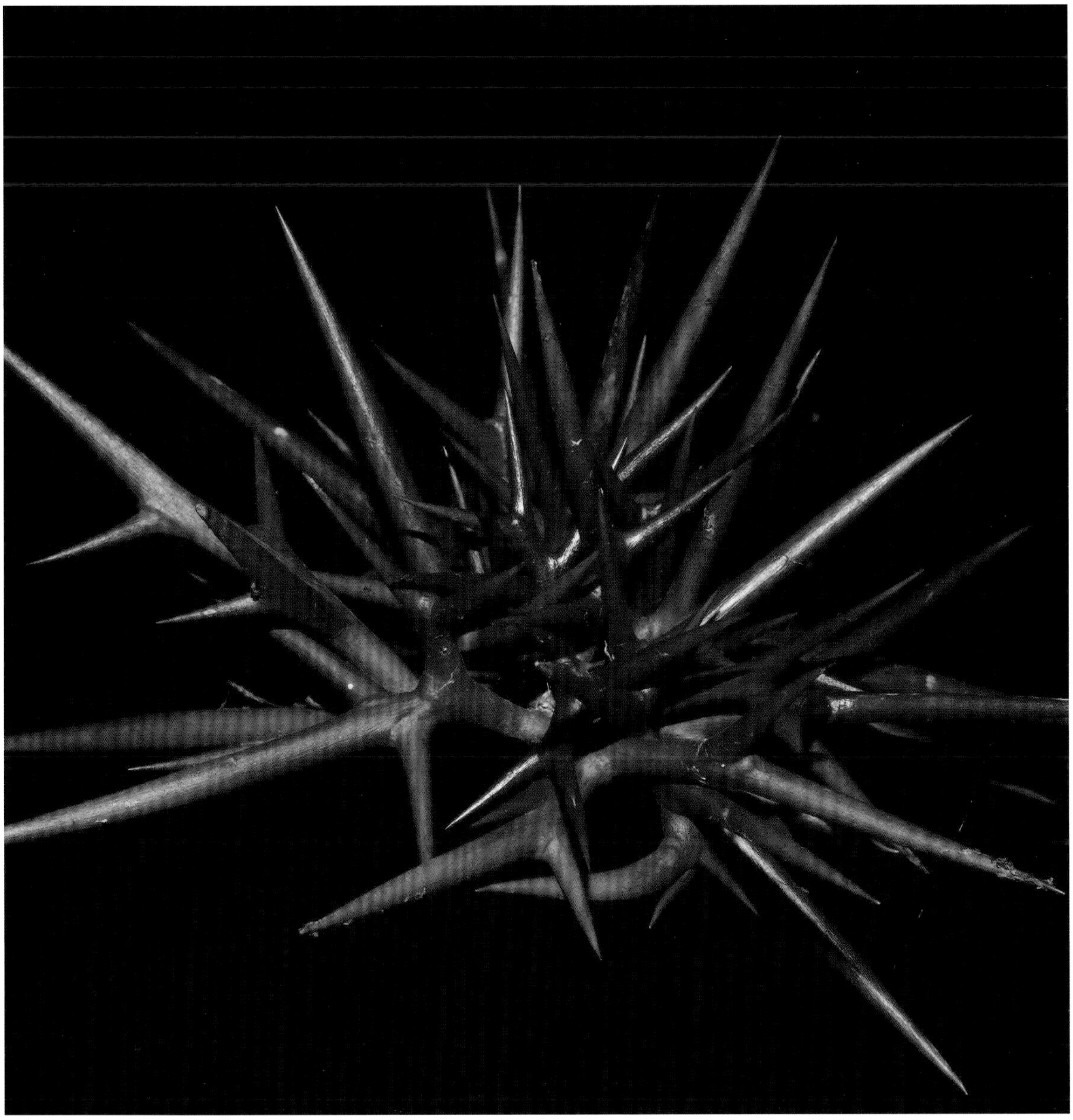

皂荚

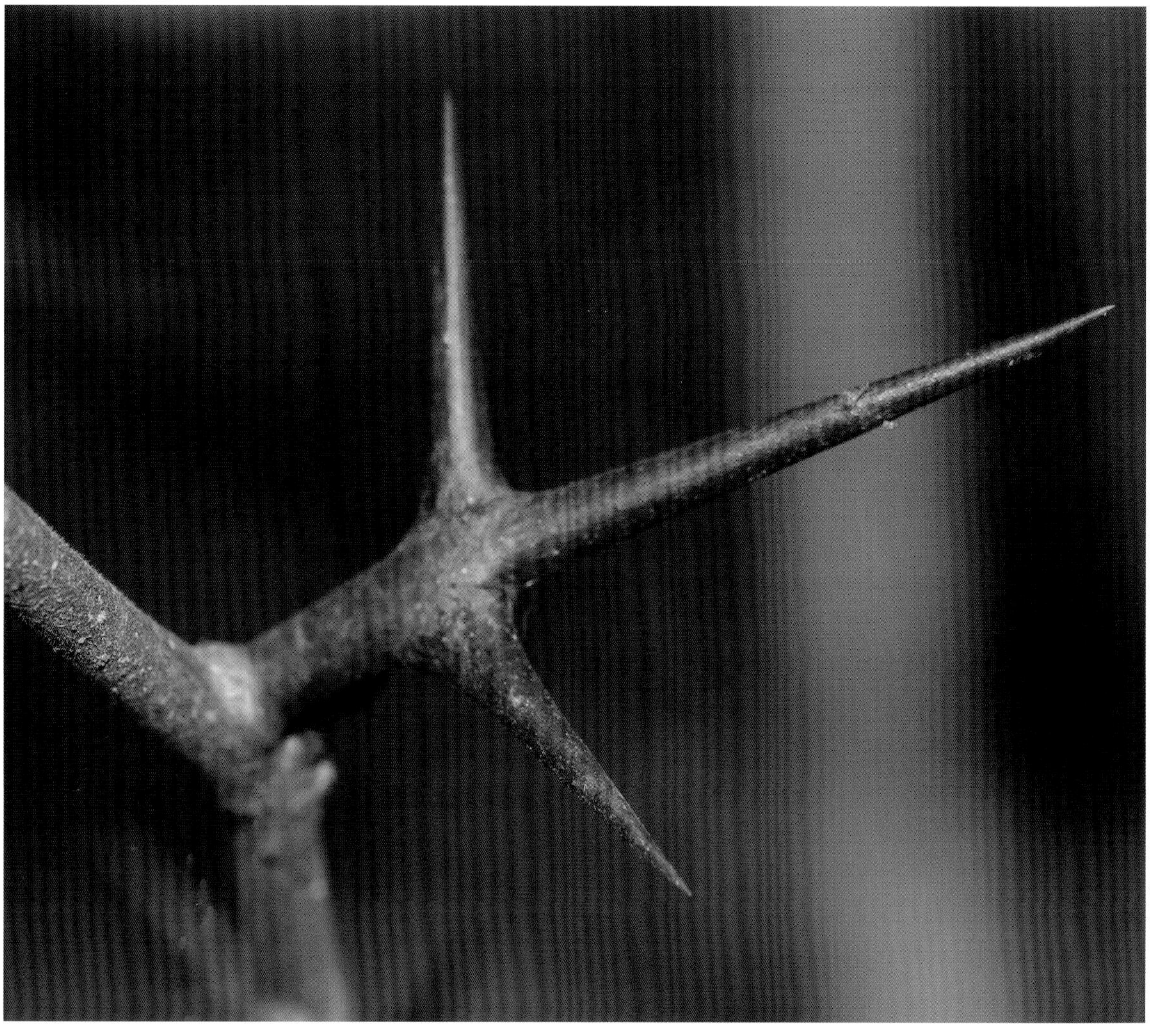

皂荚

用法用量

内服：3 ~ 9 g，煎汤；或入丸、散服。外用：适量，醋煎涂；或研末撒；或调敷。

民族药方

1．各种痈肿、疮毒 皂角刺 15 g，金银花 5 g。水煎服。

2．缩舌症 皂角刺适量。用木炭火烤后浸水服。或皂角刺粉末适量，由鼻吹入。

3．痔瘘 皂角刺（去尖）125 g，马陆 5 条。将皂角刺加水煎汤，将马陆加酒 125 ml 蒸汁。内服皂角刺煎汤，服后则流黄水；待黄水流尽，休息 2 日，内服马陆酒，服后则流清水；待流尽后，取出蒸过之马陆，捣烂敷患处，即愈。

4．乳痈 皂角刺 6 g，蒲公英、海桐皮、夏枯草各 15 g，野菊花 9 g。煨水服。

使用注意

孕妇忌服。

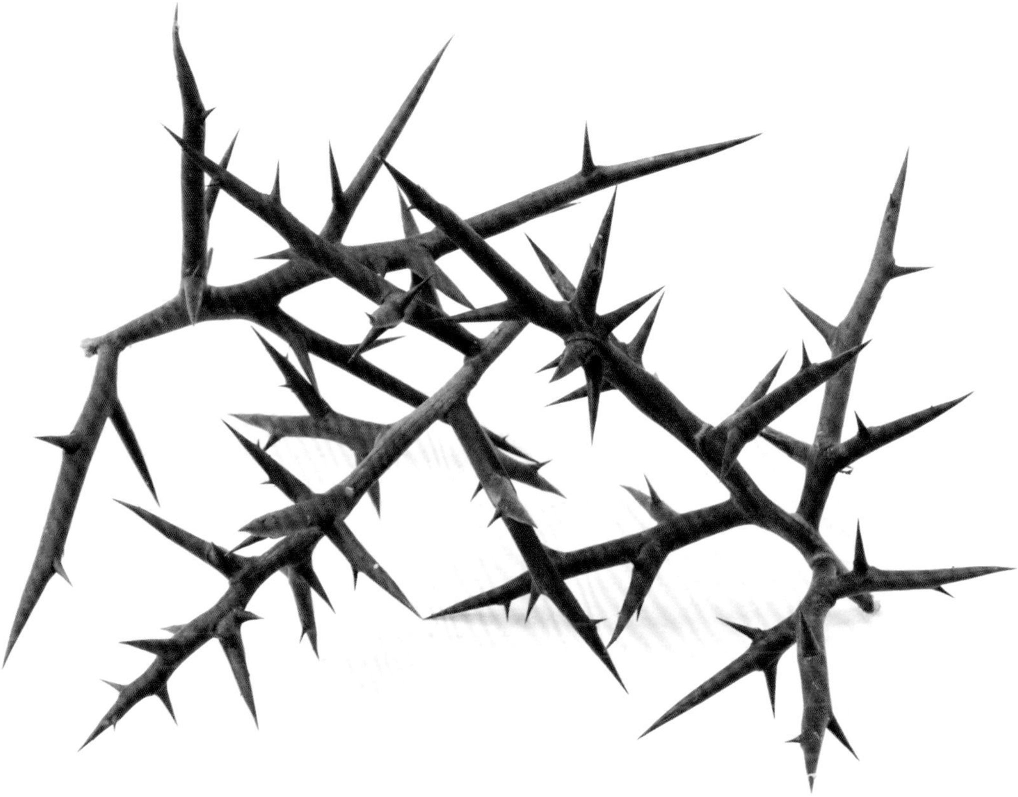

皂角刺药材

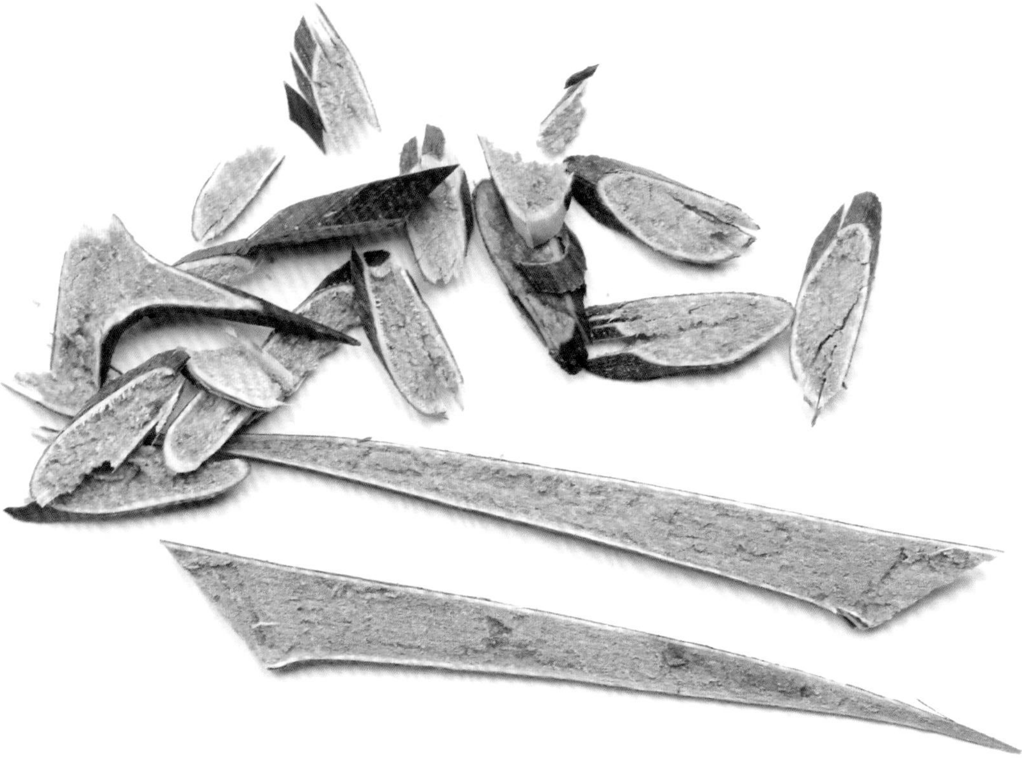

皂角刺饮片

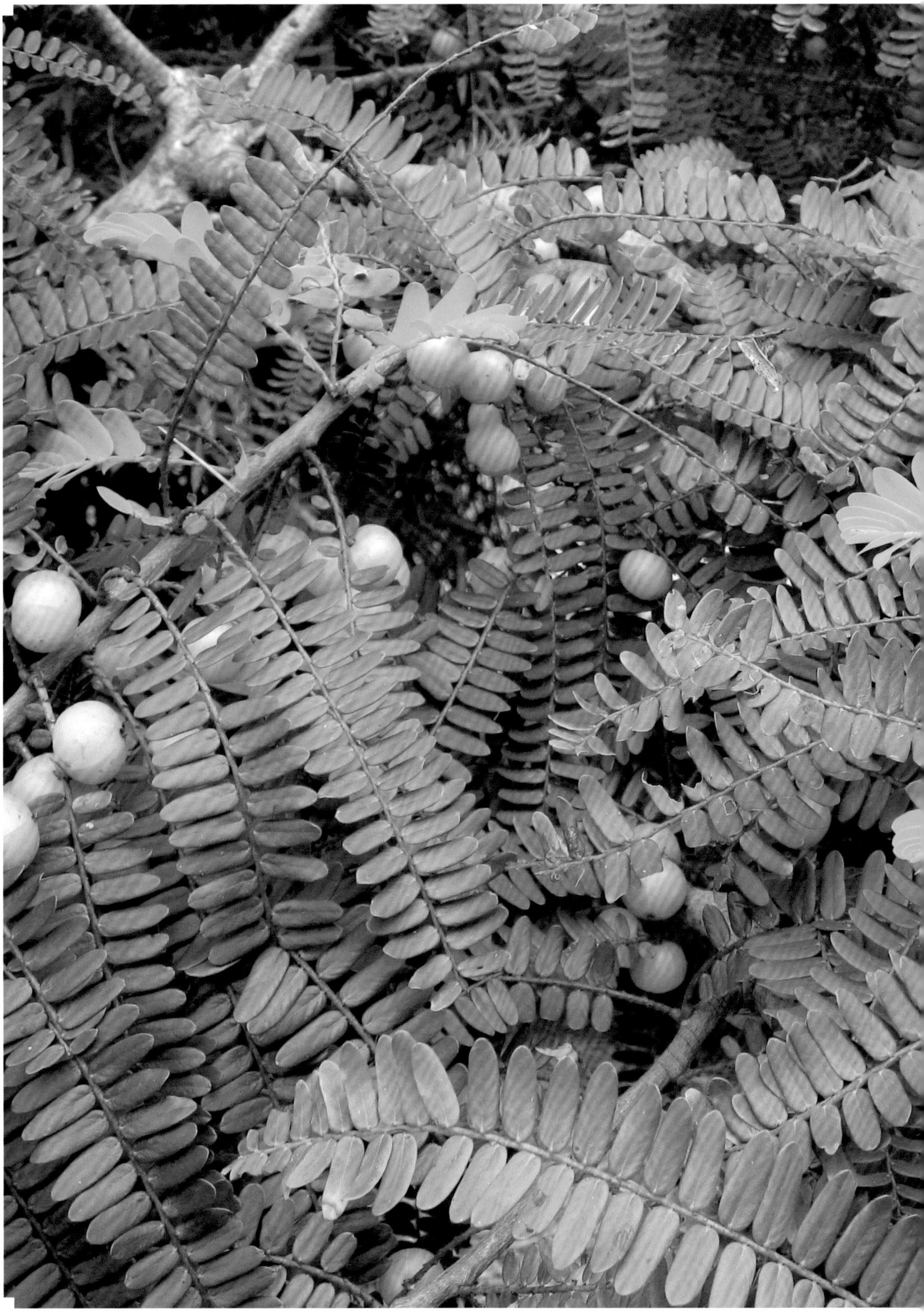

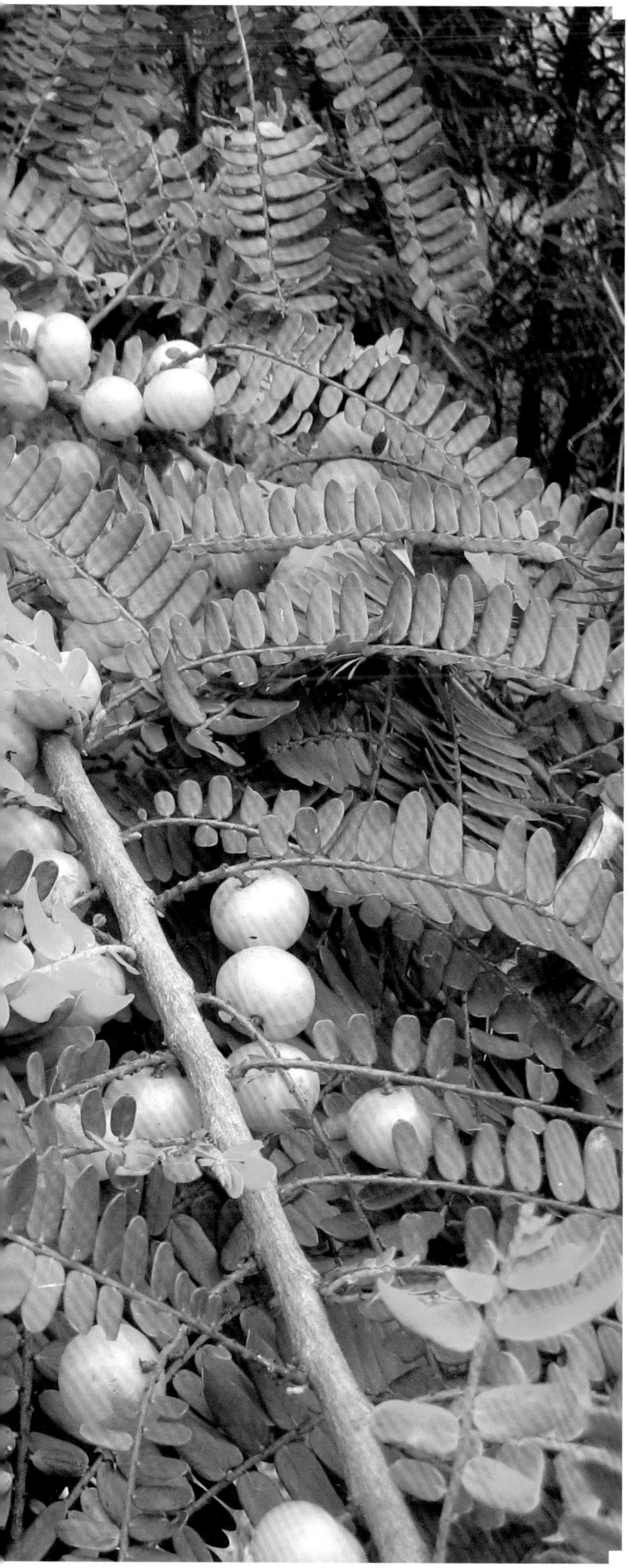

余甘子

【壮药名】芒音。

【别　名】余甘果、余柑子、油柑子、油甘果、油甘子。

【来　源】本品为大戟科植物余甘子 *Phyllanthus emblica* L. 的干燥成熟果实。

【性味归经】甘、酸、涩，凉。归肺、胃经。

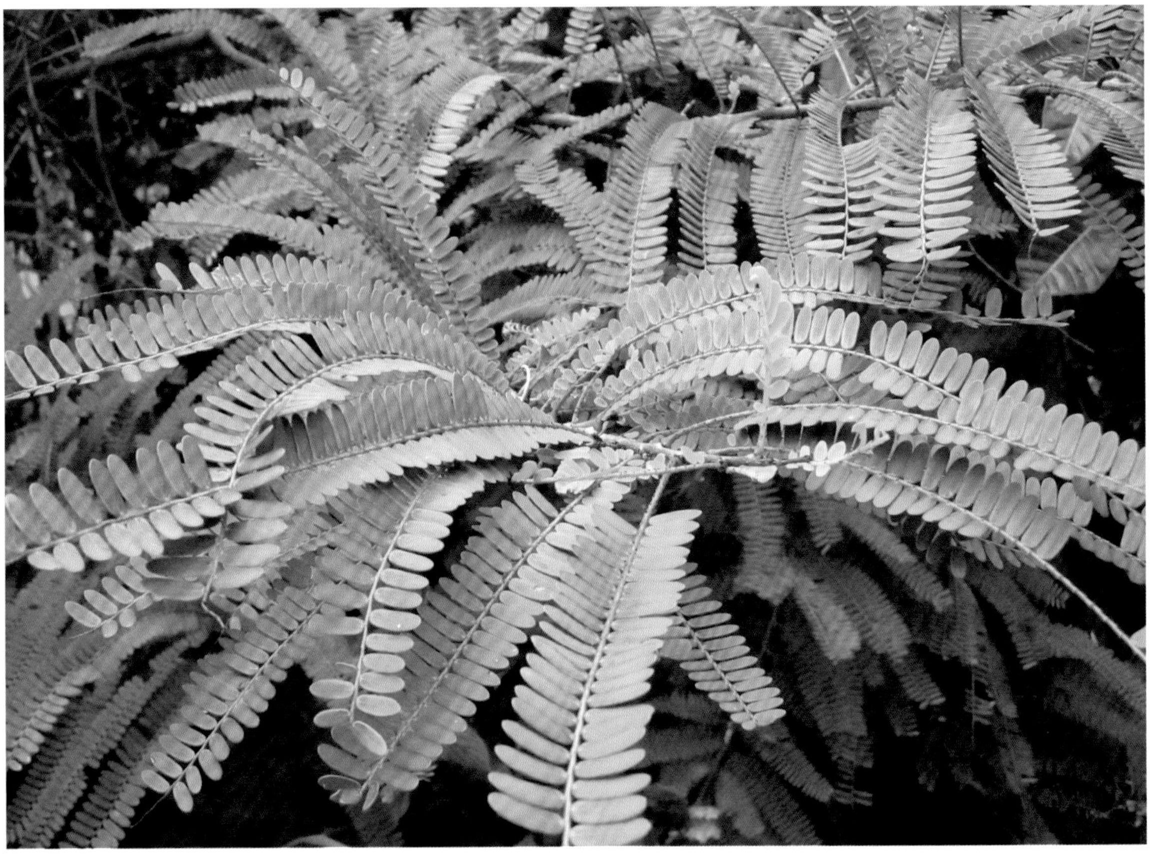

余甘子

识别特征

落叶小乔木或灌木，高 3 ~ 8 m，树皮灰白色，薄且易脱落，露出大块赤红色内皮。叶互生于细弱的小枝上，2 列，密生，极似羽状复叶，近无柄；落叶时整个小枝脱落，托叶线状披针形；叶片长方线形或线状长圆形，长 1 ~ 2 cm，宽 3 ~ 5 mm。花簇生于叶腋，花小，黄色；单性，雌雄同株，具短柄；每花簇有 1 朵雌花，每花有花萼 5 ~ 6 片，无瓣；雄花花盘成 6 个极小的腺体，雄蕊 3，合生成柱；雌花花盘杯状，边缘撕裂状，子房半藏其中。果实肉质，直径约 1.5 cm，圆且略带 6 棱，初为黄绿色，成熟后呈赤红色，味先酸涩而后回甜。花期 4—5 月，果期 9—11 月。

生境分布

生长于海拔 300 ~ 1200 m 的疏林下或山坡向阳处。野生余甘子分布在云南、广西、福建、海南、台湾、四川、贵州等省区，江西、湖南、浙江等部分地区也有分布。

采收加工

冬季至翌春果实成熟时采收，除去杂质，干燥。

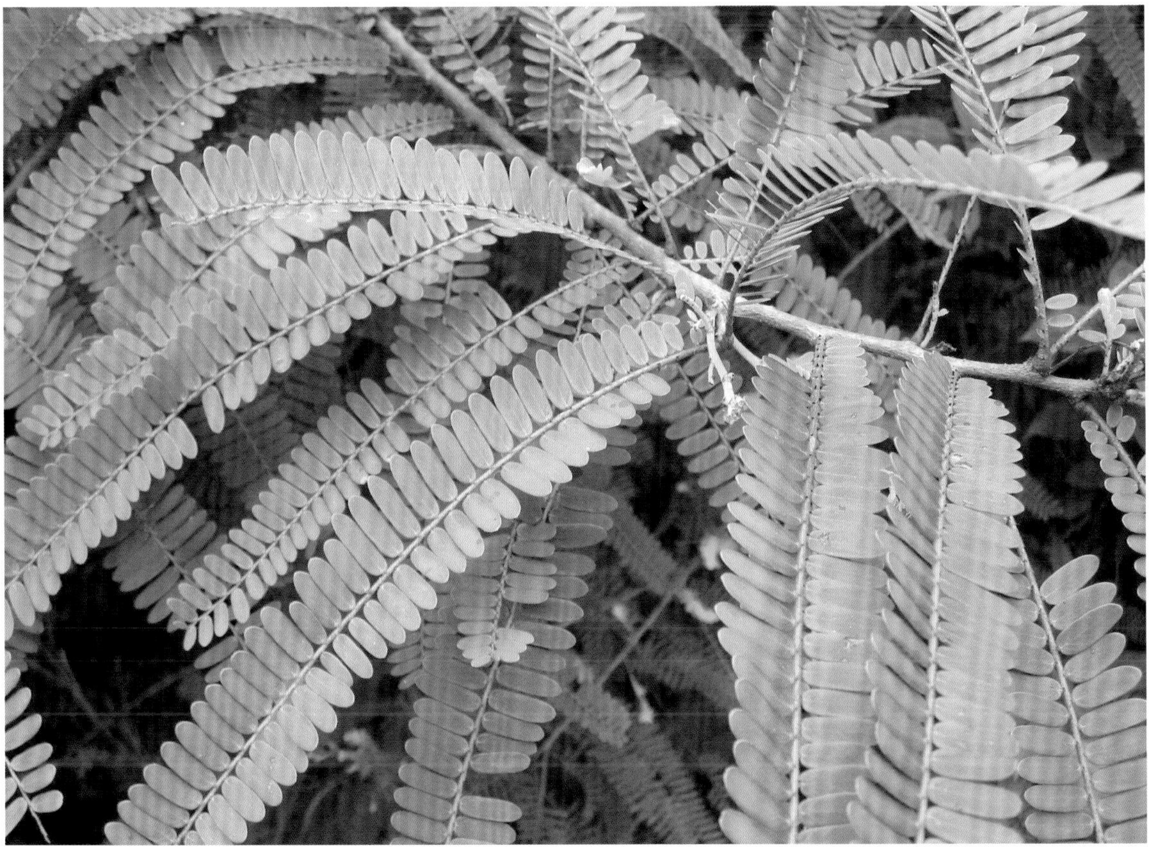

余甘子

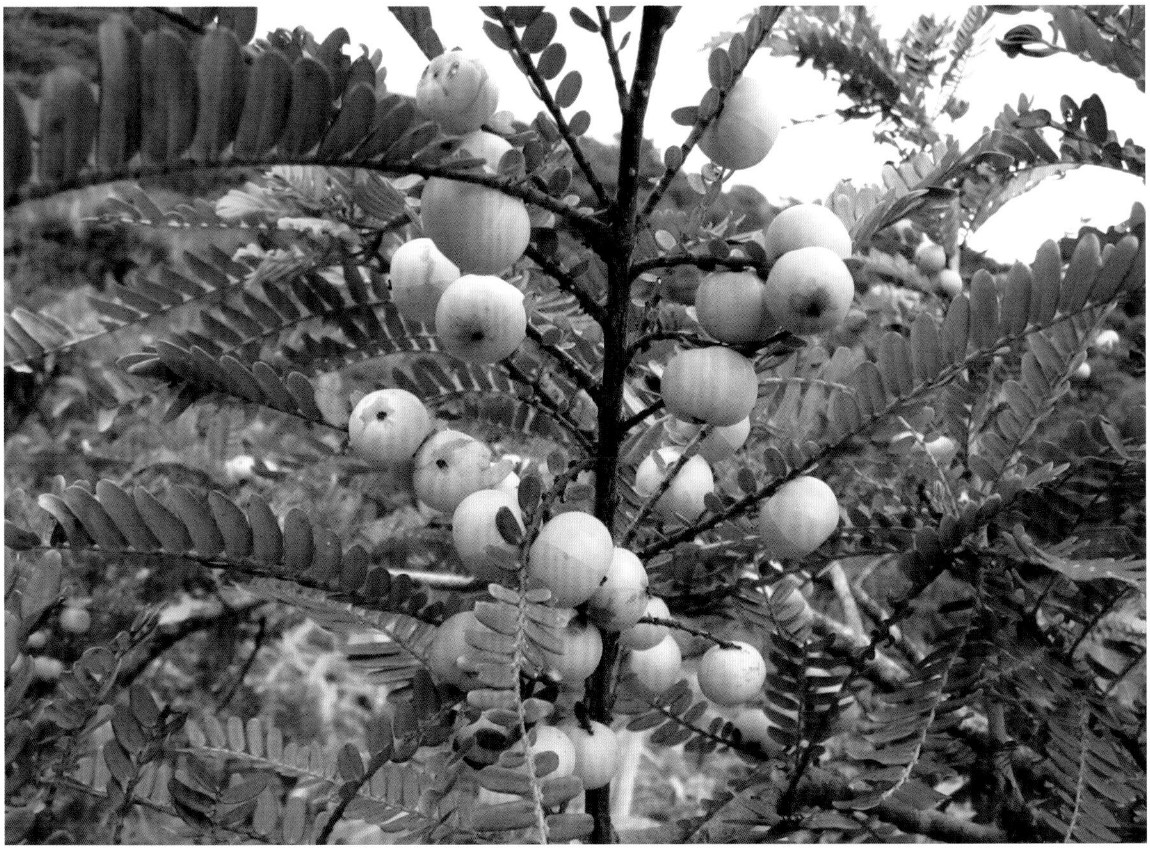

余甘子

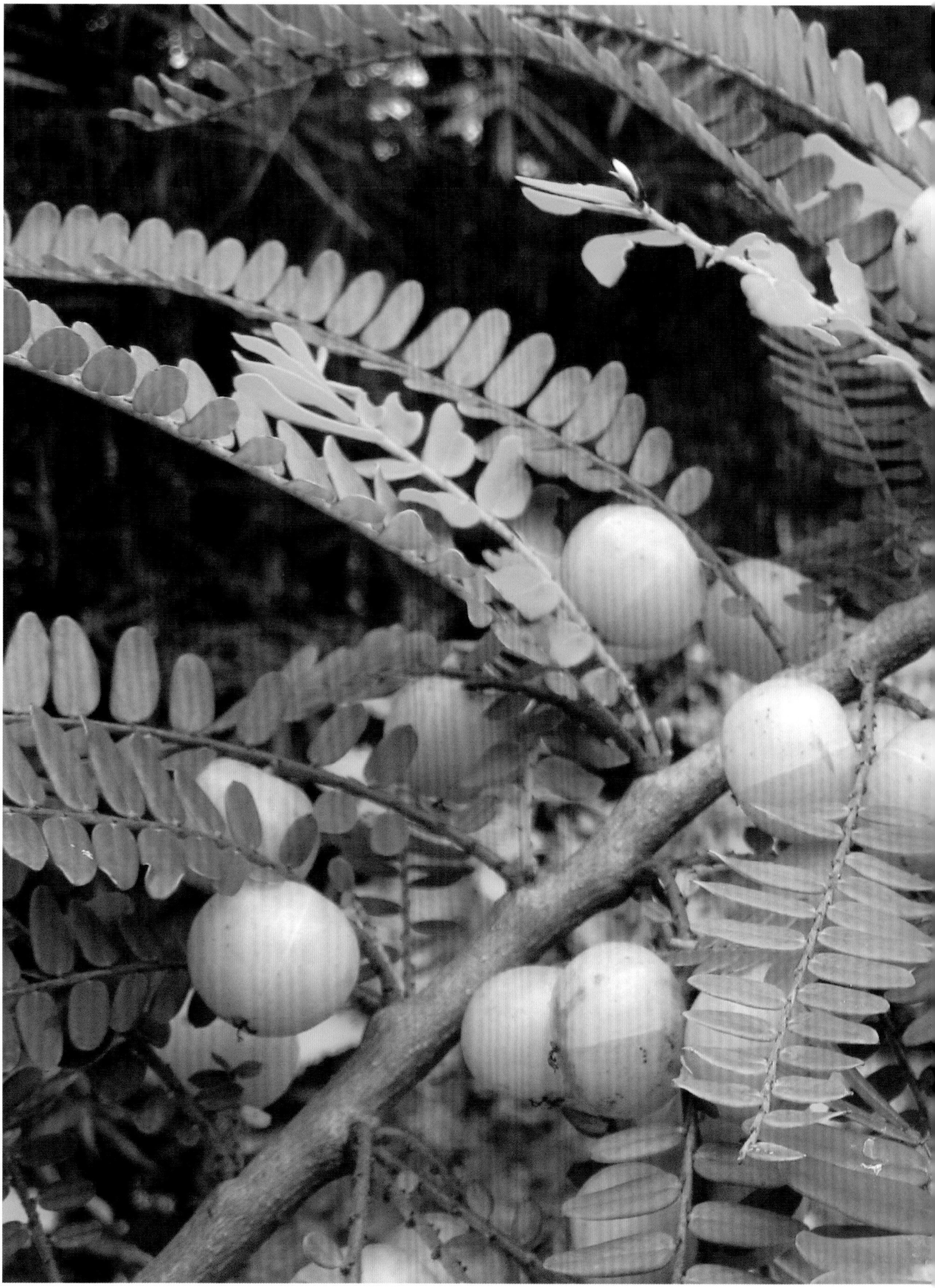

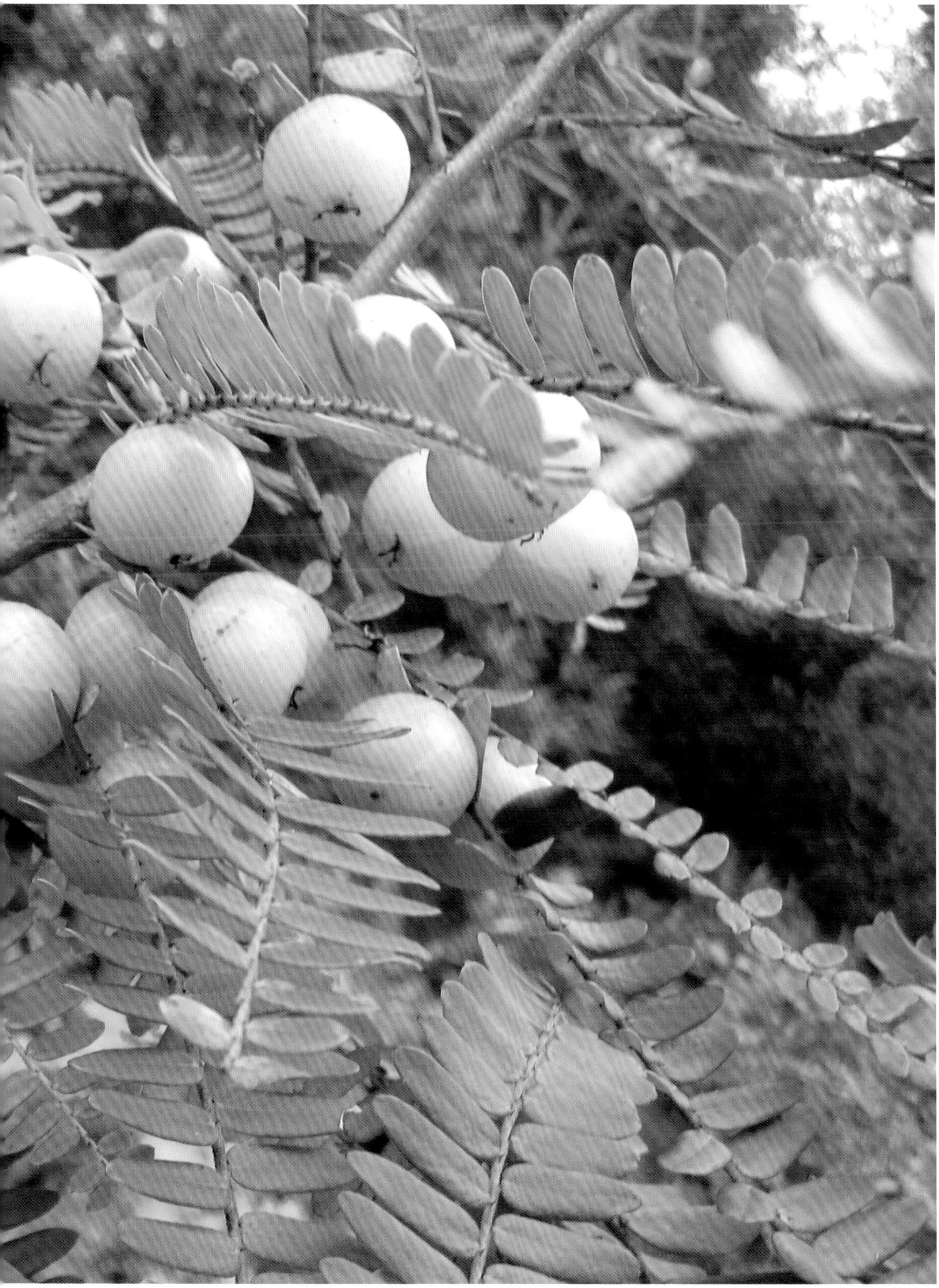

余甘子

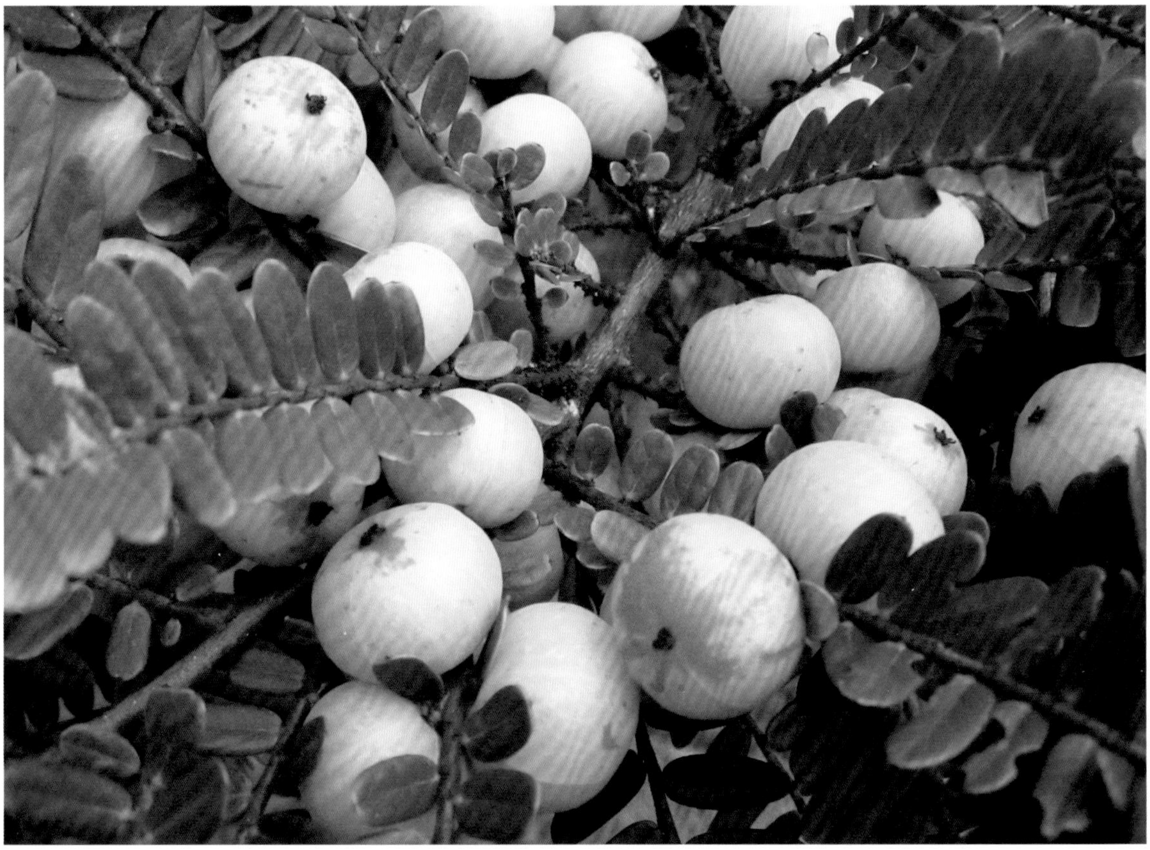

余甘子

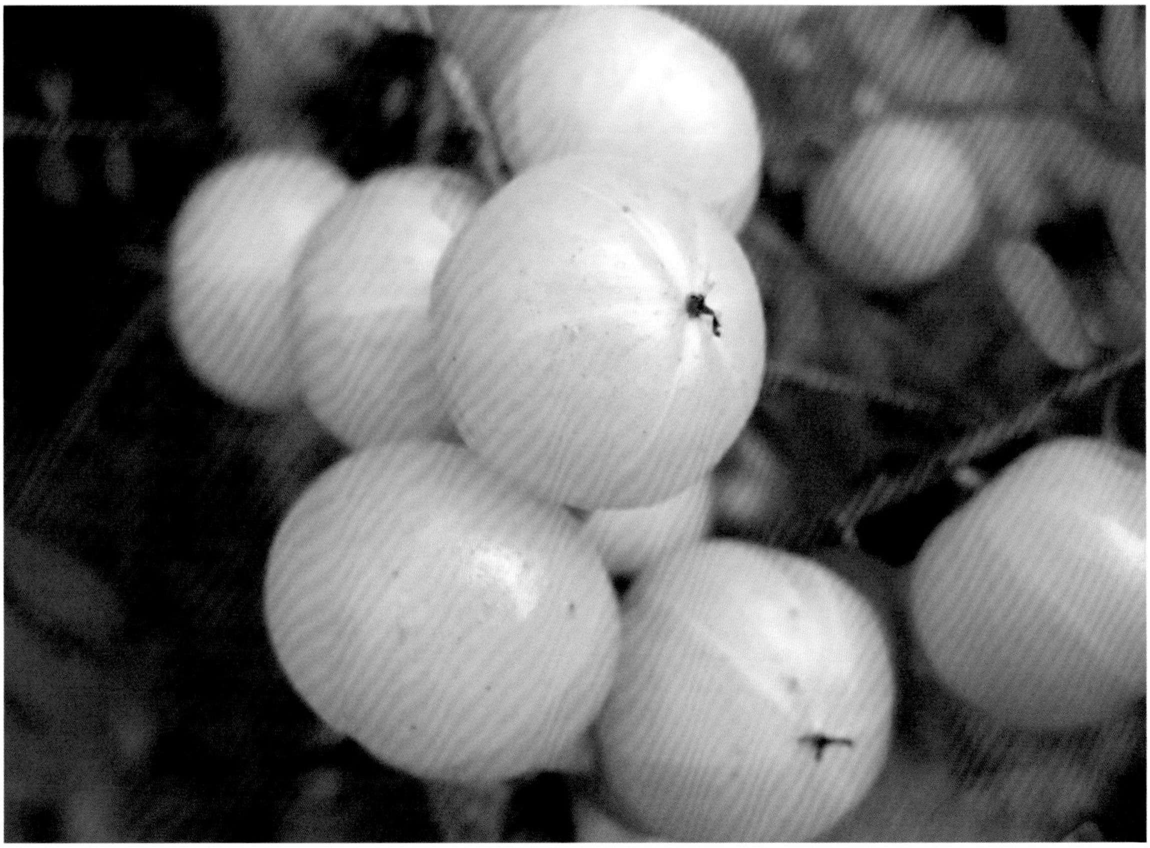

余甘子

药材鉴别

本品呈球形或扁球形，直径 1.2 ～ 2 cm。表面棕褐色至墨绿色，有浅黄色颗粒状突起，具皱纹及不明显的 6 棱，果梗约 1 mm。外果皮厚 1 ～ 4 mm，质硬而脆。内果皮黄白色，硬核样，表面略具 6 棱，背缝线的偏上部有数条筋脉纹，干后可裂成 6 瓣。种子 6，近三棱形，棕色。气微，味酸涩，回甜。以个大、肉厚、回甜味浓者为佳。

功效主治

清热凉血，消食健胃，生津止咳。主治血热血瘀，消化不良，腹胀，咳嗽，喉痛，口干。

用法用量

内服：3 ～ 9 g，多入丸、散服。

民族药方

1．感冒发热，咳嗽，咽喉痛，口干烦渴，维生素 C 缺乏症　鲜余甘子果 10 ～ 30 个。水煎服。

2．牙痛　余甘子 15 个，细辛、知母各 9 g，石膏 30 g。水煎服，每日 1 ～ 2 次。

3．哮喘　余甘子 20 个。先煮猪心肺，去浮沫，再加橄榄煮熟连汤吃。

4．河豚中毒　余甘子适量。生吃吞汁，并可治鱼骨哽喉。

5．上呼吸道感染发热、咽喉痛　余甘子 20 个，岗梅根、金银花、连翘各 30 g。水煎服，每日 2 次。

6．乙型病毒性肝炎　余甘果 30 g。水煎服，每次 10 g，每日 3 次，30 日为 1 个疗程。

使用注意

脾胃虚寒者慎服。

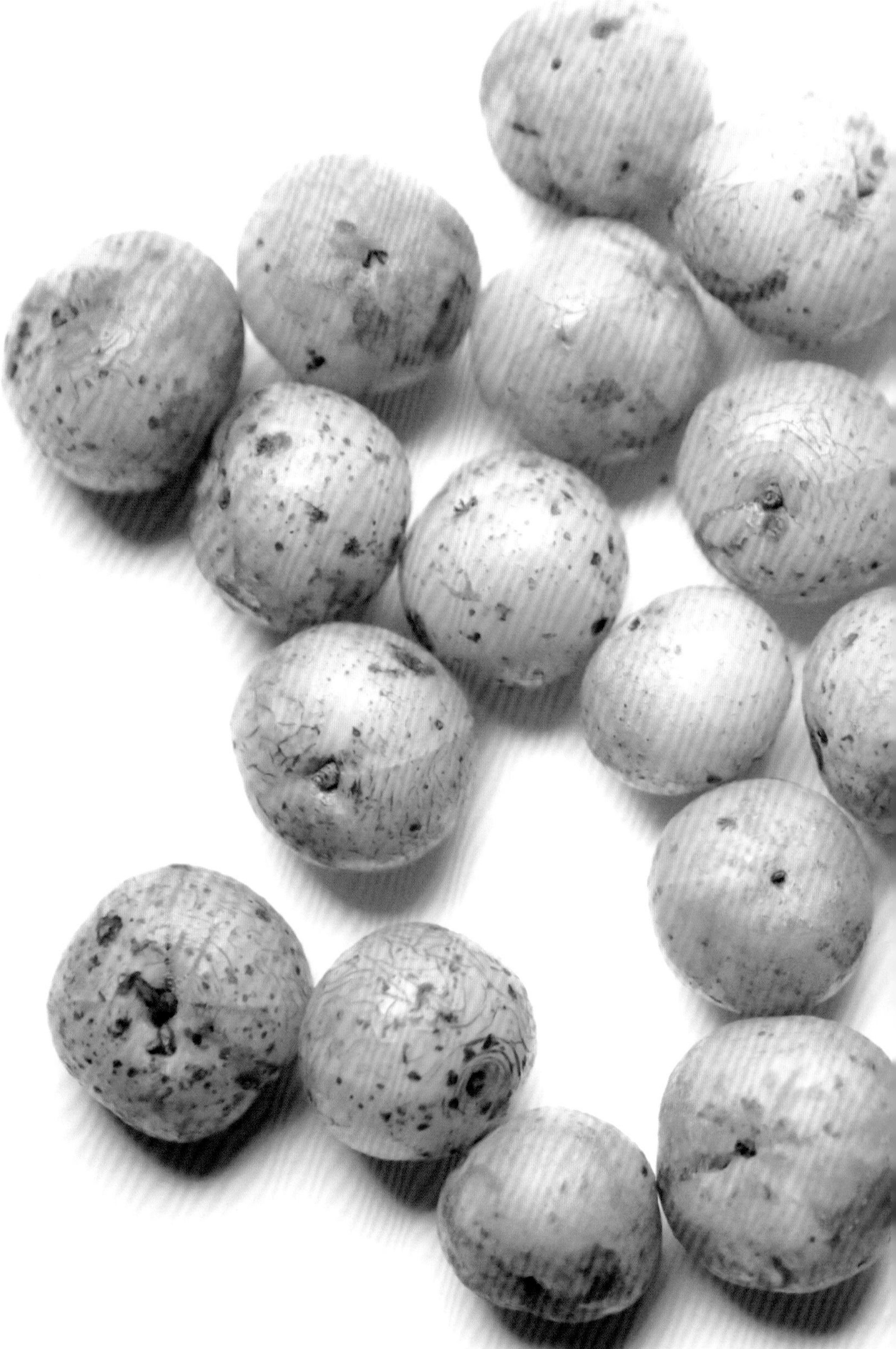

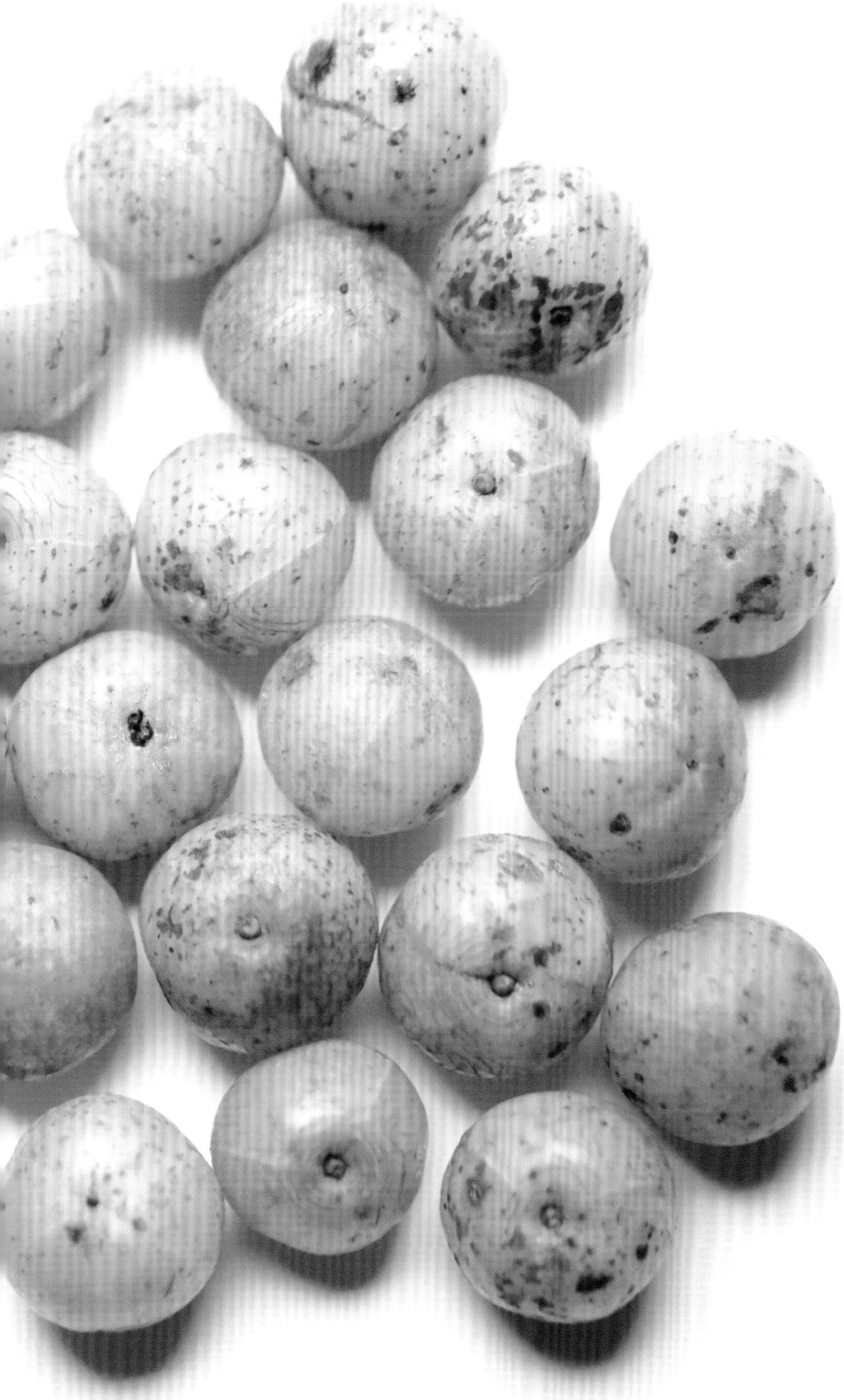

余甘子药材

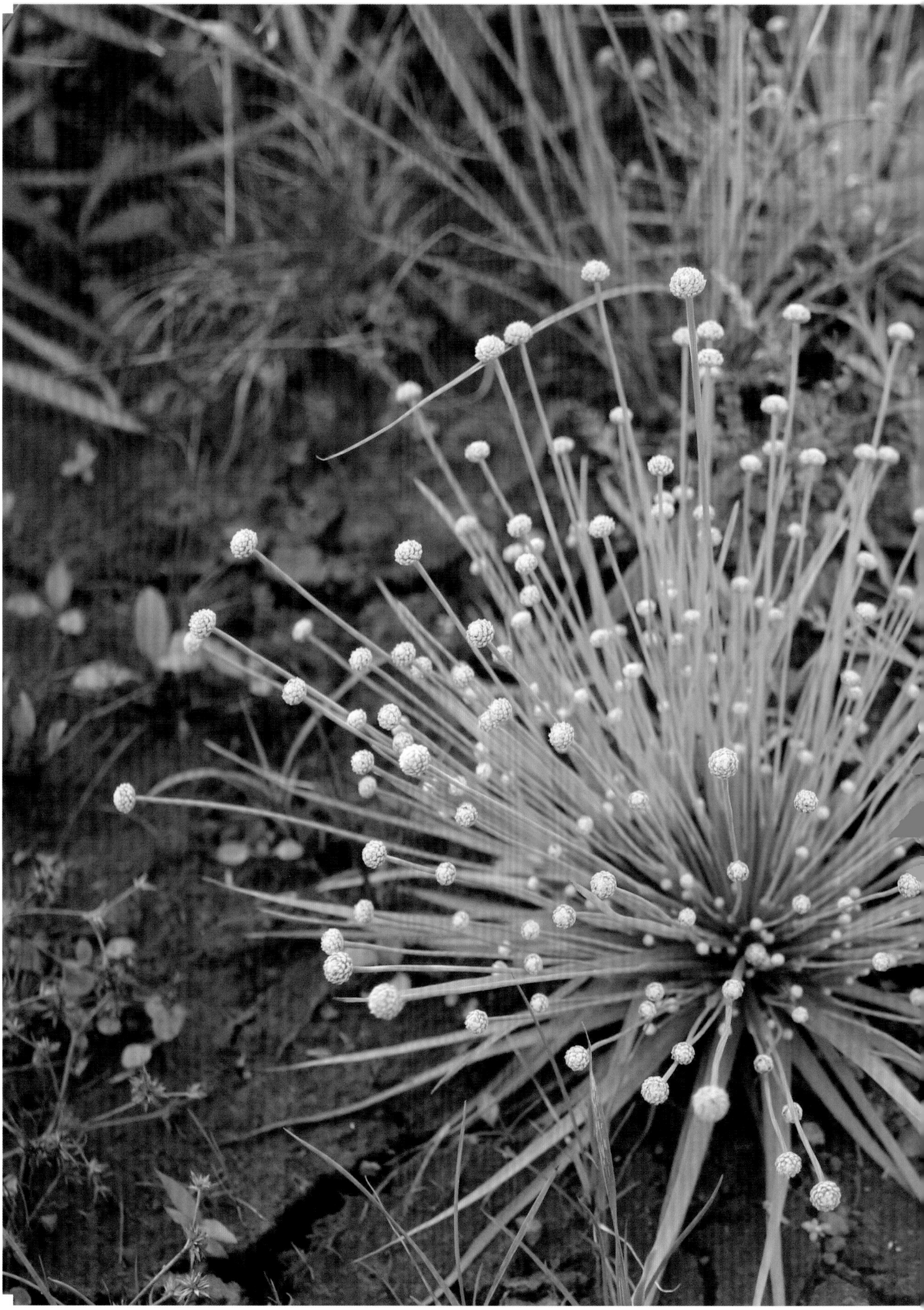

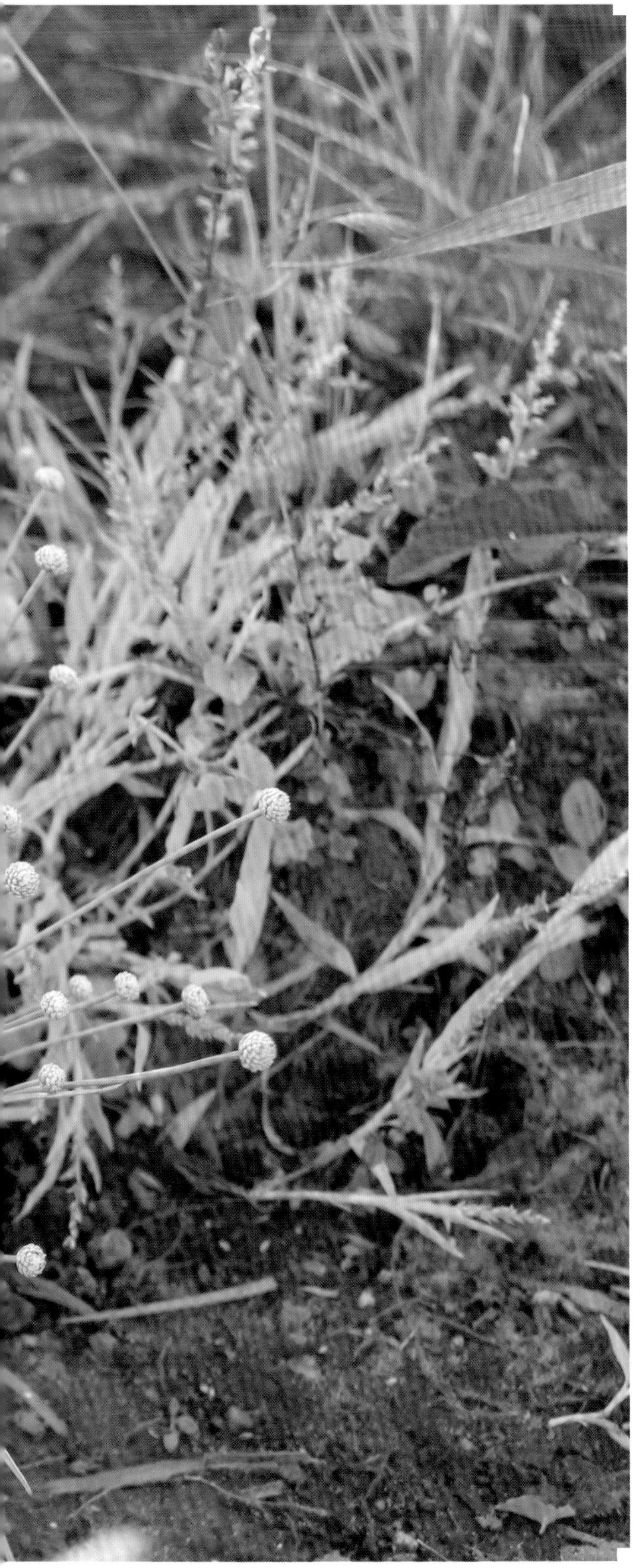

谷精草

【壮药名】楔未来。

【别　名】佛顶珠、珍珠草、衣钮草、鼓槌草、谷精珠、耳朵刷子、挖耳朵草。

【来　源】本品为谷精草科植物谷精草 *Eriocaulom buergerianum* Koern. 的带花茎的头状花序。

【性味归经】味甘、微苦，性微寒。归肝、肺经。

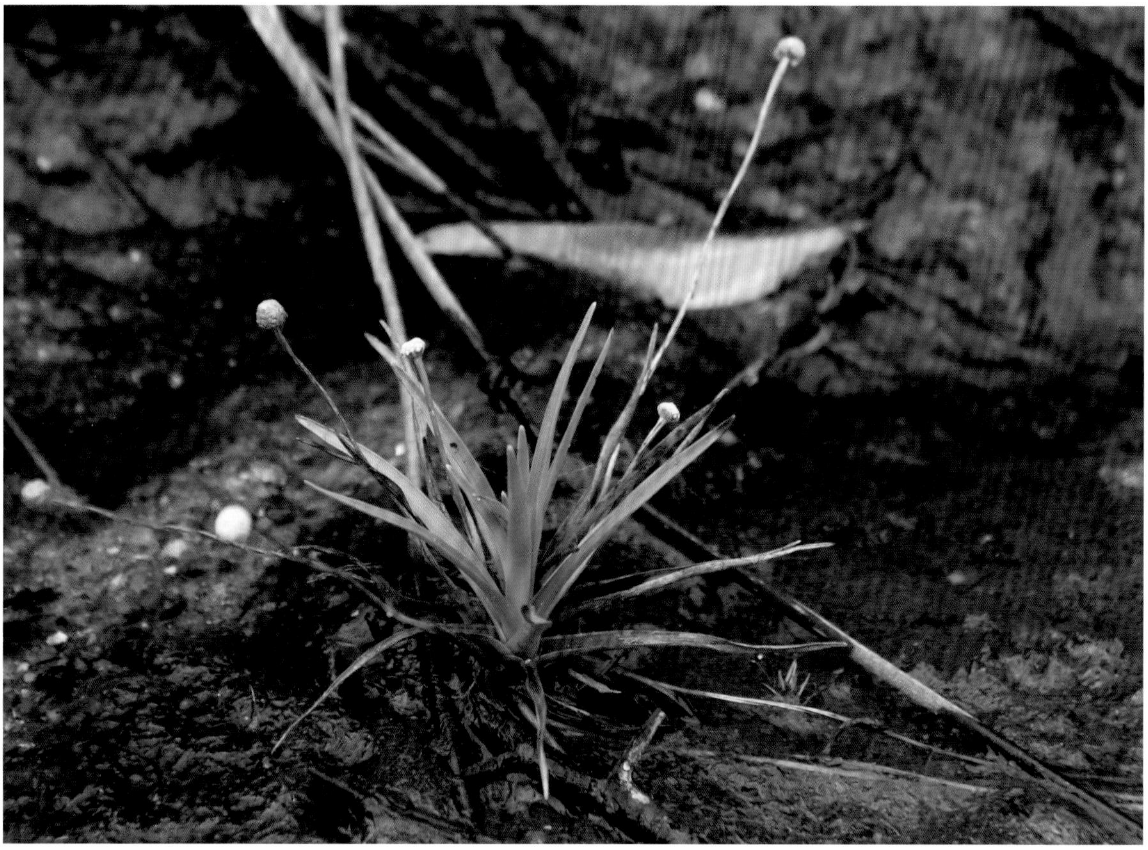

谷精草

识别特征

一年生草本。叶簇生，线状披针形，长 8 ~ 18 cm，中部宽 3 ~ 4 mm，先端稍钝，无毛，花茎多数，簇生，长可达 25 cm，鞘部筒状，上部斜裂；头状花序半球形，直径 5 ~ 6 mm，总苞片倒卵形，苞片膜质，楔形，于背面的上部及边缘密生白色棍状短毛；花单性，生于苞片腋内，雌雄花生于同一花序上，有短花梗；雄花少数，生于花序中央，萼片愈合成佛焰苞状，倒卵形，侧方开裂。先端 3 浅裂，边缘有短毛；花瓣联合呈倒圆锥形的管，先端 3 裂，裂片卵形，上方有黑色腺体 1 枚，雄蕊 6，花药圆形，黑色；雌花多数，生于花序周围，几无花梗，花瓣 3，离生，匙状倒披针形，上方的内面有黑色腺体 1 枚，质厚；子房 3 室，各室具一胚珠，柱头 3 裂。蒴果 3 裂。花、果期 6—11 月。

生境分布

生长于水稻或池沼边潮湿处。分布于贵州、安徽、江苏、浙江、广东、广西、湖南、湖北、云南、四川等省区。

采收加工

秋季采收，将花茎拔出，除净泥土杂质，晒干。

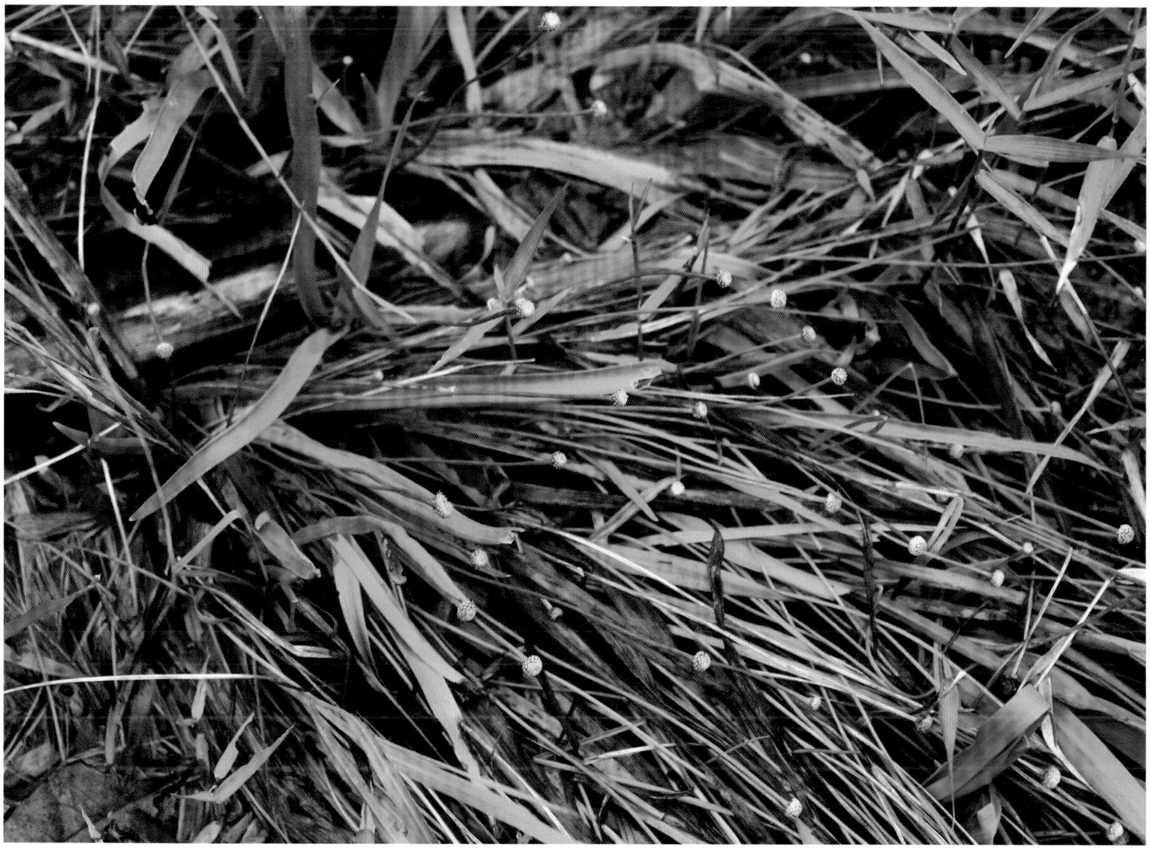

谷精草

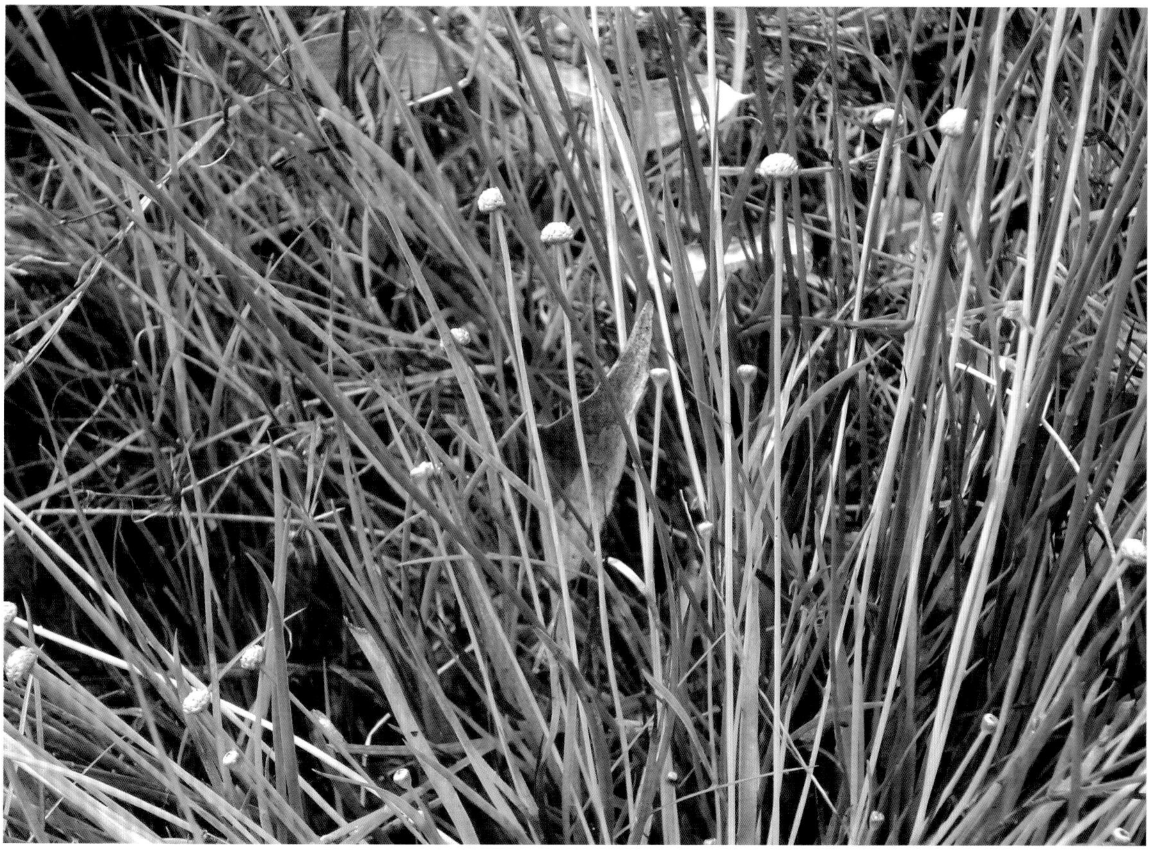

谷精草

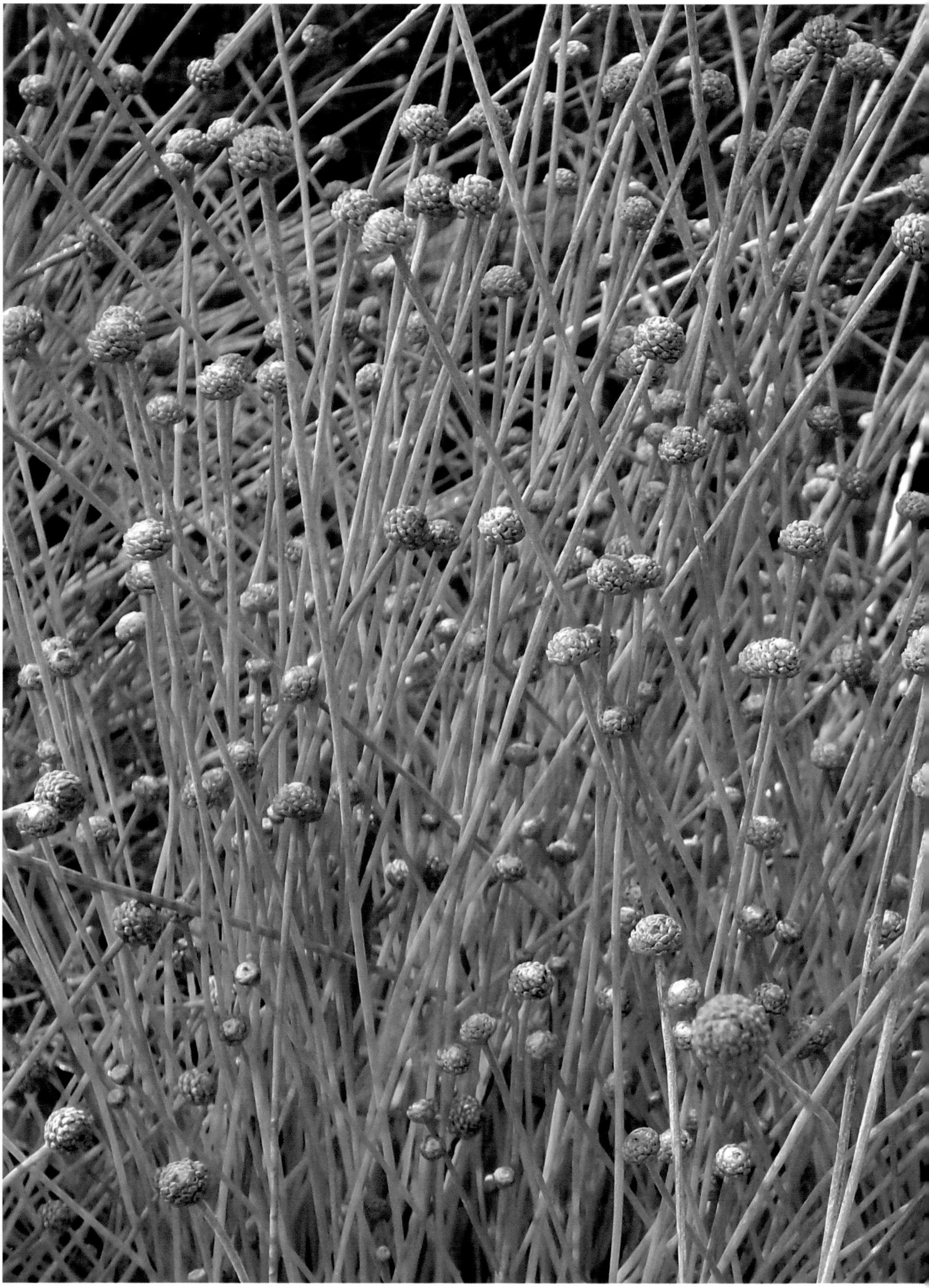

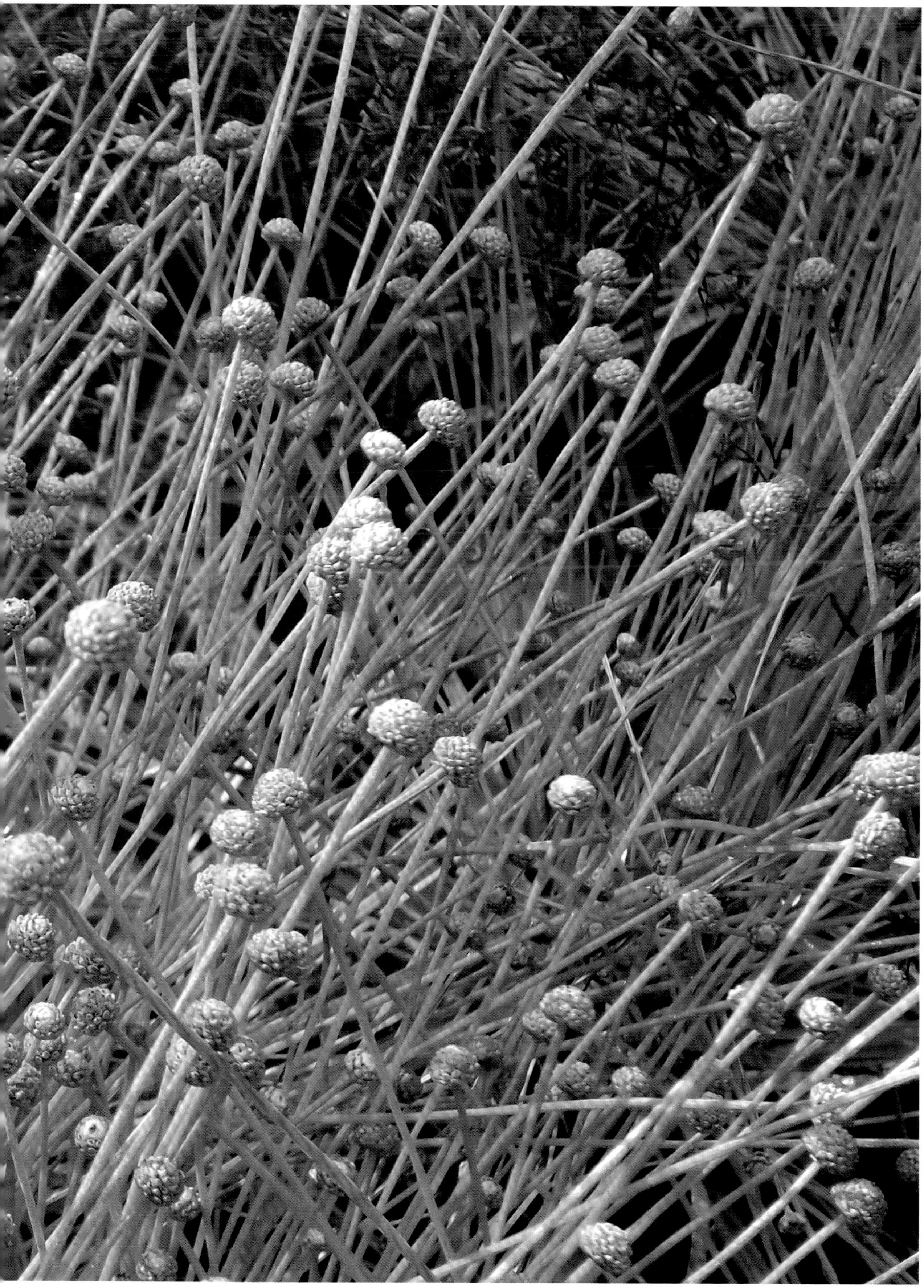

谷精草

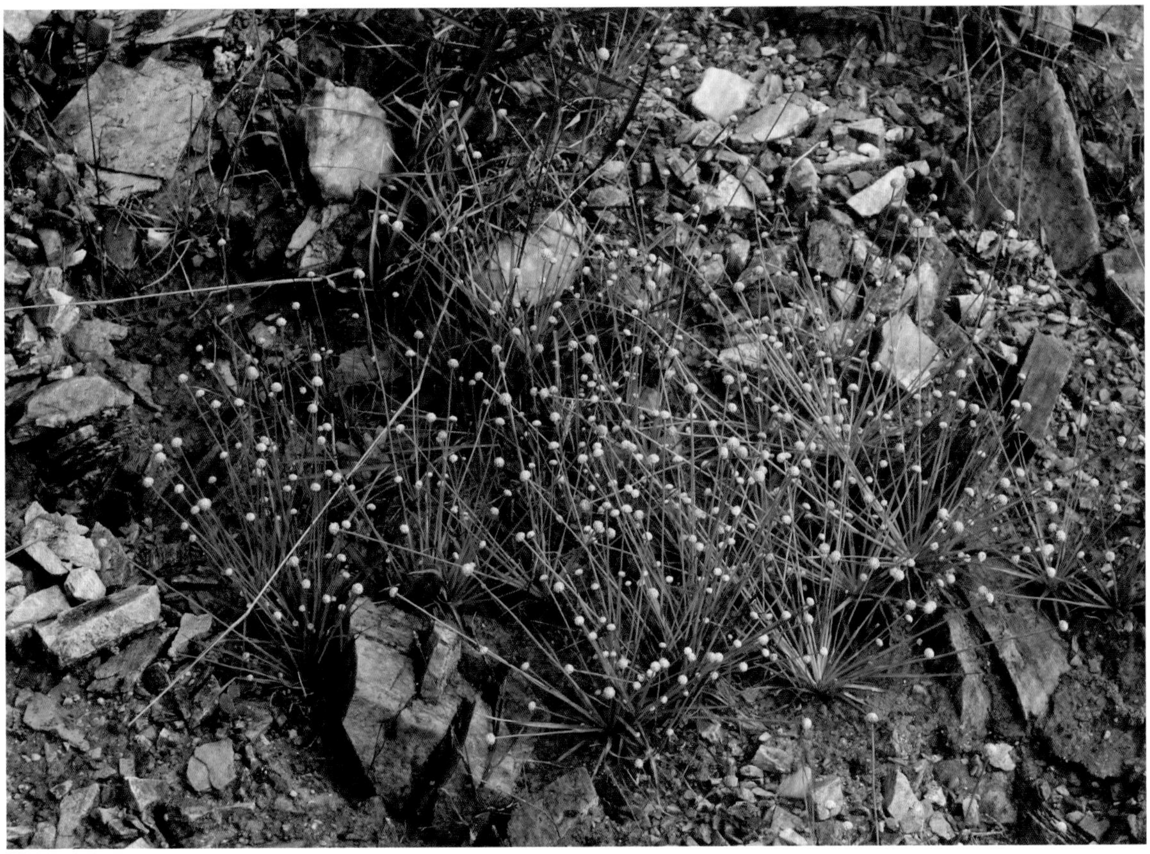

谷精草

药材鉴别

本品为带花茎的头状花序，多扎成小把。全体呈淡棕色。花茎纤细，长 14 ~ 24 cm，直径不及 1 mm，表面淡黄绿色，有 4 ~ 5 条扭曲棱线，质柔软，不易折断。头状花序半球形，直径 4 ~ 5 mm；底部有黄白色总苞，总苞片膜质，倒卵形，紧密排列呈盘状。小花数十朵，灰白色，排列甚密，表面附有白粉。用手搓碎花序，可见多数黑色花药及细小灰绿色未成熟的果实。气微，味淡。以花序大而紧、色灰白，花茎短、色黄绿者为佳。

功效主治

祛风散热，明目退翳。主治目赤翳障，羞明流泪，雀目，头痛，鼻渊，牙痛及风疹瘙痒。

用法用量

内服：9 ~ 12 g，煎汤；或入丸、散服。外用：适量，煎汤外洗；或烧炭存性，研末外撒；或为末吹鼻，烧烟熏鼻。

民族药方

1．脚转筋，目翳，目赤 谷精草适量，鸡肝 1 ~ 2 具。水炖服。

2．尿路结石 ①谷精草、猪鬃草各 30 g。煨水服。②谷精草、猪鬃草、石韦各 16 g。水煎服，每日 1 剂，分 3 次服。

3．小儿肝热，手足掌心热 谷精草全草 30 ~ 60 g，猪肝 60 g。加开水炖 1 小时服，每日 1 ~ 2 次。

4．眉棱骨痛 谷精草 12 g，地龙、乳香各 15 g。共为细末，每次 2.5 g，于管中烧烟，随左右熏鼻。

5．偏正头痛 谷精草 50 g，麦面适量。调糊状贴痛处，至干又换，反复几次。

6．鼻衄不止 谷精草适量。研细末，冲入麦面汤 10 ml 调匀，服之即止。

7．小儿中暑吐泄烦渴 谷精草适量。烧灰存性，捣为末，每次用米汤水服 3 g，每日 3 次。

使用注意

血虚病目者禁用。

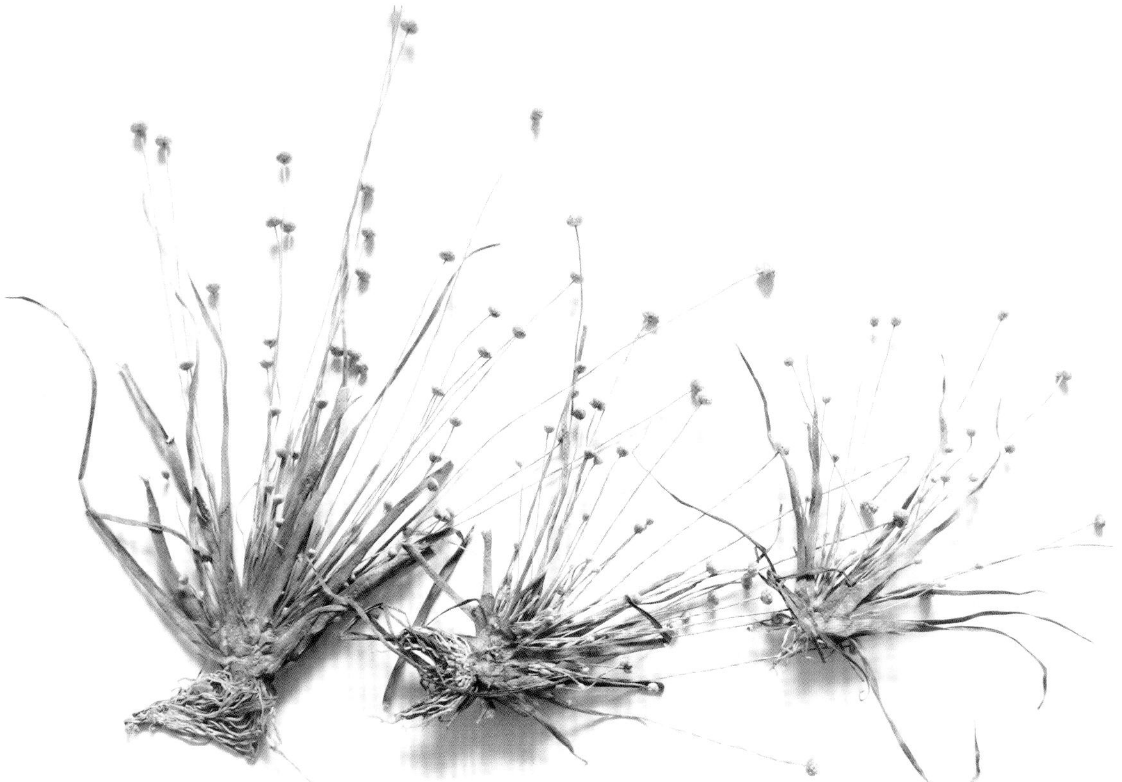

谷精草

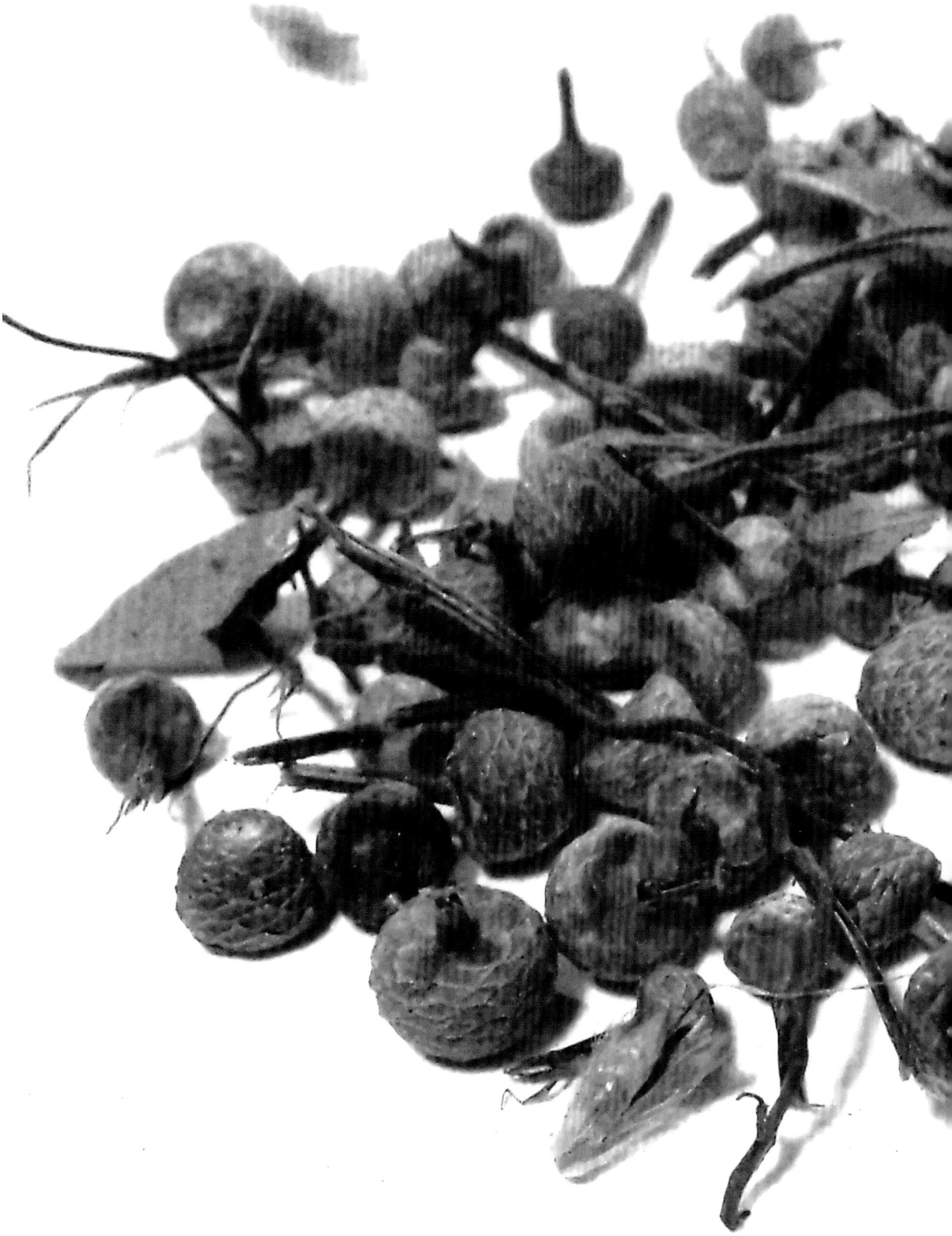

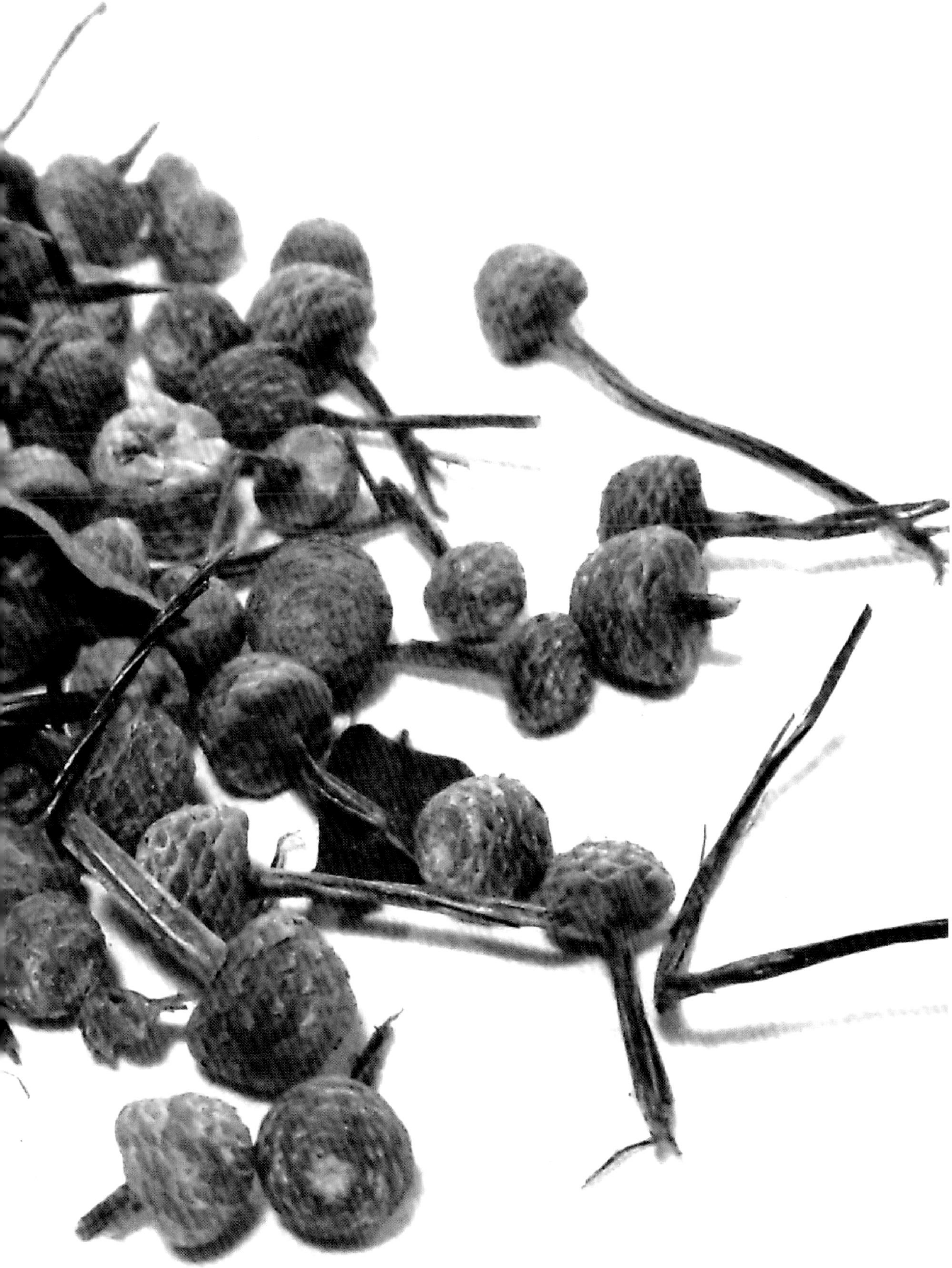

谷精草饮片

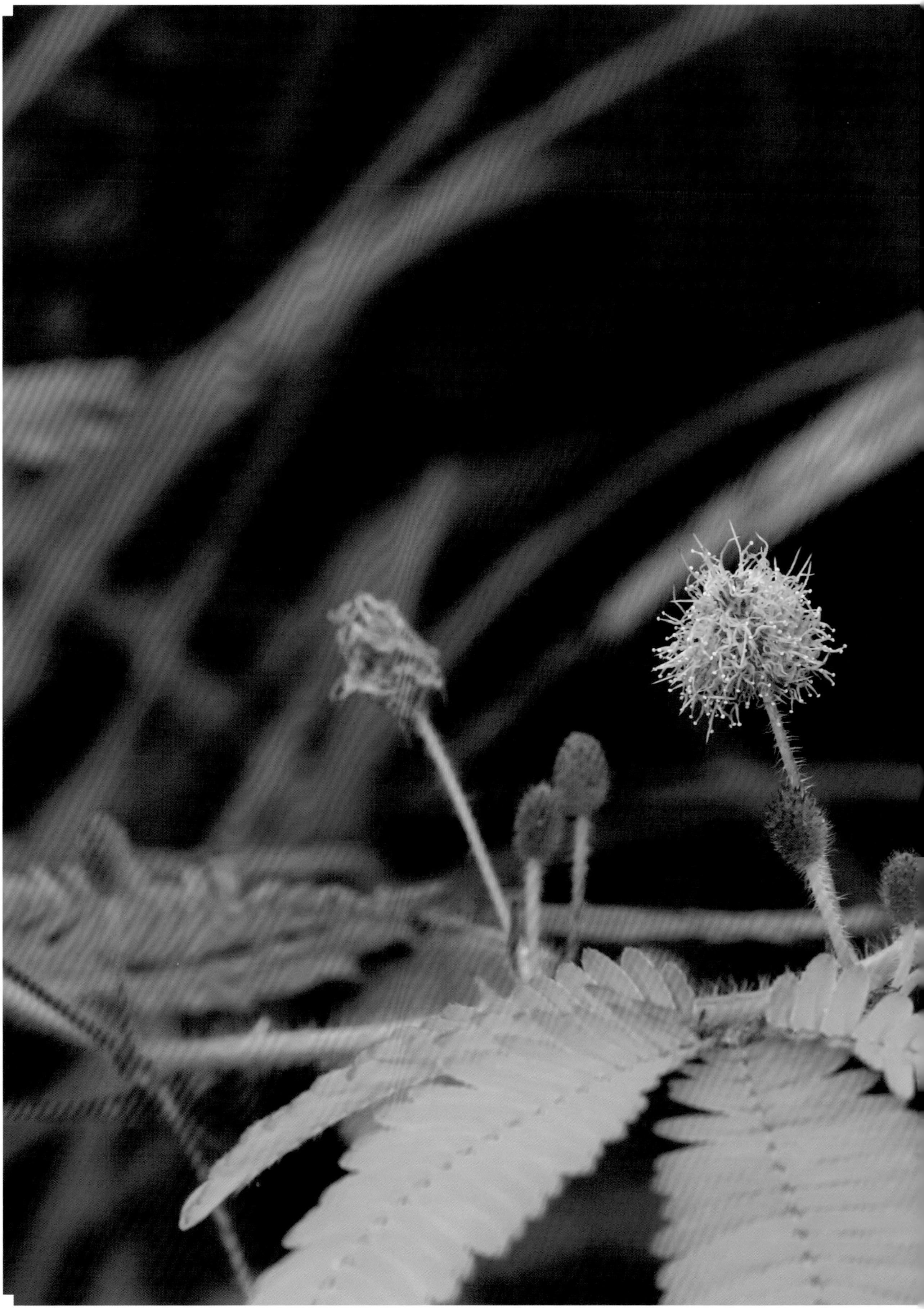

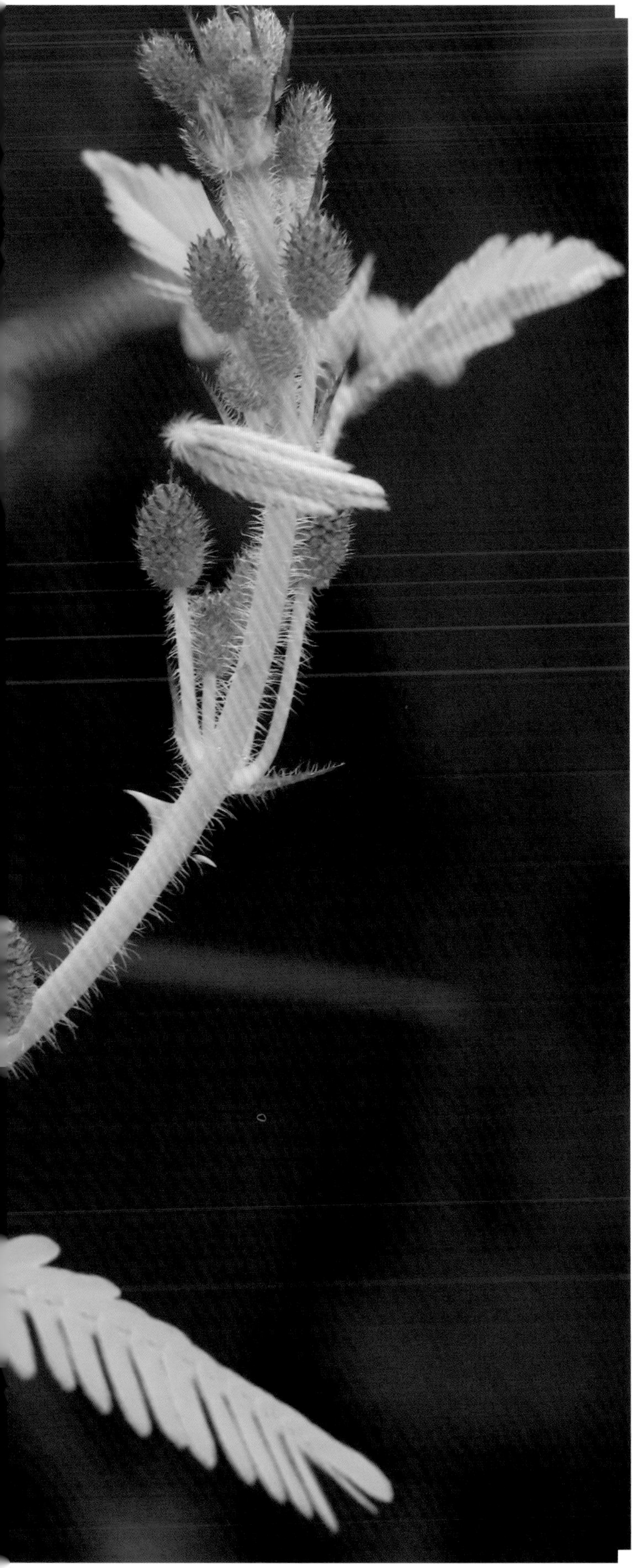

含羞草

【壮 药 名】棵那嘿。

【别　名】感应草、知羞草、怕丑草、怕羞草、喝呼草、望江南、惧内草。

【来　源】本品为豆科植物含羞草 *Mimosa pudica* L. 的全草。

【性味归经】味微苦，性凉。归心、肝、胃、大肠经。

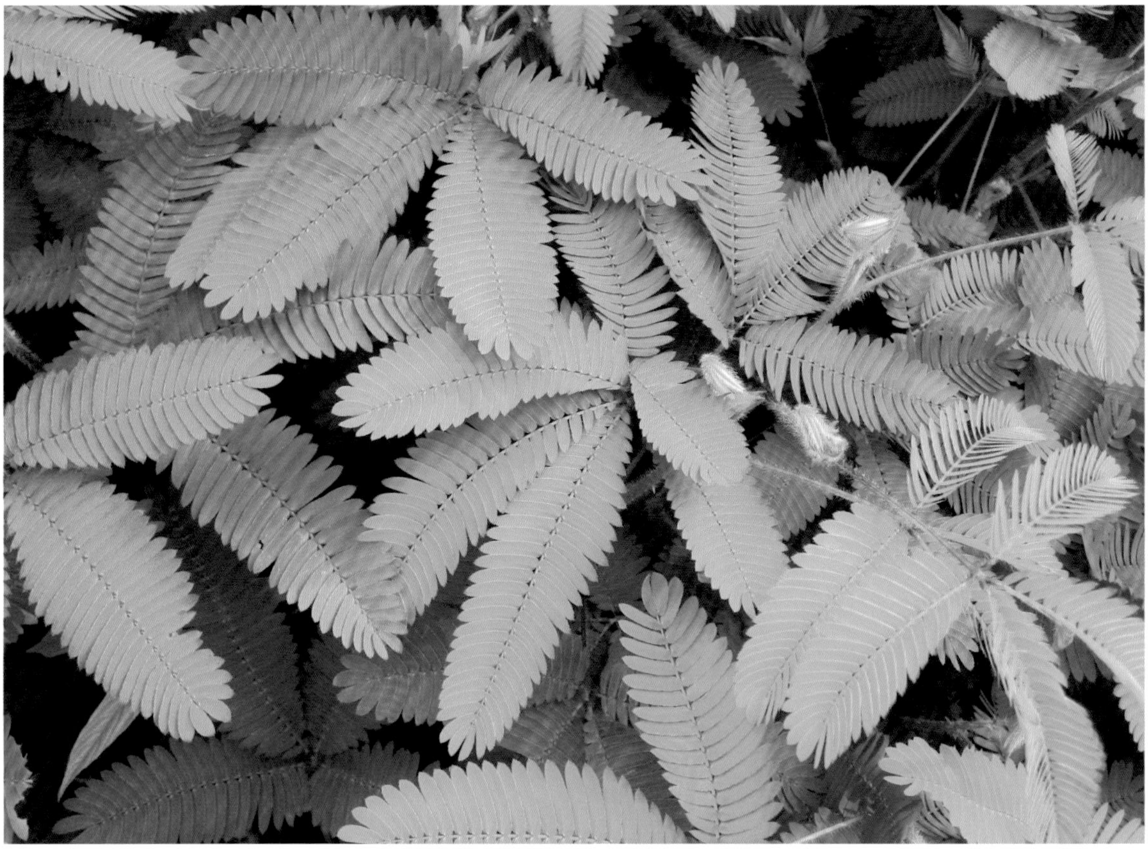

含羞草

识别特征

多年生直立或披散、亚灌木，高可达 1 m。茎多分枝，散生倒刺毛和钩刺，二回双数羽状复叶，羽片 1 ~ 2 对，掌状排列于长柄顶端，柄具刺；小叶 7 ~ 24 对，羽状排列，触之即闭合下垂；小叶片长圆形，长 6 ~ 11 mm，宽 1.5 ~ 2 mm，边缘及叶脉有刺毛。花淡紫红色，圆头状花序 2 ~ 3 个生叶腋；萼钟状，顶端有 8 个微小萼齿；花瓣 4，外面有短柔毛；雄蕊 4，花丝极长，超出花冠甚多；子房有极细长的花柱，丝状。荚果扁平，稍外弯，多数，长 1 ~ 2 cm，顶端有喙，有 3 ~ 5 节，每节有一颗种子，成熟时节间脱落，只剩下具有刺毛的荚缘；种子阔卵形。花期 8 月。

生境分布

生长于低山平坝、草地、灌木丛中。分布于华东、华南和西南地区。

采收加工

夏季采收全草，除去泥沙，洗净，鲜用；或扎成把，晒干。

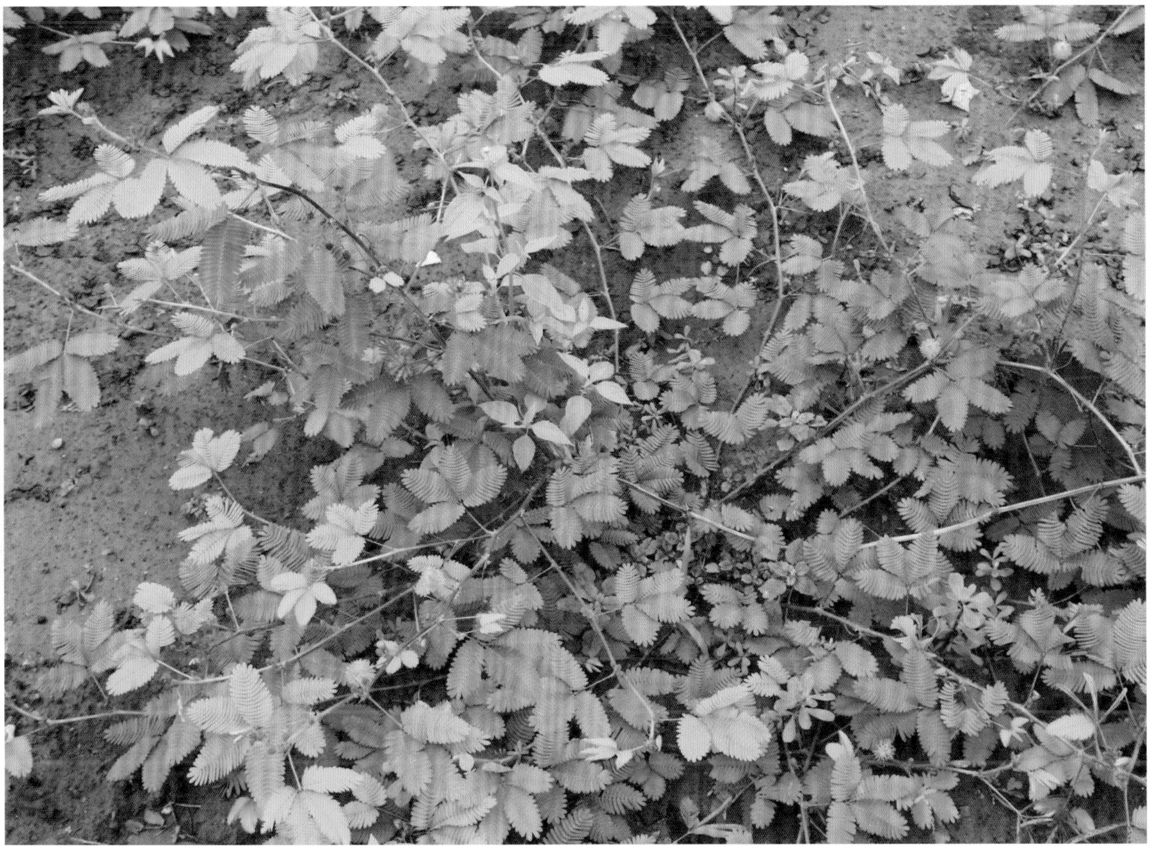

含羞草

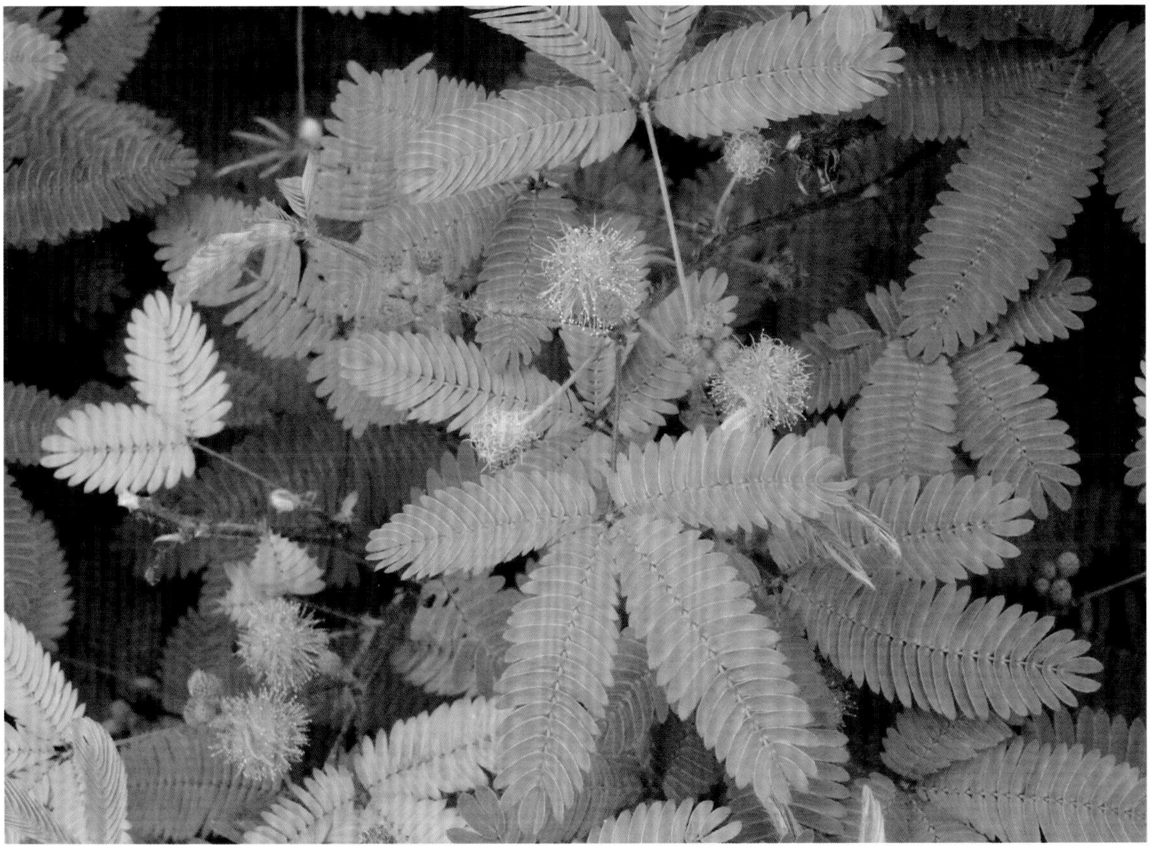

含羞草

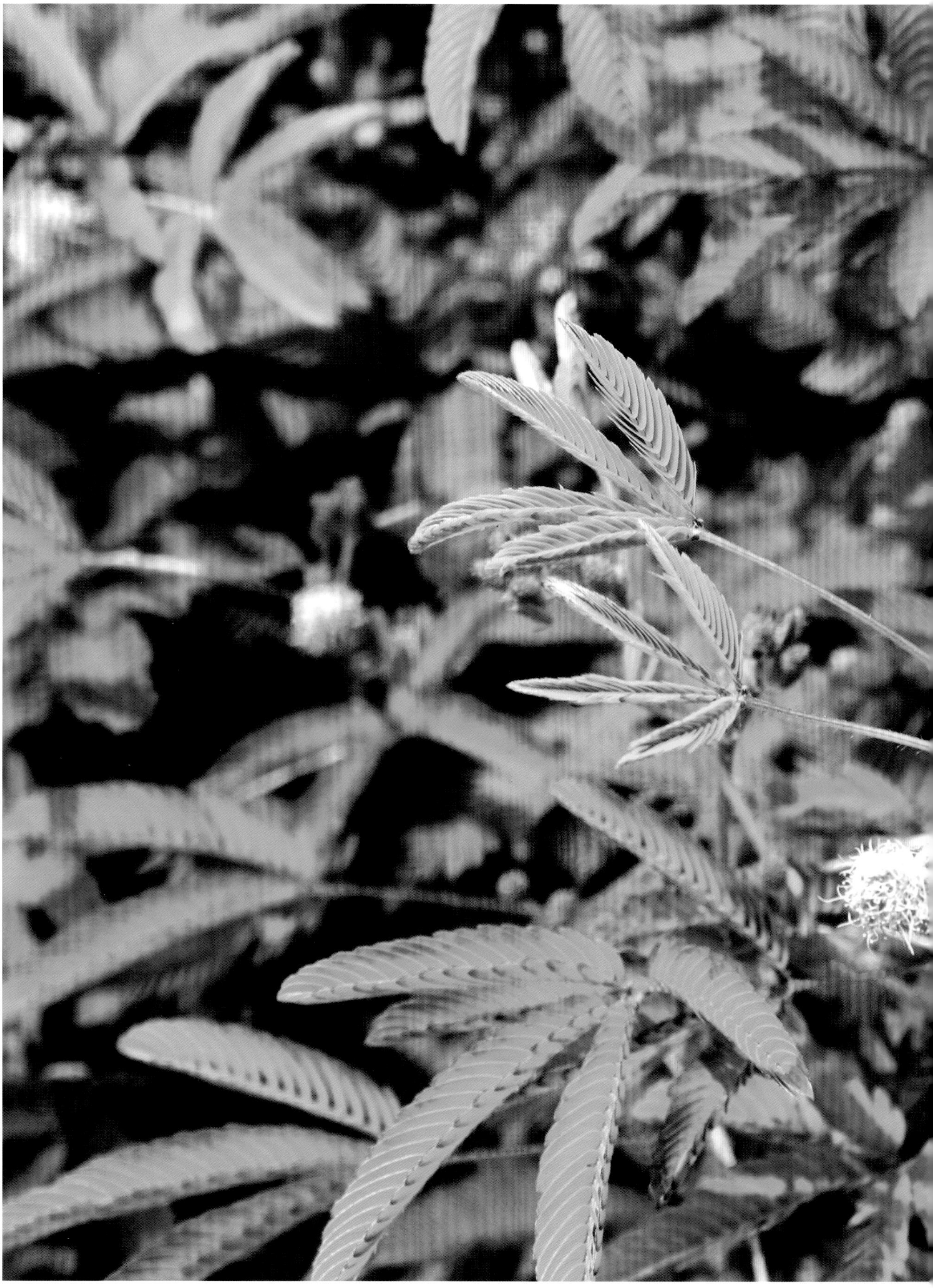

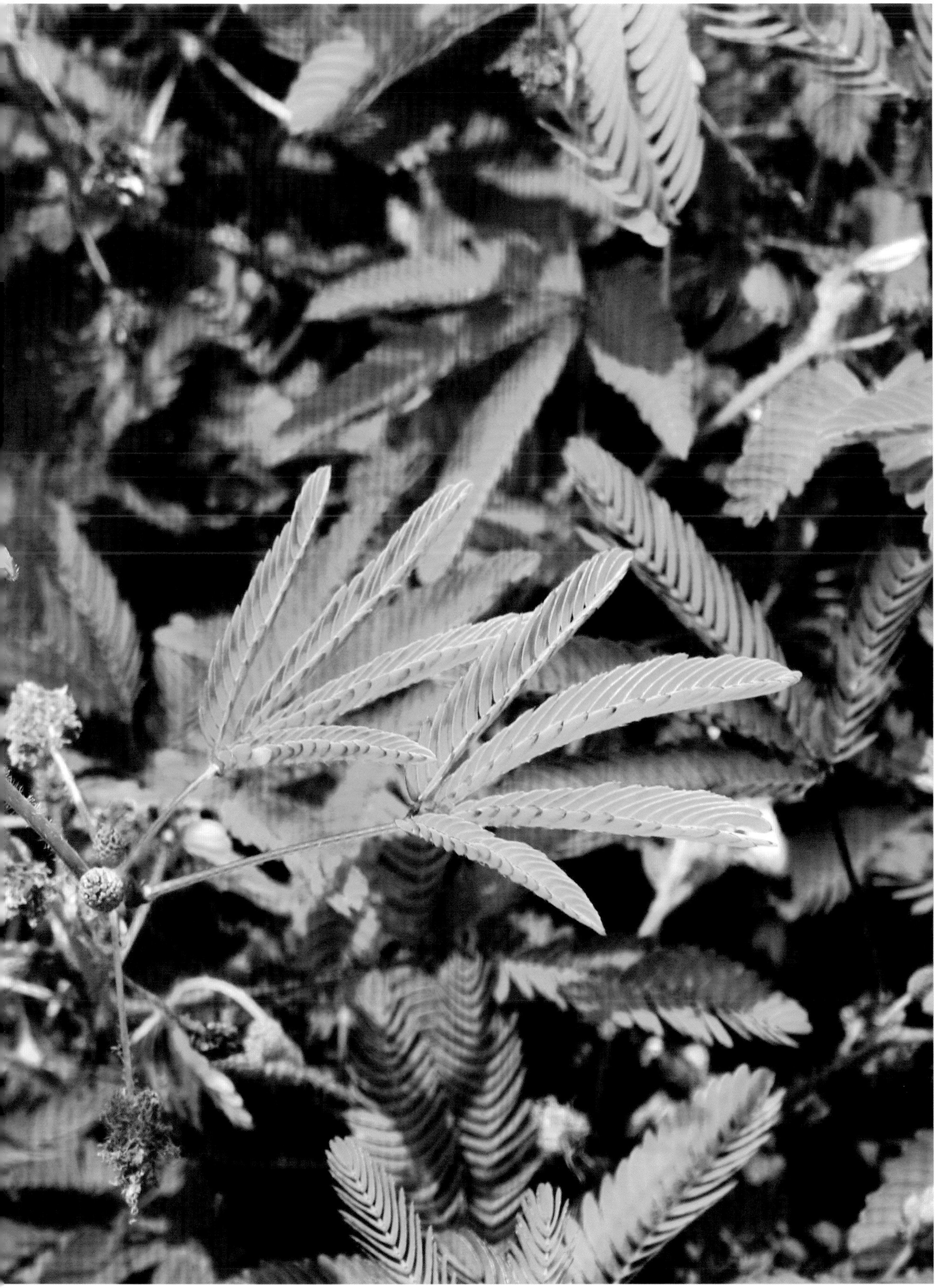

含羞草

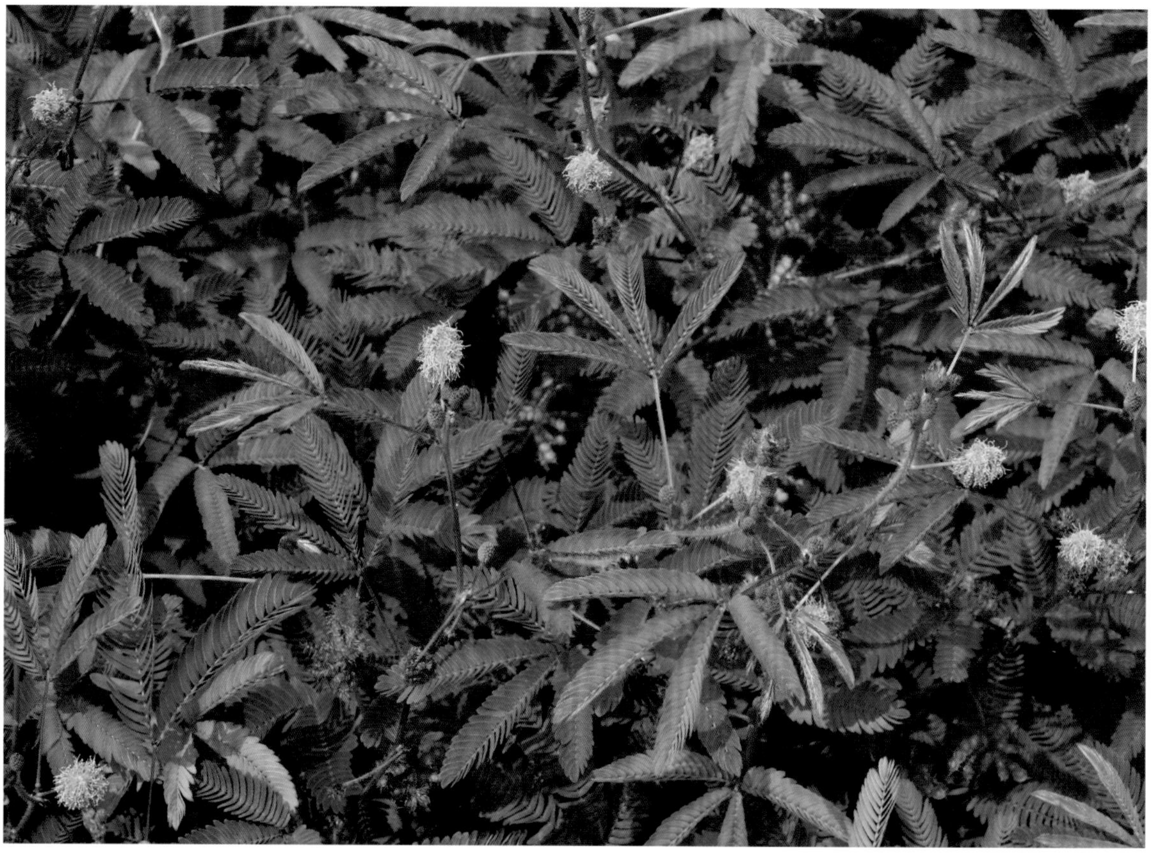

含羞草

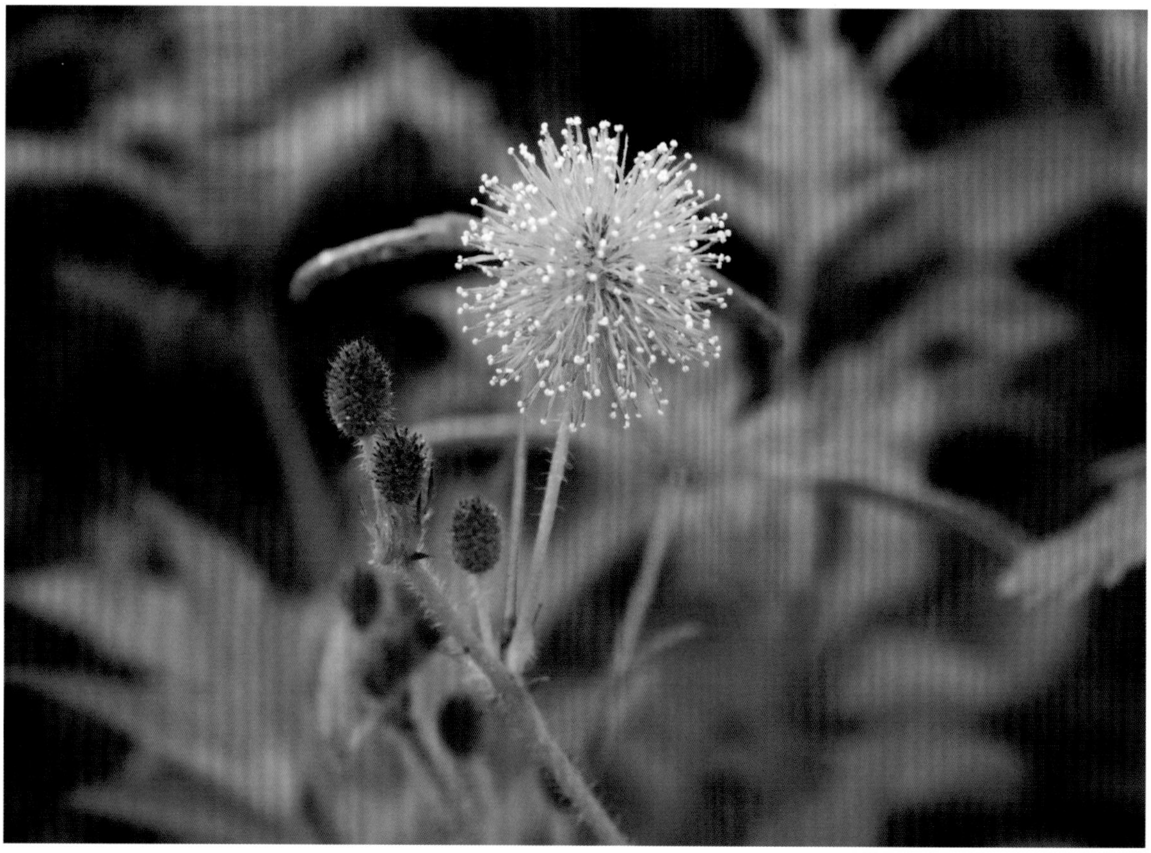

含羞草

药材鉴别

本品的茎近圆形，直径 1 ~ 3 mm，棕色，有散在生长的利刺及无数倒生刺毛。叶子颜色为灰棕色或灰绿色，完整者呈矩圆形，长 8 ~ 13 mm。有时带花，花萼钟形，气微，味淡。

功效主治

清热利尿，化痰止咳，安神止痛。主治感冒，小儿高热，急性结膜炎，支气管炎，胃炎，肠炎，泌尿系结石，疟疾，神经衰弱；外用治跌打肿痛，疮疡肿毒。

用法用量

内服：5 ~ 10 g，煎汤。外用：适量，煎水熏洗。

民族药方

1．风湿痛　含羞草 15 g。泡酒服。

2．小儿高热　含羞草 5 g。水煎服。

3．水肿　含羞草全草 10 g。水煎服。或含羞草适量，煎汤外洗。

4．带状疱疹，疮肿　鲜含羞草 18 g。捣烂外敷患处。

5．神经衰弱，失眠　含羞草 30 ~ 60 g。水煎服。

6．失眠多梦，乏力　含羞草、山乌龟（烤黄）各 10 g，草决明根、小拔毒散根各 15 g，苦菜籽 5 g。水煎服。

7．经闭，慢性胃炎，小儿消化不良，头痛失眠，眼花　含羞草根 9 ~ 15 g。水煎服。

使用注意

孕妇忌服，本品有麻醉作用，内服不宜过量。

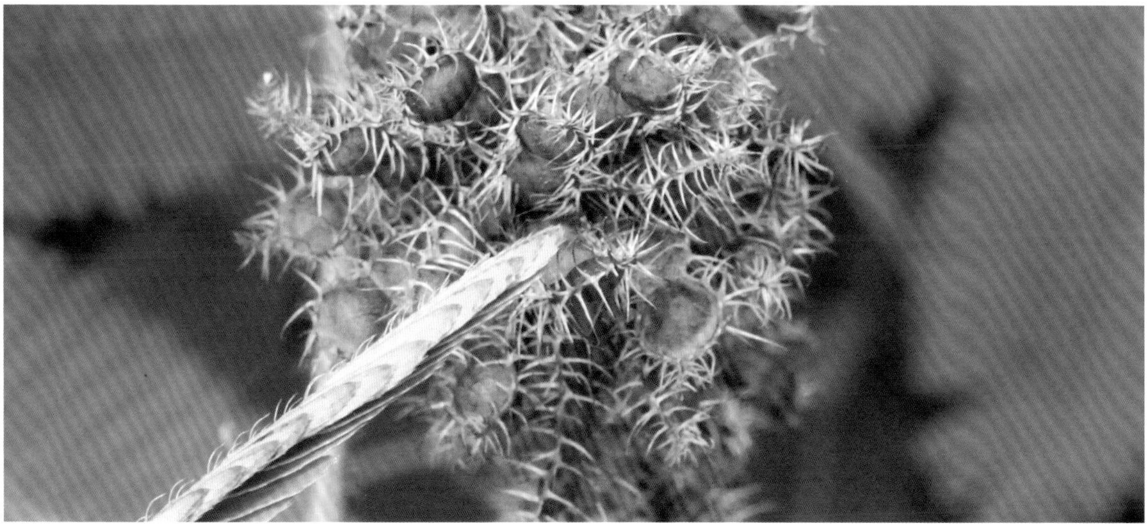

含羞草

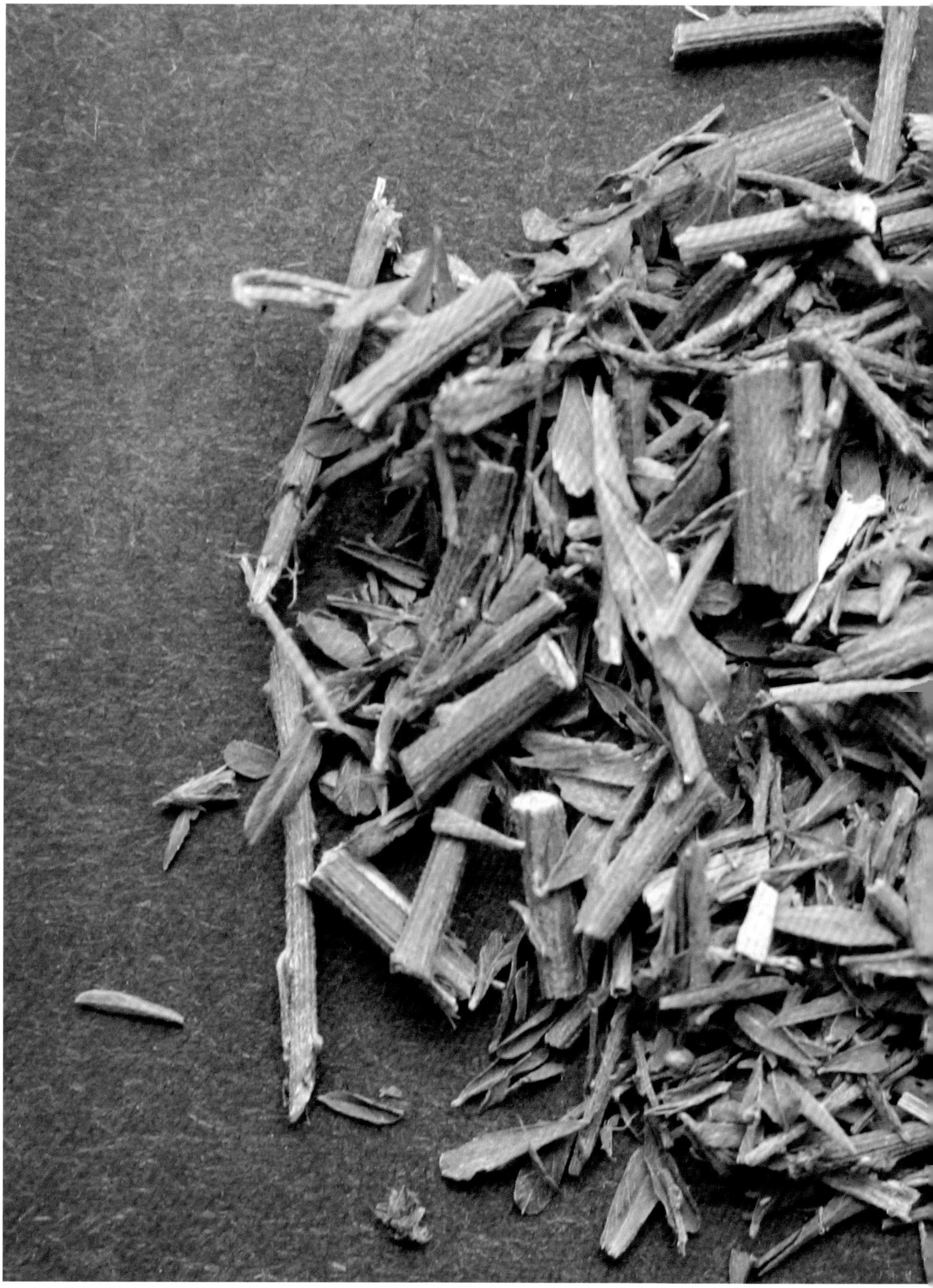

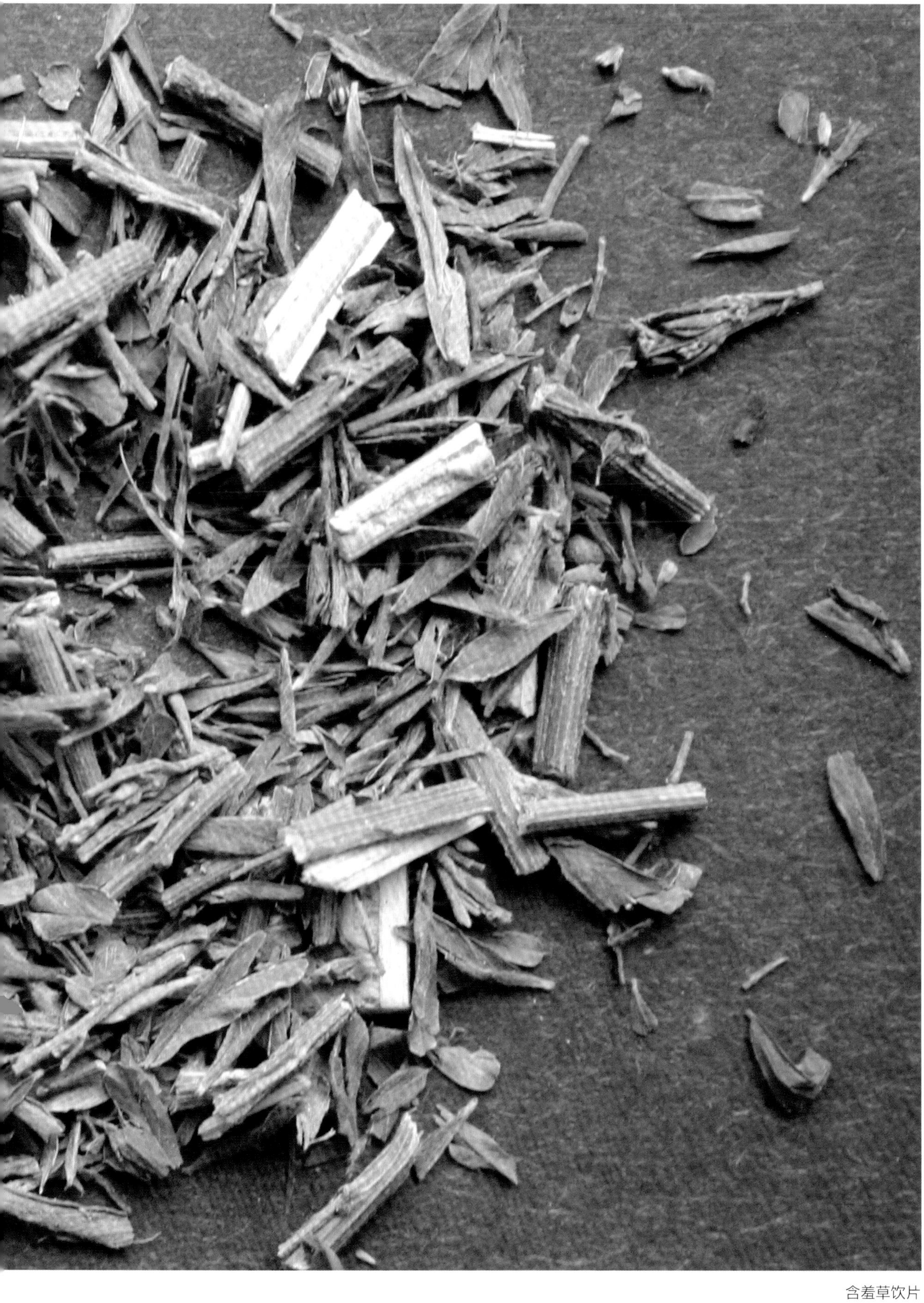

含羞草饮片

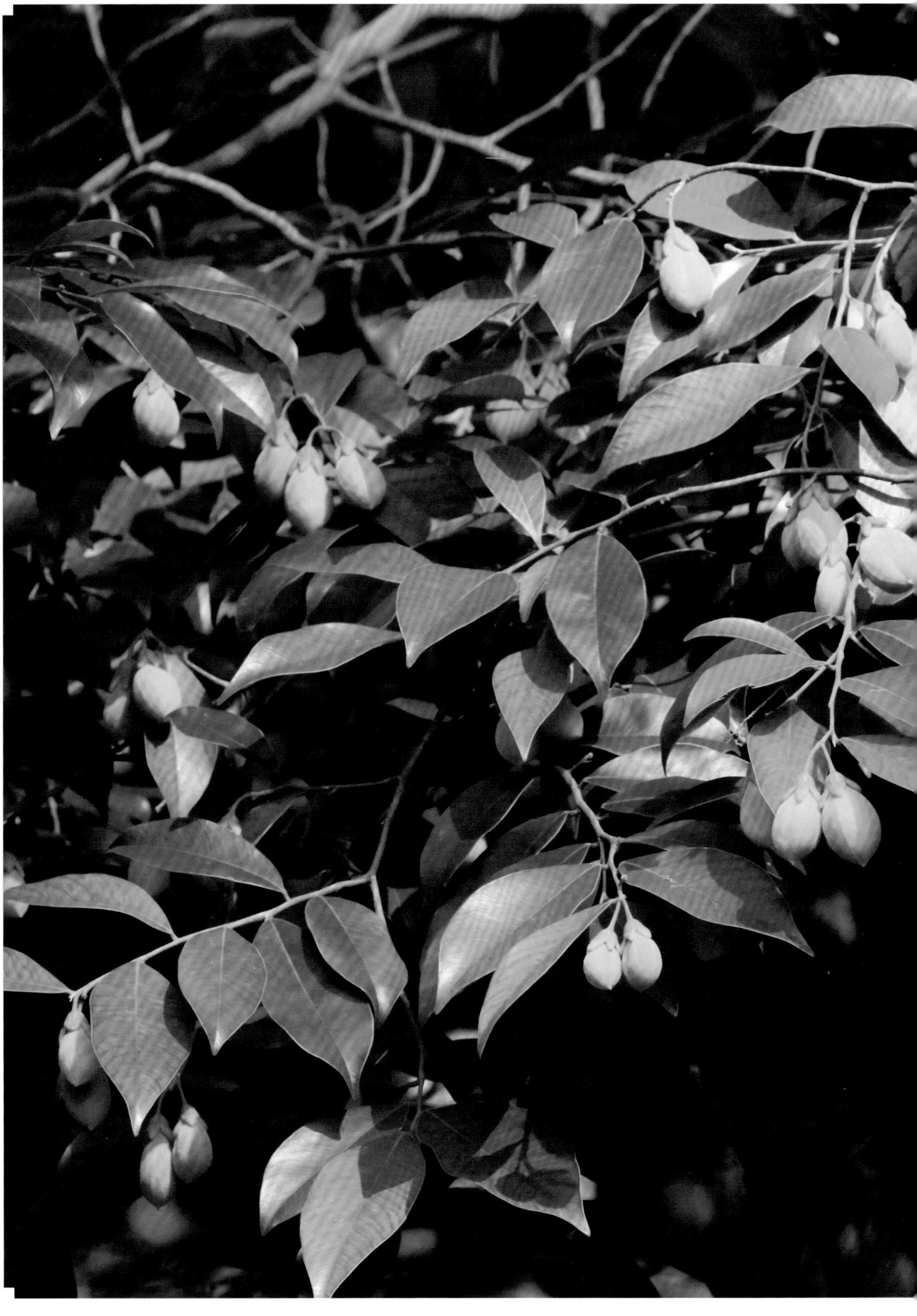

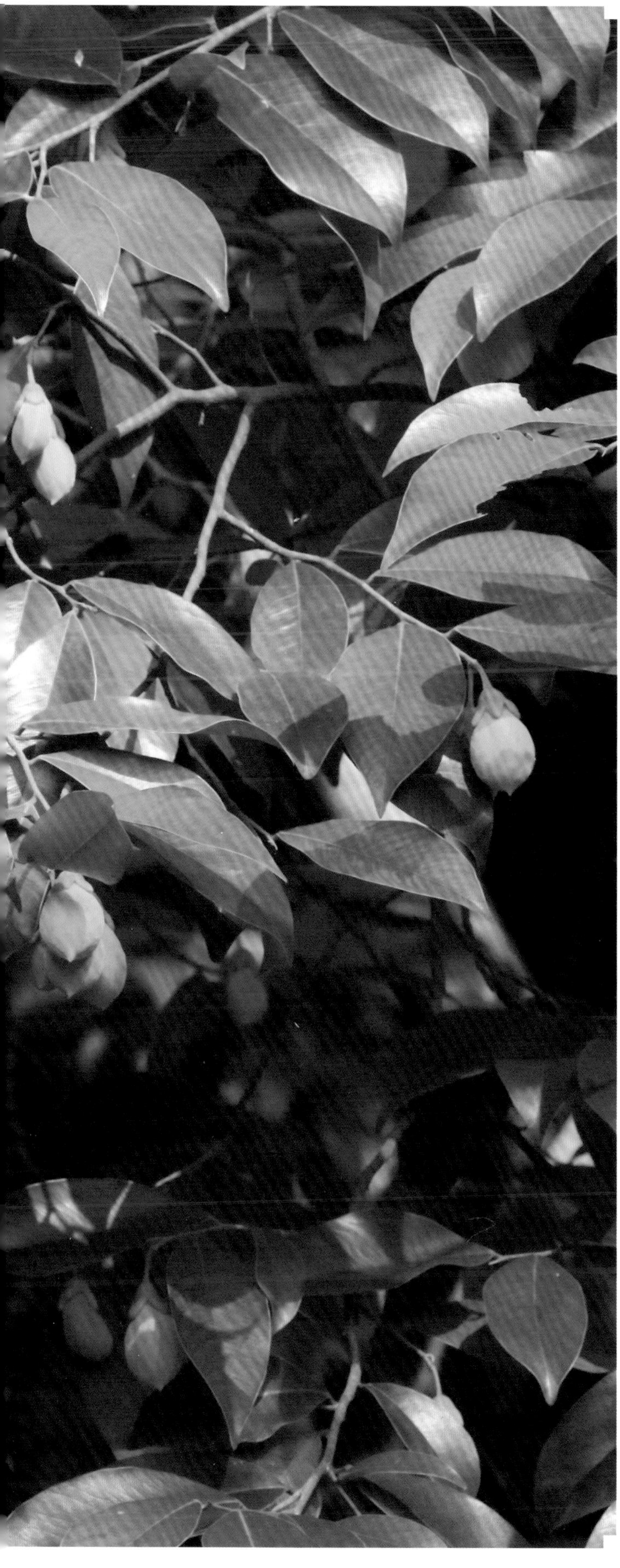

沉香

【壮药名】陈样夺。

【别　名】蜜香、栈香、沉水香、海南沉香。

【来　源】本品为瑞香科植物白木香 *Aquilaria sinensis* (Lour.) Gilg 含有树脂的木材。

【性味归经】辛、苦，温。归脾、胃、肾经。

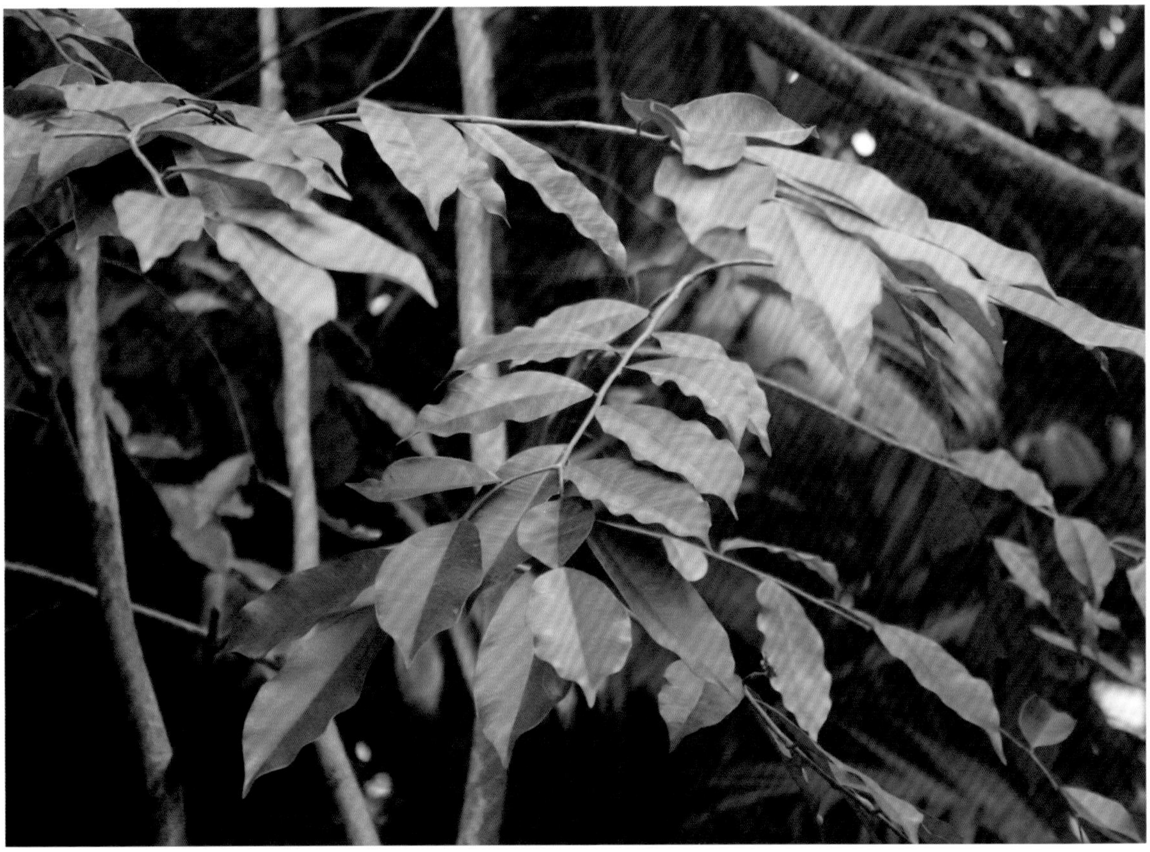

白木香

识别特征

常绿乔木，植株高达 15 m。树皮灰褐色；小枝叶柄及花序均被柔毛或夹白色茸毛。叶互生；叶柄长约 5 mm；叶片革质，长卵形、倒卵形或椭圆形，长 6 ~ 12 cm，宽 2.0 ~ 4.5 cm，先端渐尖，基部楔形，全缘，两面被疏毛，后渐脱落，光滑且亮。伞形花序顶生和腋生；小花梗长 0.5 ~ 1.2 cm；花黄绿色，被茸毛；花被钟形，5 裂，矩圆形，长约 7 mm，宽约 4 mm，先端钝圆，花被管喉部有鳞片 10 枚，密被白色茸毛，长约 5 mm，基部联合成一环；雄蕊 10，花丝粗壮；子房卵形，密被茸毛。花期 3—4 月，果期 5—6 月。

生境分布

生长于中海拔山地、丘陵地。分布于海南、广东、云南、台湾等省区。

采收加工

全年均可采收，割取含树脂的木材，除去不含树脂的部分，阴干。

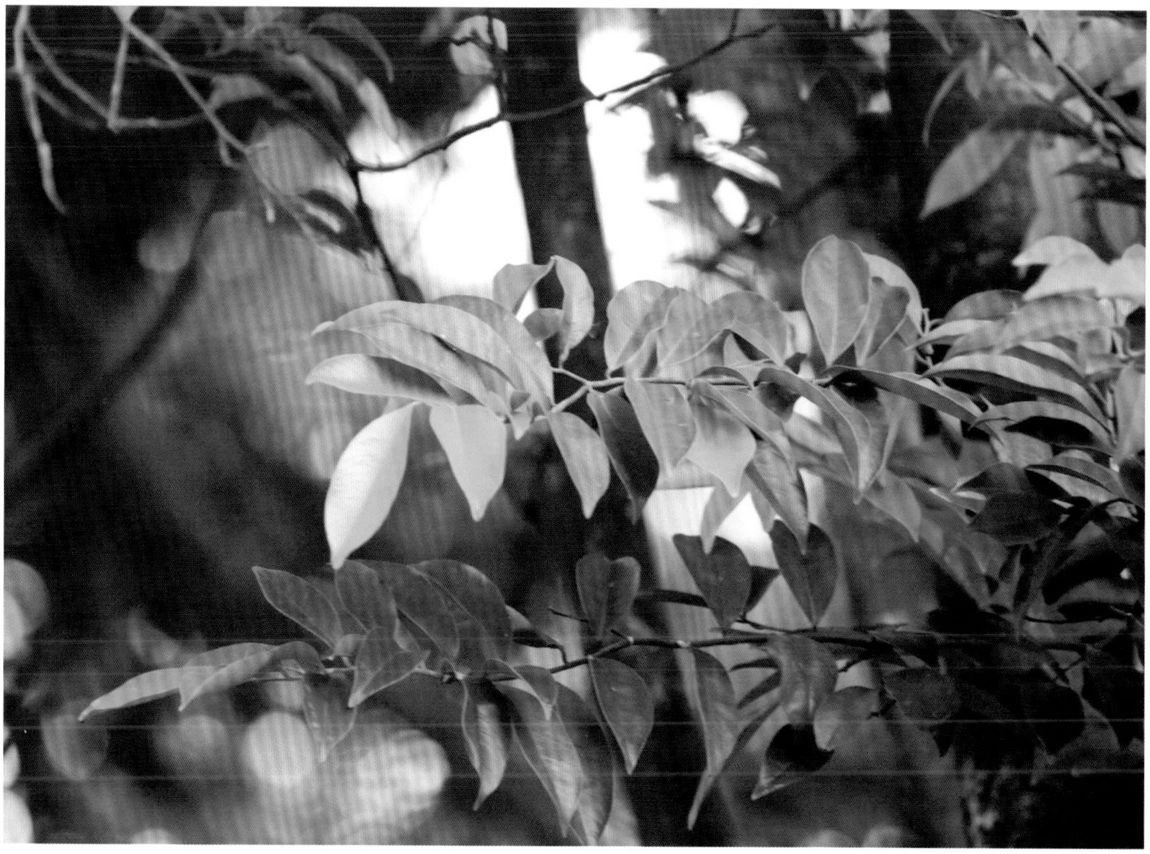

白木香

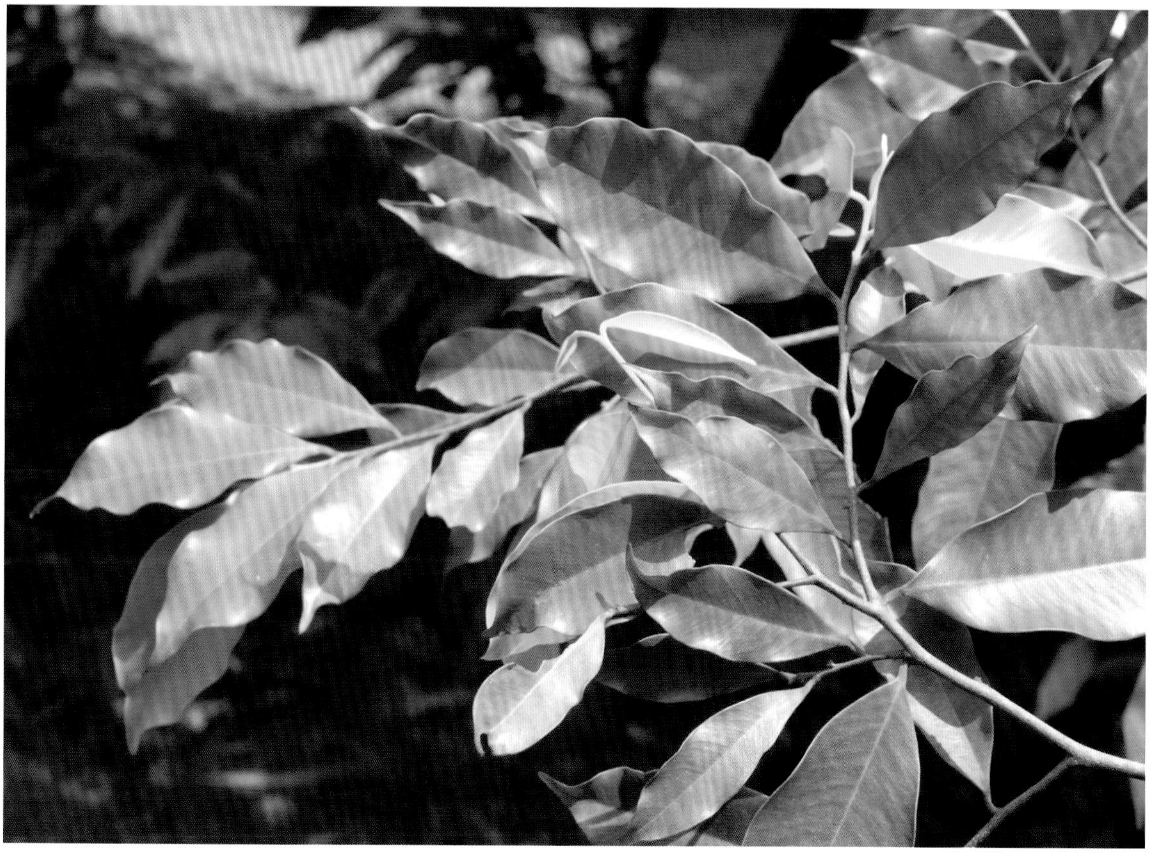

白木香

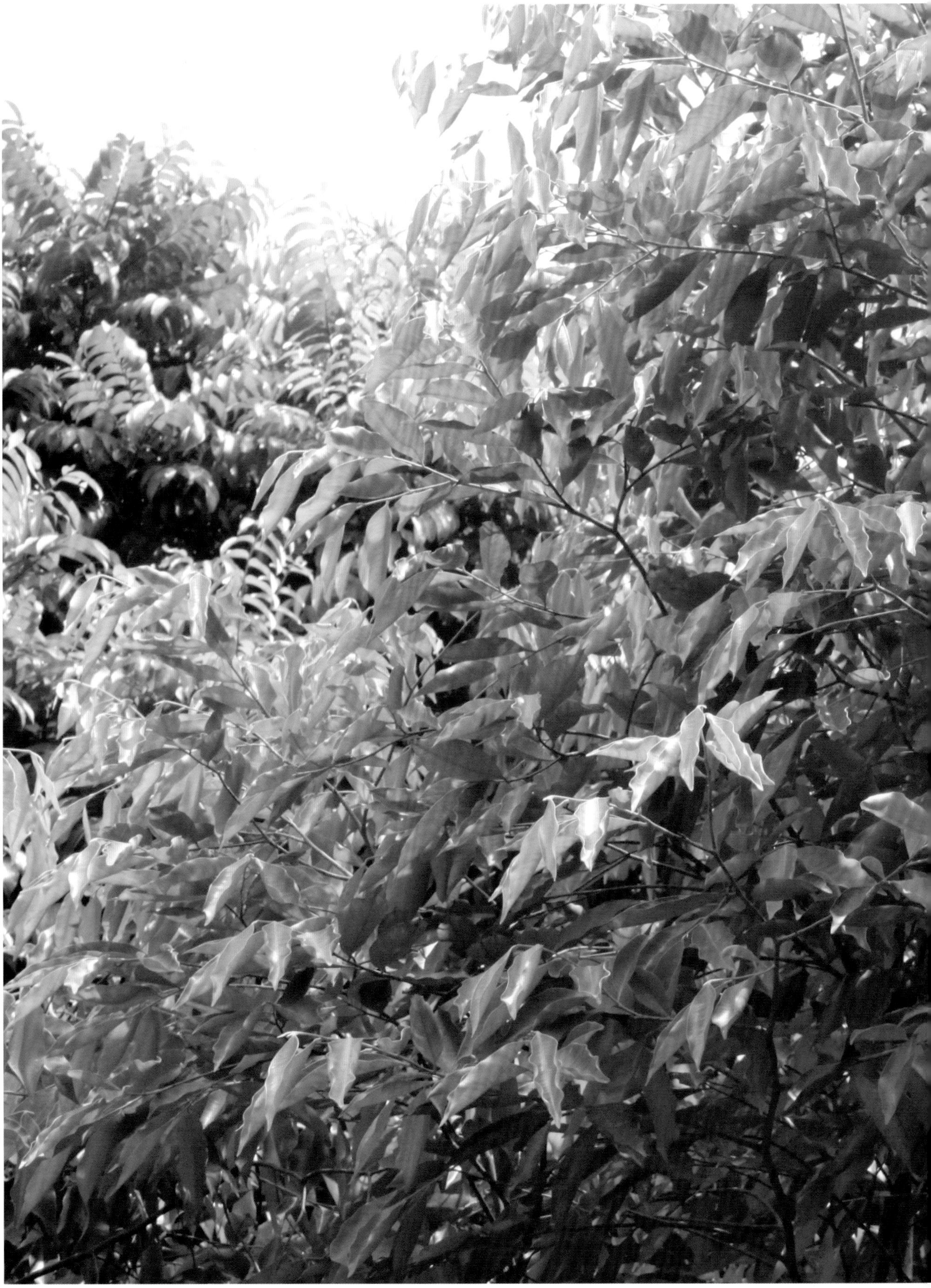

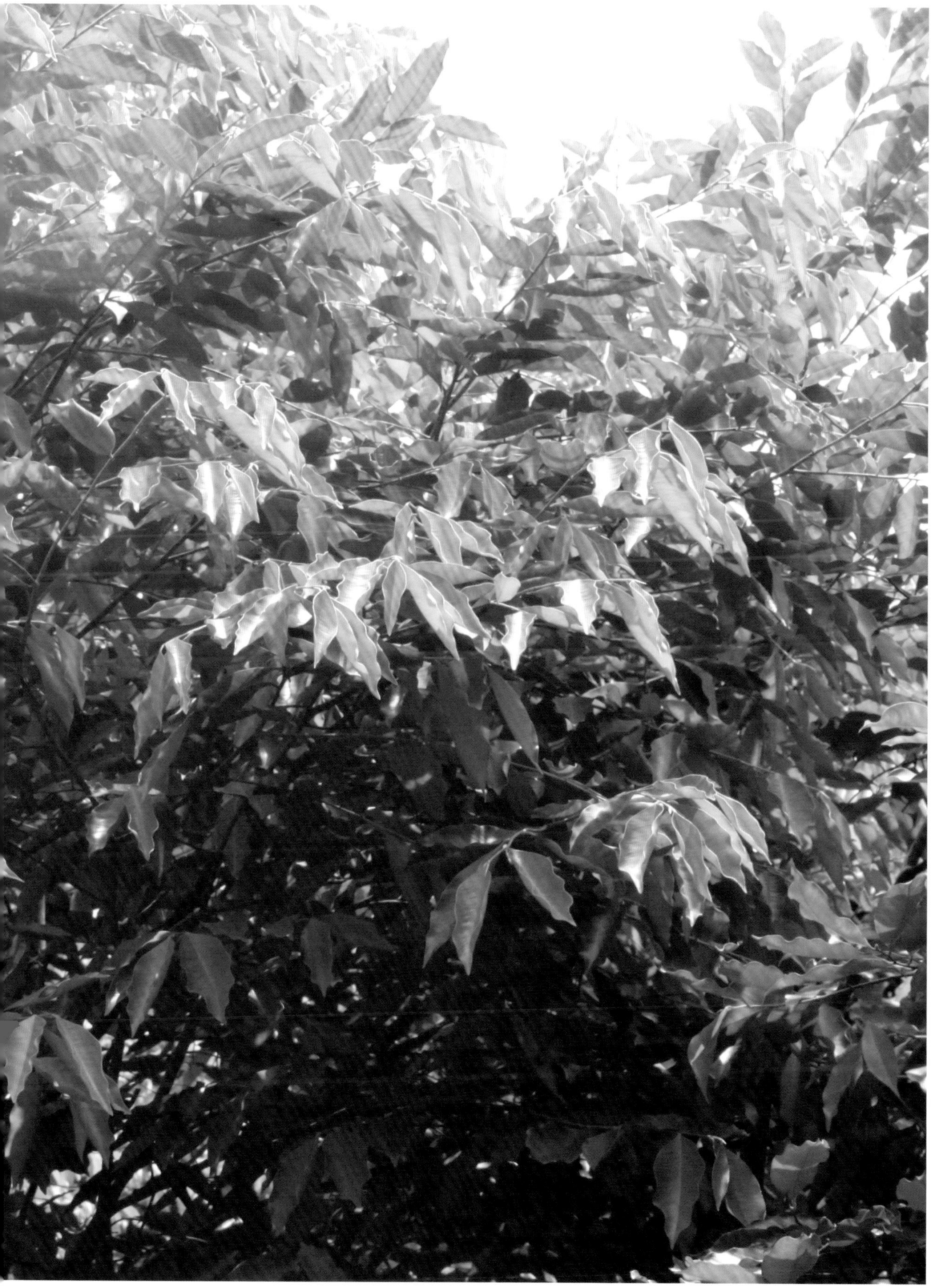

白木香

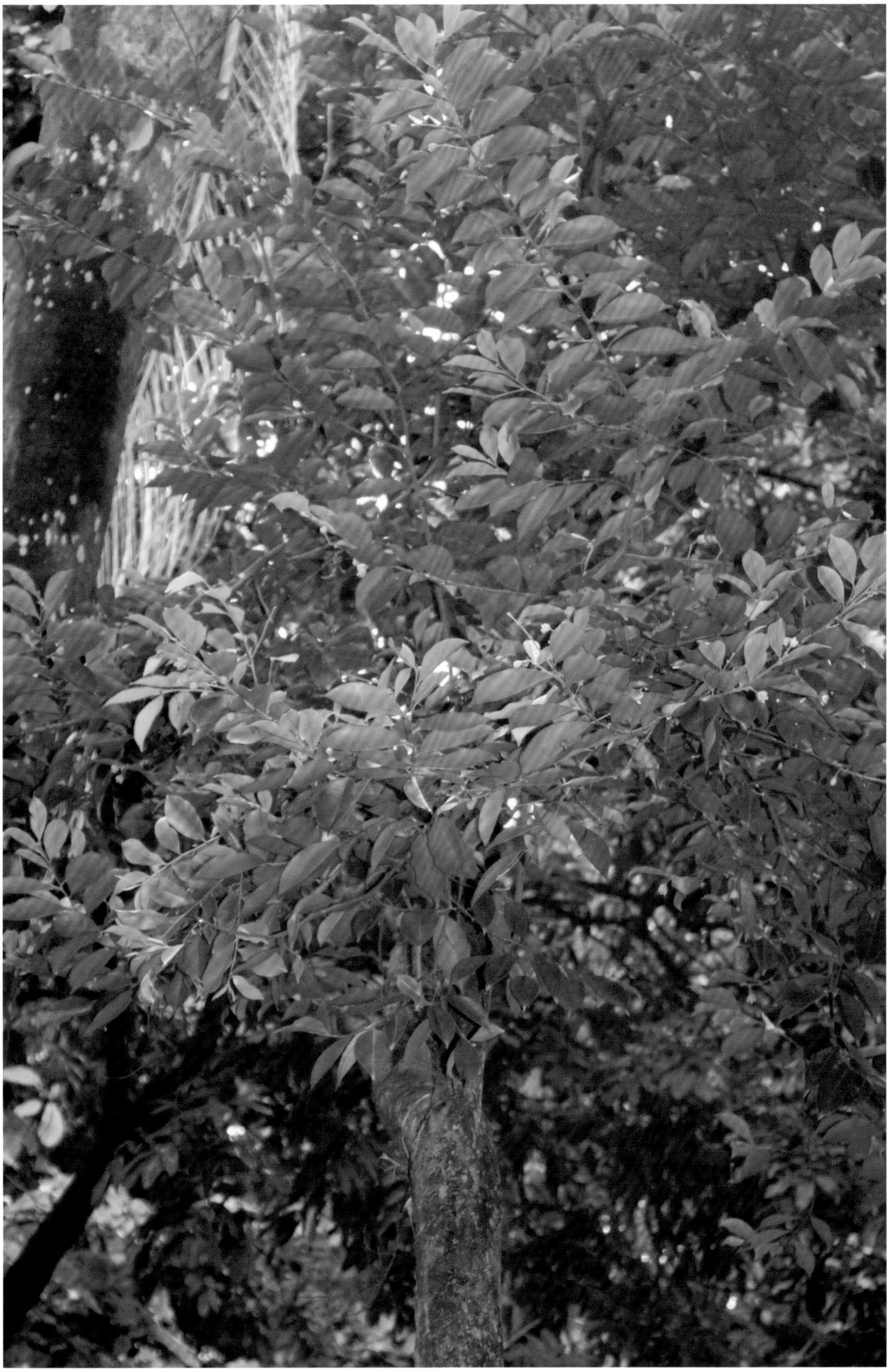

白木香

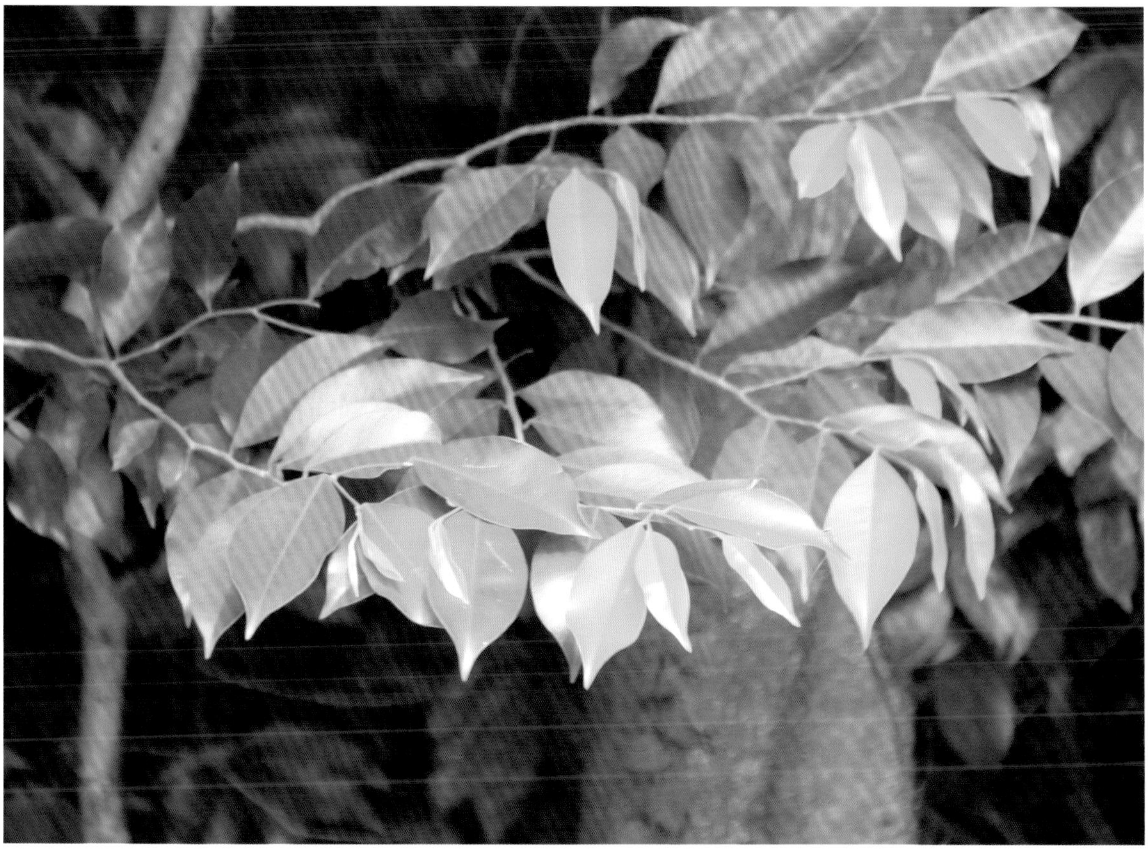

白木香

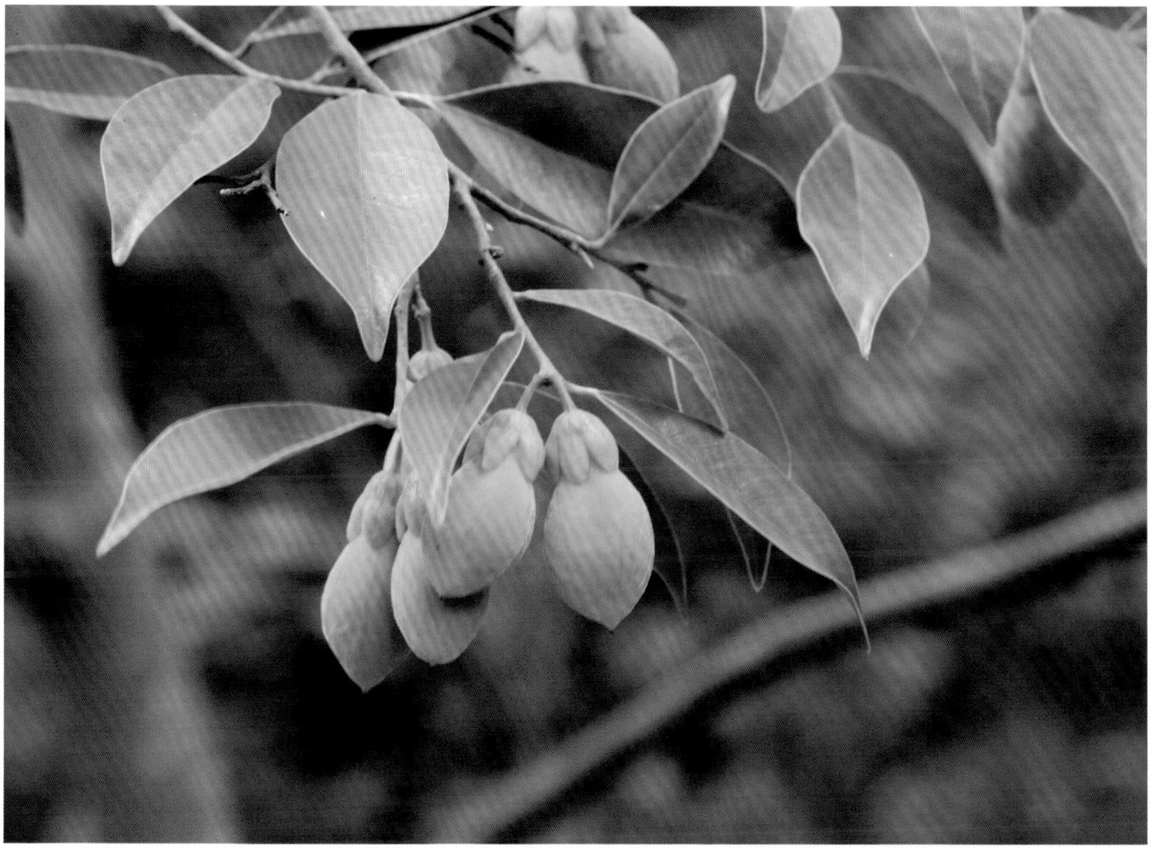

白木香

药材鉴别

本品外形极不规则，呈棒状、片状或盔帽状。外表皮褐色，常有黄色与黑色相互交错的纹理。质坚实，难以折断，断面呈灰褐色。

功效主治

降气温中，暖肾纳气。主治气逆喘息，呕吐呃逆，脘腹胀痛，腰膝虚冷，大肠虚秘，小便气淋，男子精冷。

用法用量

内服：1 ~ 3 g，煎服，宜后下；或磨汁冲服；或入丸、散服，每次 0.5 ~ 1.0 g。

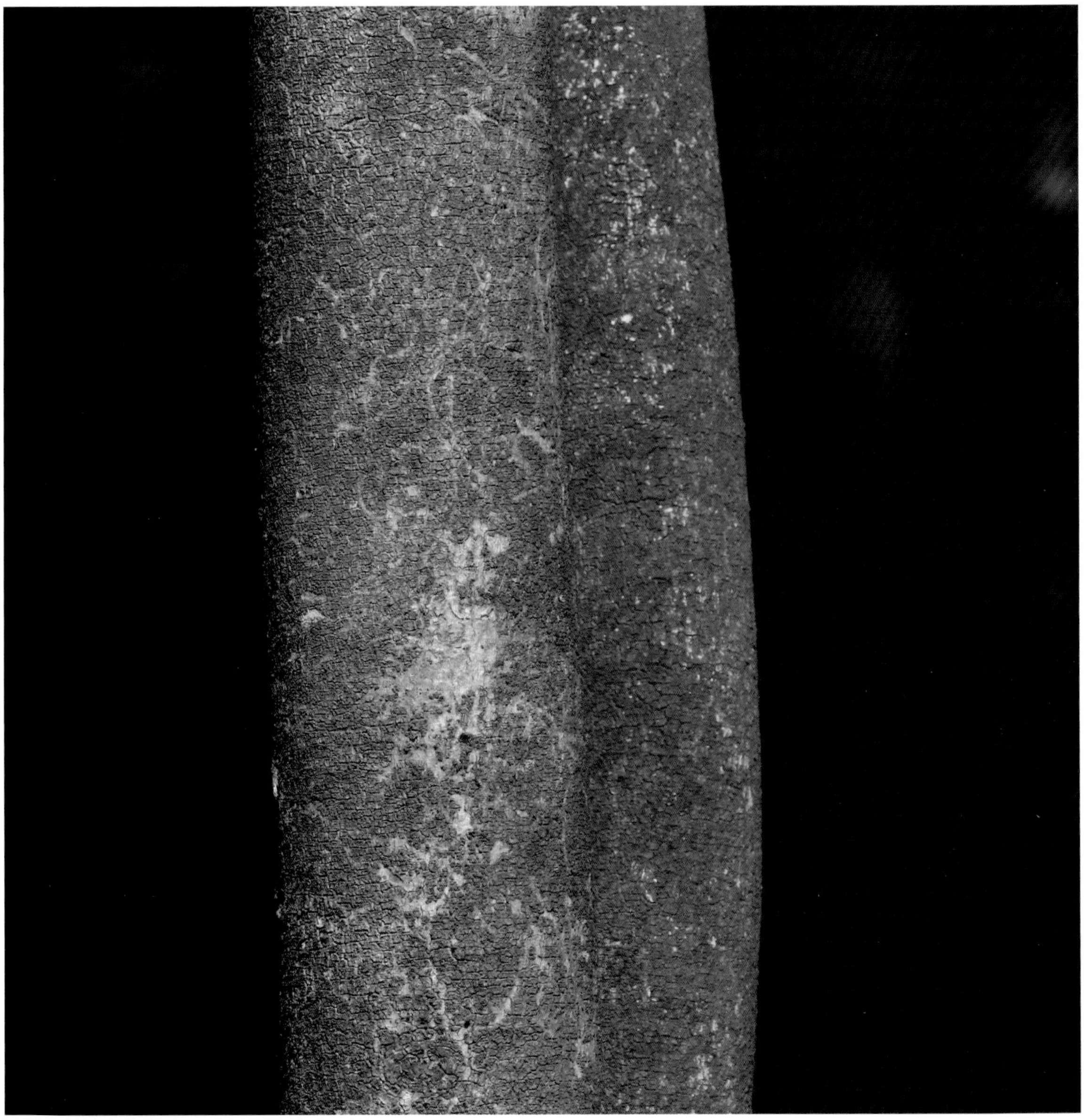

白木香

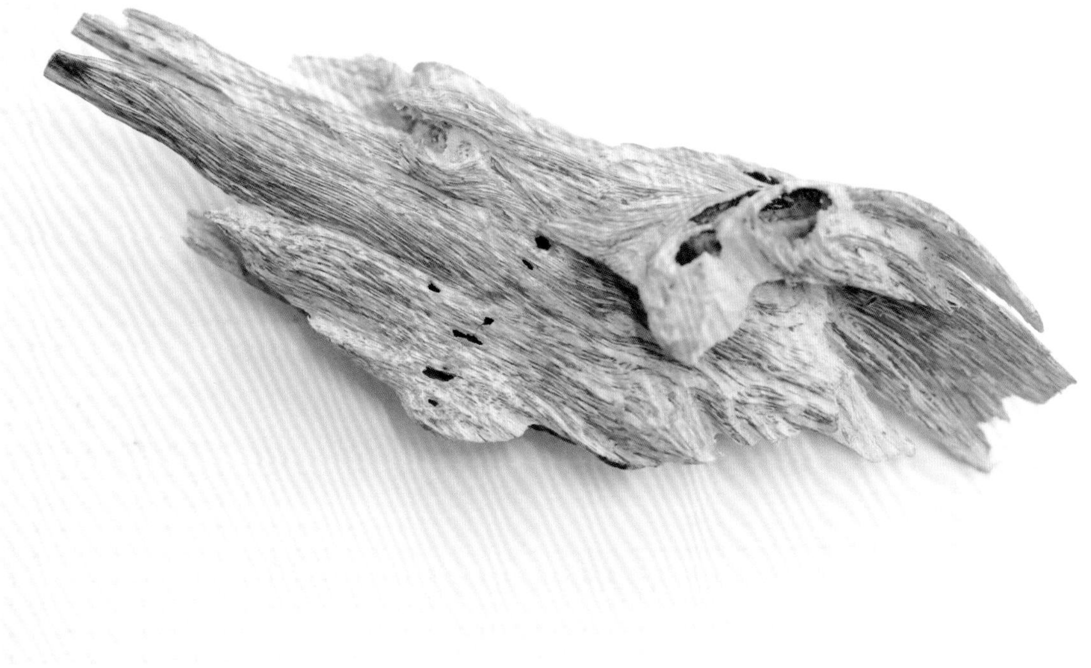

沉香药材

民族药方

1．腹胀气喘，坐卧不安 沉香、枳壳、木香各 25 g，莱菔子（炒）50 g，姜 3 片。水冲服，每次 25 g。

2．哮喘 沉香 100 g，莱菔子（淘净，蒸熟，晒干）250 g。共研为细末，调生姜汁为细丸，开水送服，每次 3 g。

3．支气管哮喘 沉香 1.5 g，侧柏叶 3 g。共研细末，在临睡前顿服，可根据病情加减用量。对于实证，可配葶苈子、杏仁、半夏等；对于肾虚喘促者，可配附子、熟地黄、五味子。

4．产后尿潴留 沉香、肉桂各 1 ~ 2 g，琥珀 1.5 ~ 4 g。研末冲服，如有发热可减量或不用肉桂，另以车前子 20 g，泽泻 15 g，煎水，取药液调服上末。

5．子宫内膜异位症 沉香、当归、乳香、三七、土鳖虫各等份。共研为细末，用黄酒调成糊状，放棉签上贴入阴道穹结节处，隔日 1 次，经期停用，1 个月为 1 个疗程。

使用注意

阴虚火旺、气虚下陷者慎用。

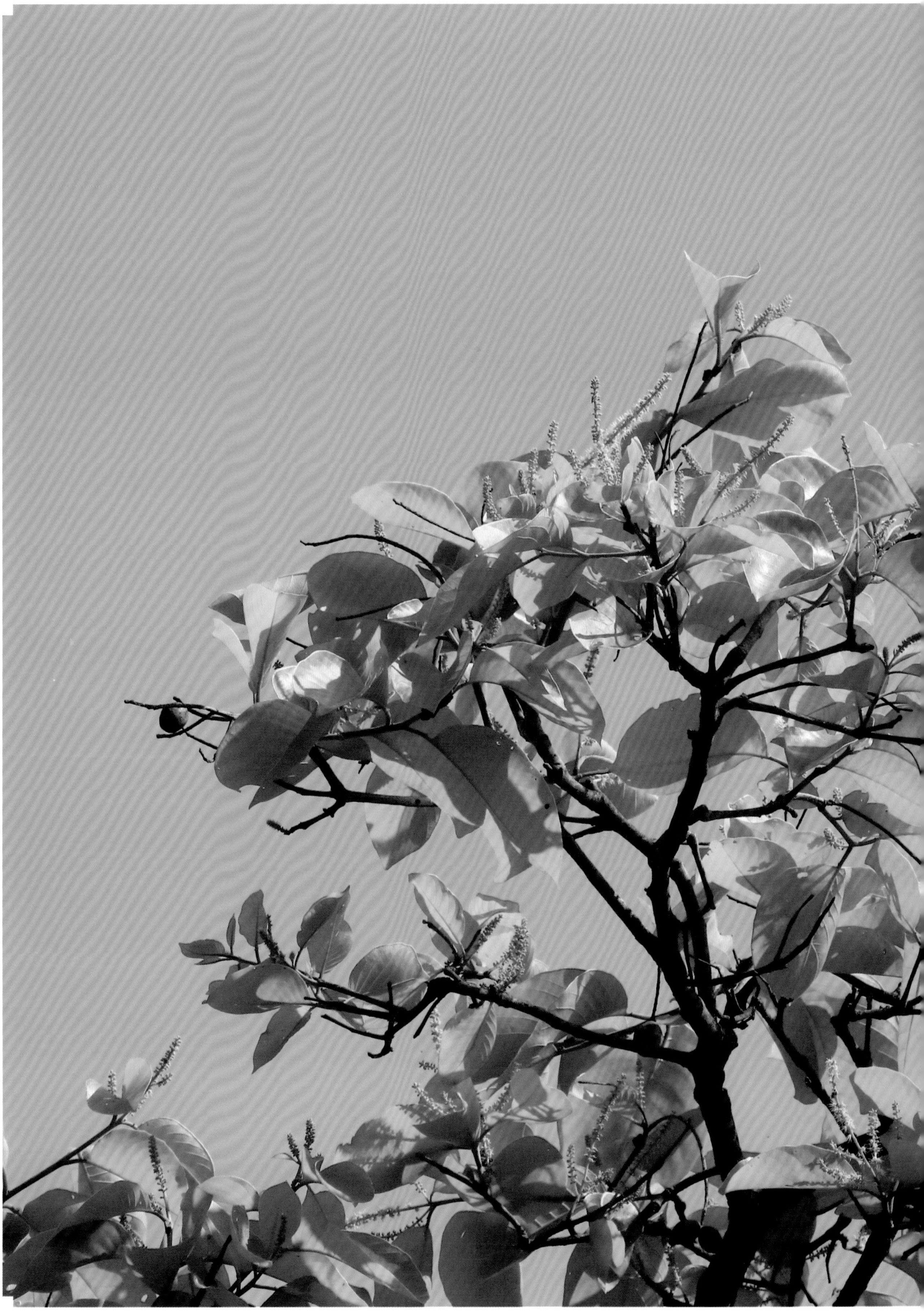

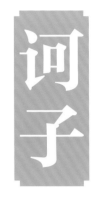

诃子

【壮药名】勒可。

【别　名】诃子肉、诃子皮、煨诃子、诃黎勒、随风子。

【来　源】本品为使君子科植物诃子 *Terminalia chebula* Retz. 或绒毛诃子 *Terminalia chebula* Retz. var. *tomentella* Kurt. 的干燥成熟果实。

【性味归经】苦、酸、涩，平。归肺、大肠经。

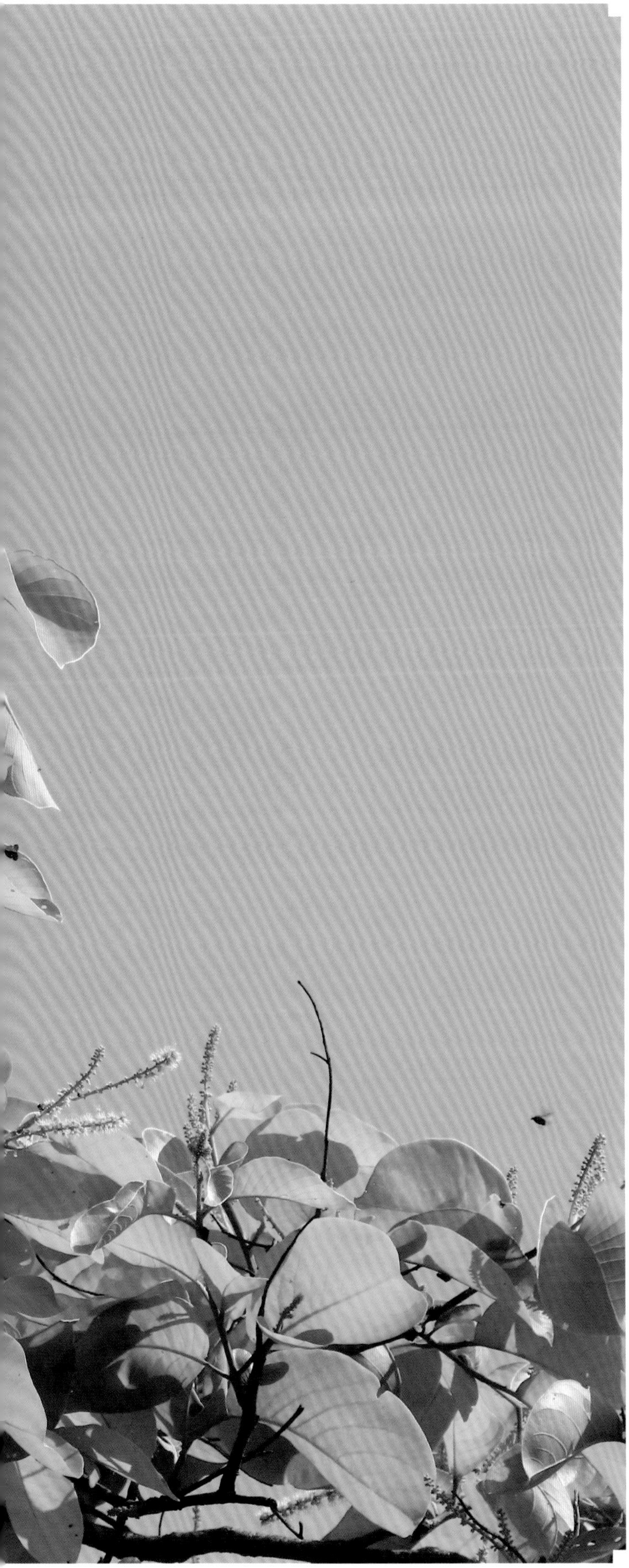

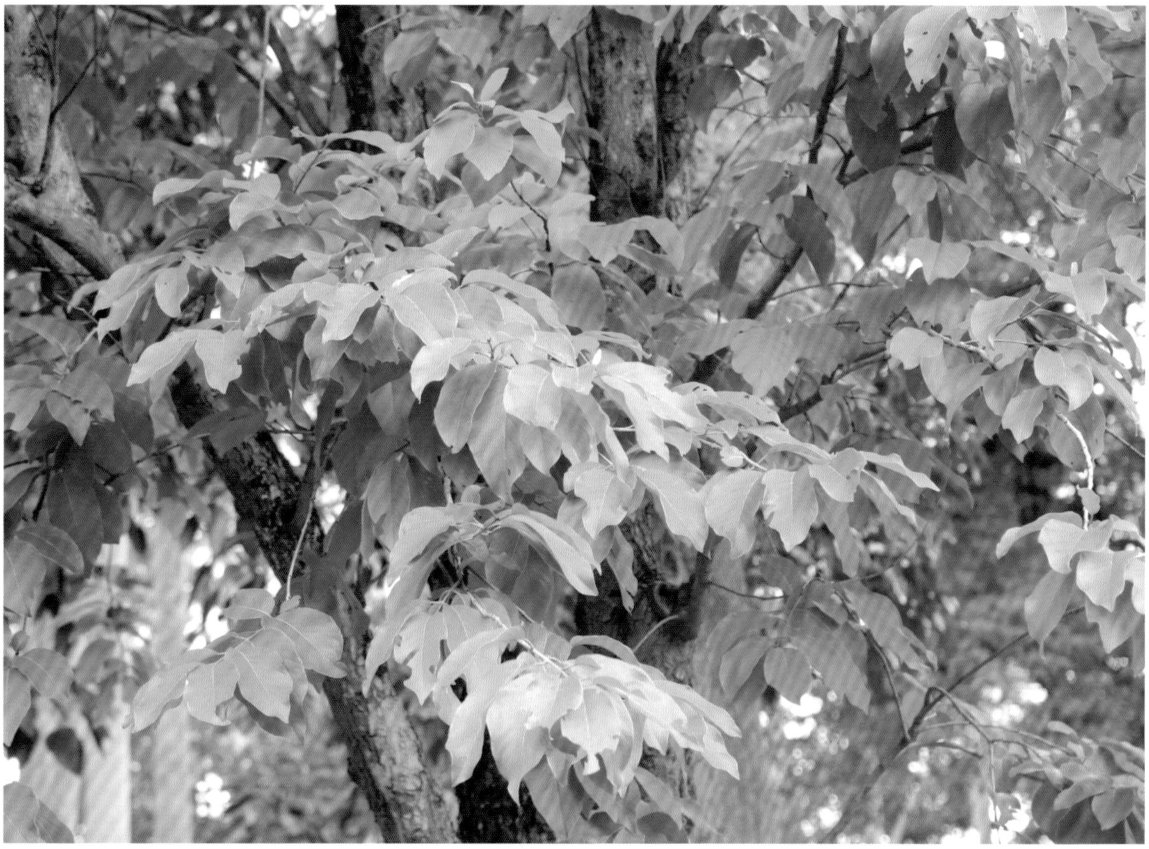

诃子

识别特征

高大乔木，高达 20 ~ 30 m。叶互生或近对生，卵形或椭圆形，长 7 ~ 25 cm，宽 3 ~ 15 cm，先端短尖，基部钝或圆，全缘，两面均秃净，幼时叶背薄被微毛；叶柄粗壮，长 1.5 ~ 2 cm，有时于顶端有 2 个腺体。穗状花序生于枝顶或叶腋，花两性，黄色；萼杯状，长约 3 mm，先端 5 裂，裂片三角形，先端尖锐，内面被毛；花瓣缺；雄蕊 10，着生于萼管上，花药黄色，心脏形；子房下位，1 室，胚珠 2 枚，花柱长突出。核果倒卵形或椭圆形，长 2.5 ~ 4.5 cm，幼时绿色，热时黄褐色，表面光滑，干时有 5 棱。种子 1 颗。花期 6—8 月，果期 8—10 月。

生境分布

生长于疏林中或阳坡林缘。分布于云南、广东、广西等省区。

采收加工

秋末至冬初果实成熟时采摘，将诃子淘净，晒干，生用或炒用。

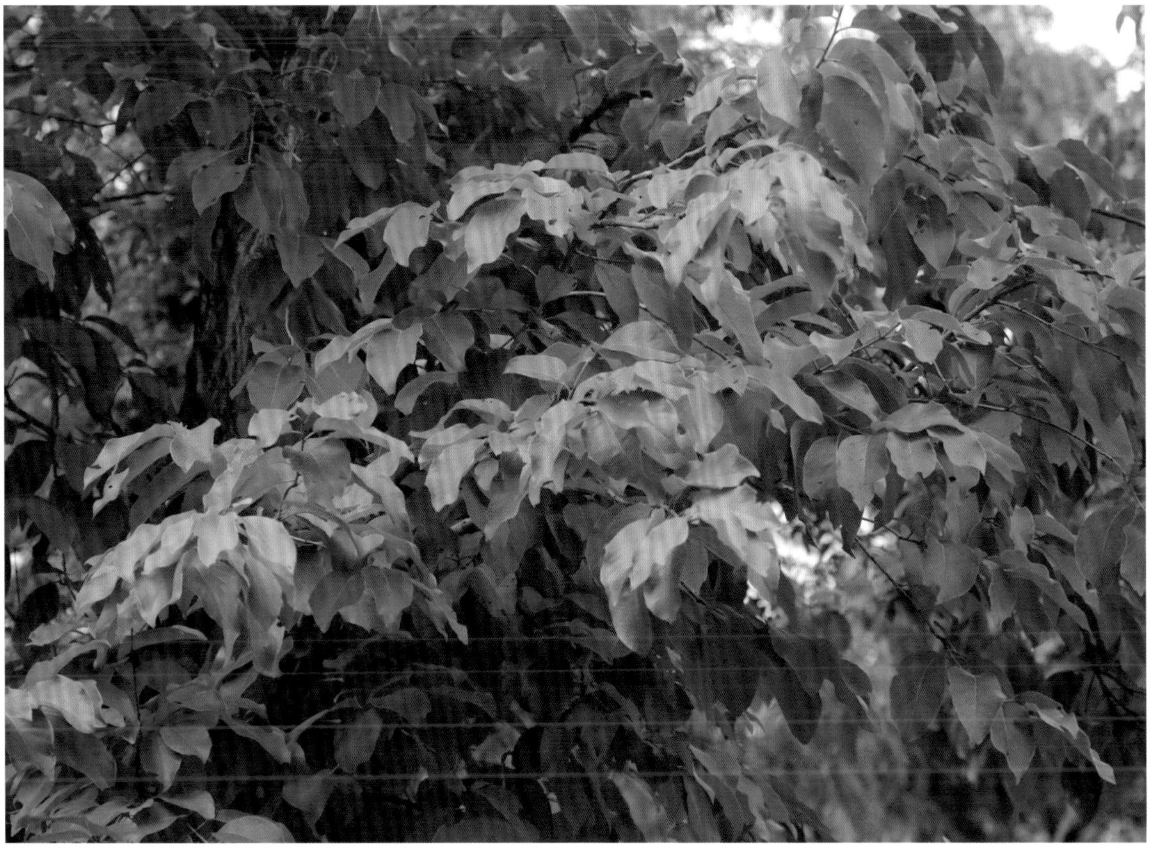

诃子

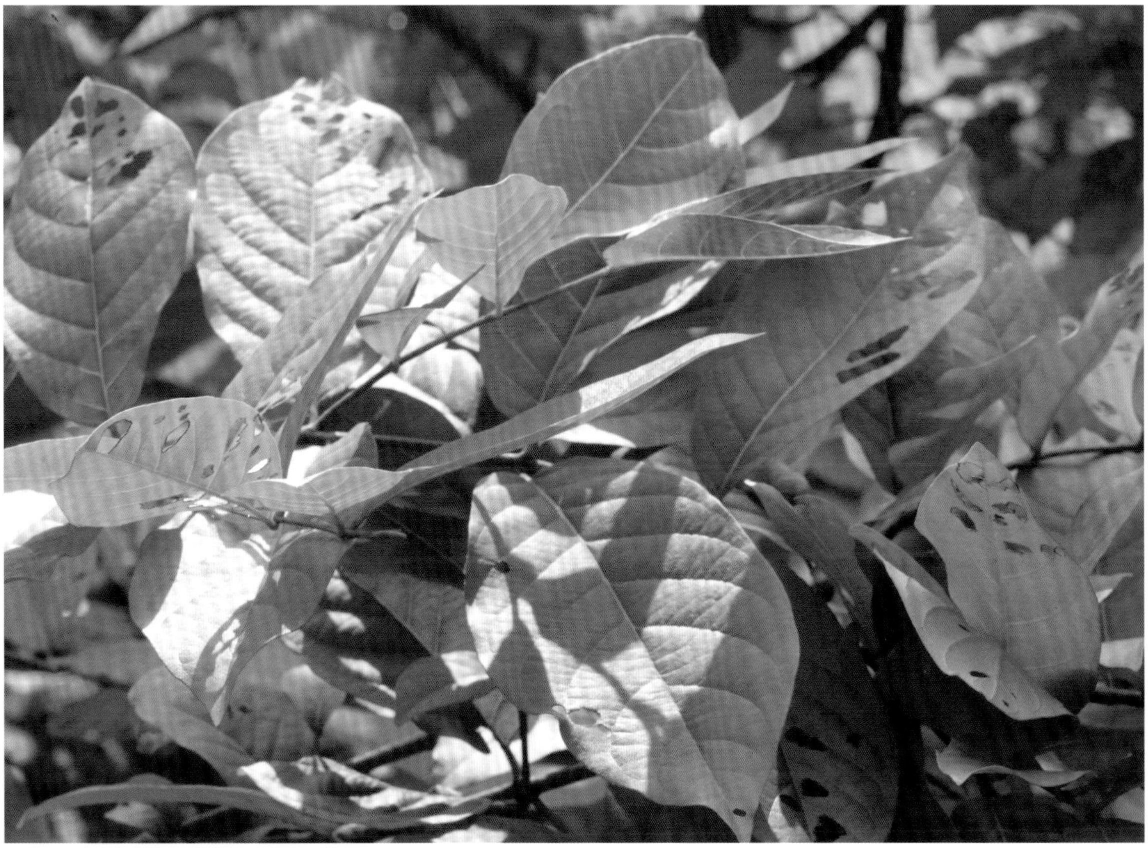

诃子

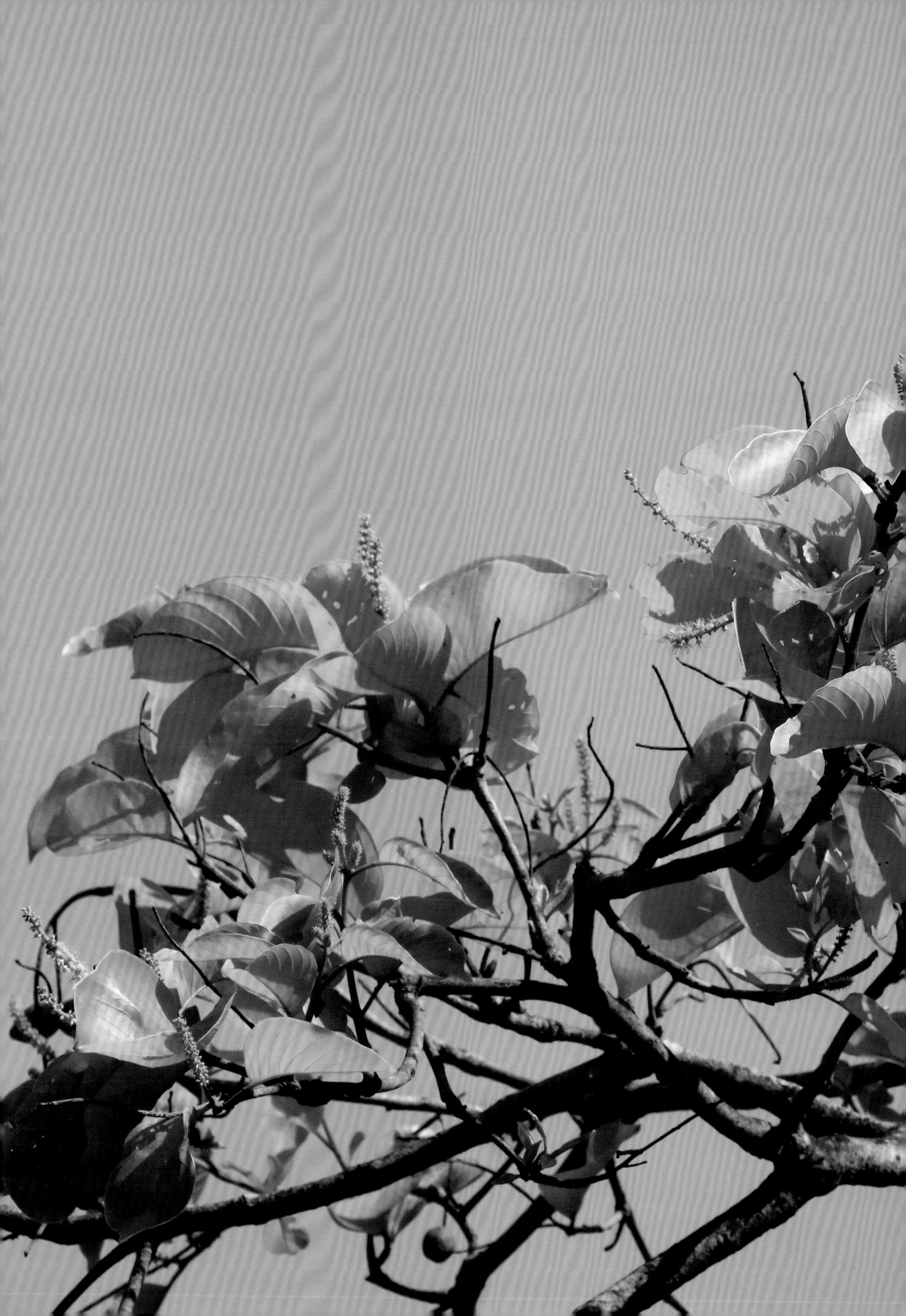

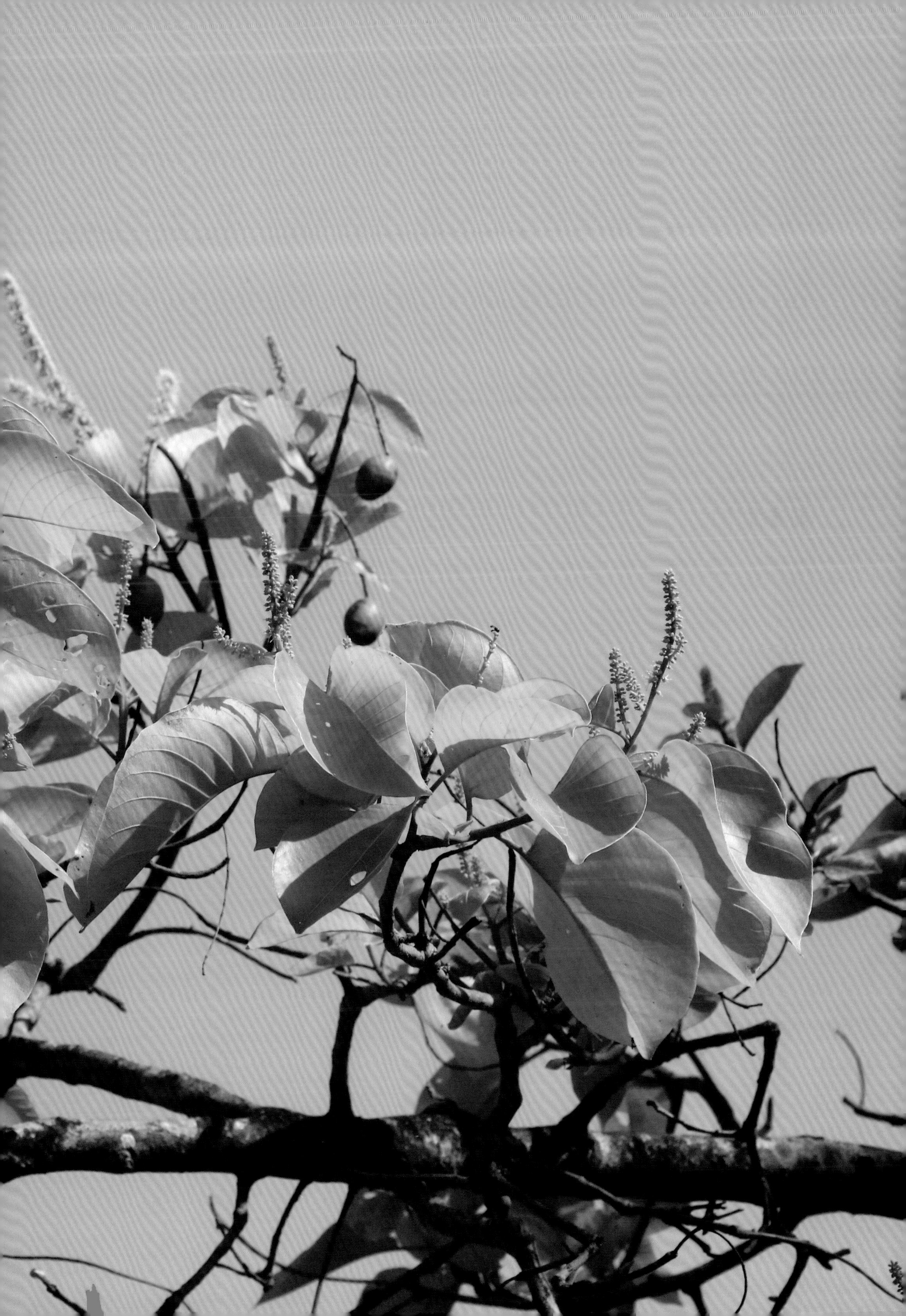

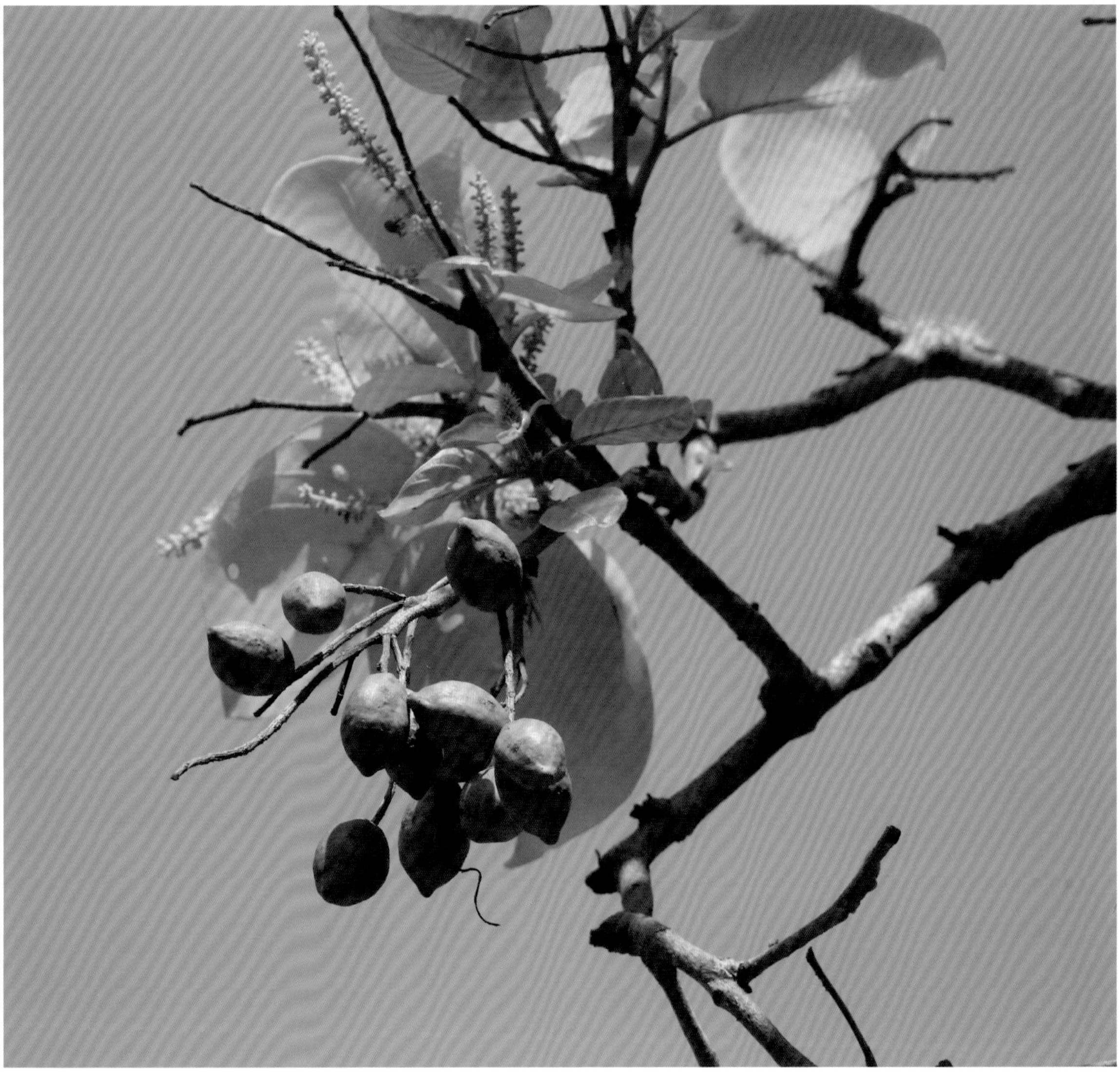

诃子

药材鉴别

本品为长圆形或卵圆形，长 2 ~ 4 cm，直径 2 ~ 2.5 cm。表面黄棕色或暗棕色，略具光泽，有 5 ~ 6 条纵棱线及不规则的皱纹，基部有圆形果梗痕，质坚实。果肉厚 0.2 ~ 0.4 cm，黄棕色或黄褐色。果核长 1.5 ~ 2.5 cm，直径 1 ~ 1.5 cm，浅黄色，粗糙，坚硬。种子狭长纺锤形，长约 1 cm，直径 0.2 ~ 0.4 cm；种皮黄棕色，子叶 2，白色，相互重叠卷旋。无臭，味酸涩后甜。

功效主治

涩肠止泻，敛肺利咽。主治久咳失音，久泻，久痢，脱肛，便血，崩漏，带下，遗精，尿频。

用法用量

内服：3 ~ 9 g，煎服。涩肠止泻宜煨用。敛肺利咽宜生用。

民族药方

1. 大叶性肺炎 诃子肉、瓜蒌各 15 g，百部 9 g。为 1 日量，水煎分 2 次服。

2. 急、慢性湿疹 诃子 10 g。捣烂，加水 1500 ml，小火煎至 500 ml，再加米醋 500 ml，煮沸即可，取药液浸渍或湿敷患处，每次 30 分钟，每日 3 次，每日 1 剂。

3. 失音 诃子肉 12 g，桔梗 15 g，甘草 5 g，射干 10 g。前 3 味各一半炒，一半生用，与射干共水煎服。

4. 食管癌 诃子、菱角、紫藤、薏苡仁各 10 g。将菱角、紫藤、诃子、薏苡仁放入砂锅中，加水煎汤。上、下午分别服用。

5. 痢疾不止，放屁多，脉濡 诃子肉（煨）500 g。研为细末，米汤送服，每次 9 g，每日 3 次。

使用注意

凡外邪未解，内有湿热火邪者忌服。

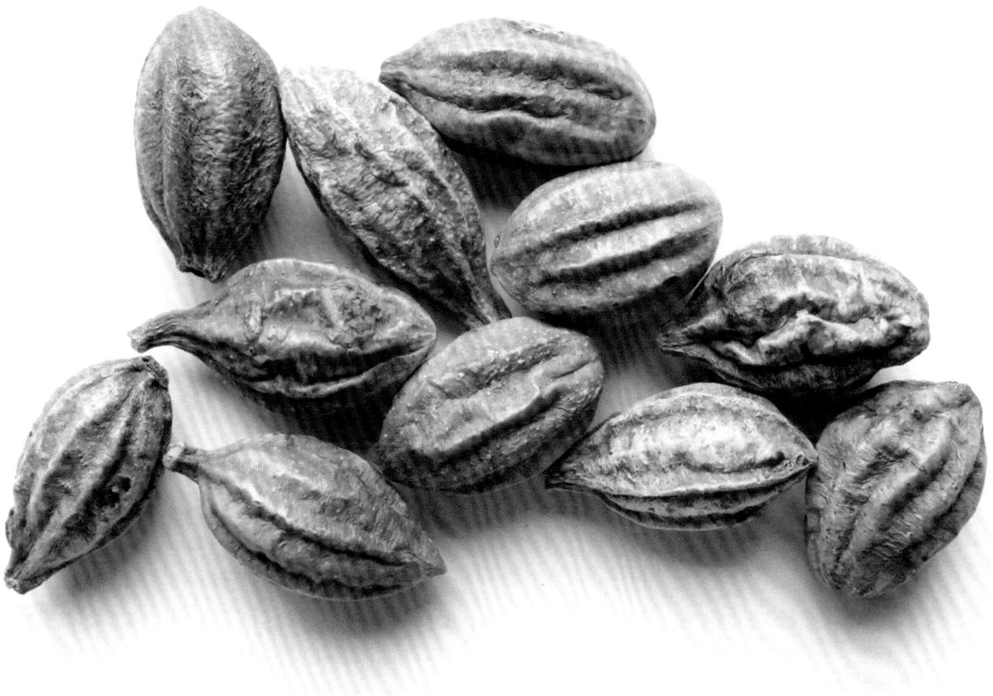

诃子药材

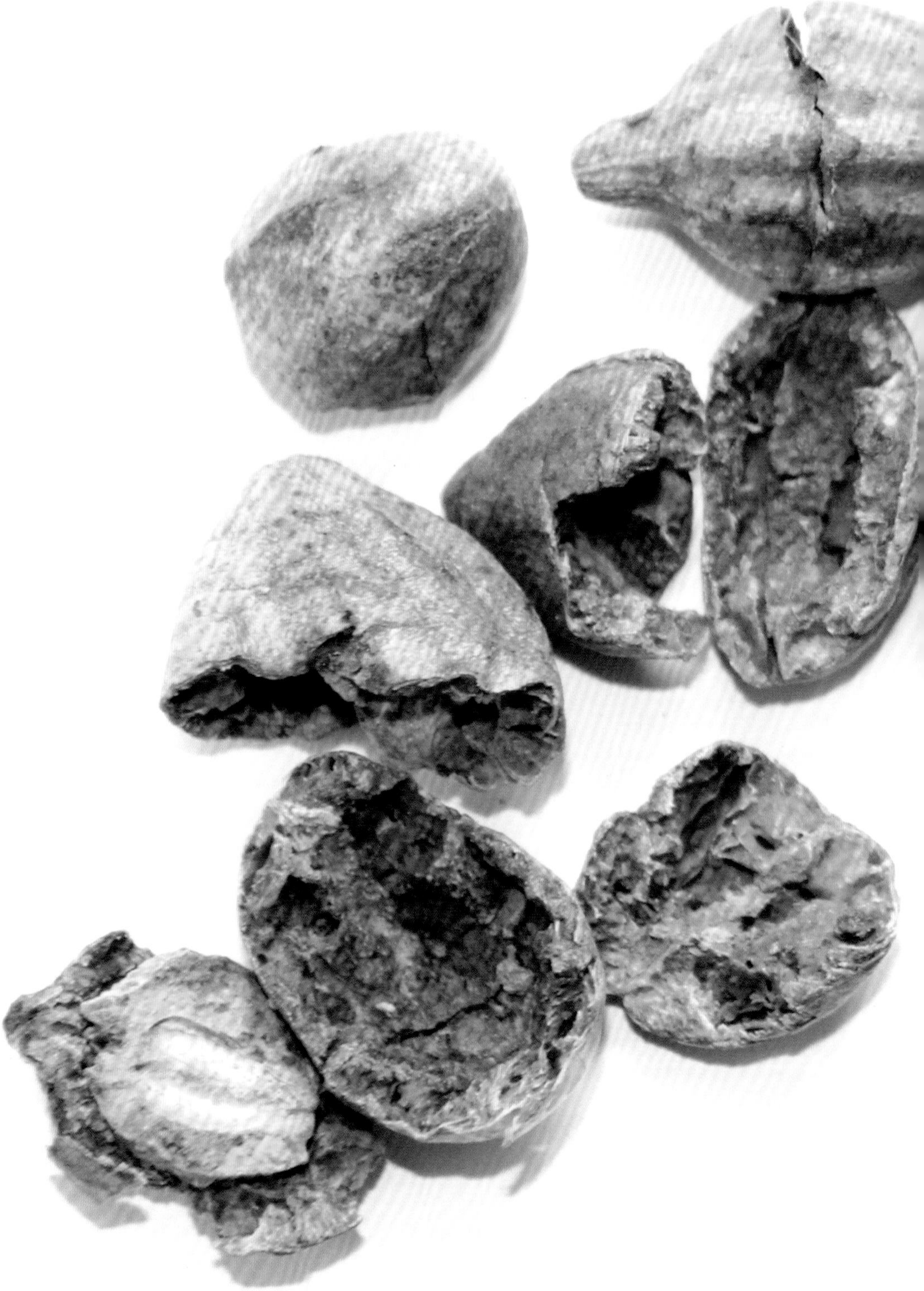

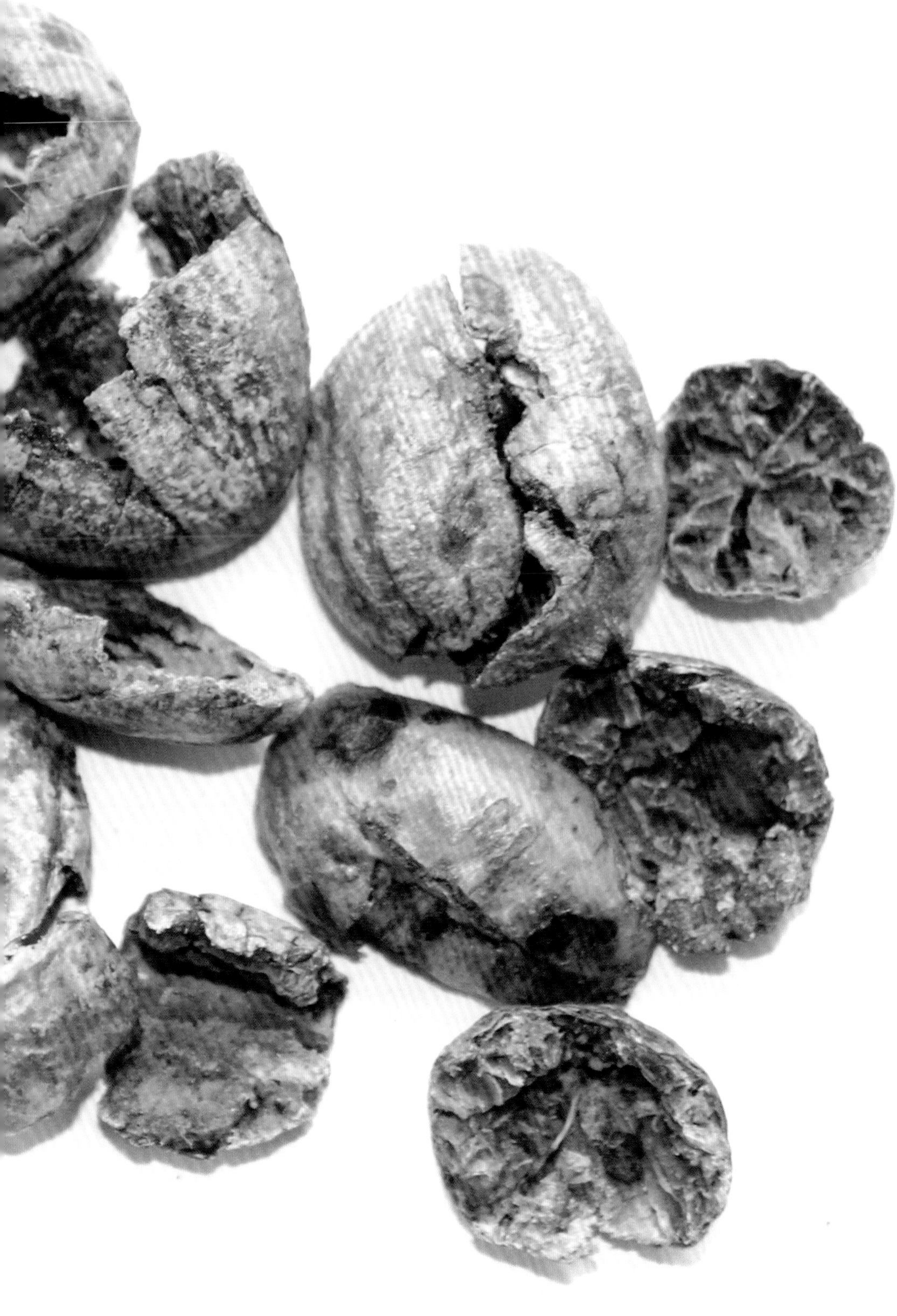

诃子饮片

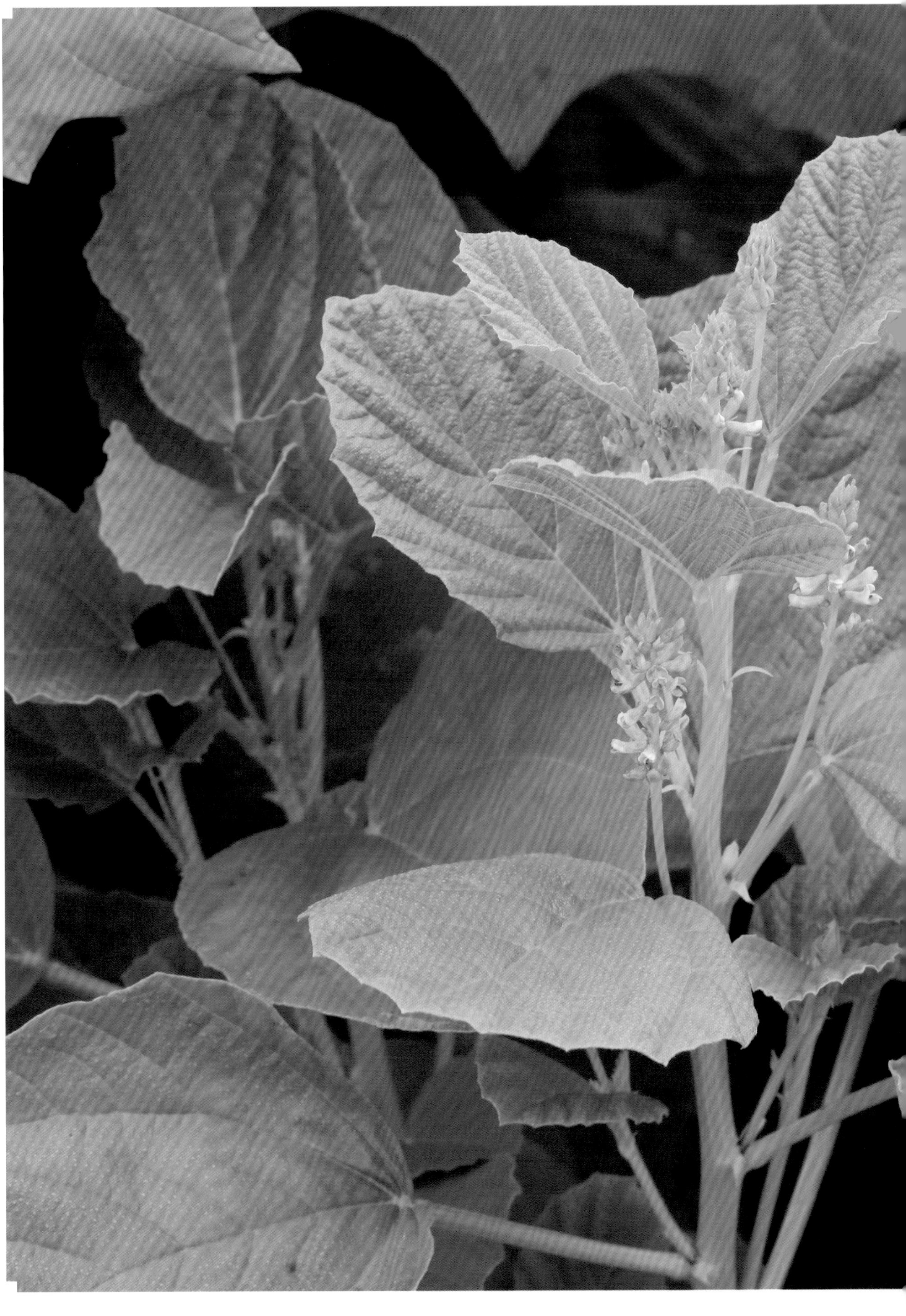

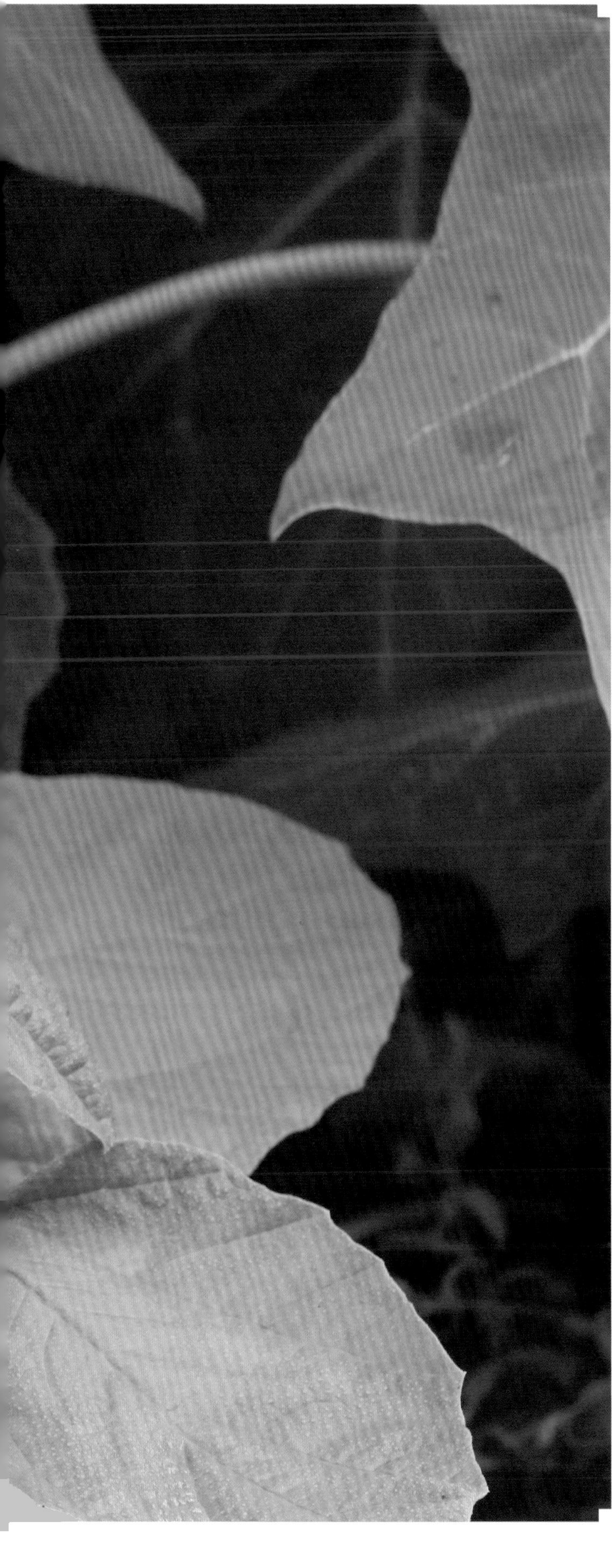

补骨脂

【壮 药 名】破故纸。

【别　　名】故纸、胡故子、黑故子、胡韭子、婆固脂、补骨鸱、吉固子。

【来　　源】本品为豆科植物补骨脂 *Psoralea corylifolia* L. 的干燥成熟果实。

【性味归经】苦、辛，大温。归肾、脾经。

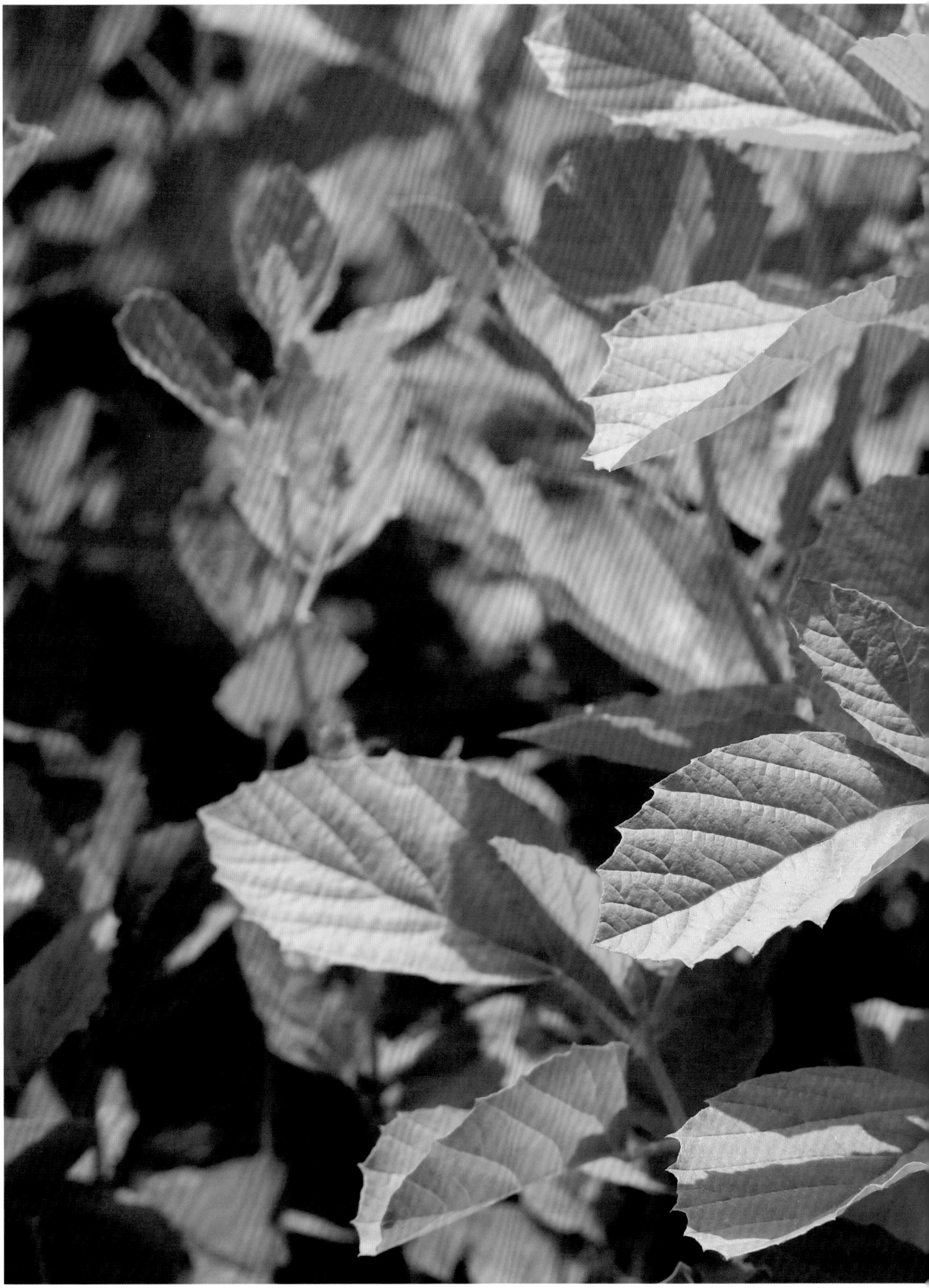

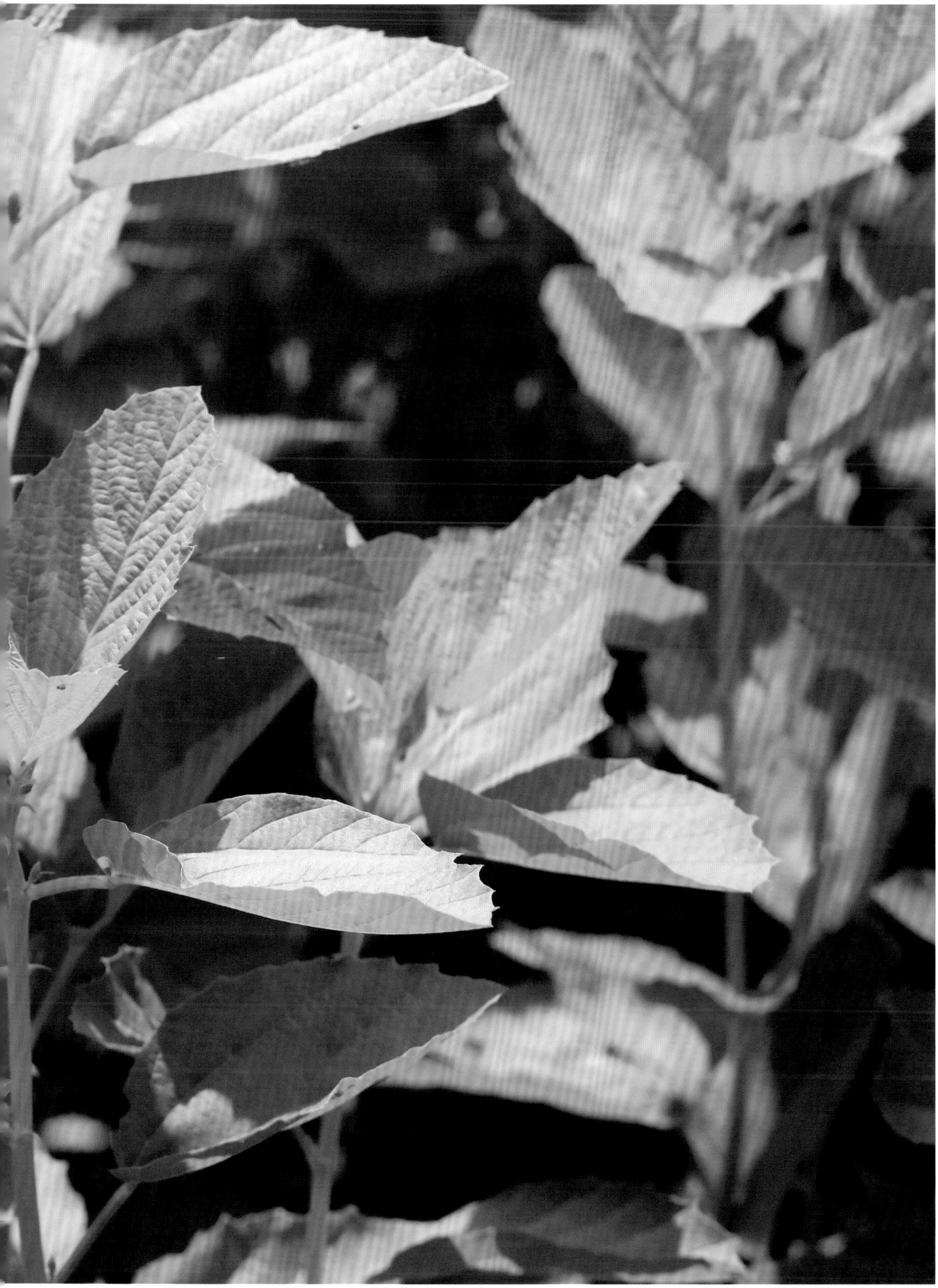

补骨脂

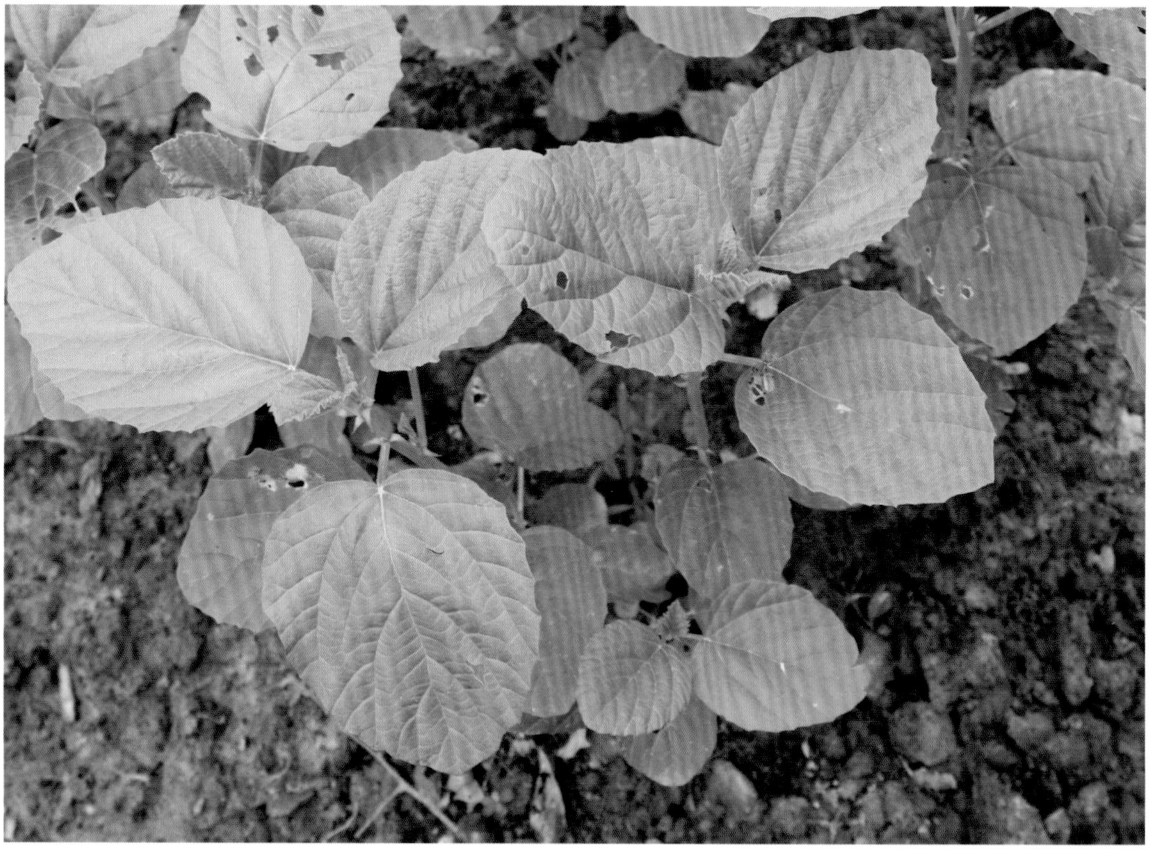

补骨脂

识别特征

一年生草本，高 60 ~ 150 cm，全株有白色毛及黑褐色腺点。茎直立。叶互生，多为单叶，仅枝端的叶有时侧生 1 枚小叶；叶片阔卵形至三角状卵形，先端钝或圆，基部圆或心形，边缘有不整齐的锯齿。花多数，密集成近头状的总状花序，腋生；花冠蝶形，淡紫色或白色。荚果近椭圆形，果皮黑色。花、果期 7—10 月。

生境分布

生长于山坡、溪边、田边。主要分布于河南、四川，陕西、山西、江西、安徽、广东、贵州等省区。

采收加工

秋季果实成熟时采收果序，晒干，搓出果实，除去杂质。

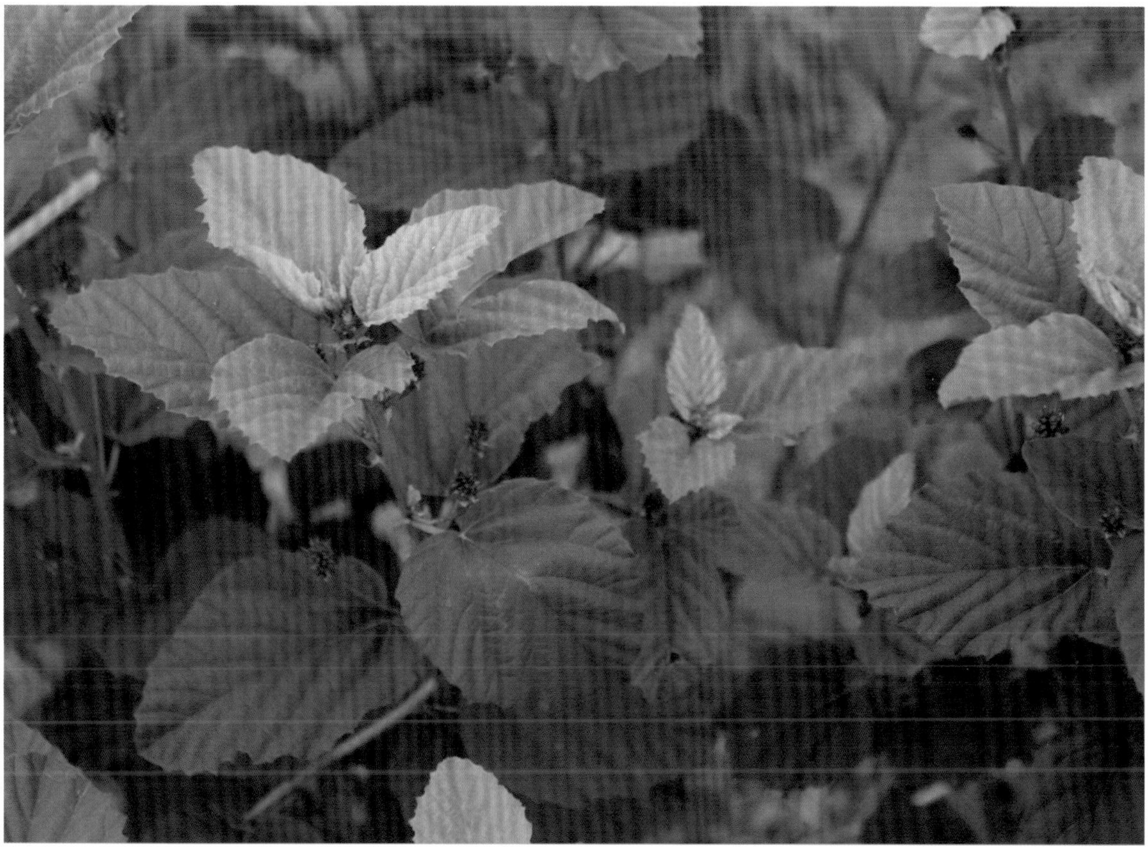

补骨脂

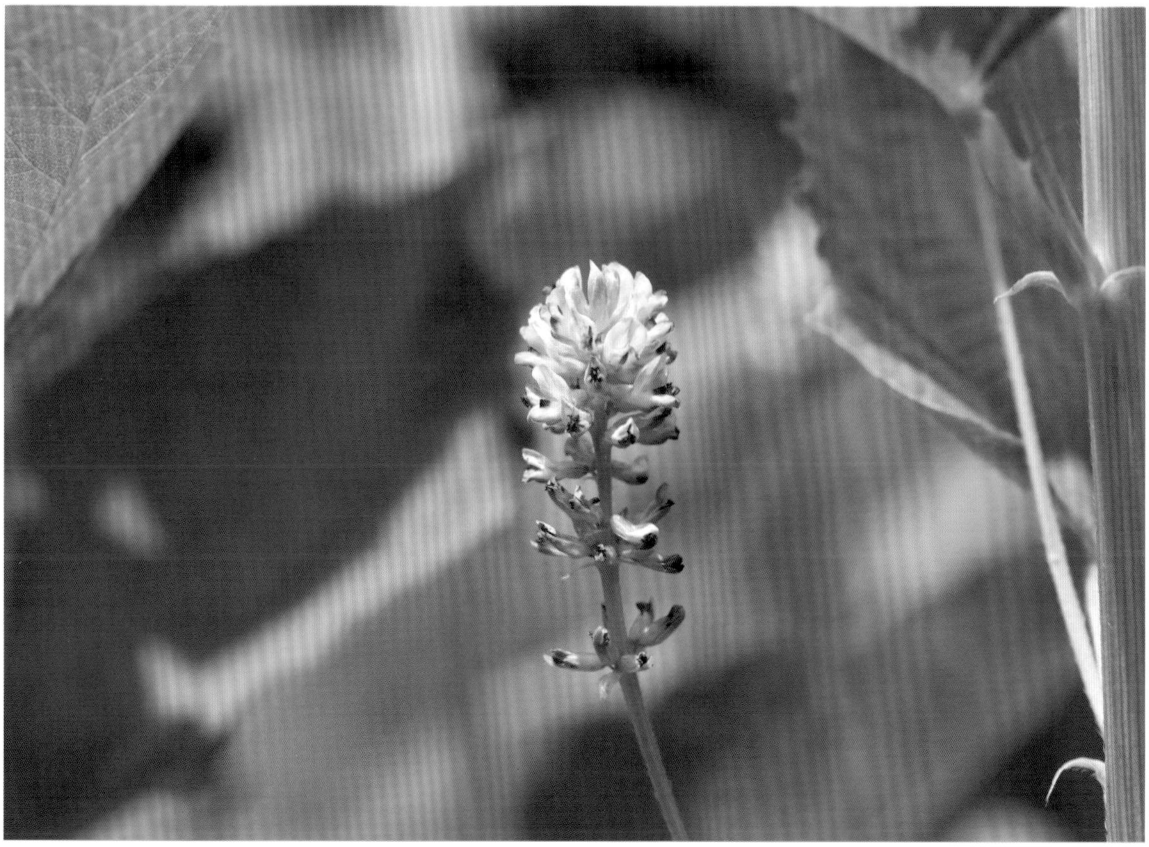

补骨脂

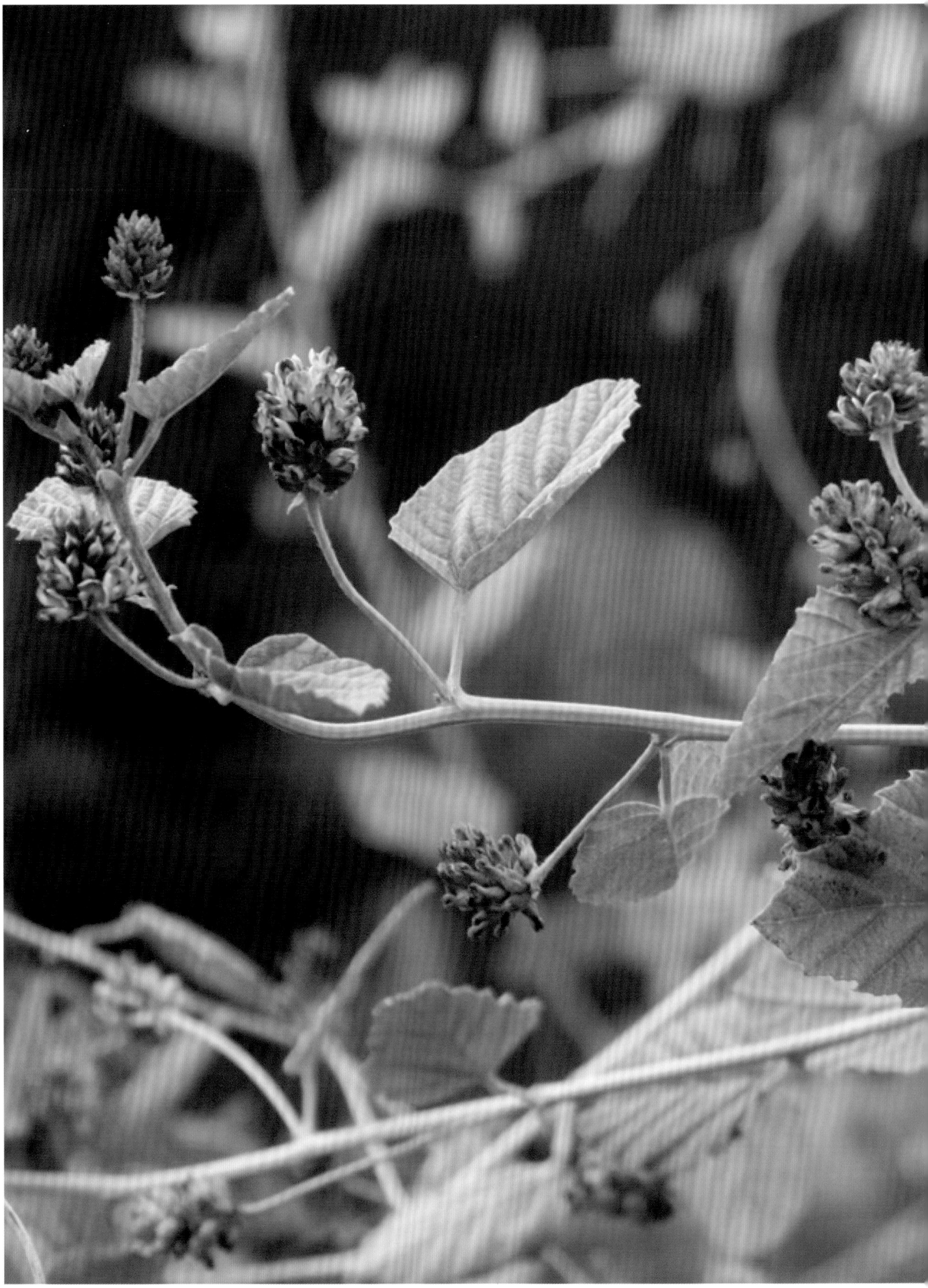

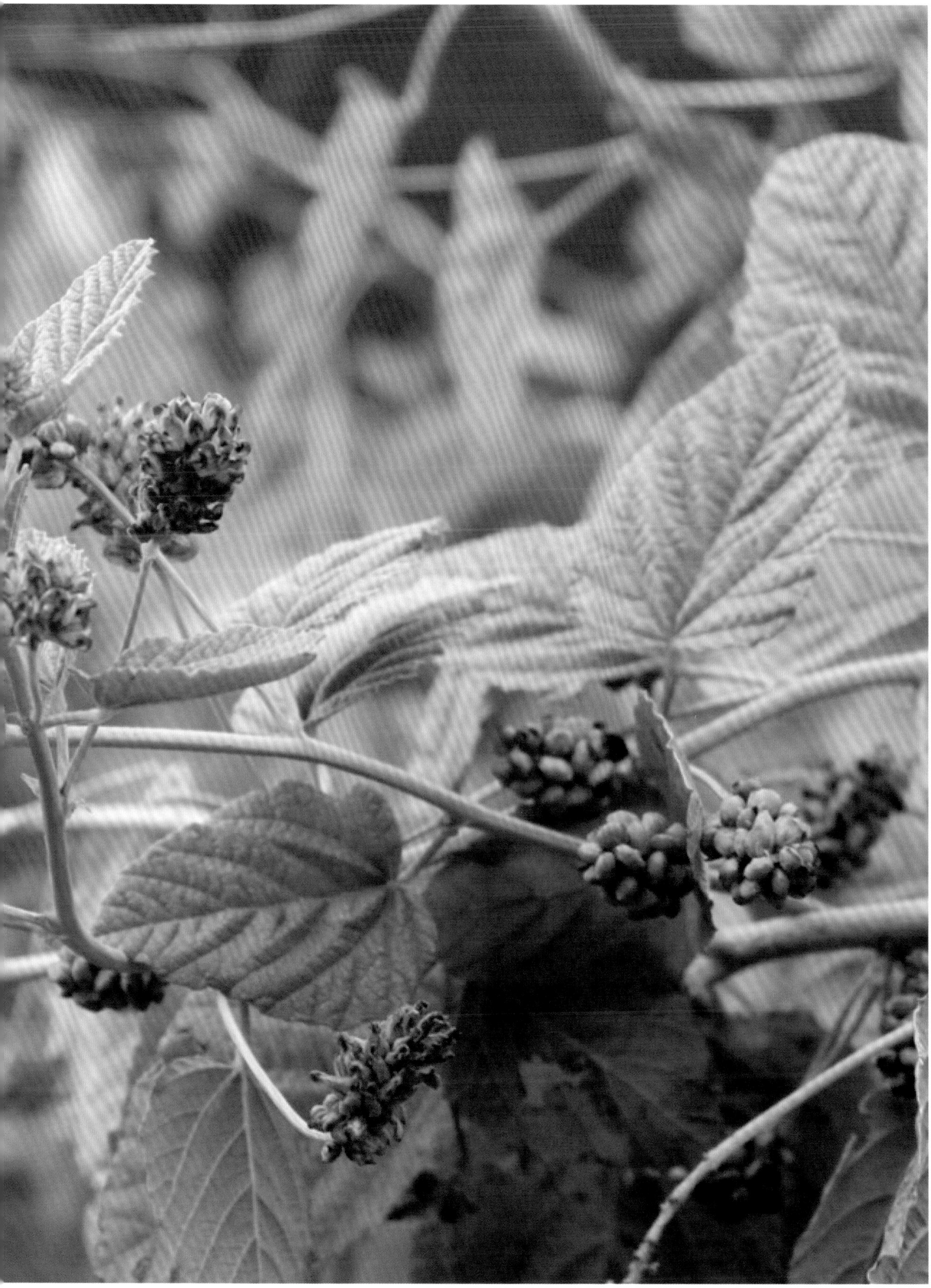

补骨脂

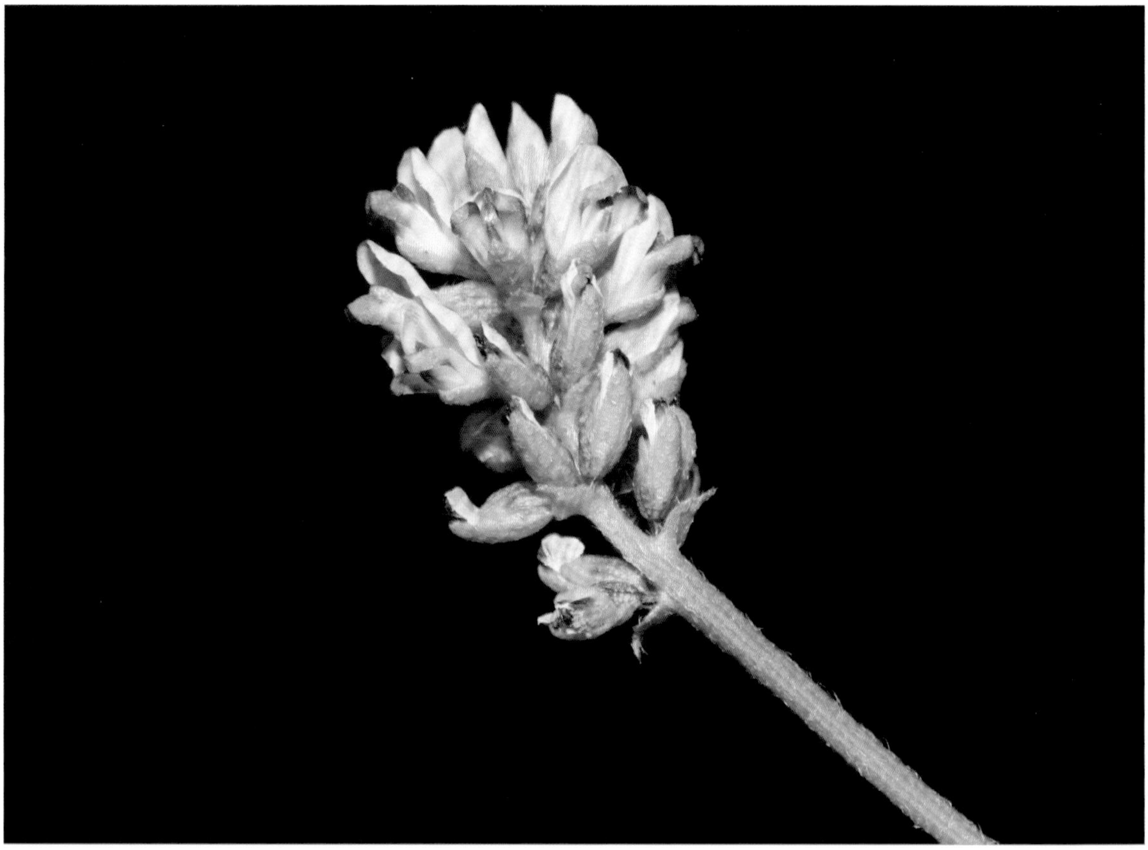

补骨脂

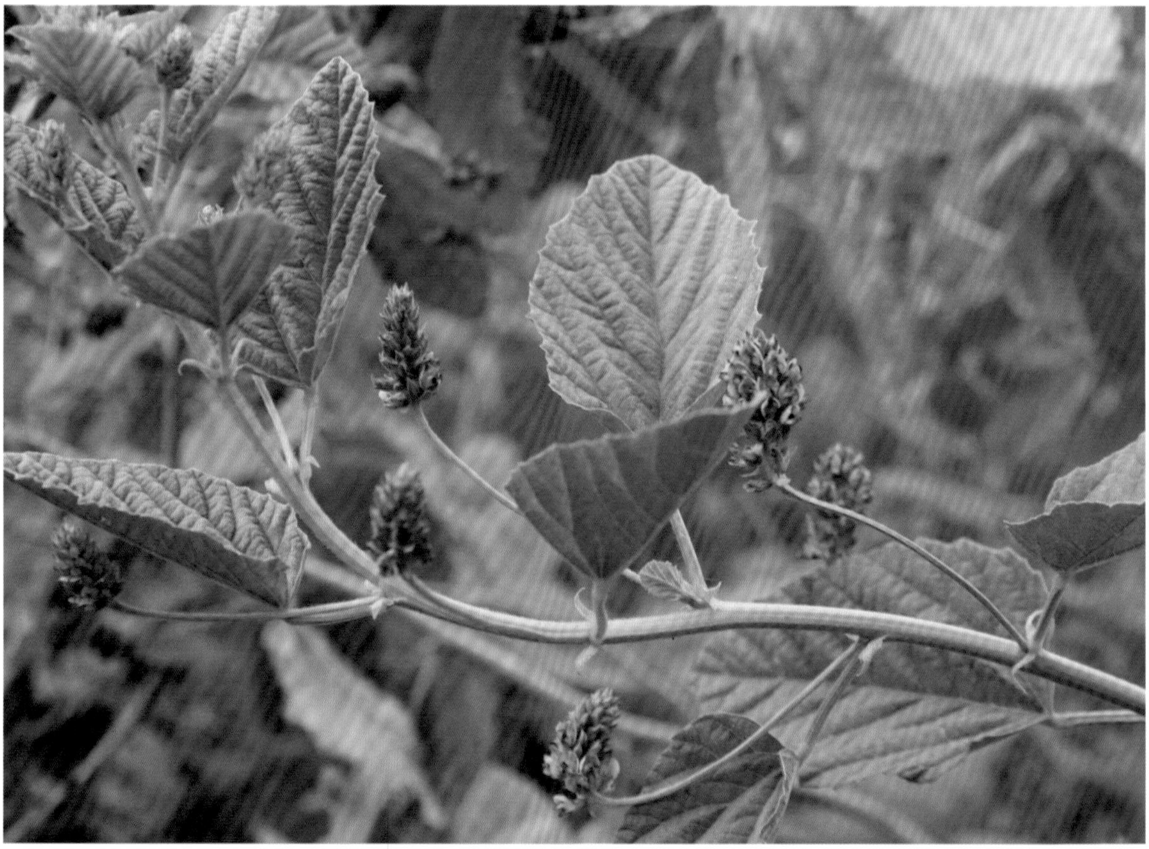

补骨脂

药材鉴别

本品干燥果实呈扁椭圆形或略似肾形，长 3 ~ 5 mm，直径 2 ~ 4 mm，厚约 1.5 mm，中央微凹，表面黑棕色，粗糙，具细微网状皱纹及细密腺点，少数果实外有淡灰棕色的宿萼。果皮薄，与种皮不易分离。剥开后内有种仁 1 枚，具子叶 2 片，淡棕色至淡黄棕色，富含油脂。气微香，味苦。以粒大、色黑、饱满、坚实、无杂质者为佳。

功效主治

温肾助阳，纳气，止泻。主治阳痿遗精，遗尿尿频，腰膝冷痛，肾虚作喘，五更泄泻；外用治白癜风，斑秃。

药理作用

本品可使小鼠的腹腔巨噬细胞的吞噬指数及吞噬百分数明显升高，对免疫抑制剂环磷酰胺所致的白细胞下降有明显的治疗作用。补骨脂乙素能增强心肌收缩力，扩张冠状动脉，对抗垂体后叶素引起的冠状动脉收缩。

用法用量

内服：5 ~ 10 g，煎汤；或入丸、散服。外用：适量，制成酊剂涂擦。也可制成注射剂，肌内注射。

民族药方

1. 肾虚遗精 补骨脂、青盐各等份。研细末，每次服 6 g，每日 2 次。

2. 五更（黎明）泄泻 补骨脂 12 g，五味子、肉豆蔻各 10 g，吴茱萸、生姜各 5 g，大枣 5 枚。水煎服，每日 1 剂。

3. 阳痿 补骨脂 50 g，杜仲、核桃仁各 30 g。共研细末，每次服 9 g，每日 2 次。

4. 白癜风 补骨脂、白鲜皮、刺蒺藜、生地黄各 15 g，白芷、菟丝子、赤芍、防风各 10 g，僵蚕 6 g，红花 6 ~ 10 g，丹参 15 ~ 20 g。水煎服，每日或隔日 1 剂。

5. 肾衰竭所致的肺气肿 补骨脂、熟地黄、山茱萸、五味子、核桃仁各 9 g，肉桂（后下）2.5 g。煎水取药汁，每日 1 剂，分 2 次服。

6. 慢性白细胞减少症，中性粒细胞缺乏症 补骨脂、丹参、淫羊藿、柴胡各 9 g，赤小豆、黑大豆、扁豆各 30 g，苦参 15 g。煎水取药汁，每日 1 剂，分次服用，服药期间停用其他药物。

使用注意

阴虚火旺者忌服。

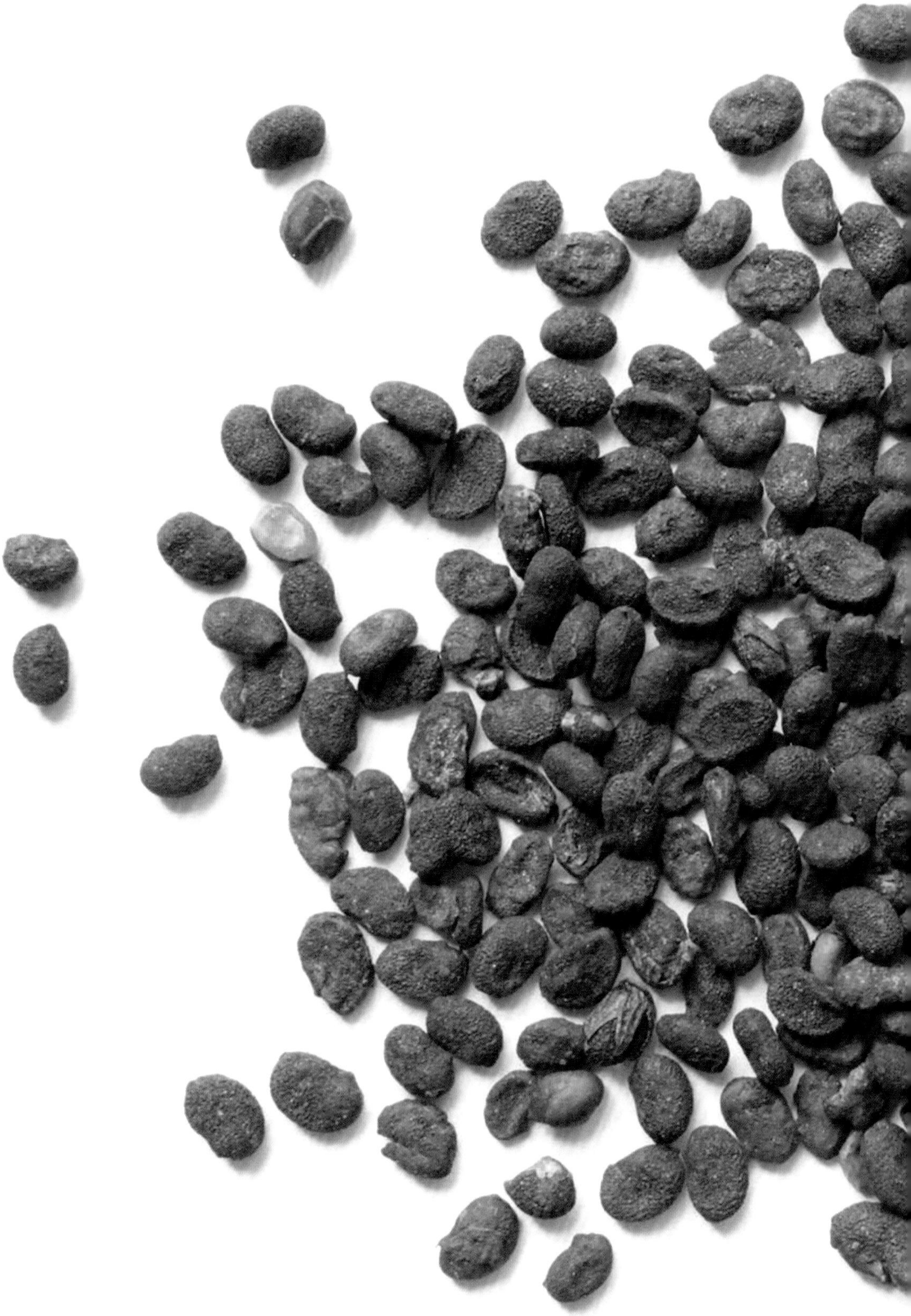

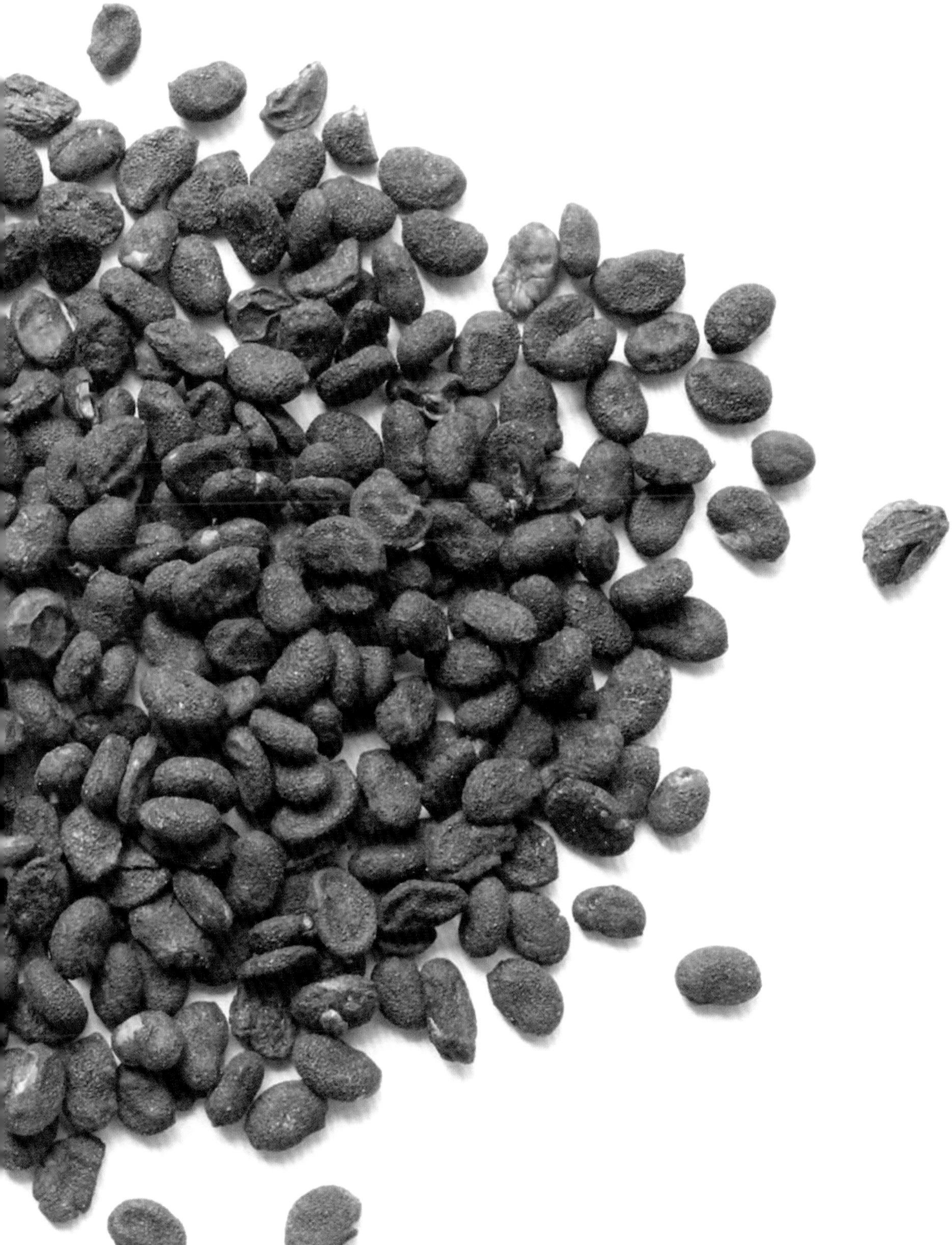

补骨脂饮片

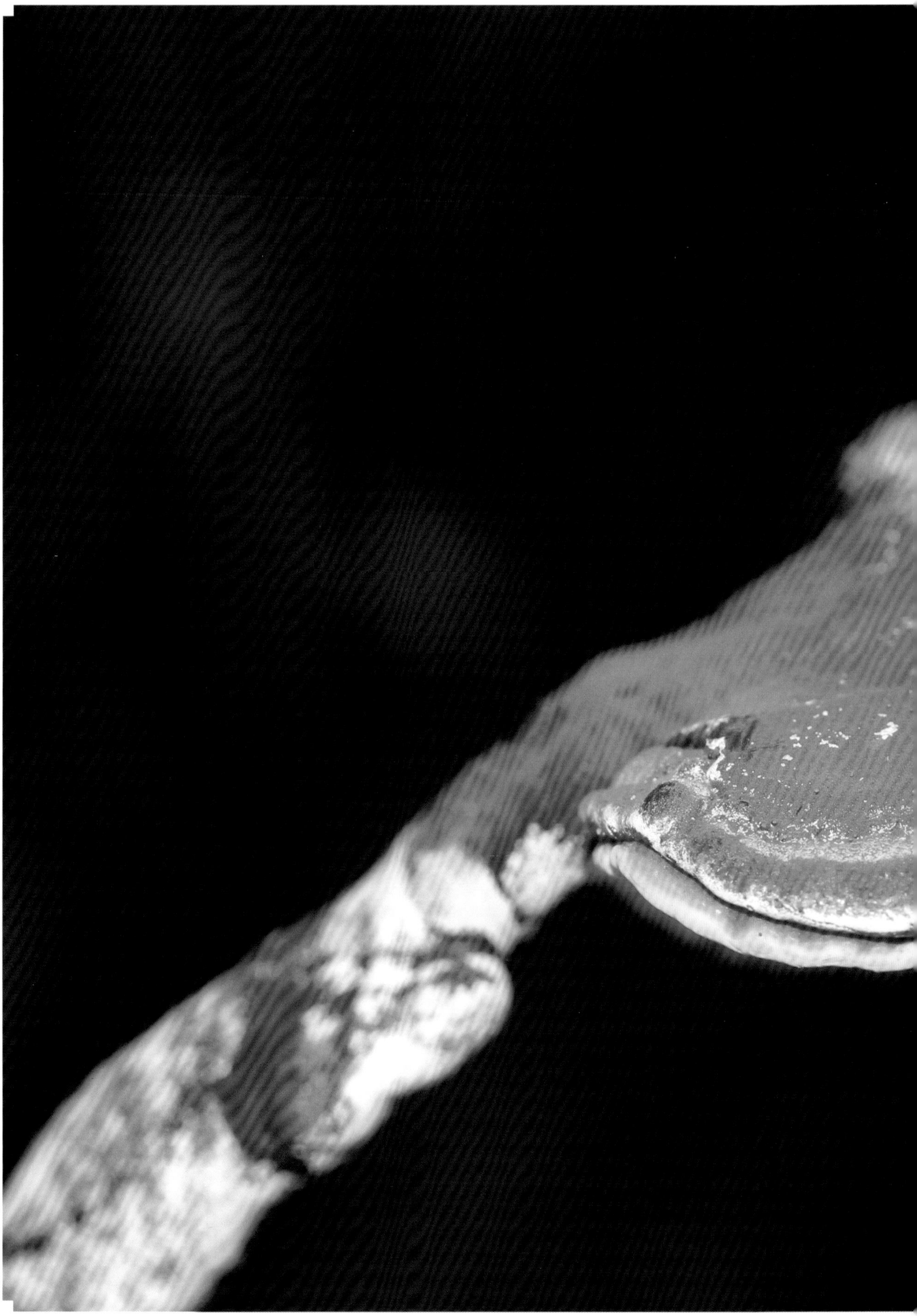

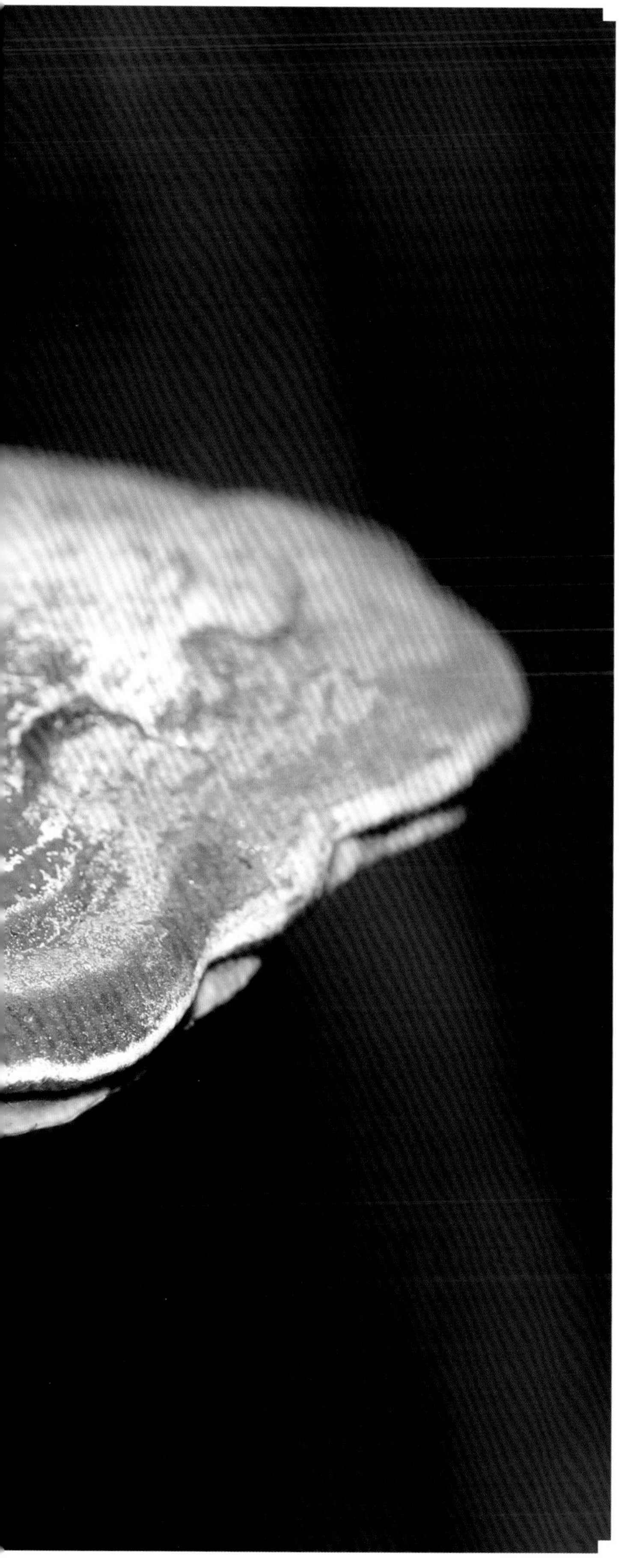

灵芝

【壮药名】艳当。

【别　名】菌灵芝、木灵芝、灵芝草。

【来　源】本品为多孔菌科真菌赤芝 *Ganoderma lucidum*（Leyss. ex Fr.）Karst. 或紫芝 *Ganoderma sinense* Zhao, Xu et Zhang 的干燥子实体。

【性味归经】甘，平。归心、肺、肝、肾经。

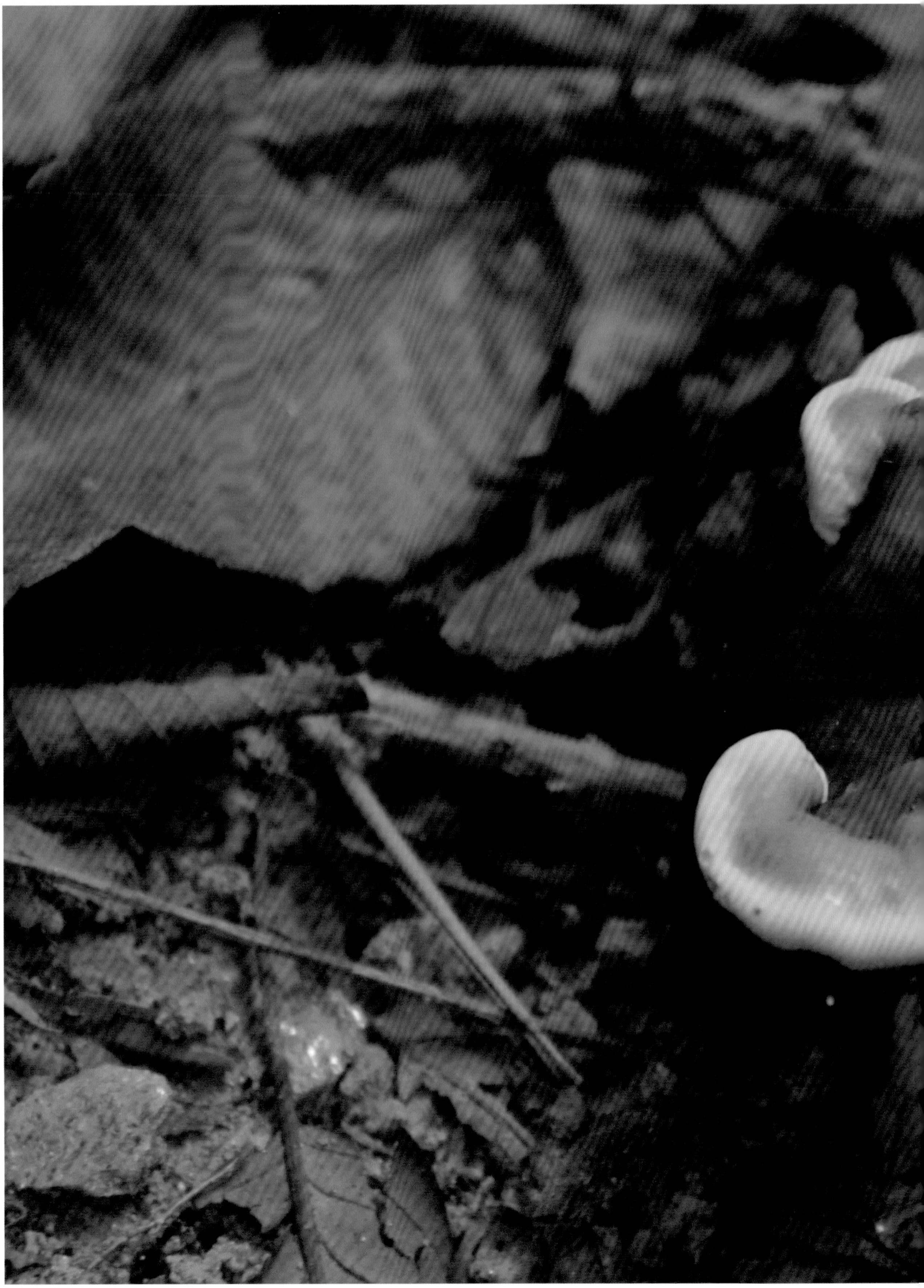

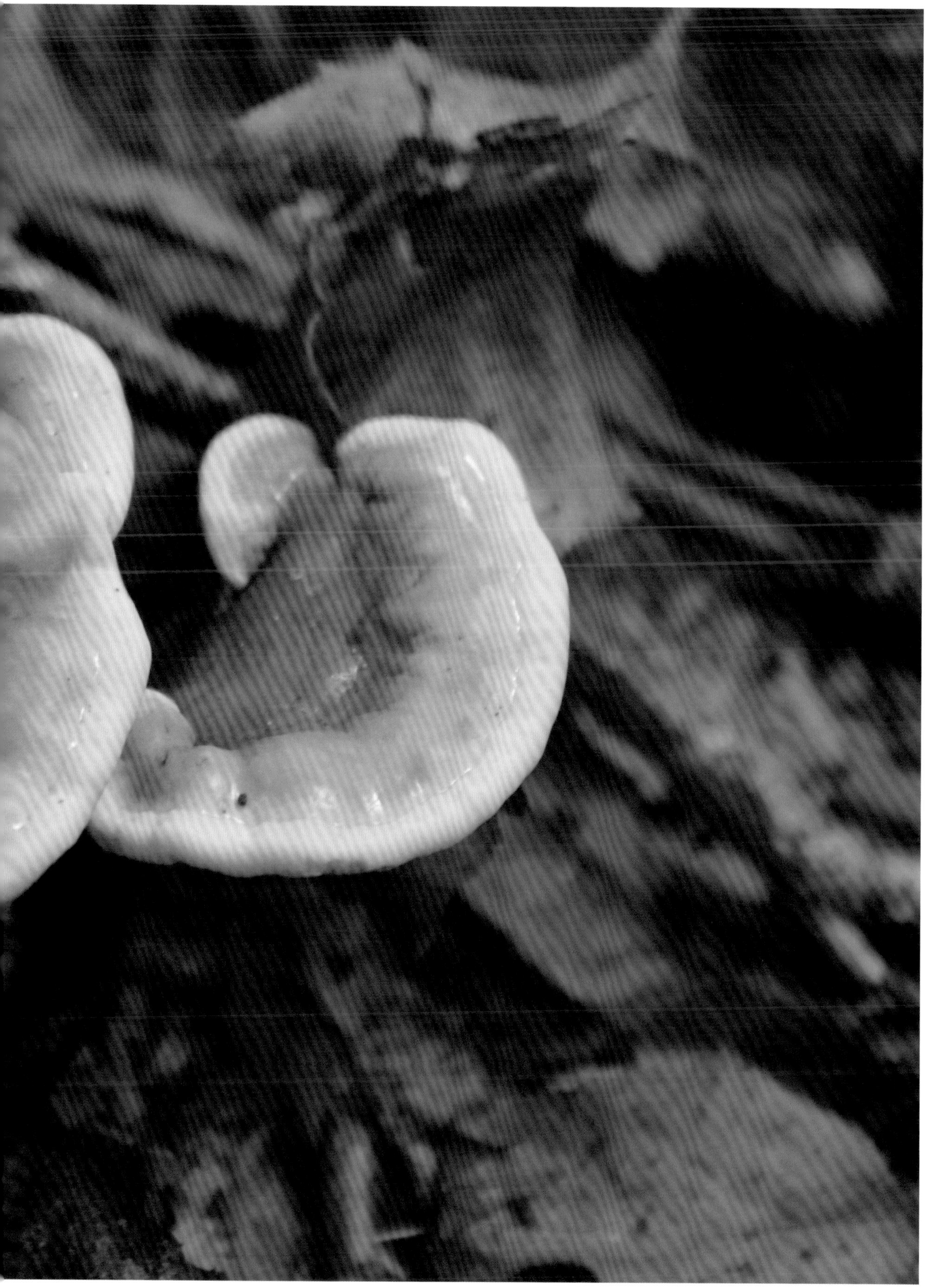

赤芝

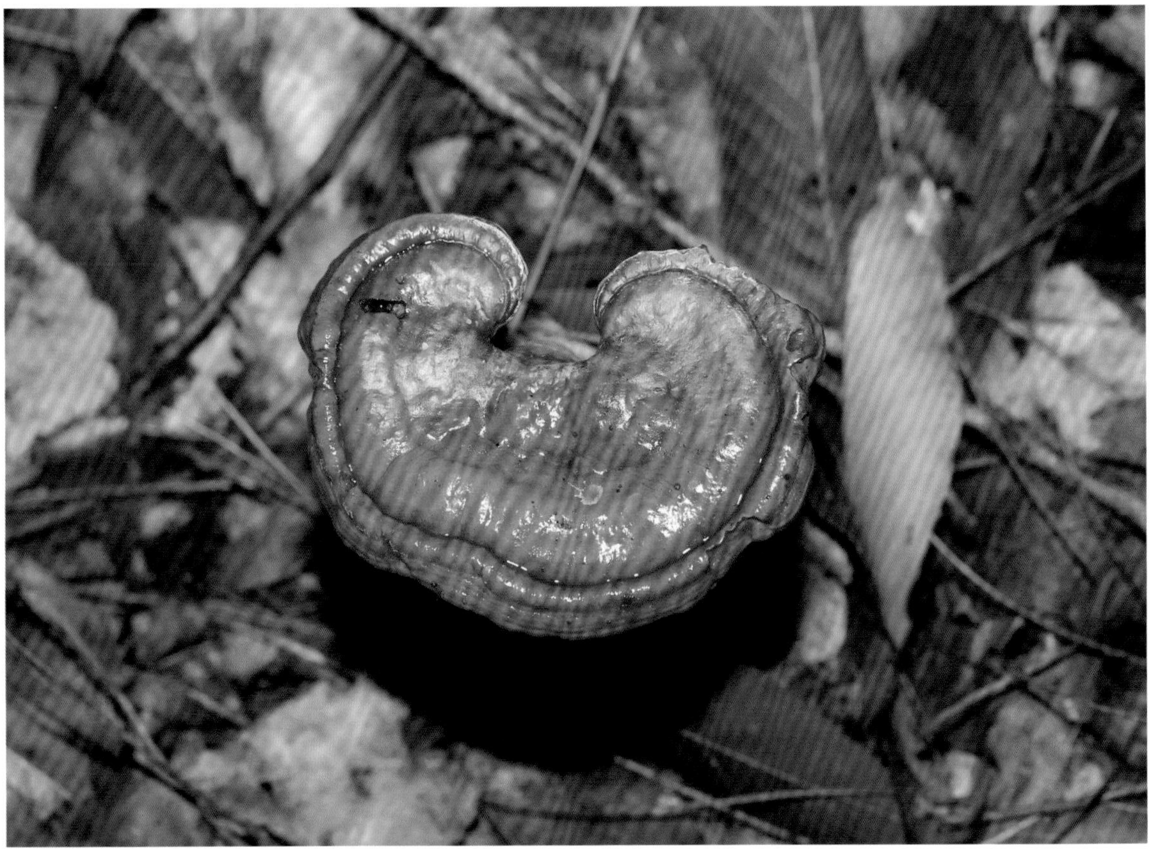

赤芝

识别特征

1．灵芝 担子果一年生，有柄，栓质。菌盖半圆形或肾形，直径 10 ~ 20 cm，盖肉厚 1.5 ~ 2 cm，盖表褐黄色或红褐色，盖边渐趋淡黄，有同心环纹，微皱或平滑，有亮漆状光泽，边缘微钝。菌肉乳白色，近管处淡褐色。菌管长达 1 cm，每 1 mm 间 4 ~ 5 个。管口近圆形，初白色，后呈淡黄色或黄褐色。菌柄圆柱形，侧生或偏生，偶中生，长 10 ~ 19 cm，粗 1.5 ~ 4 cm，与菌盖色泽相似。皮壳部菌丝呈棒状，顶端膨大。菌丝三体形，生殖菌丝透明，薄壁；骨架菌丝黄褐色，厚壁，近乎实心；缠绕菌丝无色，厚壁弯曲，均分枝。孢子卵形，双层壁，顶端平截，外壁透明，内壁淡褐色，有小刺，担子果多在秋季成熟，华南及西南可延至冬季成熟。

2．紫芝 与前种的不同点是紫芝的菌盖多呈紫黑色至近褐黑色；菌肉呈均匀的褐色、深褐色至栗褐色；孢子顶端脐突形，内壁突出的小刺明显，孢子较大。

生境分布

生长于栎树及其他阔叶树的枯干、腐朽的木桩旁，喜生于植被密度大，光照短、表土肥沃、潮湿疏松之处。主产于四川、浙江、江西、湖南等省区。除野生外，现多为人工培育品种。

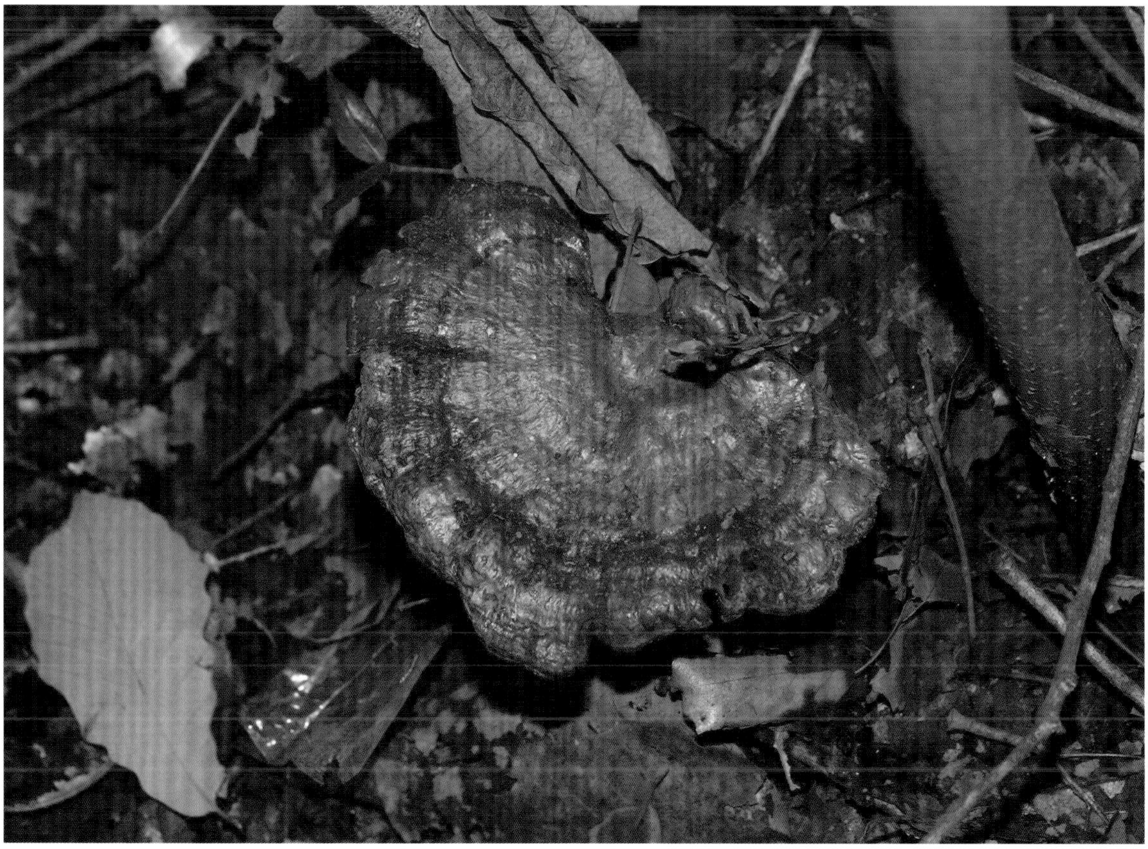
赤芝

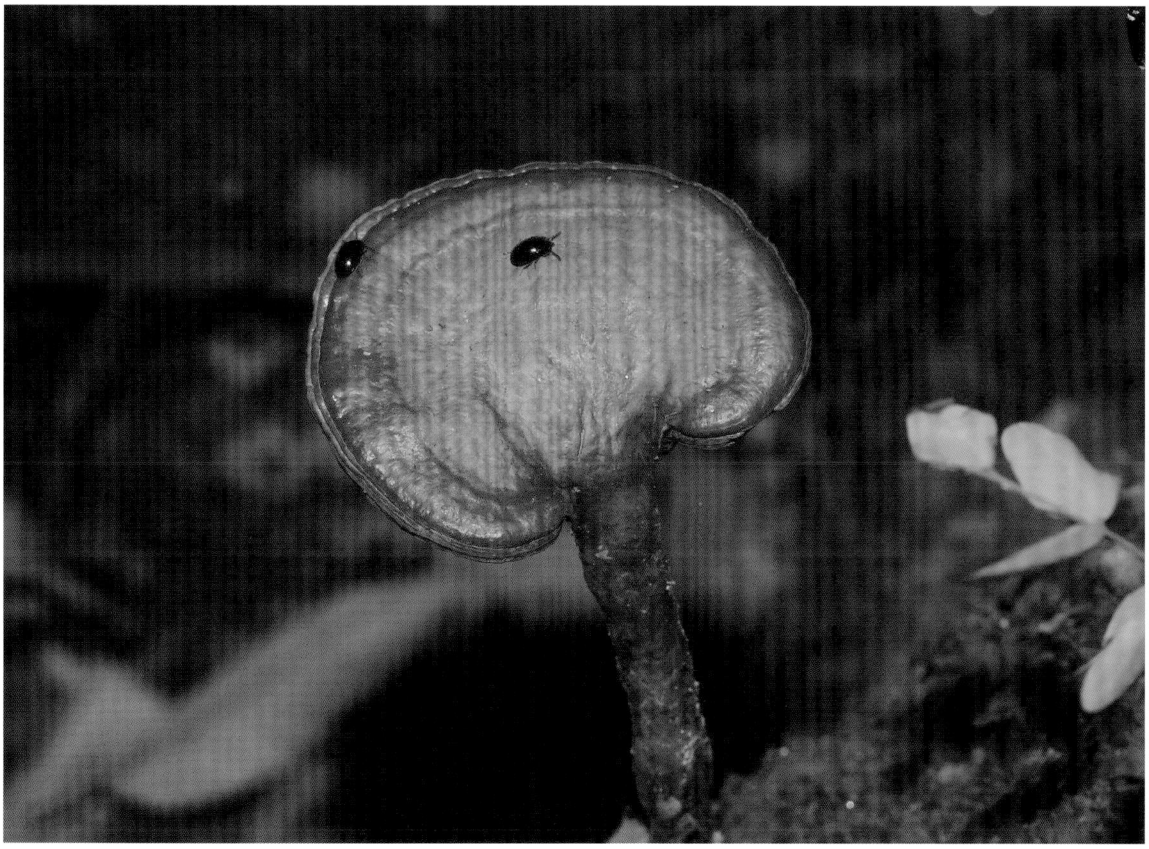
赤芝

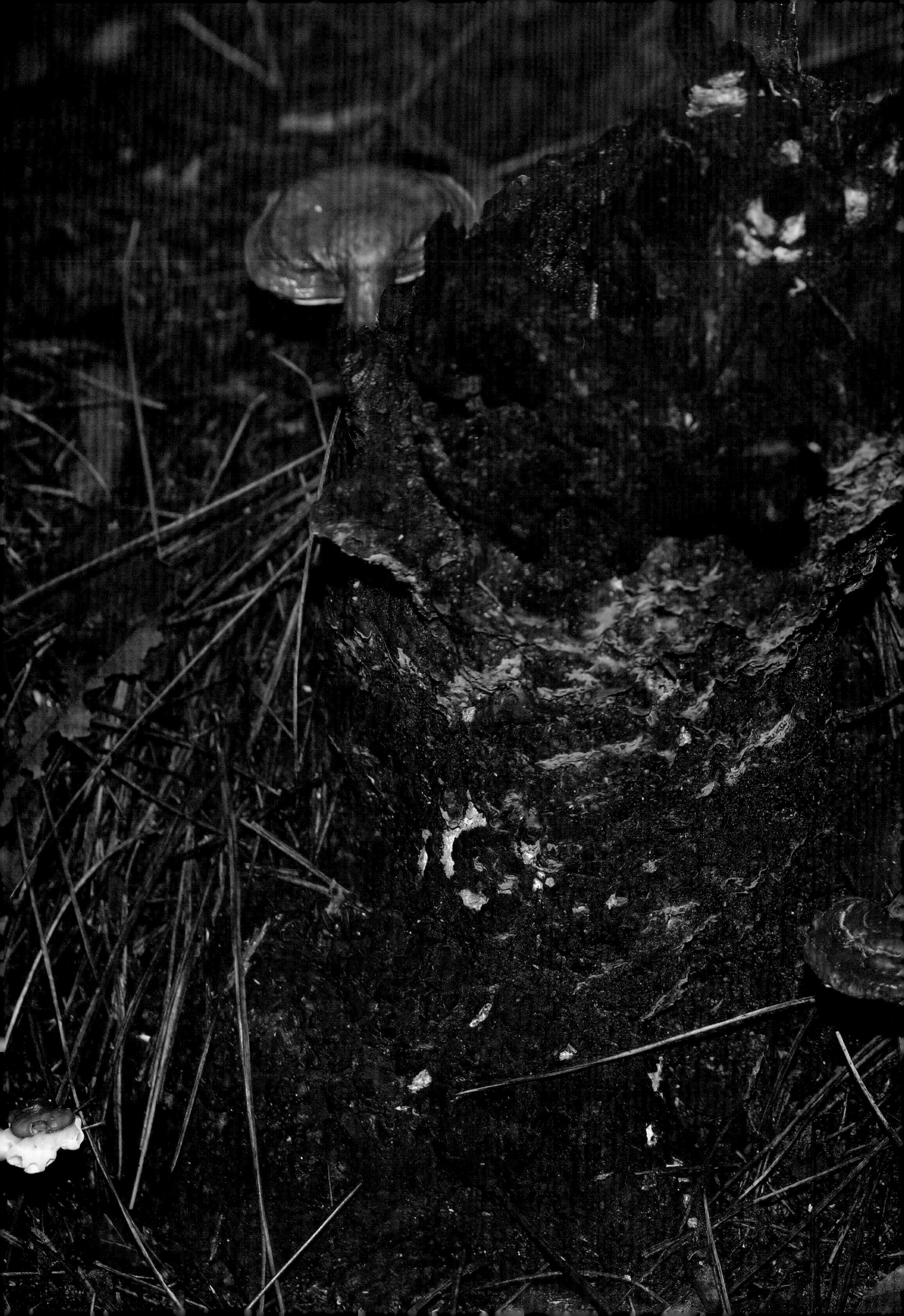

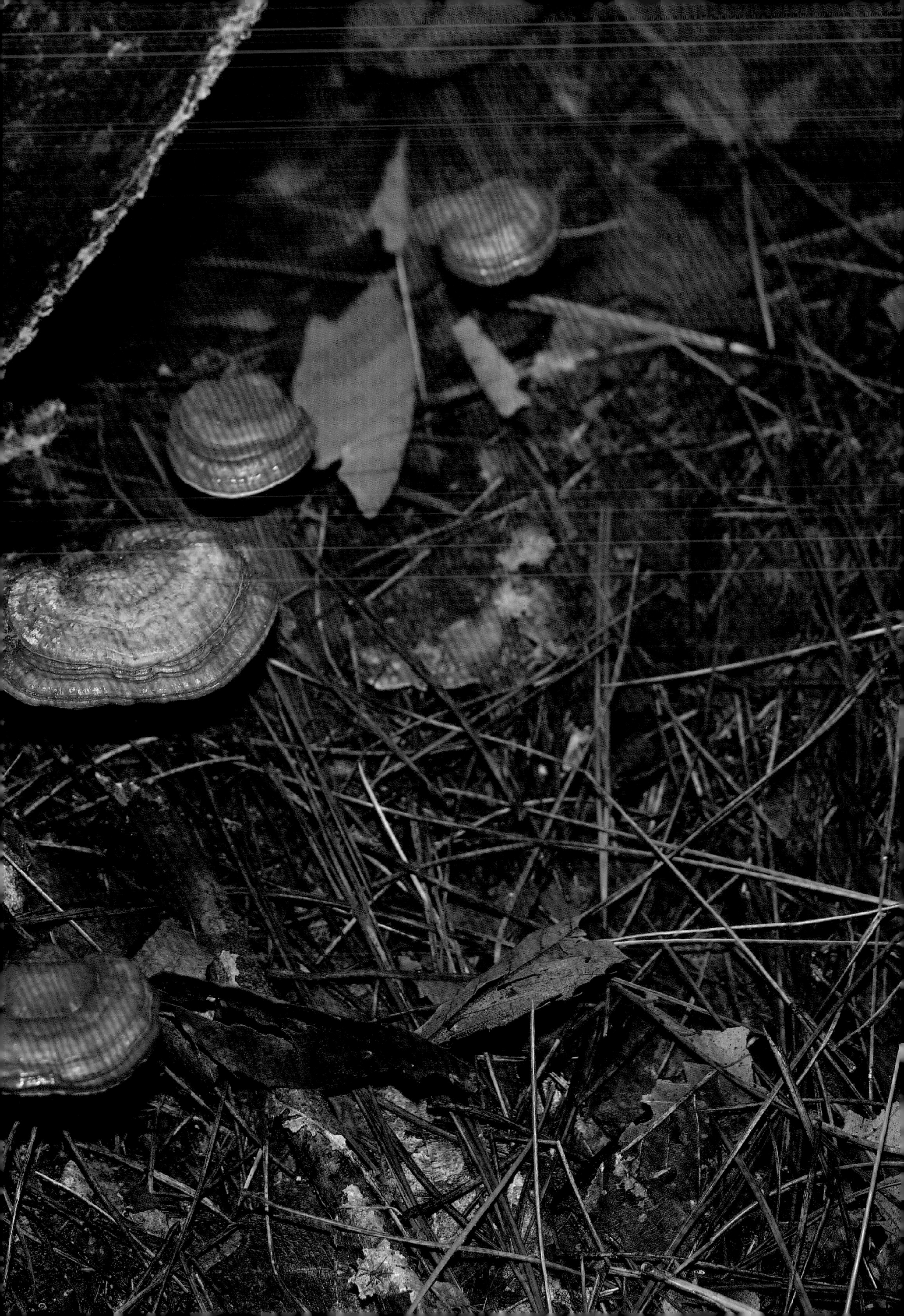

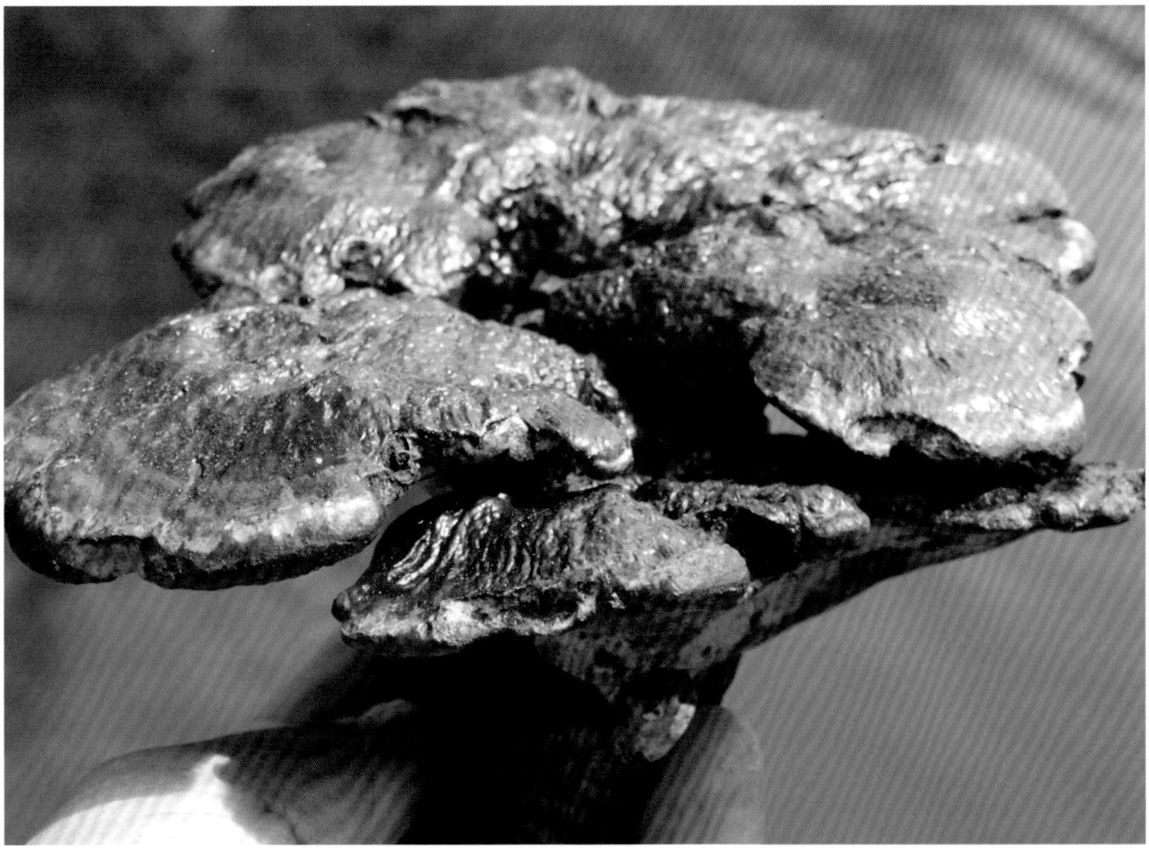

赤芝

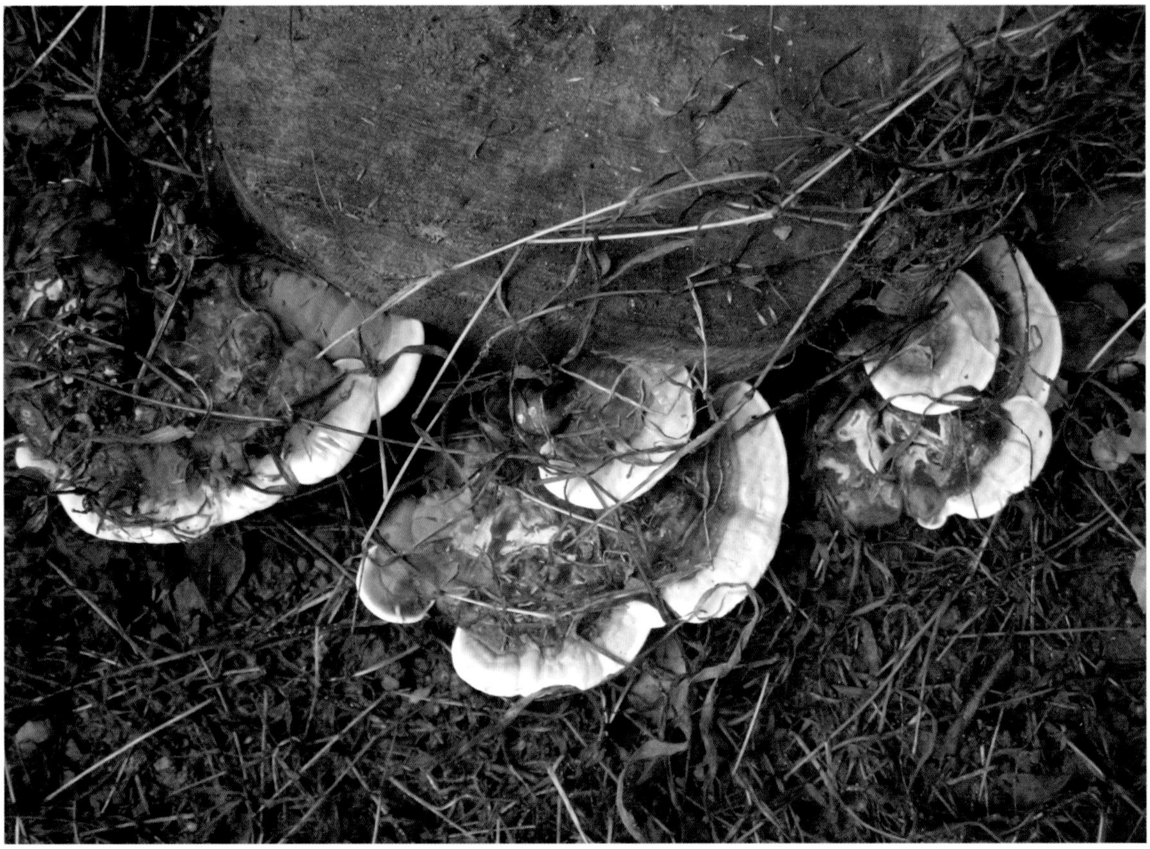

灵芝

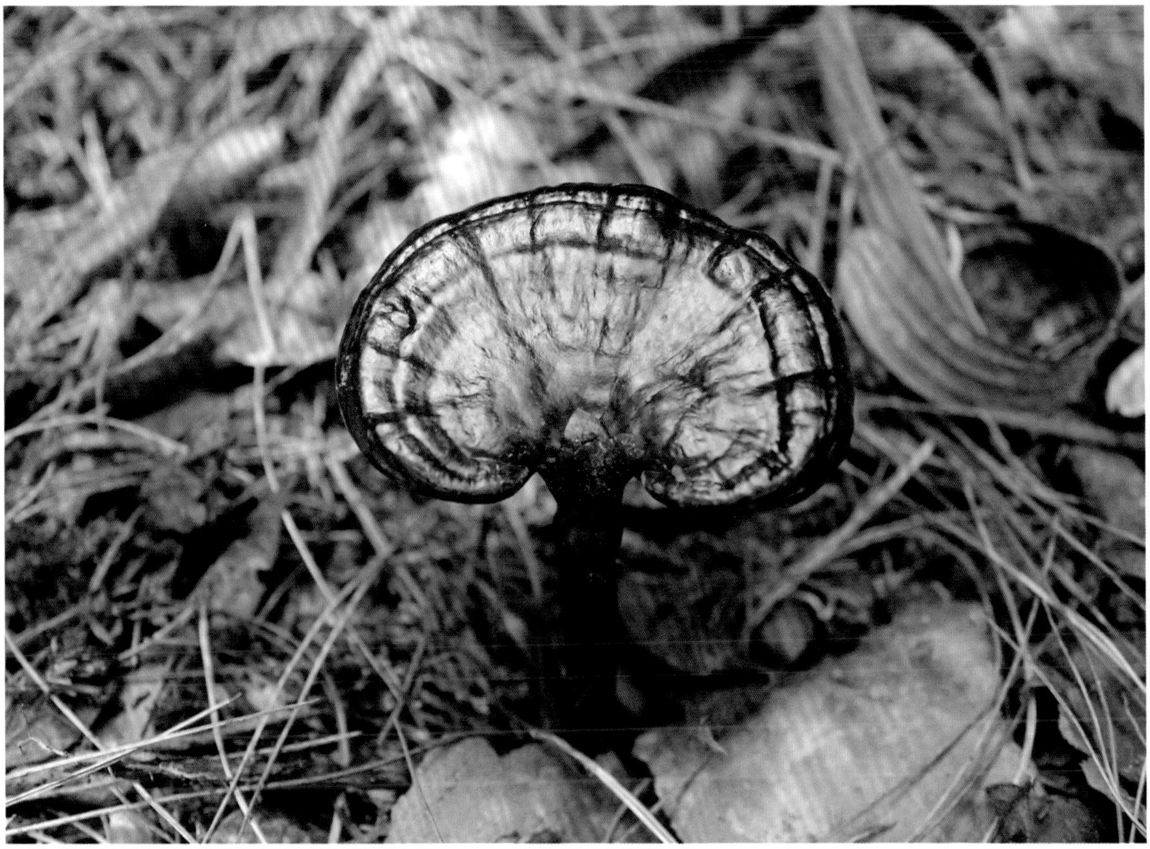

灵芝

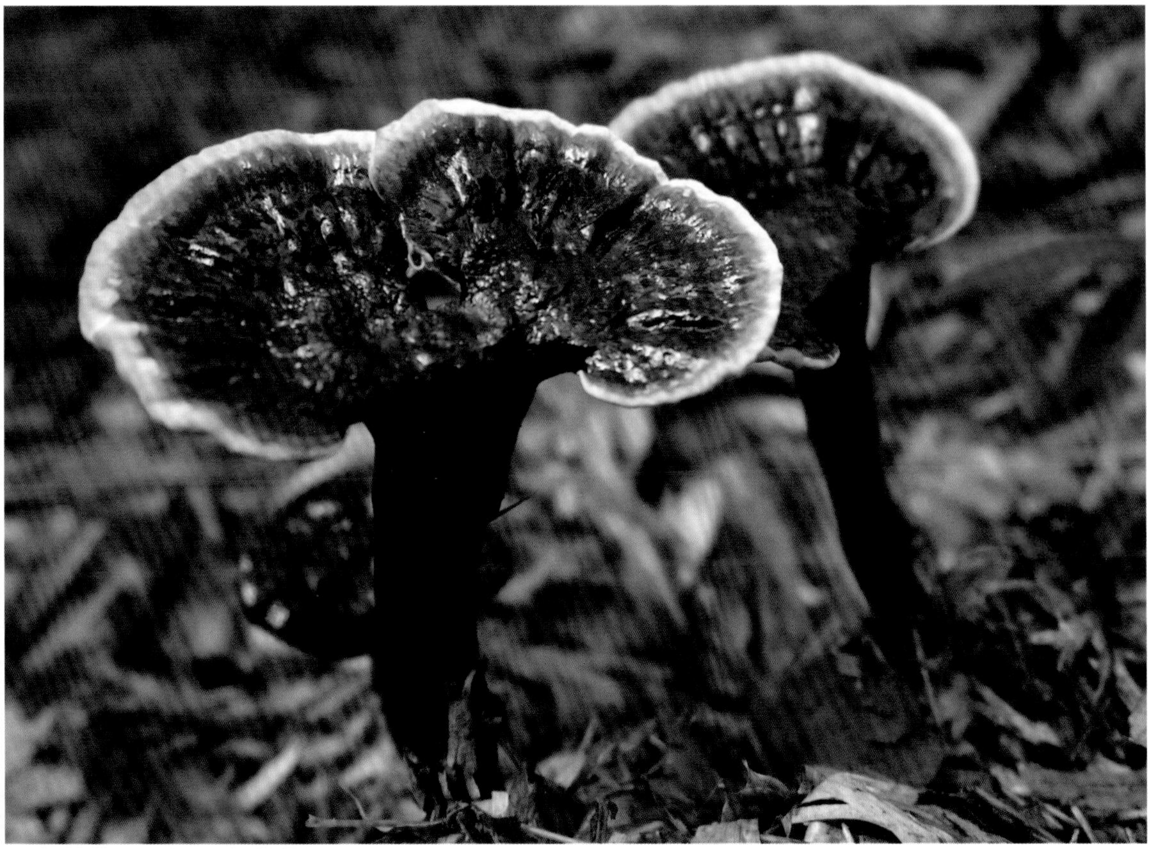

灵芝

采收加工

全年可采收，除去杂质，剪除附有朽木，泥沙或培养基质的下端菌柄，阴干或以 40 ℃~ 50 ℃烘干。

药材鉴别

1. 赤芝 外形呈伞状，菌盖肾形、半圆形或近圆形，直径 10 ~ 18 cm，厚 1 ~ 2 cm。皮壳坚硬，黄褐色至红褐色，有光泽，具环状棱纹和辐射状皱纹，边缘薄而平截，常稍内卷。菌肉白色至淡棕色。菌柄圆柱形，侧生，少偏生，长 7 ~ 15 cm，直径 1 ~ 3.5 cm，红褐色至紫褐色，光亮。孢子细小，黄褐色。气微香，味苦涩。

2. 紫芝 皮壳紫黑色，有漆样光泽。菌肉锈褐色。菌柄长 17 ~ 23 cm。

功效主治

补气安神，止咳平喘。主治心神不宁，失眠心悸，肺虚咳喘，虚劳短气，不思饮食。

用法用量

内服：6 ~ 12 g，煎服；或研末吞服，1.5 ~ 3 g。

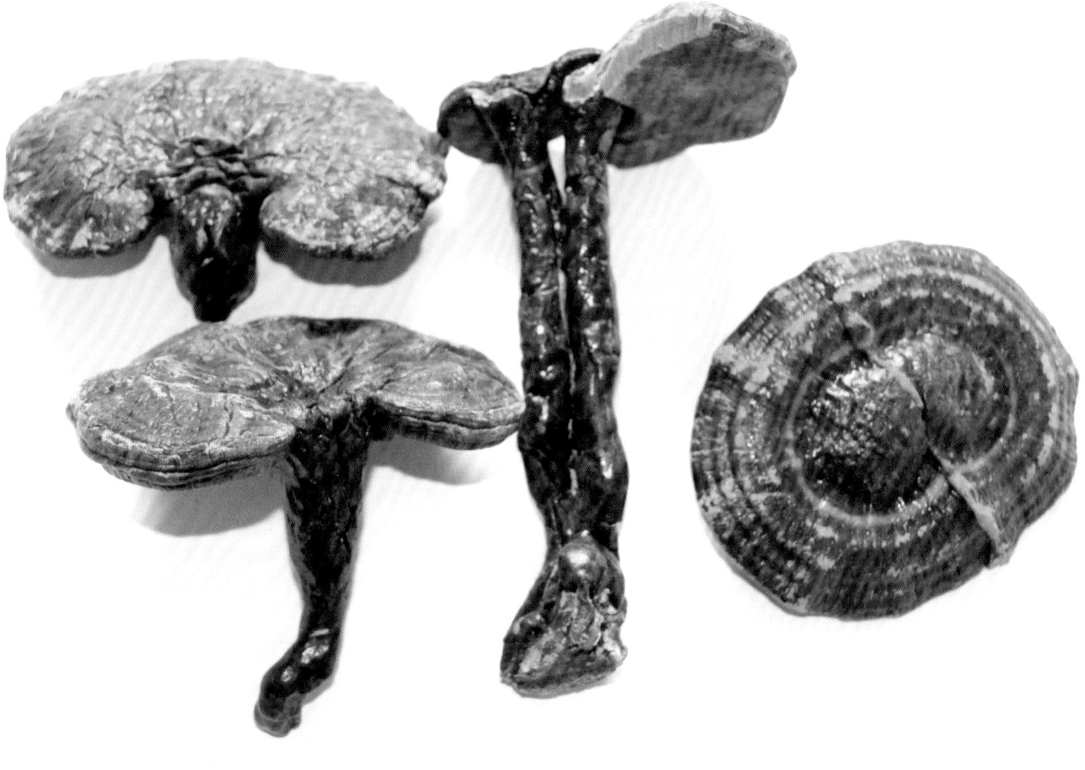

赤芝药材

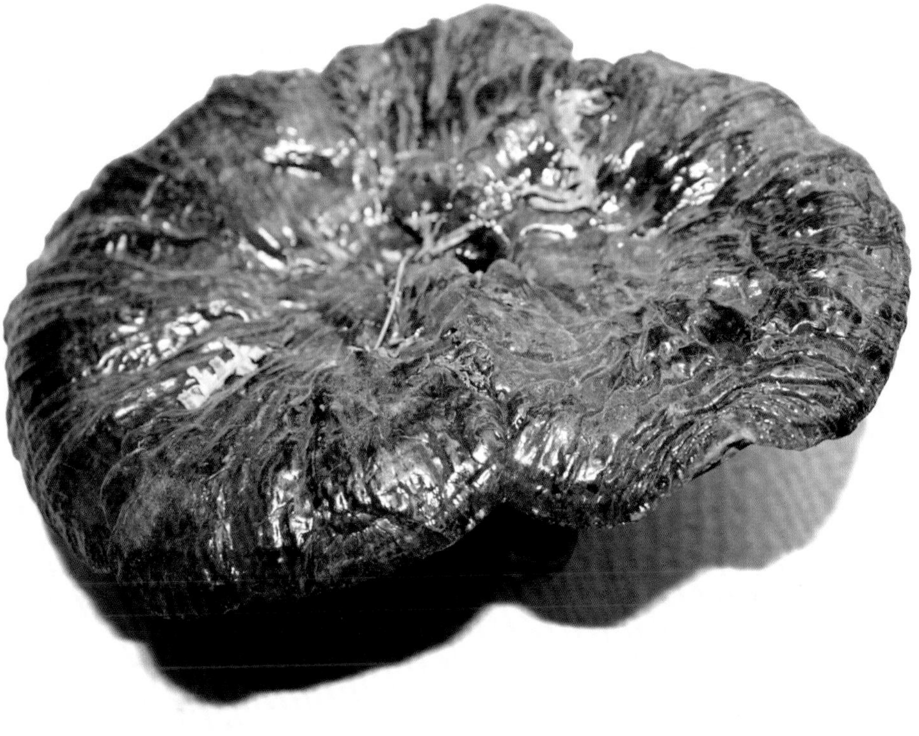

灵芝药材

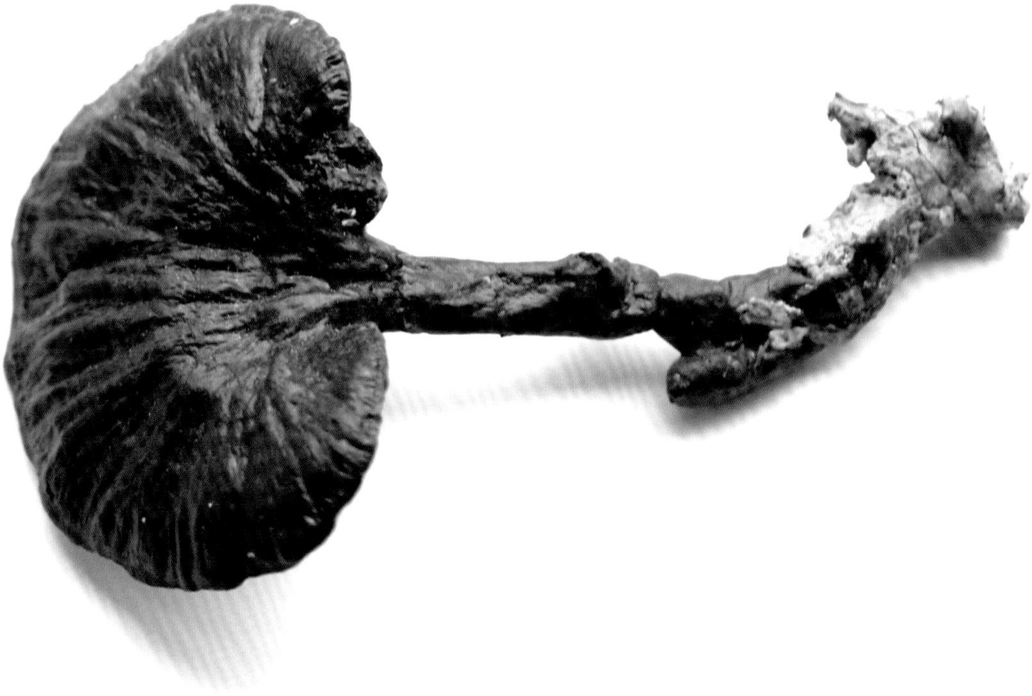

灵芝药材

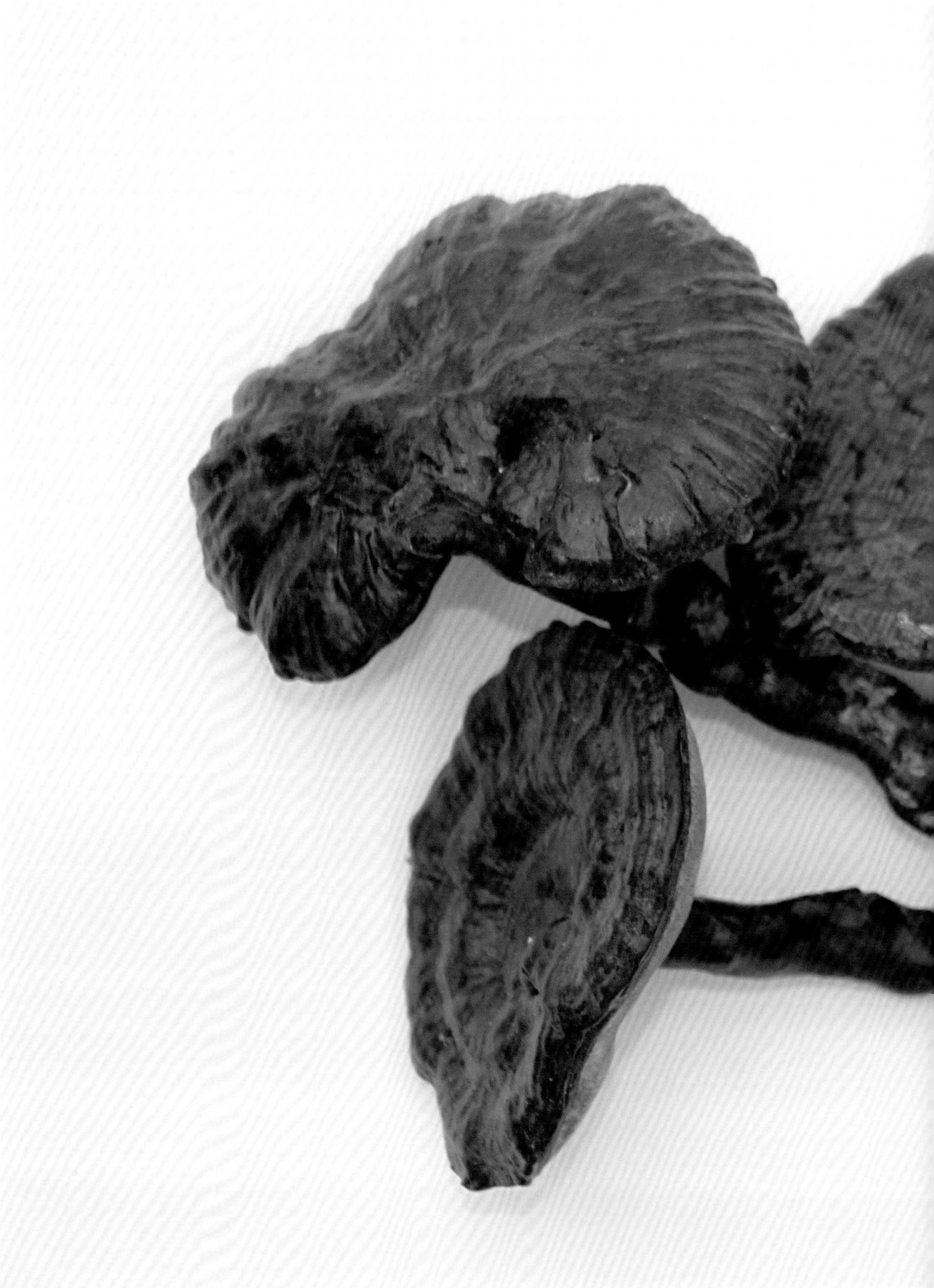

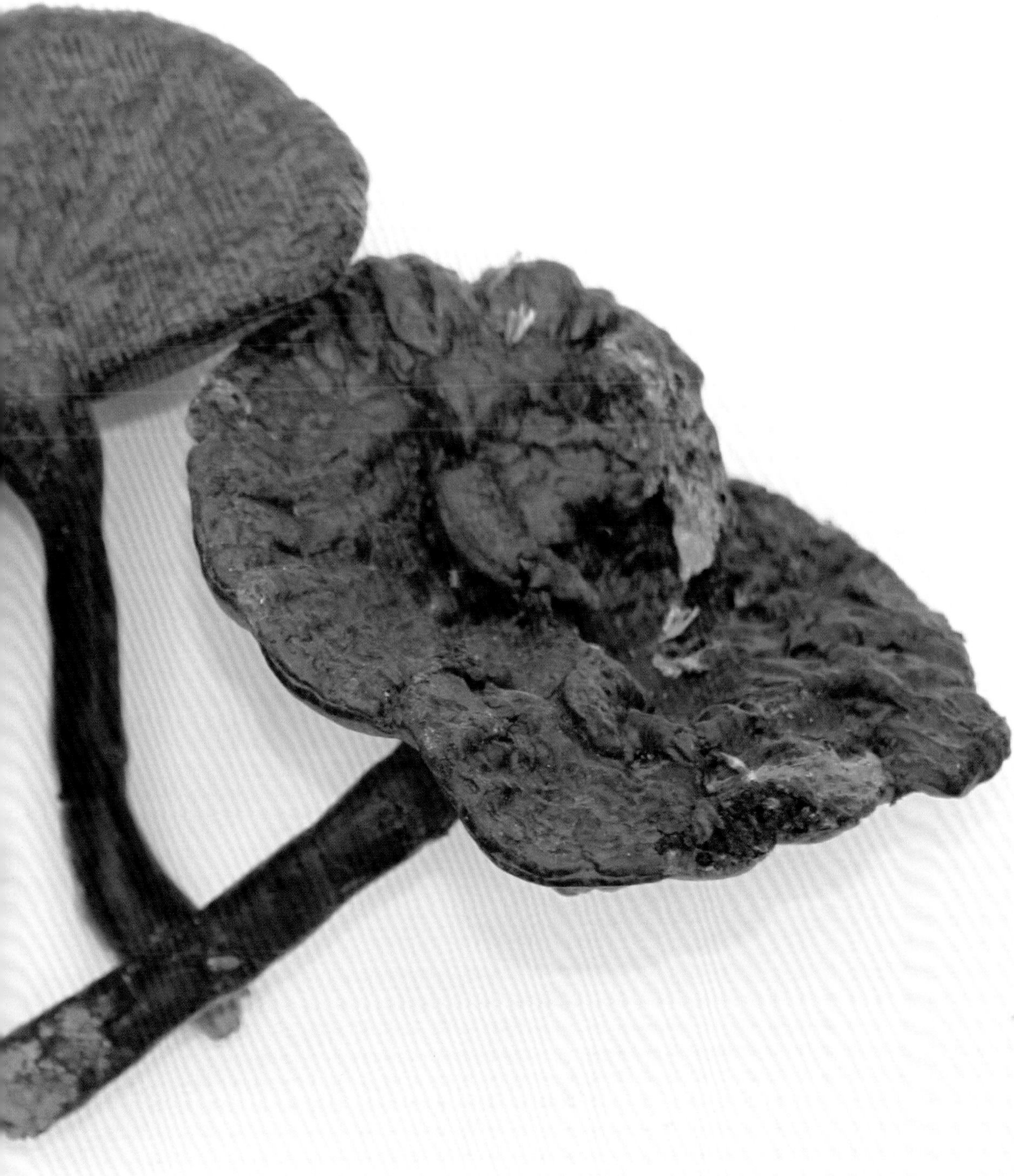

灵芝药材

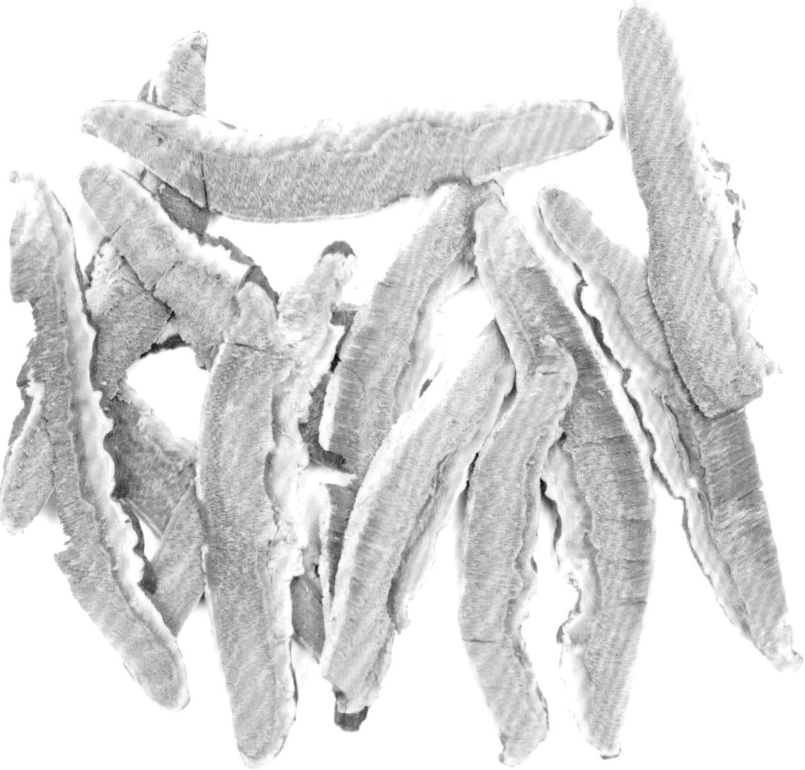

灵芝饮片

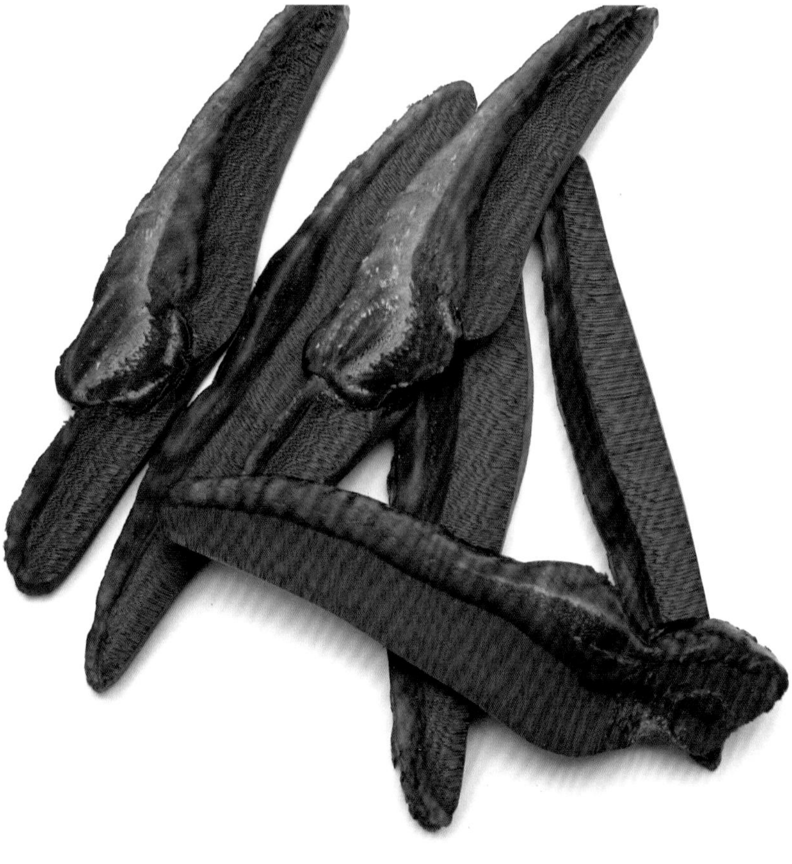

灵芝饮片

民族药方

1. 胃痛 灵芝、青木香、乳香、两面针各 3 g。水煎服。

2. 气管炎 灵芝 15 g，南沙参、北沙参、百合各 10 g。水煎服。

3. 变应性哮喘 灵芝、茯苓各 15 g，半夏、厚朴各 5 g，紫苏叶 10 g。加水煎汁半杯，然后加适量冰糖饮服，每日 3 次。

4. 支气管炎哮喘 灵芝、生姜各 15 g。加胡萝卜汁煎煮半杯汁液，加入蜂蜜适量，饮服，每日 3 次。

5. 神经衰弱 灵芝 50 g，白糖 100 g。加水 500 ml 煎煮取汁 300 ml，每次 20 ml，每日 3 次。

6. 迁延性肝炎 灵芝 15 g，甘草 8 g。水煎服。

7. 肝硬化 灵芝、黄芪各 15 g，猪瘦肉 100 g。加水煮汤，去药渣后，调味饮汤吃肉，每日 1 剂，连服 15 日。

8. 白血病 灵芝 12 g，鲜蘑菇 150 g，当归、龟甲、枸杞子各 10 g。将后三味药煎汤去渣，加入灵芝、蘑菇煮熟后服食，每日 1 剂，连服 15 日。

9. 胃癌 灵芝 30 g，鸭肉 500 g，姜 20 g。共入锅加水将鸭肉煨煮烂，吃肉喝汤，每日 2 次。

10. 肠癌 灵芝、枸杞子各 10 g，牛肉 120 g，姜片 5 g。共入锅炖熟，加 5 g 大蒜汁，每日 1 次吃完。

11. 功能失调性子宫出血 赤灵芝 25 ~ 30 g。水煎服，每日 1 剂，留渣复煎 2 次，每日 3 次。

12. 原发性高血压，风湿性关节炎，硅沉着病 灵芝 3 g。煎水当茶饮；或浸酒服。

13. 高胆固醇血症 灵芝 6 g。水煎服，每日 3 次；也可浸酒服。

14. 脑神经衰弱，慢性肝炎 灵芝 5 g。加冷水 200 ml 浸泡，在火上煮沸 5 分钟，温服，每晚 1 次。可多次煮直到无味再换新药。

15. 积年胃病 灵芝 3 g。切碎，米酒 100 ml 浸泡服，每次 15 ~ 30 ml，每日 2 ~ 3 次；也可水煎服。

使用注意

服用时忌超量、忌久服。

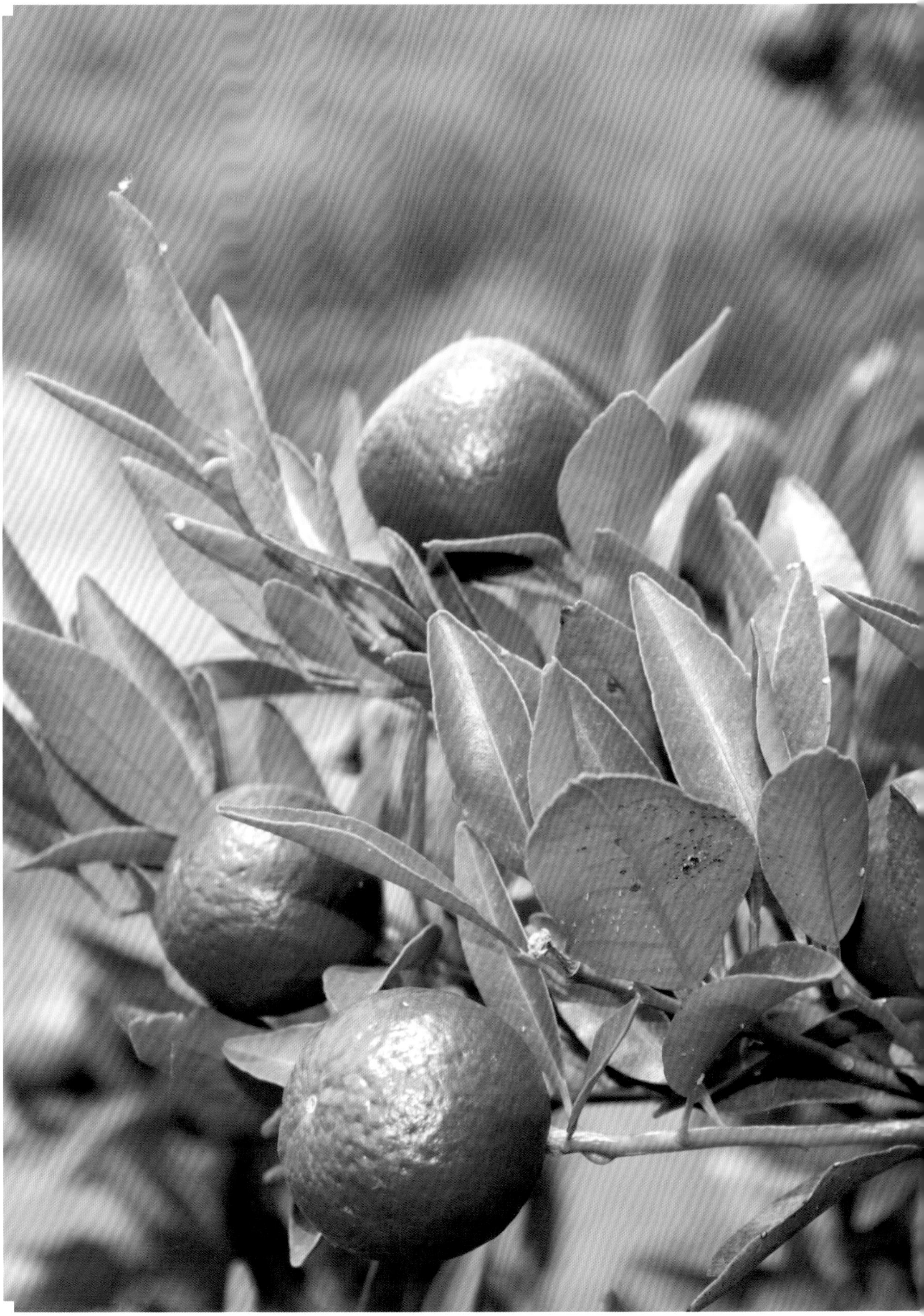

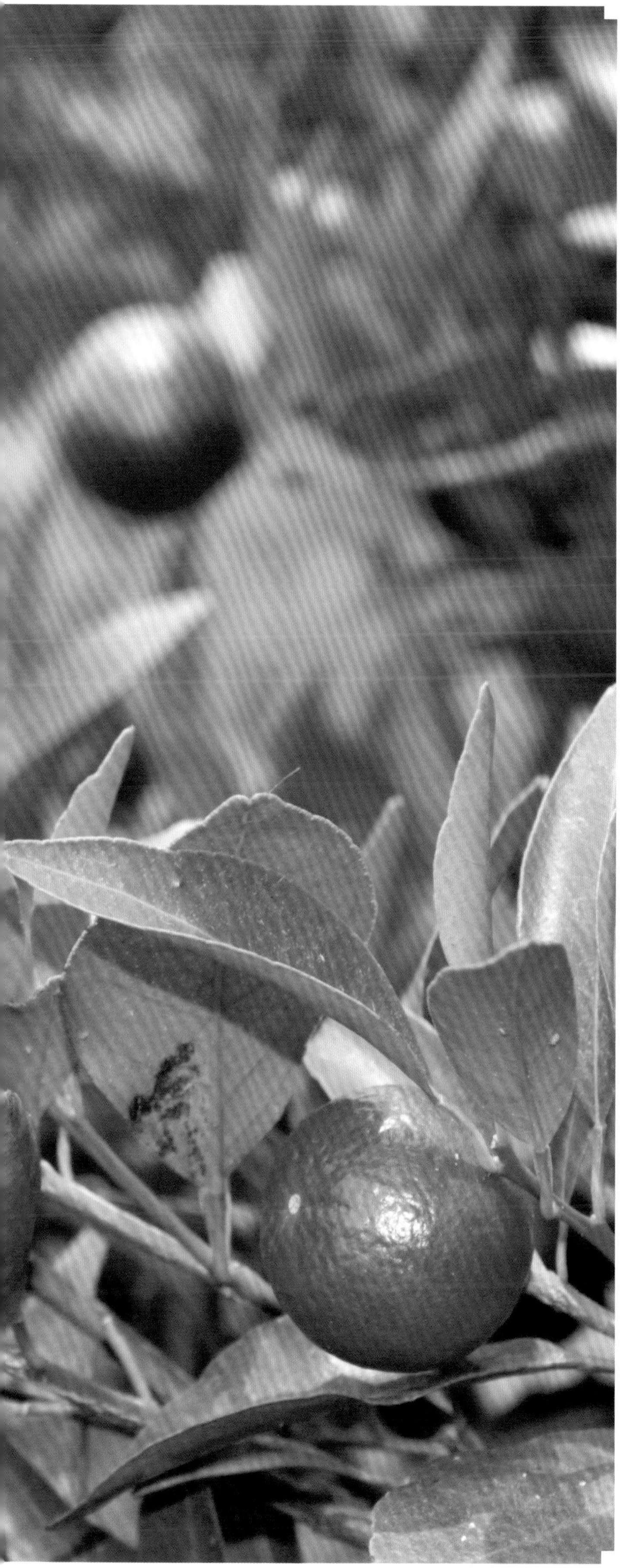

陈皮

【壮 药 名】能柑。

【别　 名】橘皮、广陈皮、新会皮。

【来　 源】本品为芸香科植物橘 *Citrus reticulata* Blanco 及其栽培变种的干燥成熟果皮。以陈久者为佳，故称陈皮，产广东新会者称新会皮、广陈皮。

【性味归经】性苦、辛，温。归肺、脾经。

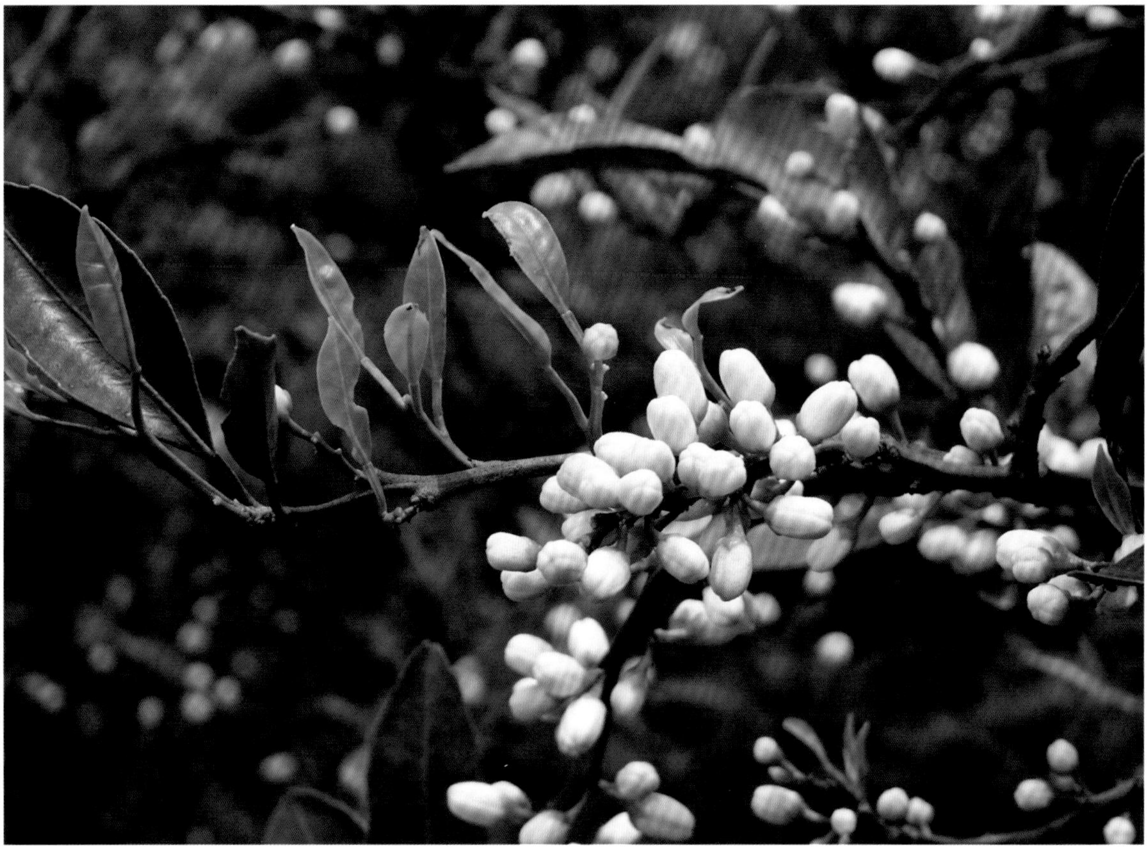

橘

识别特征

常绿小乔木或灌木，高 3 ~ 4 m，枝细，多有刺。叶互生；叶柄长 0.5 ~ 1.5 cm，有窄翼，顶端有关节；叶片披针形或椭圆形，长 4 ~ 11 cm，宽 1.5 ~ 4 cm，先端渐尖微凹，基部楔形，全缘或为波状，具不明显的钝锯齿，有半透明油点。花单生或数朵丛生于枝端或叶腋；花萼杯状，5 裂；花瓣 5，白色或带淡红色，开时向上反卷；雄蕊 15 ~ 30，长短不一，花丝常 3 ~ 5 个联合成组；雌蕊 1，子房圆形，柱头头状。柑果近圆形或扁圆形，横径 4 ~ 7 cm，果皮薄而宽，容易剥离，囊瓣 7 ~ 12，汁胞柔软多汁。种子卵圆形，白色，一端尖，数粒至数十粒或无。花期 3—4 月，果期 10—12 月。

生境分布

生长于丘陵、低山地带、江河湖泊沿岸或平原。分布于江苏、安徽、浙江、江西、台湾、湖北、湖南、广东、广西、海南、四川、贵州、云南等省区。

采收加工

秋末至冬初果实成熟后，剥取果皮，晒干或低温干燥。

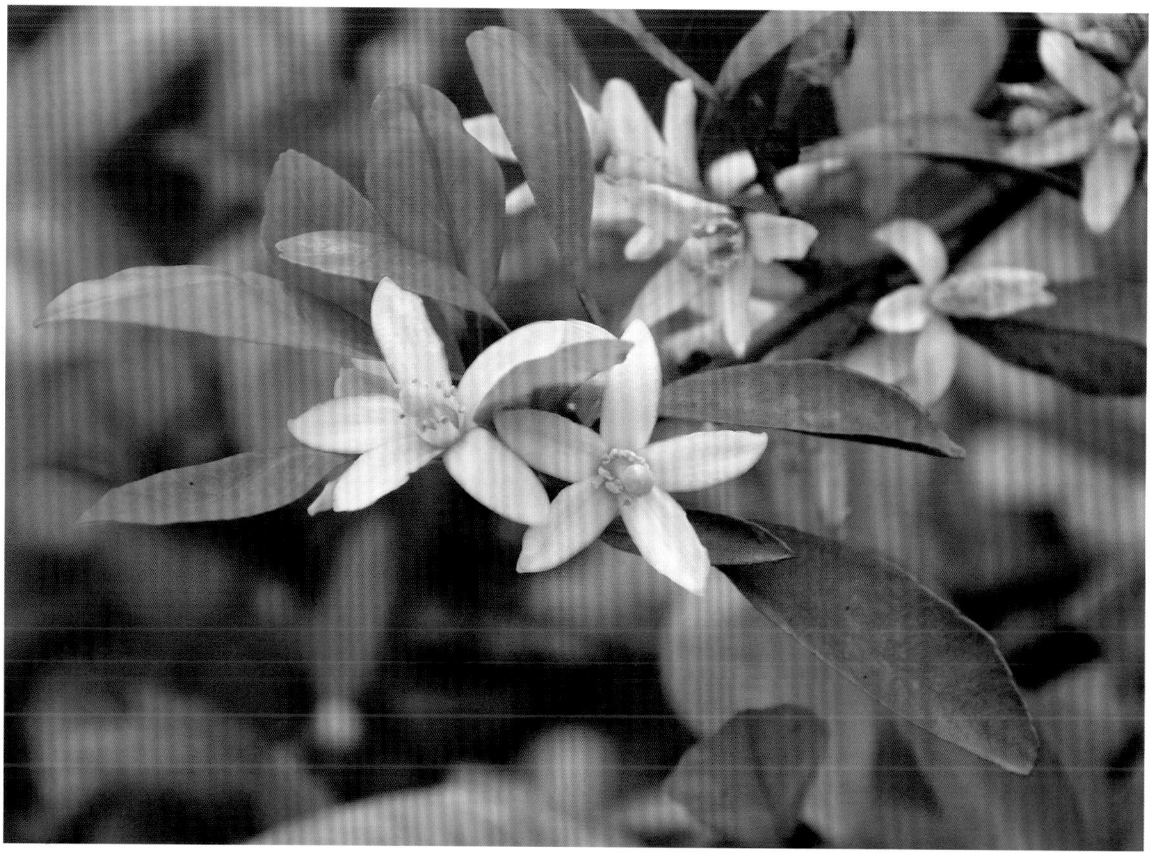

橘

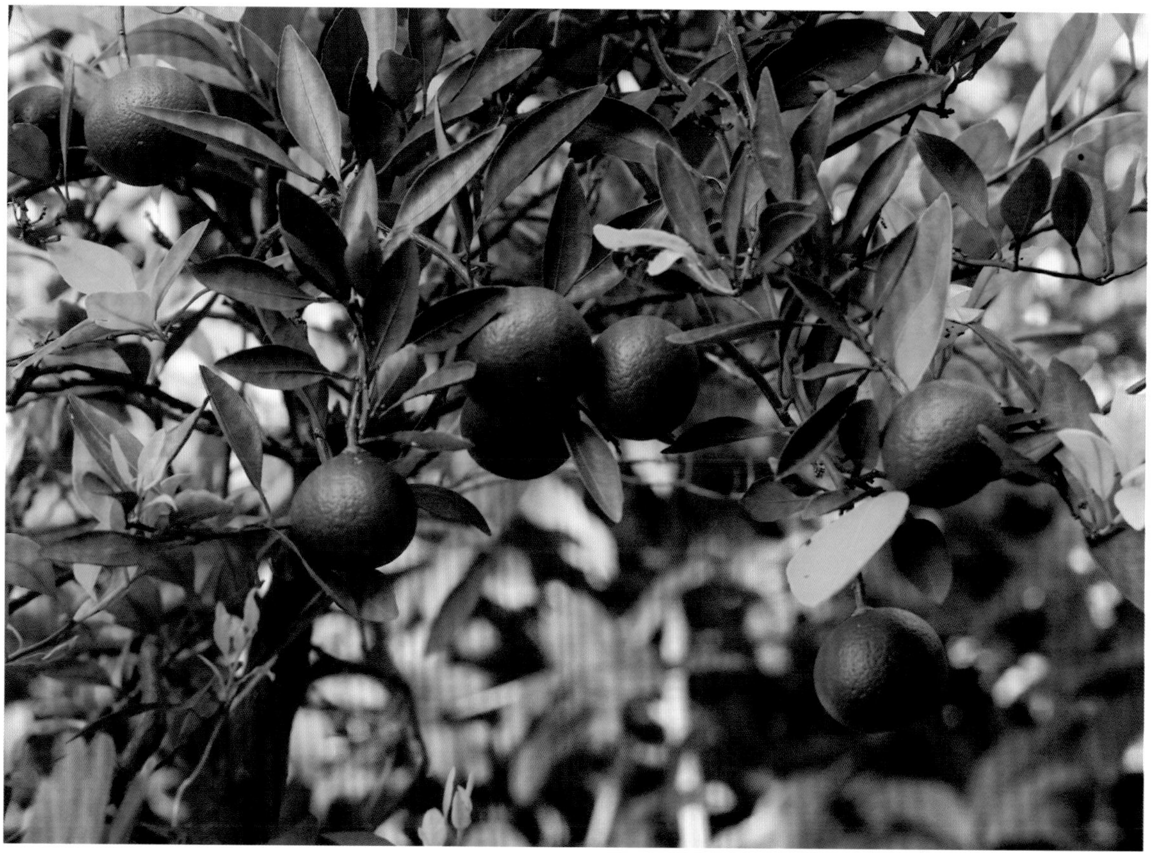

橘

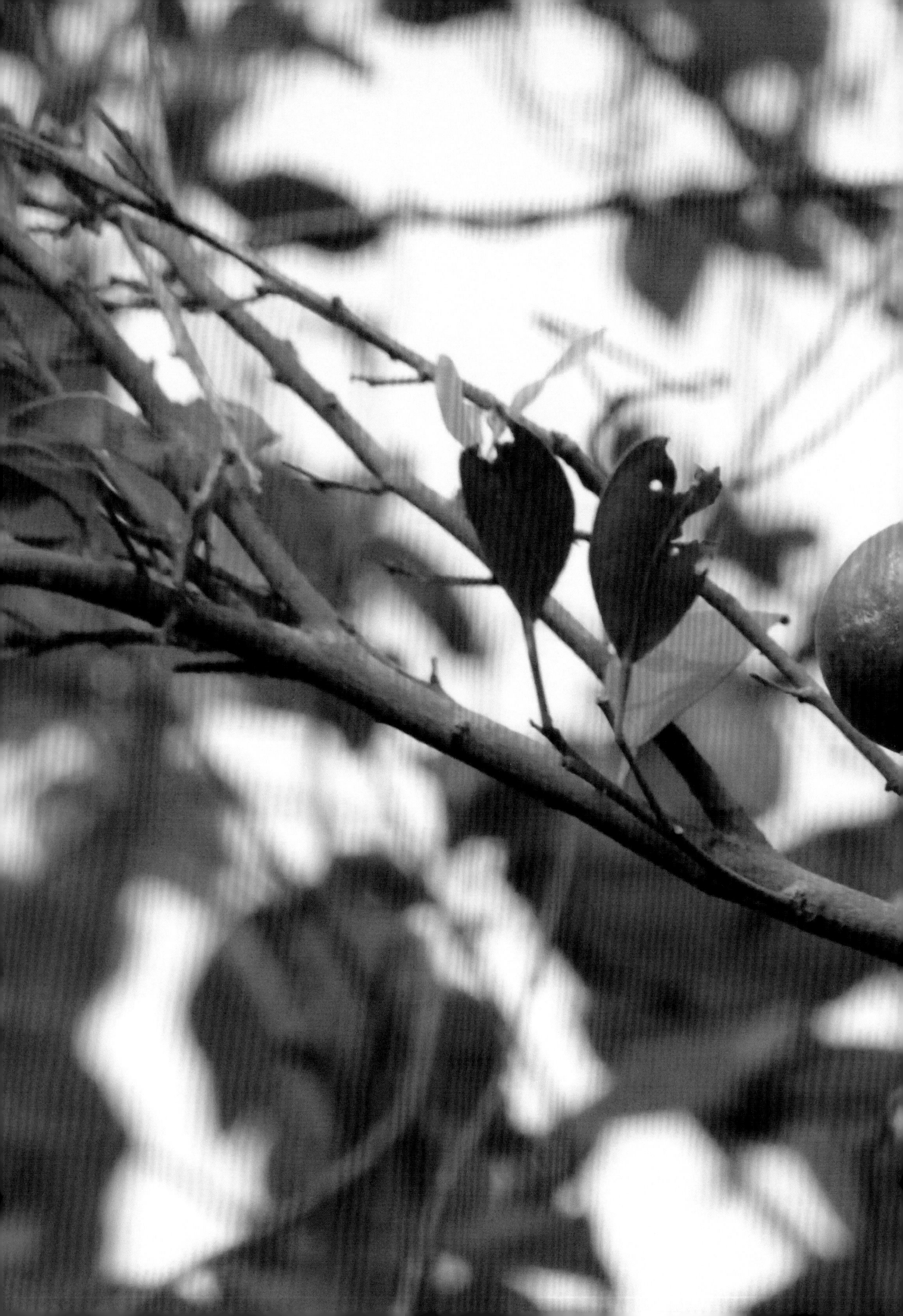

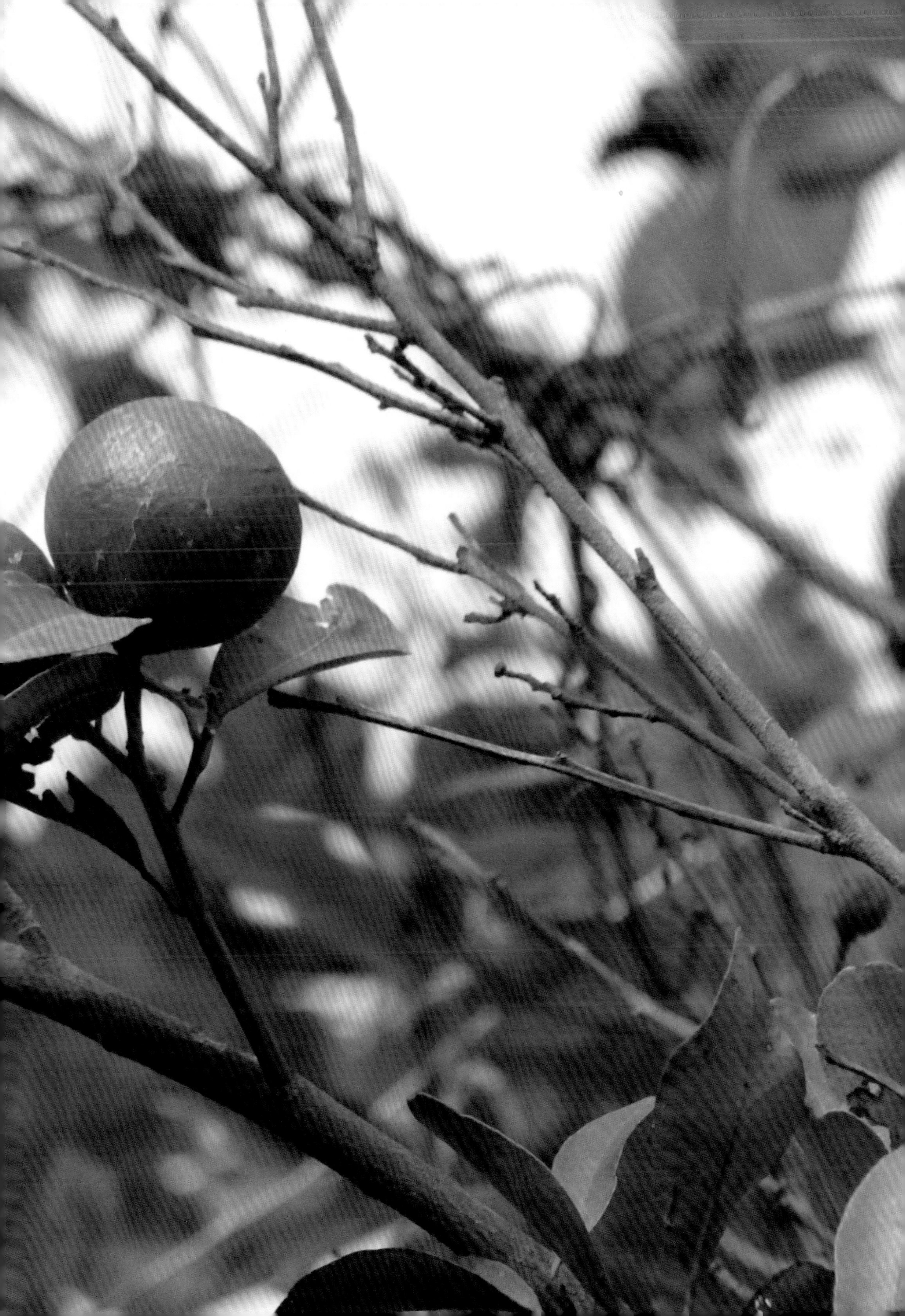

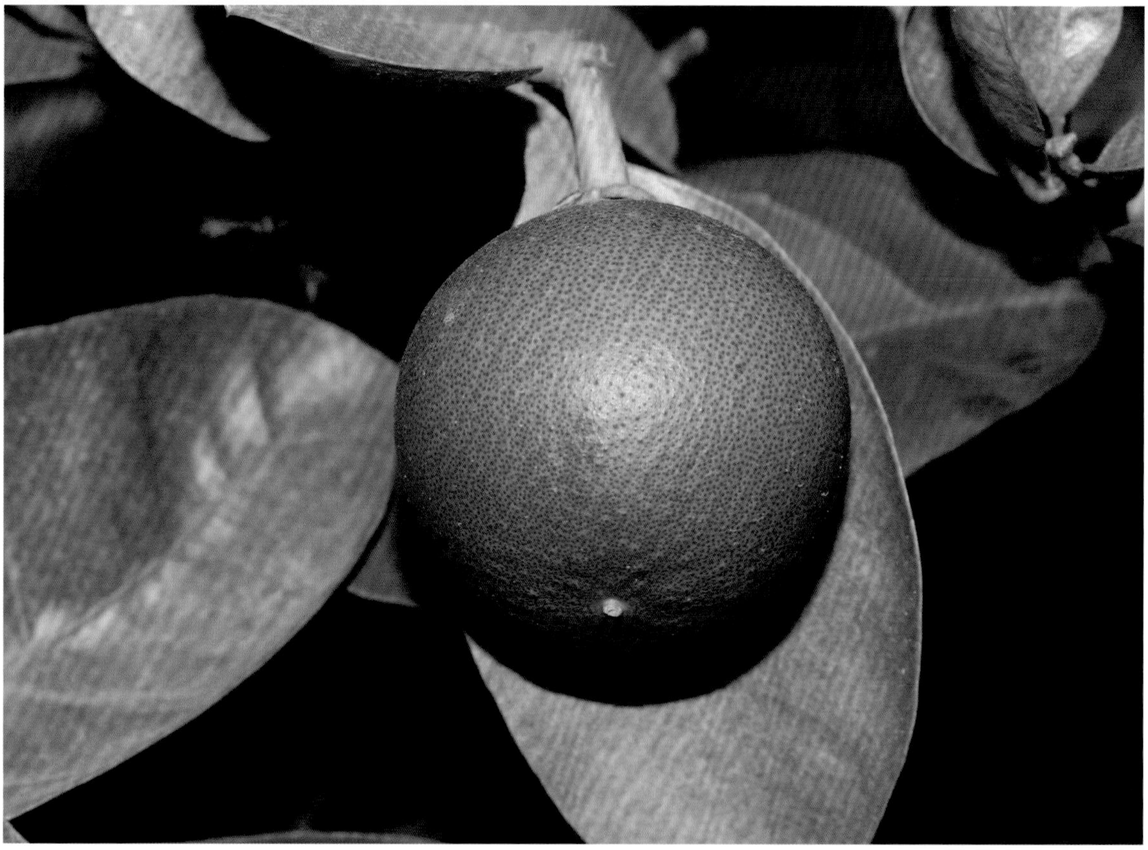

橘

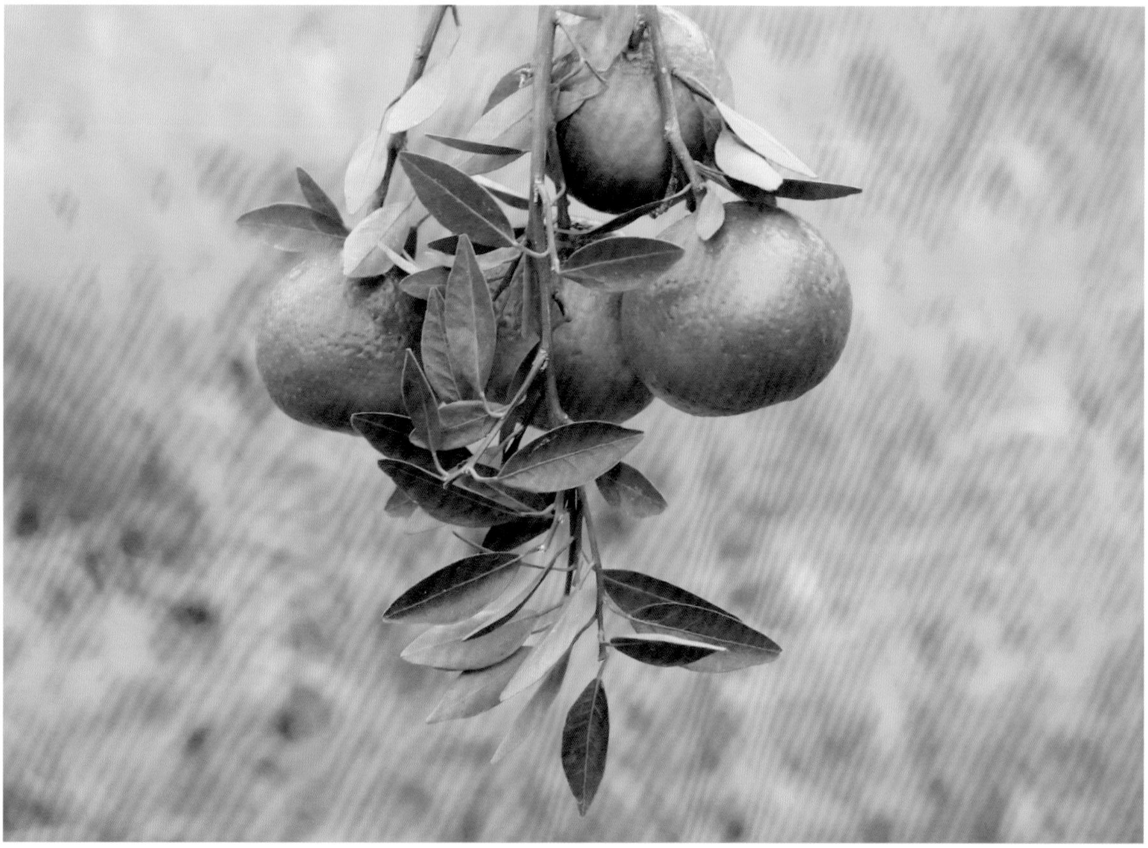

橘

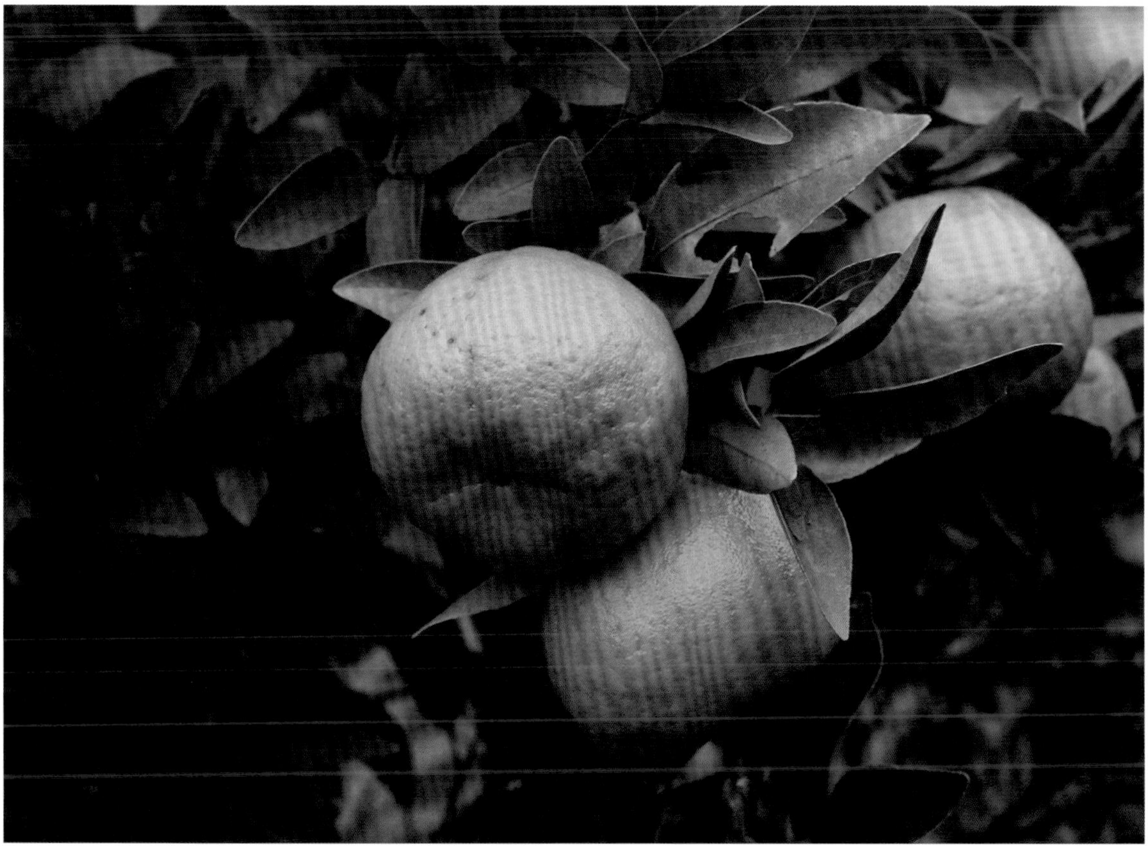

橘

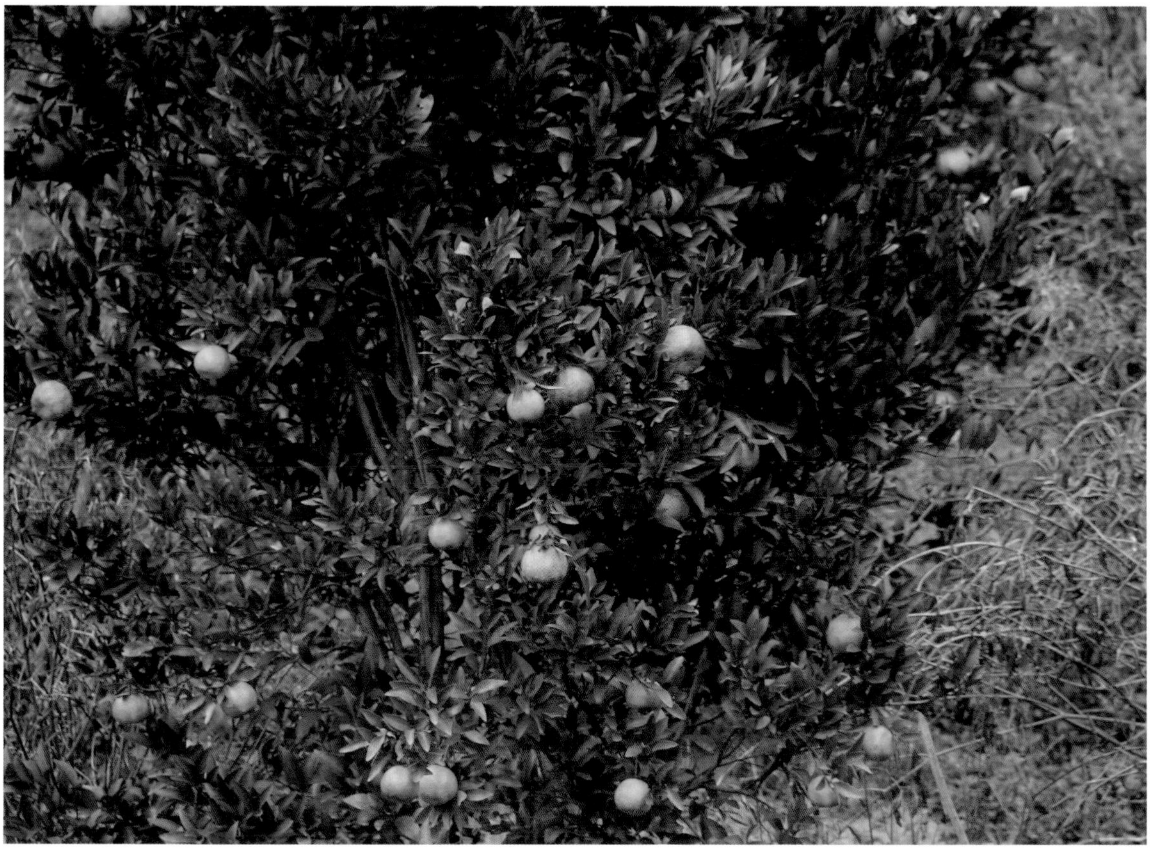

橘

药材鉴别

1. 陈皮 常剥成数瓣，基部相连，有的呈不规则的片状，厚 1 ~ 4 mm。外表面橙红色或红棕色，有细皱纹及凹下的点状油室；内表面浅黄白色，粗糙，附黄白色或黄棕色筋络状维管束。质稍硬而脆。气香，味辛、苦。

2. 广陈皮 常 3 瓣相连，形状整齐，厚度均匀约 1 mm。点状油室较大，对光照视，透明清晰。质较柔软。

功效主治

理气健脾，燥湿化痰。主治胸脘胀满，食少吐泻，咳嗽痰多。

用法用量

内服：3 ~ 10 g，煎服。

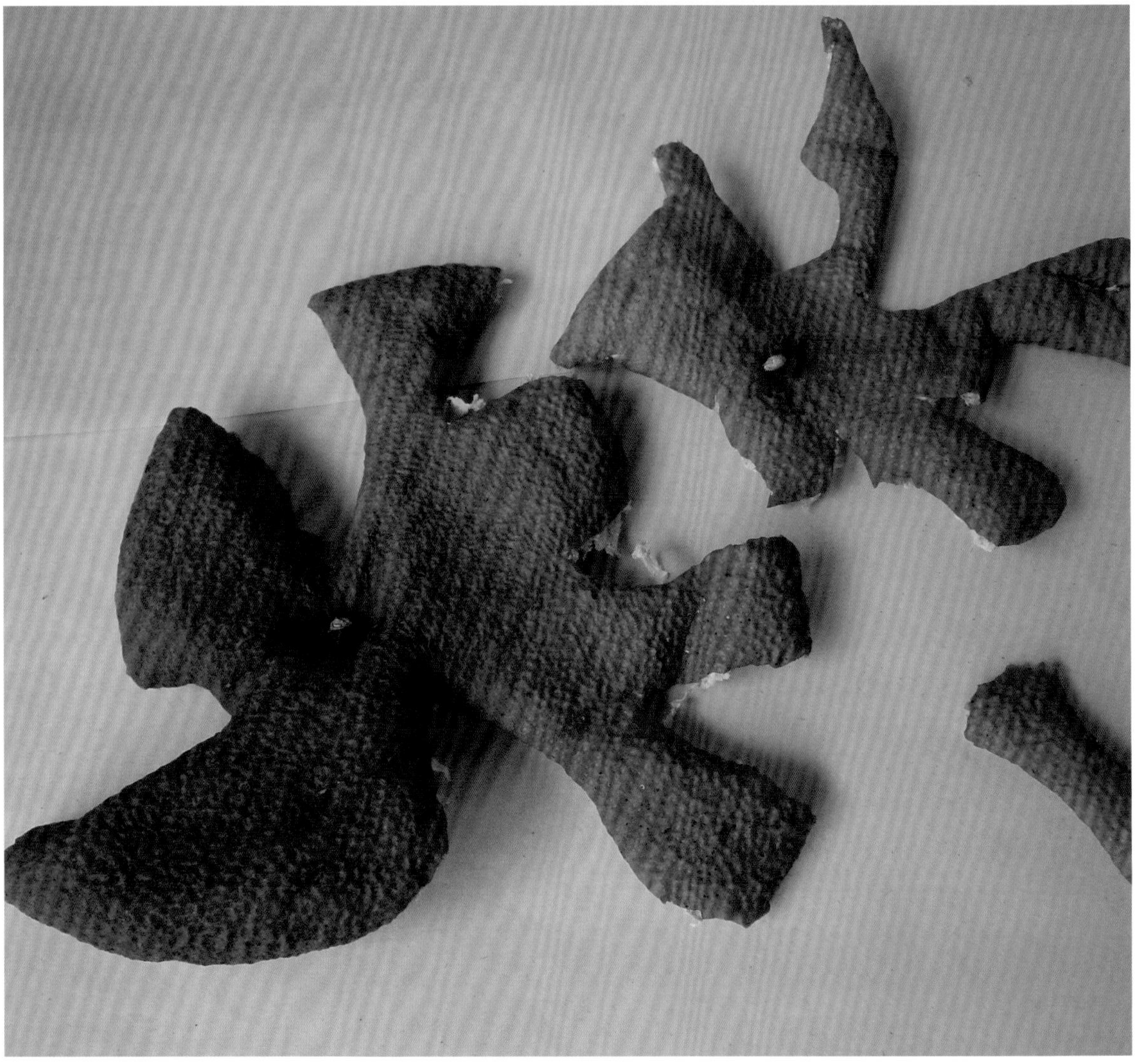

陈皮药材

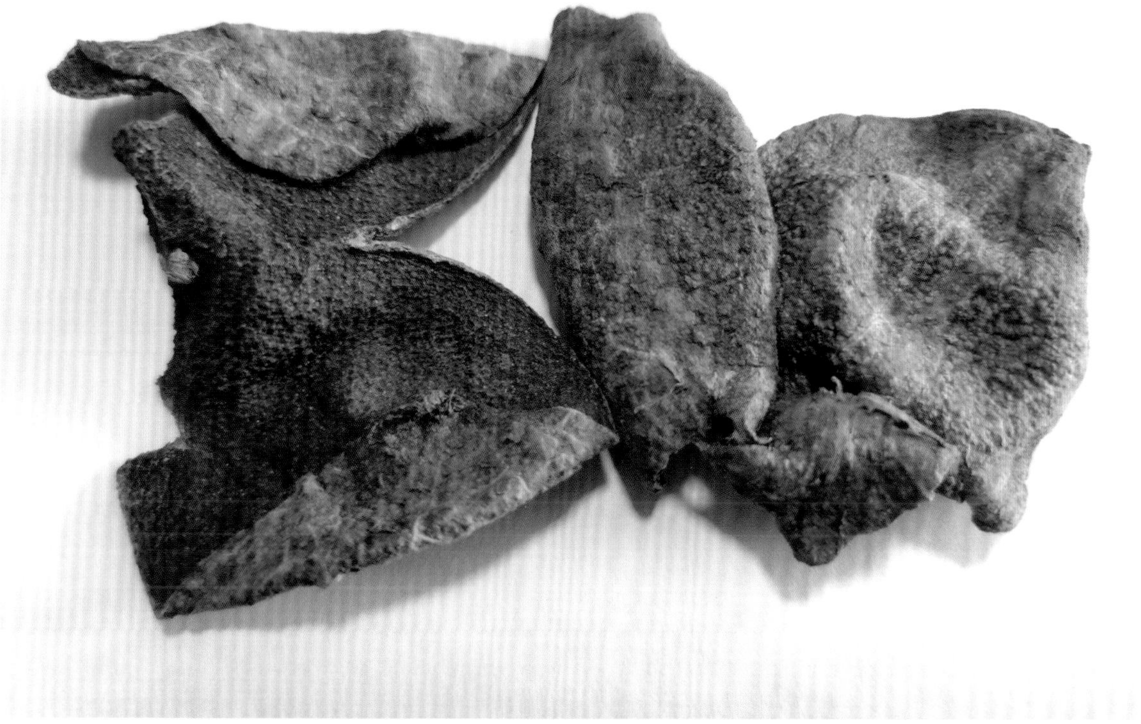

陈皮药材

民族药方

1．声音嘶哑 陈皮 20 g，梨 2 个。将梨洗净后榨汁，橘子皮水煎，将梨汁与橘皮汤混合后同饮，每日 3 次。

2．慢性胃炎 陈皮 30 g，白糖少许。将陈皮研成细末，加入白糖，空腹用温开水冲服。

3．感冒咳嗽 鲜陈皮 30 g，水 600 ml，白糖少许。煎水成 400 ml，加适量白糖趁热喝 200 ml，30 分钟后加热再喝 200 ml，每日 2 次。

4．呕吐 陈皮 9 g，大米 50 g，姜汁少许。煎水后加少许姜汁冲服。

5．支管炎 陈皮 30 g，大蒜 15 g。泡水代茶饮用。

6．烫伤 陈皮适量。捣烂搽于患处。

7．食欲不振，消化不良 陈皮 3 g，大枣 10 个。用开水浸泡 10 分钟，饭前代茶频饮。

8．妊娠发热 陈皮 10 g，黄瓜 1 个。将两者洗净后捣汁饮用，每日 2 ~ 3 次。

使用注意

气虚及阴虚燥咳患者不宜用，吐血证慎服。

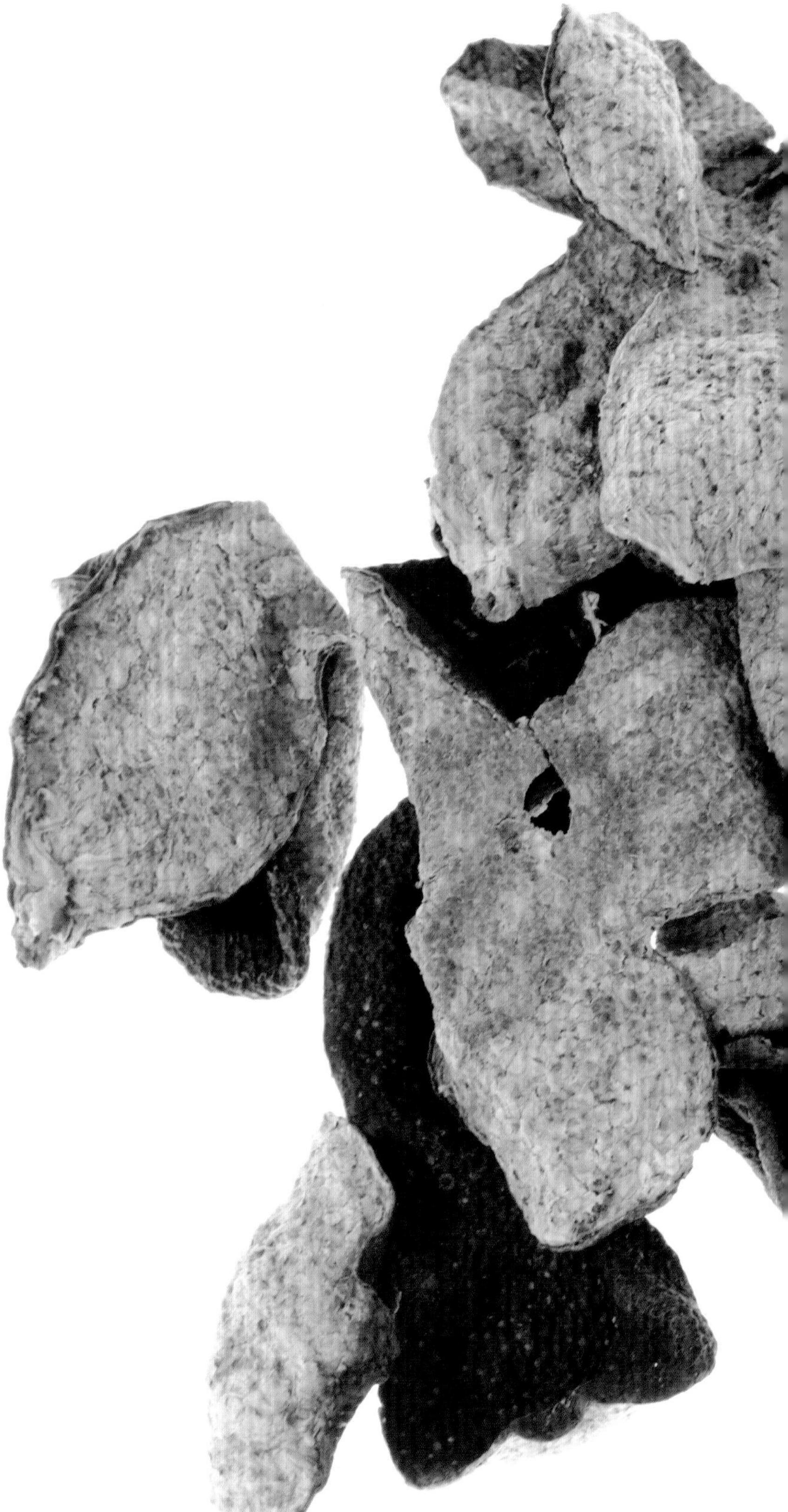

陈
皮

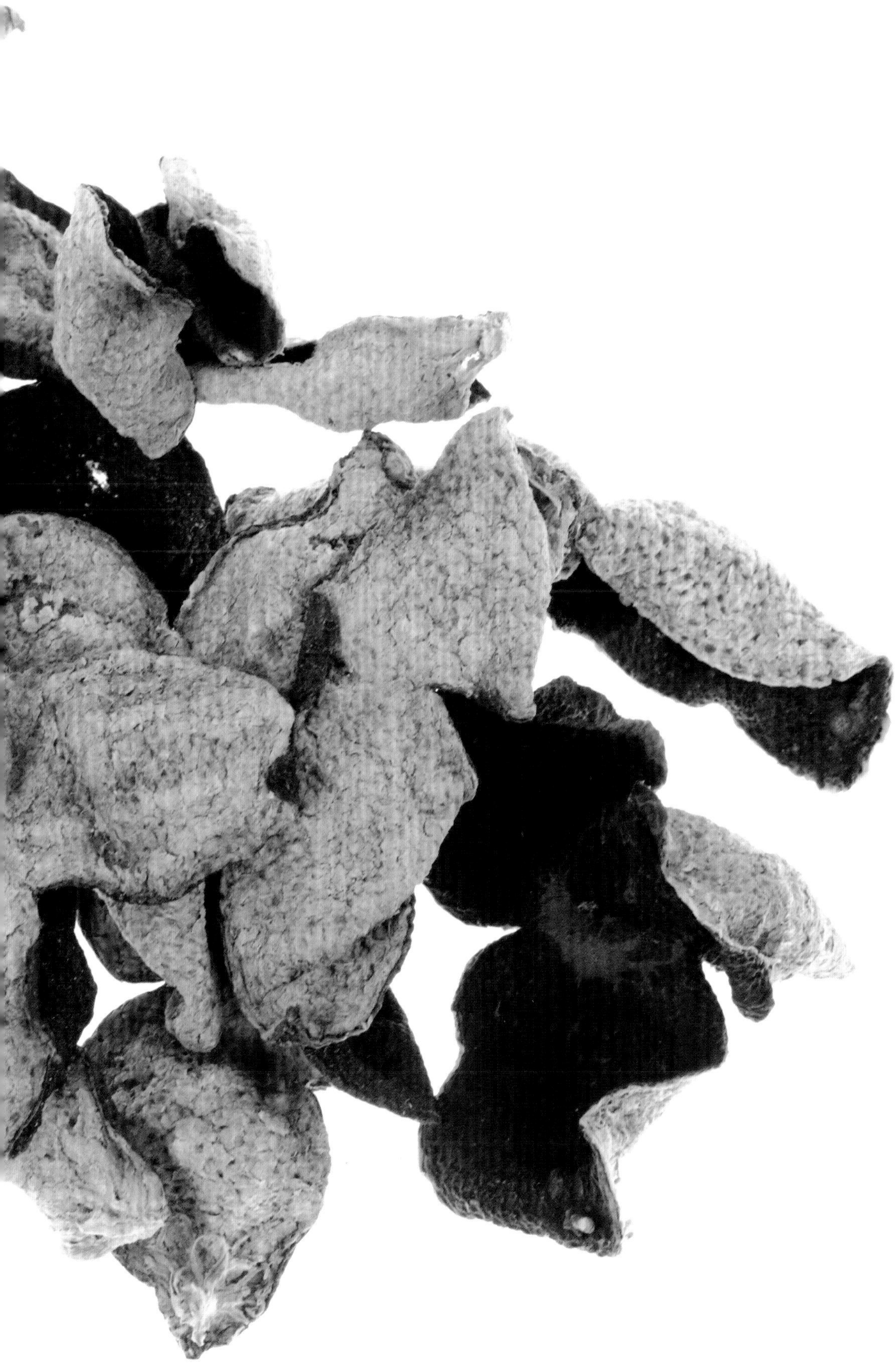

陈皮饮片

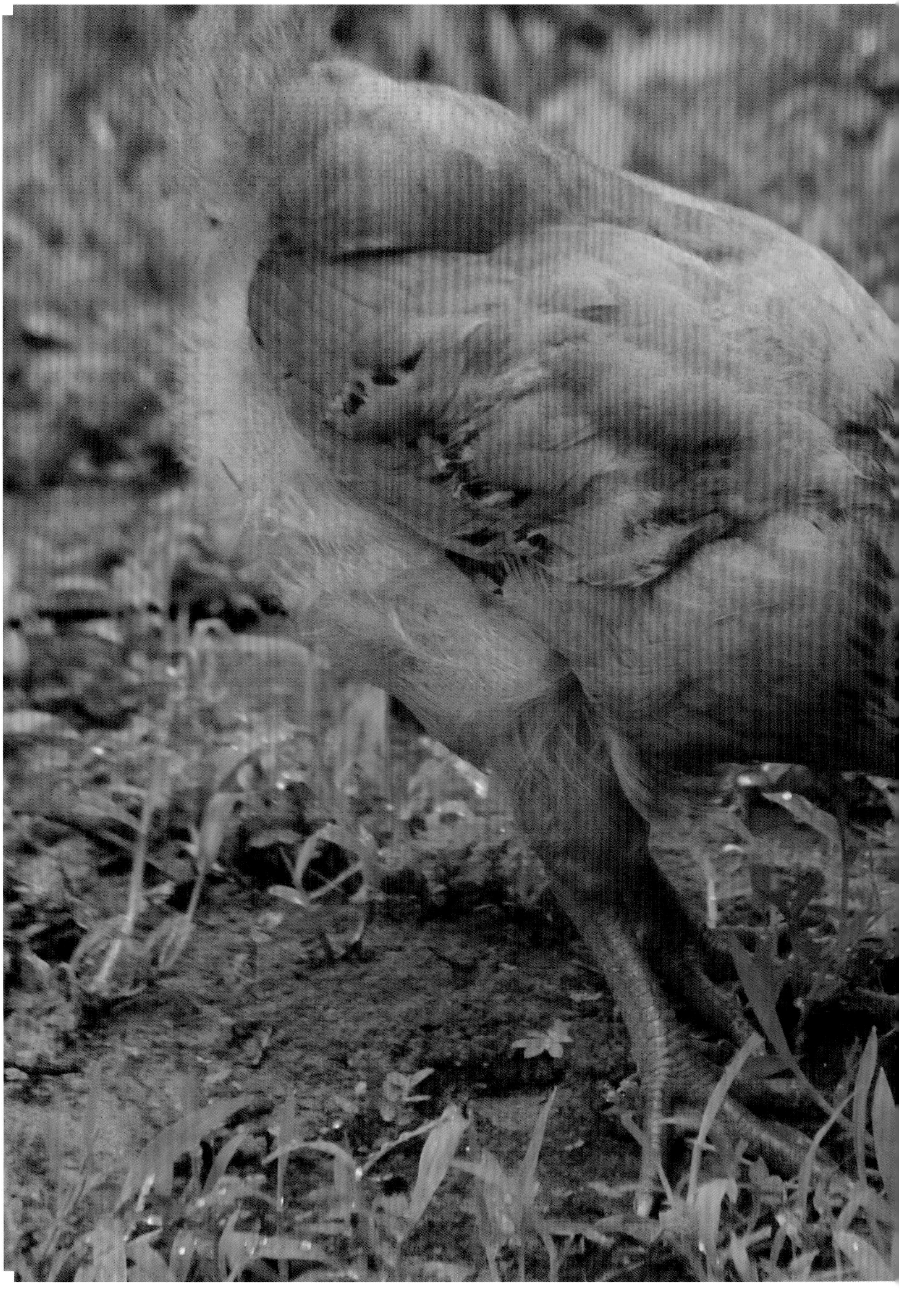

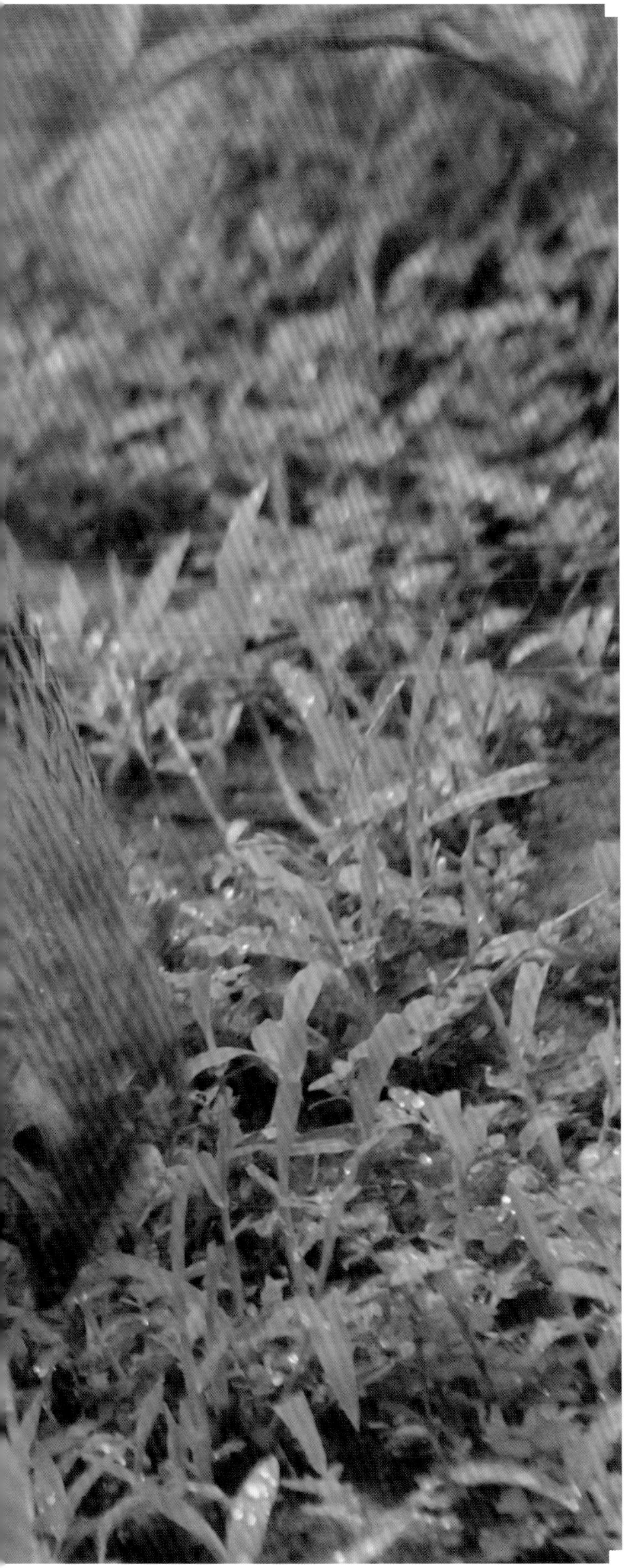

鸡内金

【壮药名】堵给。

【别　名】鸡肶胵、鸡盹内黄皮、鸡盹皮、鸡黄皮、鸡食皮、鸡中金、化石胆、化骨胆。

【来　源】本品为雉科动物家鸡 *Gallus gallus* domesticus Brisson 的干燥砂囊内壁。

【性味归经】甘，平。归脾、胃、小肠、膀胱经。

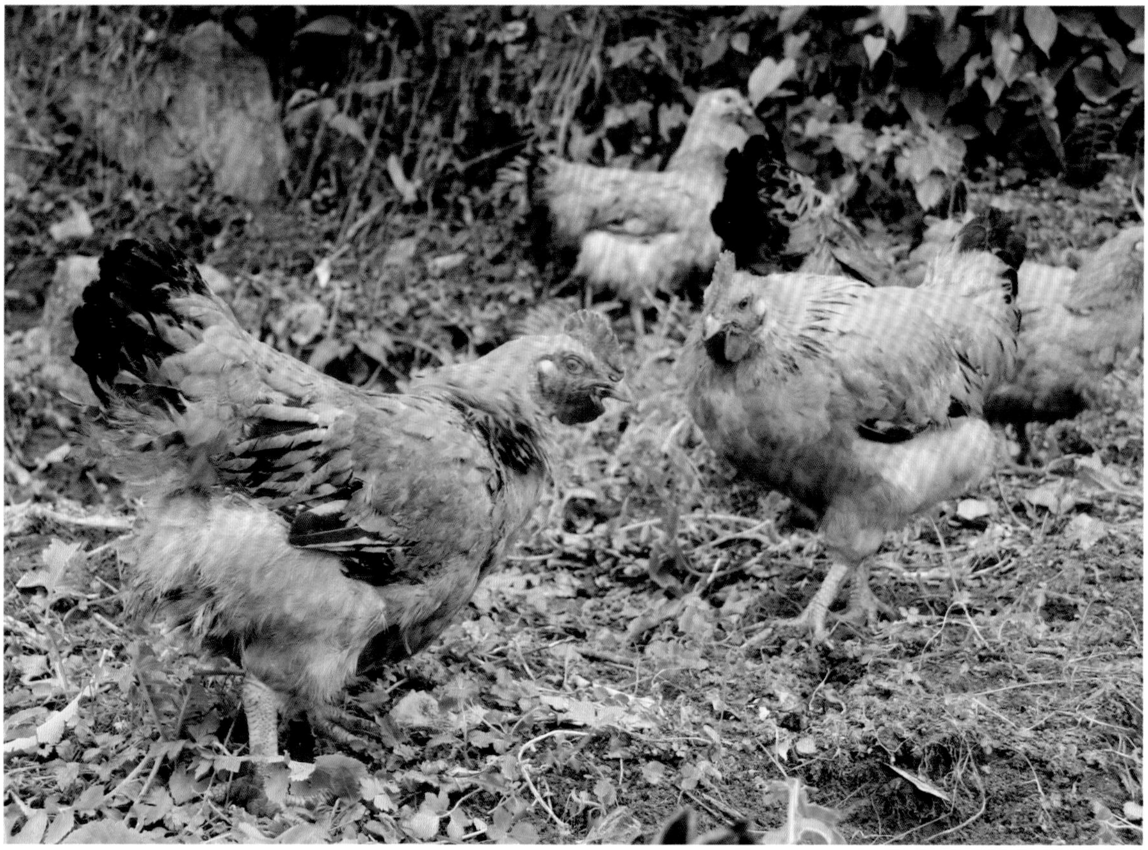

鸡

识别特征

家鸡，家禽。嘴短而坚，略呈圆锥状，上嘴稍弯曲。鼻孔裂状，被有鳞状瓣。眼有瞬膜。头上有肉冠，喉部两侧有肉垂，通常呈褐红色；肉冠以雄者为高大，雌者低小；肉垂也以雄者为大。翼短；羽色雌、雄不同，雄者羽色较美，有长而鲜丽的尾羽；雌者尾羽甚短。足健壮，跗、跖及趾均被有鳞板；趾 4，前 3 趾，后 1 趾，后趾短小，位略高，雄者跗跖部后方有距。

生境分布

全国各地均产。

采收加工

将鸡杀死后，立即剥下鸡肫内壁，洗净，干燥即可。

药材鉴别

本品为不规则的长椭圆形的片状物，有明显的波浪式皱纹，长约 5 cm，宽约 3 cm，表面金黄色、黄褐色或黄绿色，老鸡的鸡内金则微黑。质薄脆，易折断，断面呈胶质状，有光泽。气微腥，味淡微苦。以干燥、完整、个大、色黄者为佳。

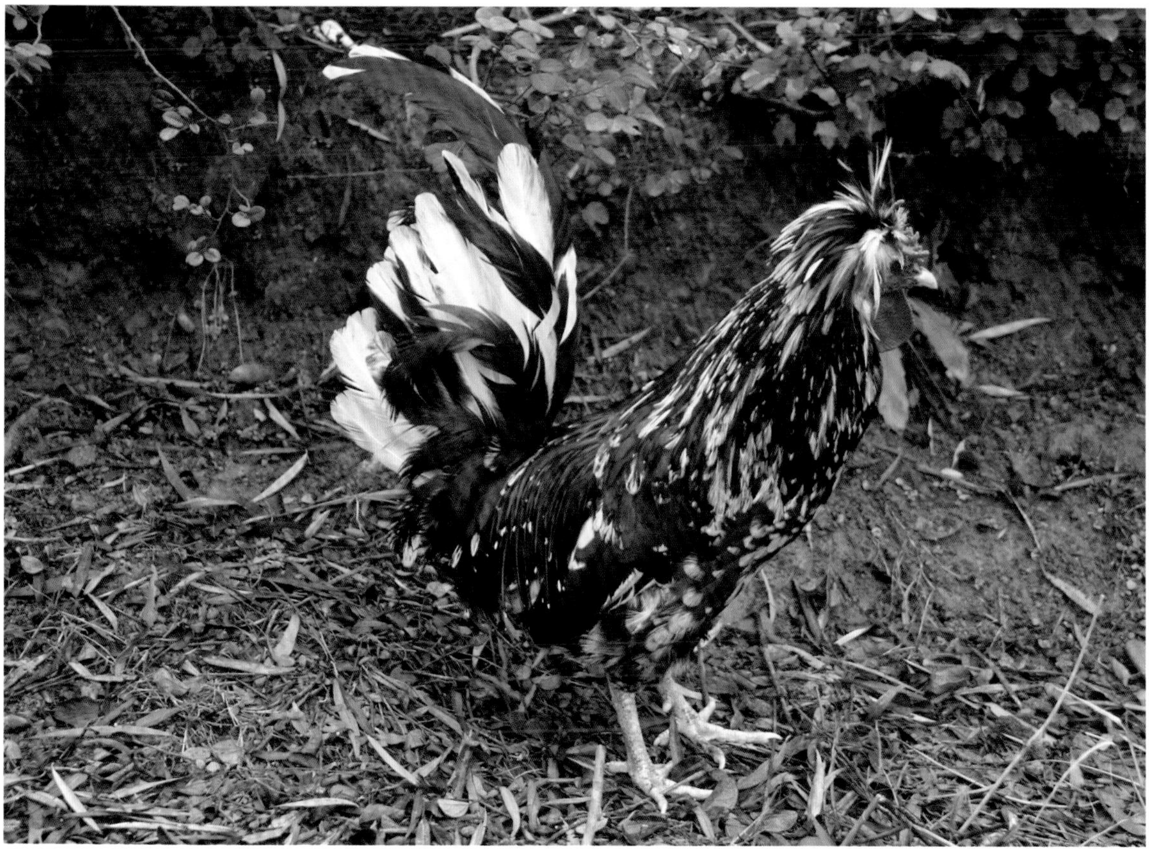

鸡

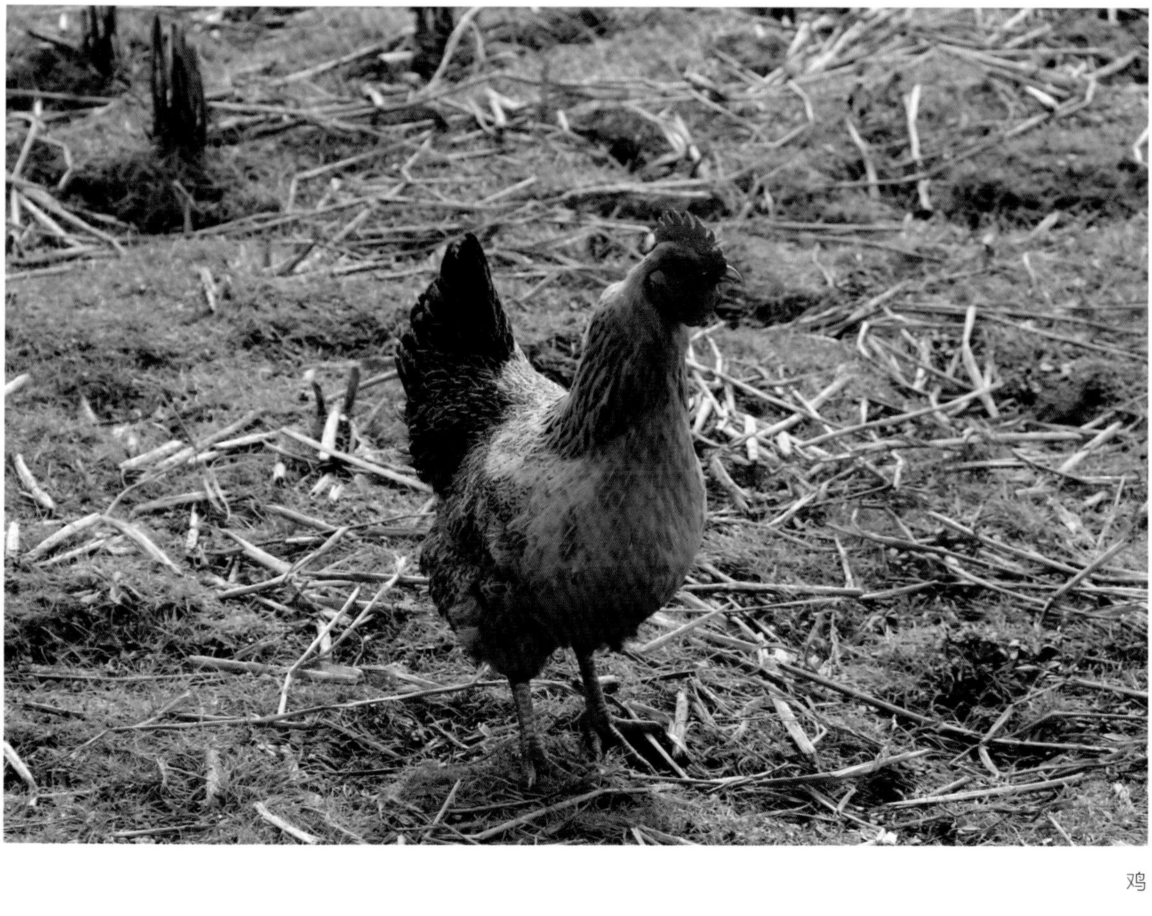

鸡

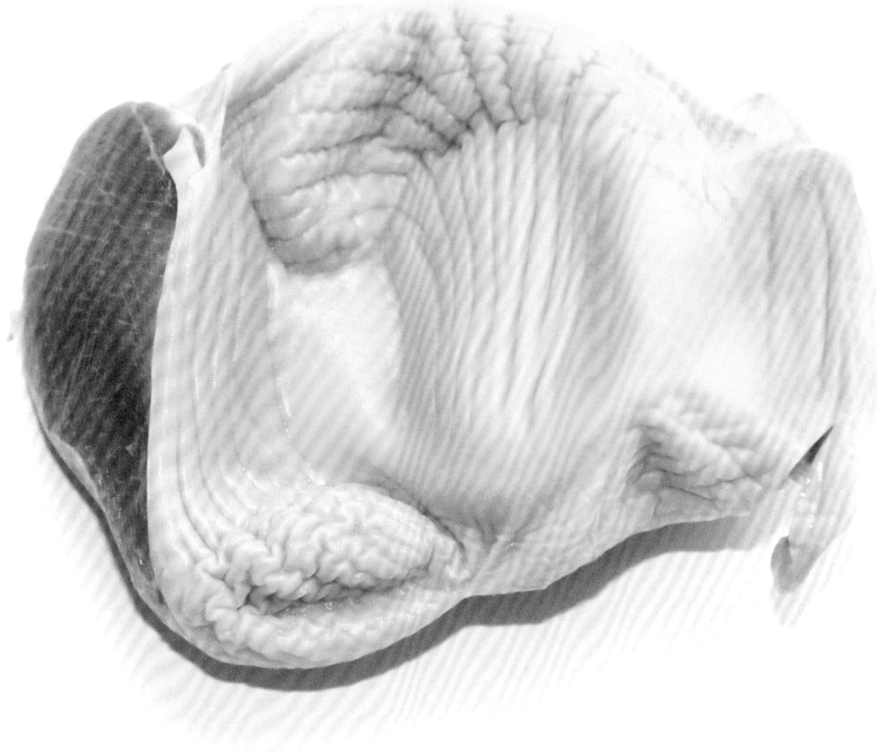

鸡内金药材

功效主治

健胃消食，涩精止遗。主治食积不消，呕吐泻痢，小儿疳积，遗尿，遗精，消渴，遗溺，喉痹乳蛾，牙疳口疮。

药理作用

口服鸡内金后，胃液分泌量、酸度、消化力均见增高，胃运动功能明显增强。此外，还有抗癌作用。其酸提取液或煎剂能加速从尿中排除放射性锶。

用法用量

内服：3 ~ 10 g，煎服；或 1.5 ~ 3.0 g，研末冲服，比煎服效果好。

民族药方

1. 消化不良（腹胀、嗳气、反胃、吐酸） 焦鸡内金适量。研细末，开水送服，每次 1.5 ~ 3.0 g，每日 2 ~ 3 次，可减轻肠内异常发酵、腹胀、口臭及大便不成形等症状；又常配用麦芽、山楂、白术及陈皮等。

2．口腔炎，齿龈炎 鸡内金适量。焙焦研末，外敷。

3．扁平疣 生鸡内金 20 g。加水 200 ml，浸泡 2 ~ 3 日，外擦患处，每日 5 ~ 6 次。

4．胃石症 鸡内金粉 10 g。以温水于饭前 1 小时冲服，每日 3 次。

5．泌尿系结石 鸡内金适量。烤干，研成粉末，装瓶备用。使用时，将鸡内金粉 15 g 倒入杯中，冲 300 ml 开水，15 分钟后即可服用。早晨空腹服，一次服完，然后慢跑步，以助结石排出，用于治疗多发性肾结石。

6．遗尿，尿频 鸡内金、桑螵蛸（炙）各 9 g，龙骨（煅）、牡蛎（煅）各 12 g，浮小麦 15 g，炙甘草 6 g。水煎服。

7．体虚遗精 焙鸡内金粉适量。于清晨及睡前开水冲服，每次 3 g，每日 2 次，连服 3 日，尤以对肺结核患者之遗精有较好效果。也可与芡实、莲子、菟丝子等配用。

使用注意

脾虚无积滞者慎用。

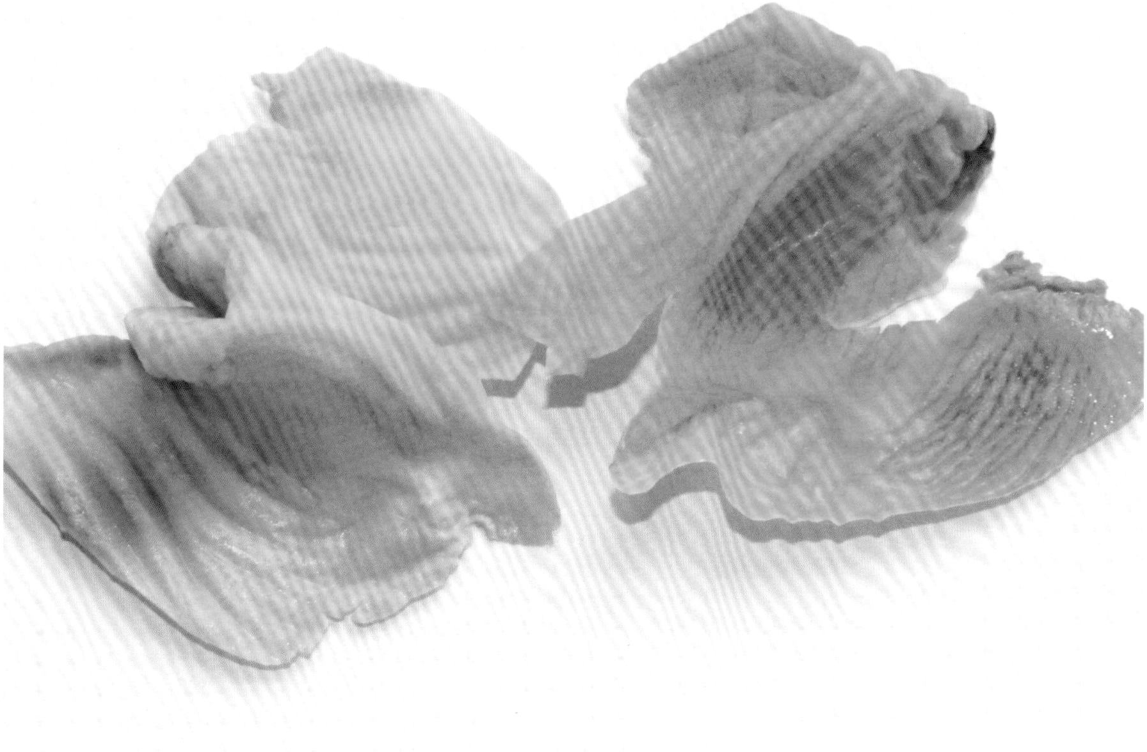

鸡内金药材

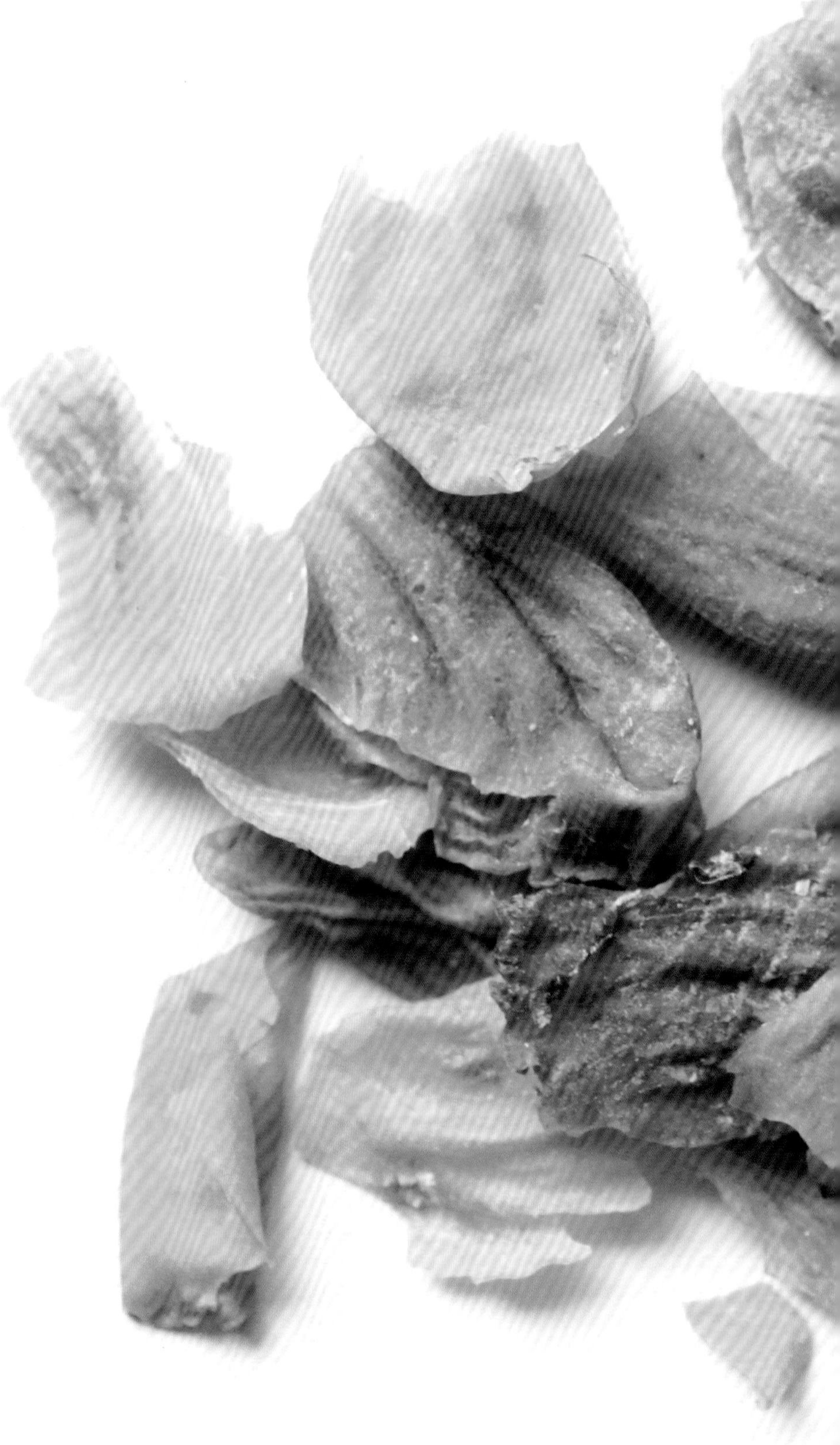

鸡内金

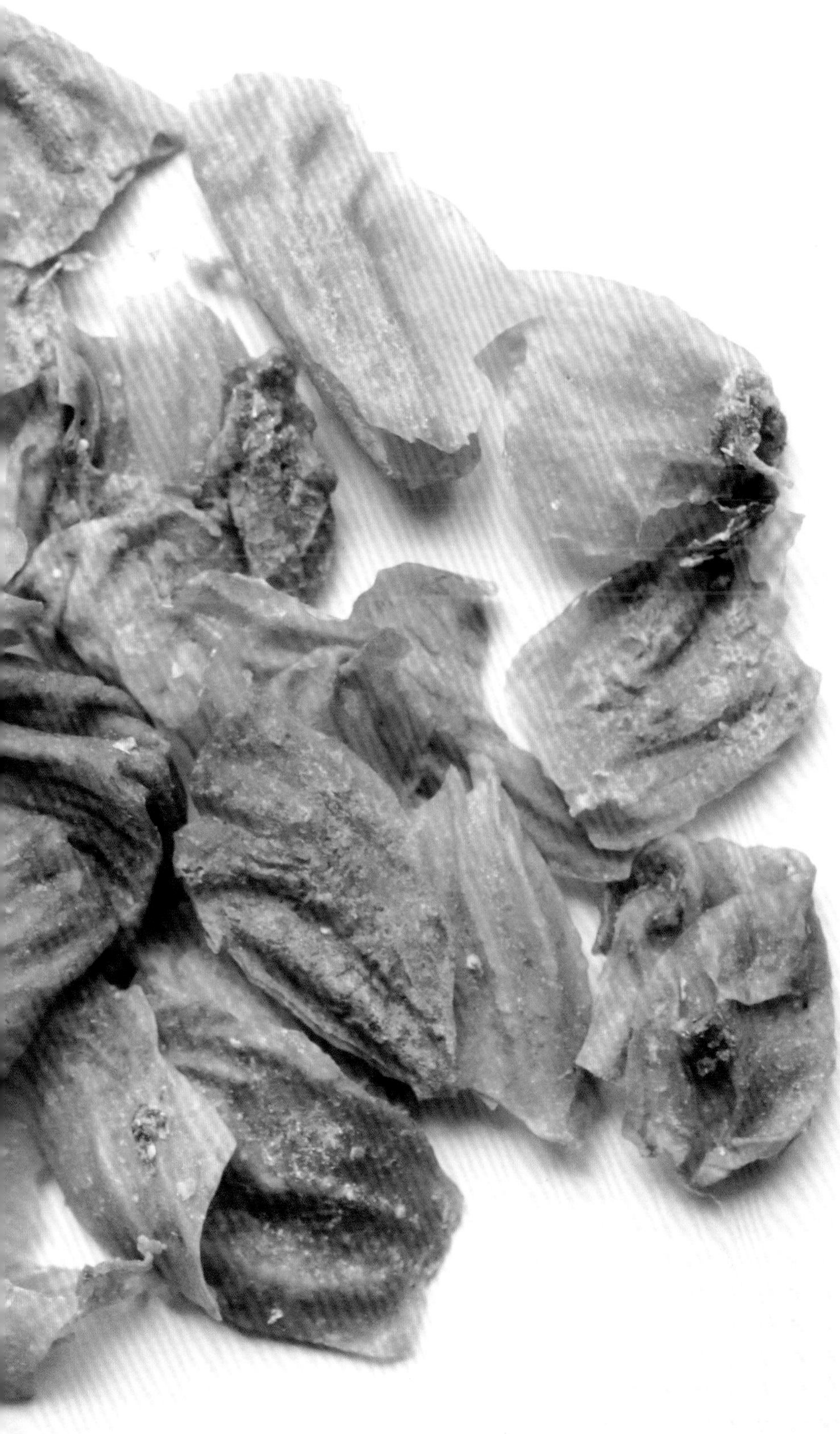
鸡内金饮片

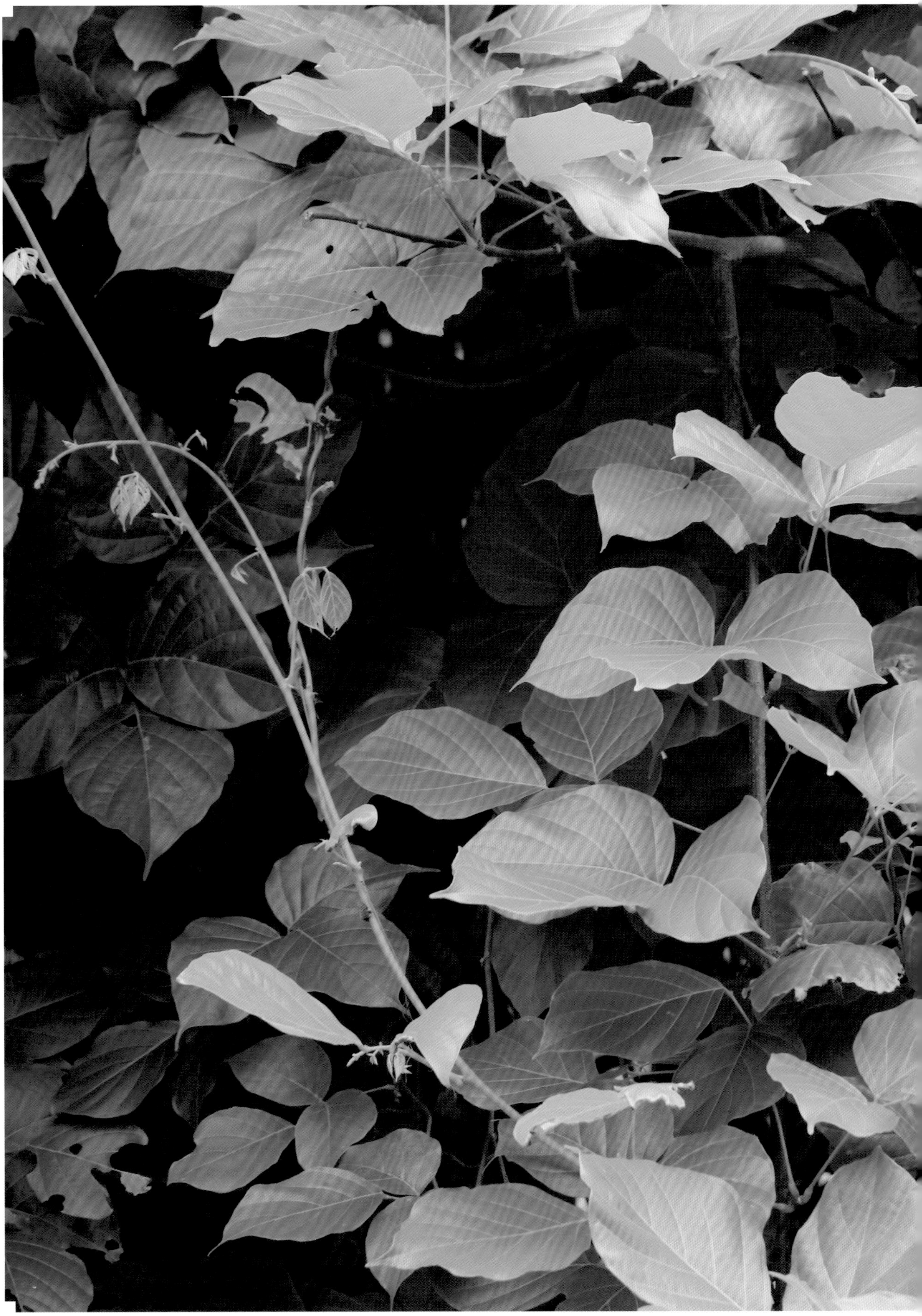

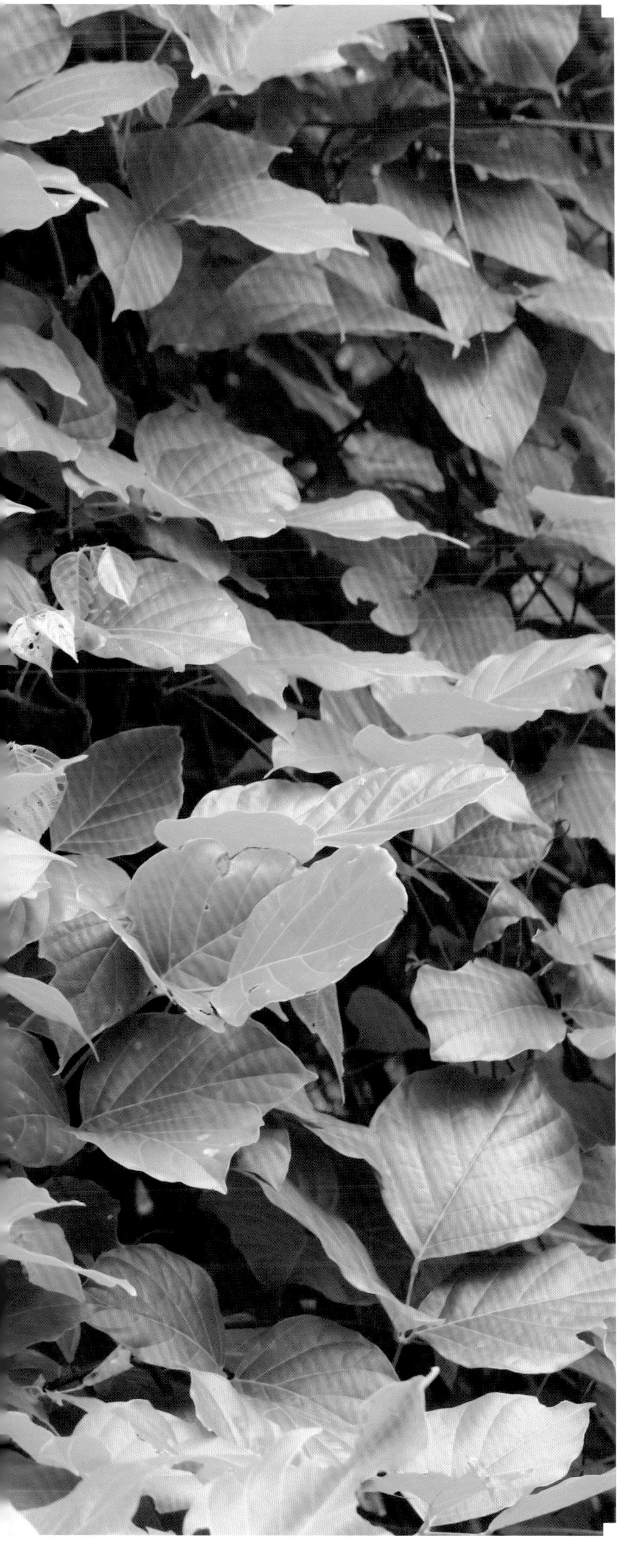

鸡血藤

【壮药名】勾勒。

【别　名】红藤、血风藤、马鹿藤、活血藤、大血藤、血龙藤、过岗龙。

【来　源】本品为豆科植物密花豆 *Spatholobus suberectus* Dunn 的干燥藤茎。

【性味归经】性苦、甘，温。归肝、肾经。

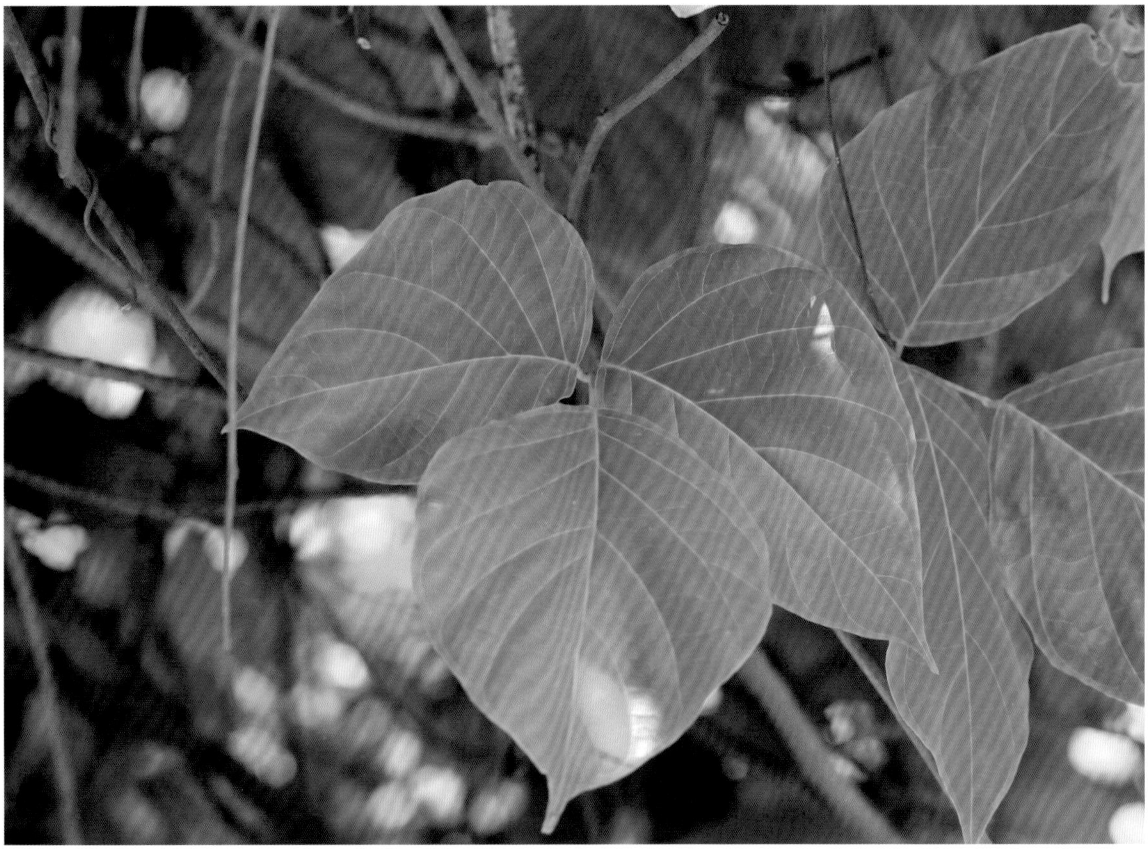

密花豆

识别特征

本质藤本，长达数十米。老茎砍断时可见数圈偏心环，鸡血状汁液从环处渗出。三出复叶互生；顶生小叶阔椭圆形，长 12 ~ 20 cm，宽 7 ~ 15 cm，先锐尖，基部圆形或近心形，上面疏被短硬毛，背面脉间具黄色短髯毛，侧生小叶基部偏斜，小叶柄长约 6 mm；小托叶针状。圆锥花序腋生，大型，花多而密，花序轴、花梗被黄色柔毛；花长约 10 mm；花萼肉质筒状，5 齿，上面 2 齿合生，两面具黄色柔毛；花冠白色，肉质，旗瓣近圆形，具爪，翼瓣与龙骨瓣均长约 7 mm，具爪及耳；雄蕊 10，花药 5 大 5 小；子房具白色硬毛。荚果舌形，长 8 ~ 10 cm，有黄色柔毛；种子 1 颗，生荚果先端。花期 6—7 月，果期 8—12 月。

生境分布

生长于山谷林间、溪边及灌丛中。分布于福建、广东、云南、广西等省区。

采收加工

秋、冬二季采收，除去枝叶，切片，晒干。

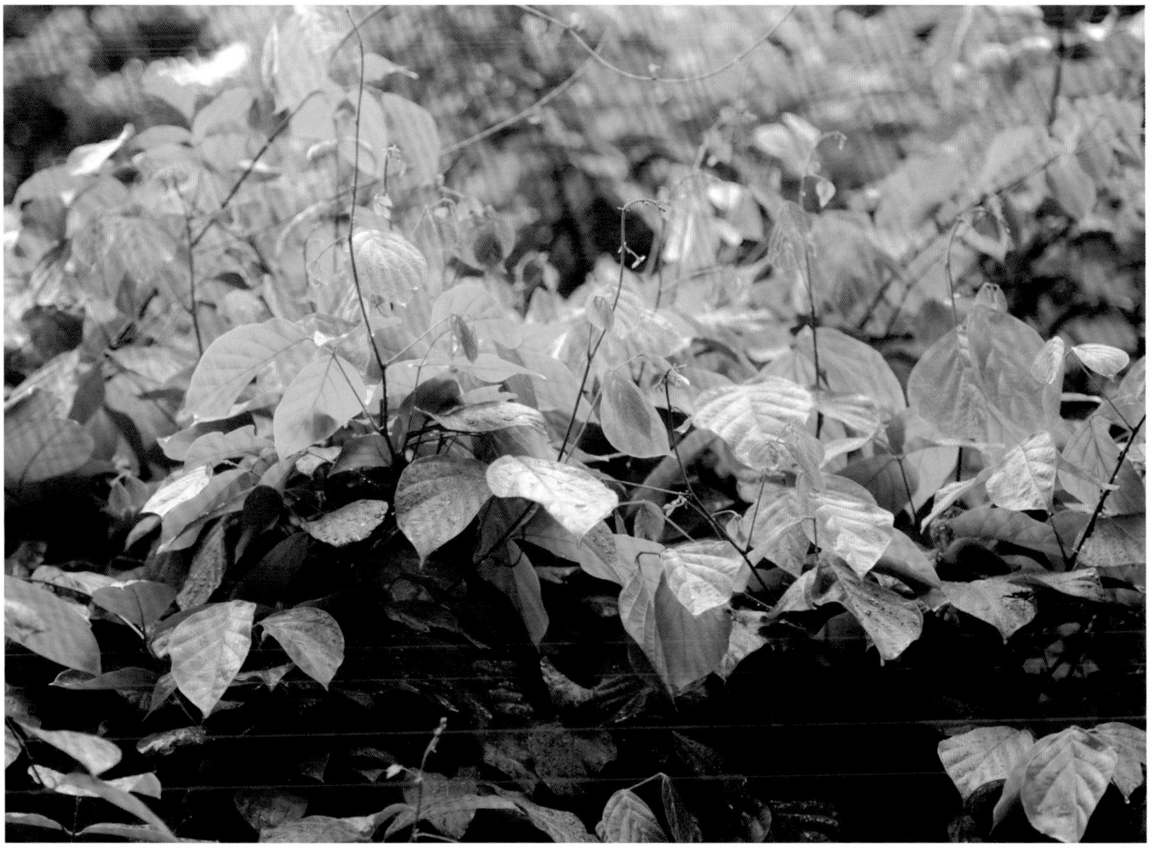

密花豆

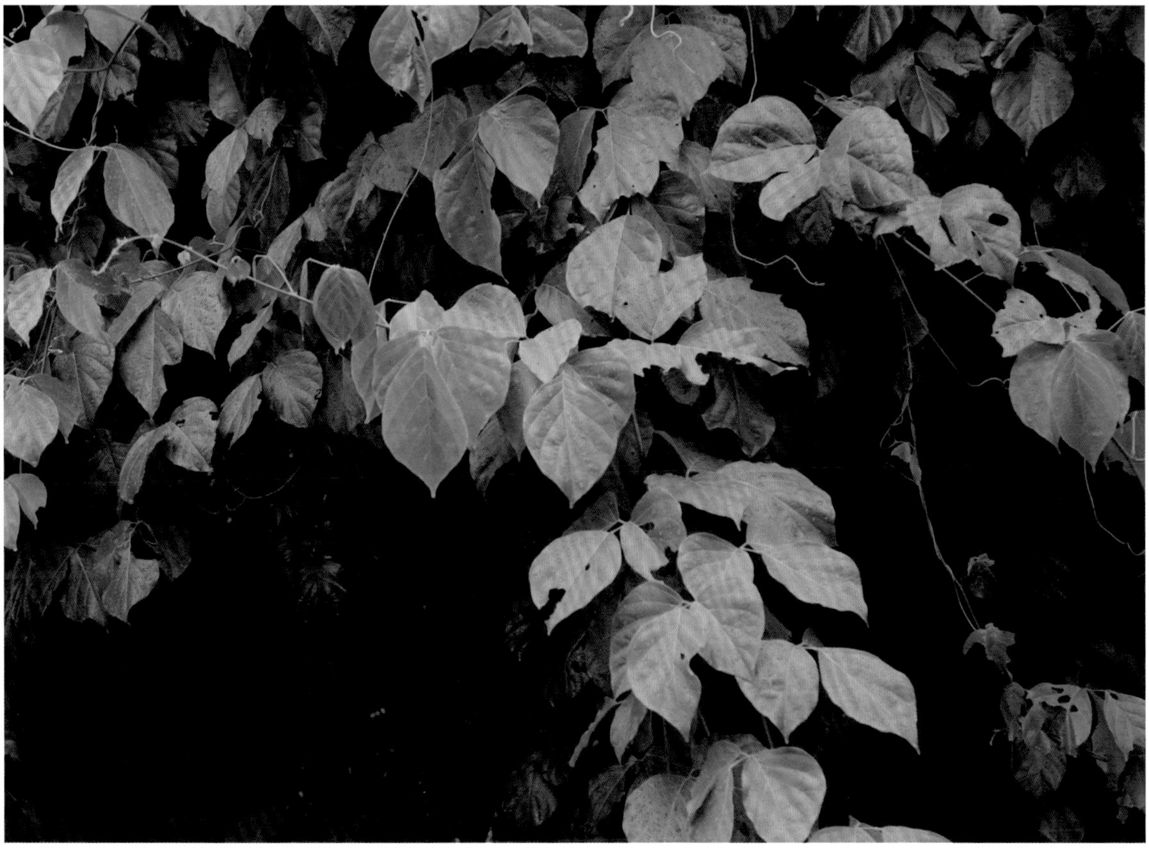

密花豆

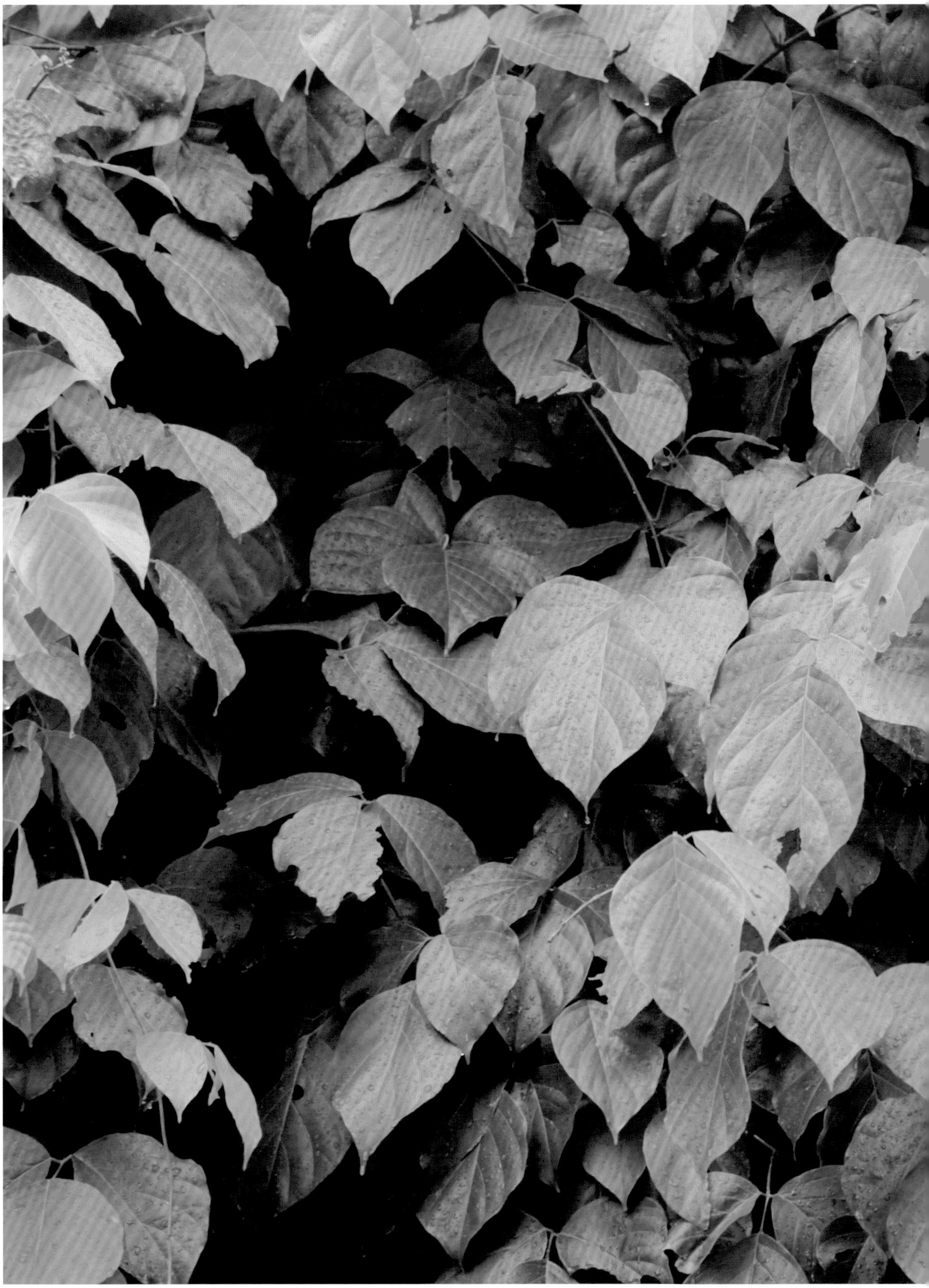

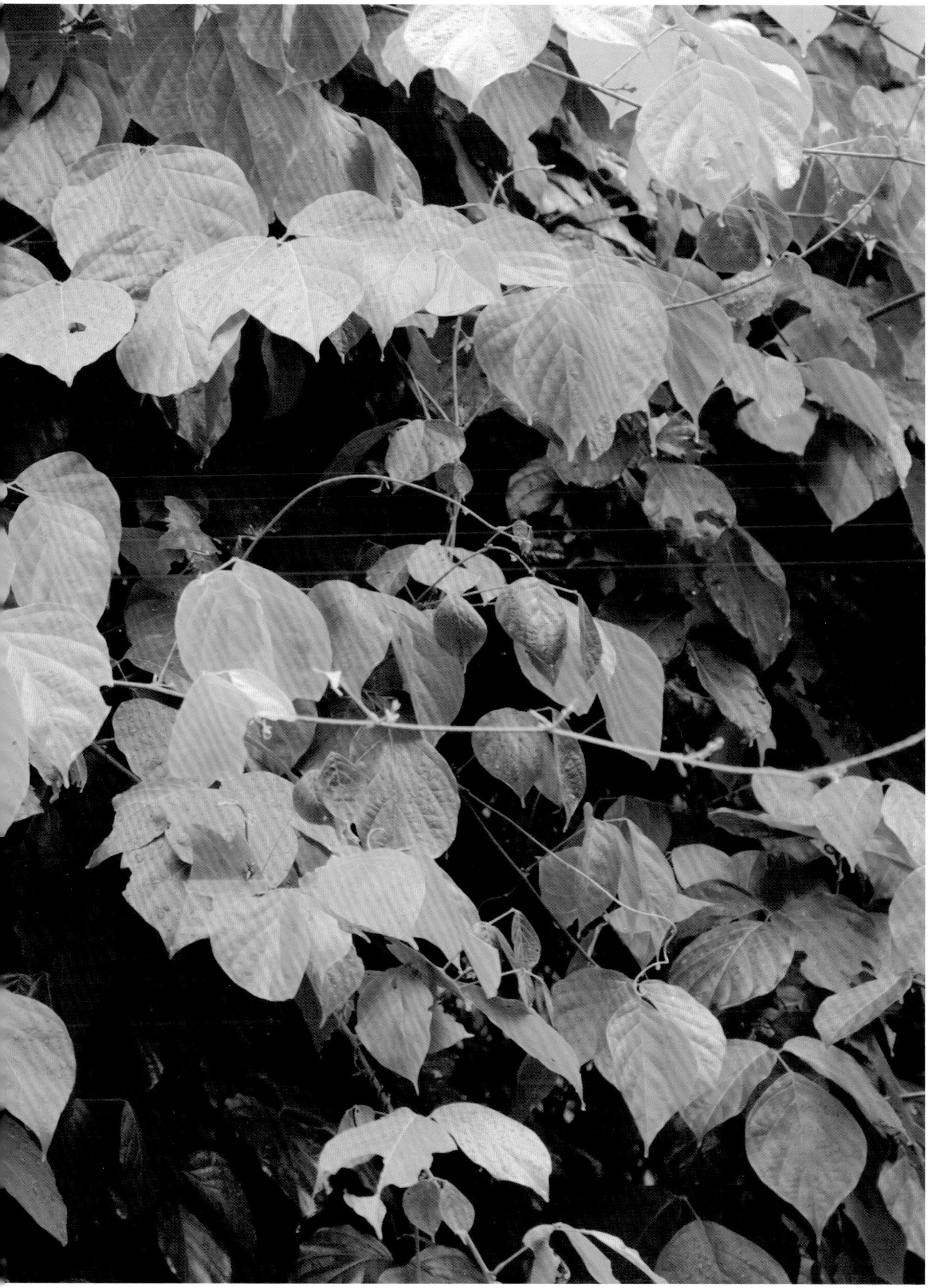

密花豆

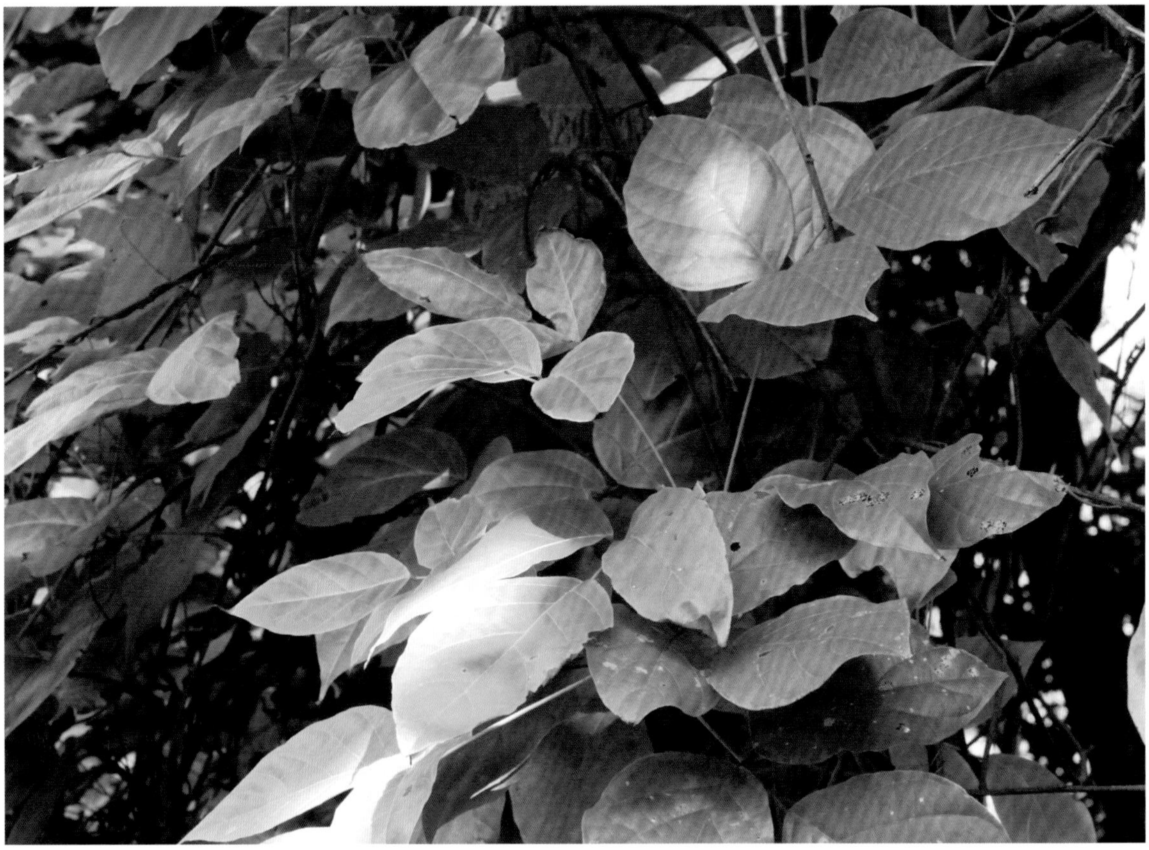

密花豆

药材鉴别

本品呈扁圆柱形，稍弯曲，直径 2 ~ 7 cm。表面灰棕色，有时可见灰白色斑，栓皮脱落处显红棕色，有明显的纵沟及小型点状皮孔。质坚硬，难折断，折断面呈不整齐的裂片状。血藤片为椭圆形、长矩圆形或不规则的斜切片，厚 3 ~ 10 mm。切面木部红棕色或棕色，导管孔多数，不规则排列，皮部有树脂状分泌物，呈红棕色至黑棕色，并与木部相间排列成 3 ~ 10 个偏心性半圆形或圆形环。髓小，偏于一侧。气微，味涩。以树脂状分泌物多者为佳。

功效主治

行血补血，舒筋活络，养血调经。主治手足麻木，肢体瘫痪，风湿痹痛，妇女月经不调、痛经、闭经。

药理作用

三叶鸡血藤酊剂给大白鼠灌胃，对甲醛性关节炎有显著疗效。给大白鼠腹腔注射，有镇静、催眠作用。昆明鸡血藤煎剂或酊剂对已孕或未孕实验动物子宫，均有兴奋作用，尤以煎剂作用较强。

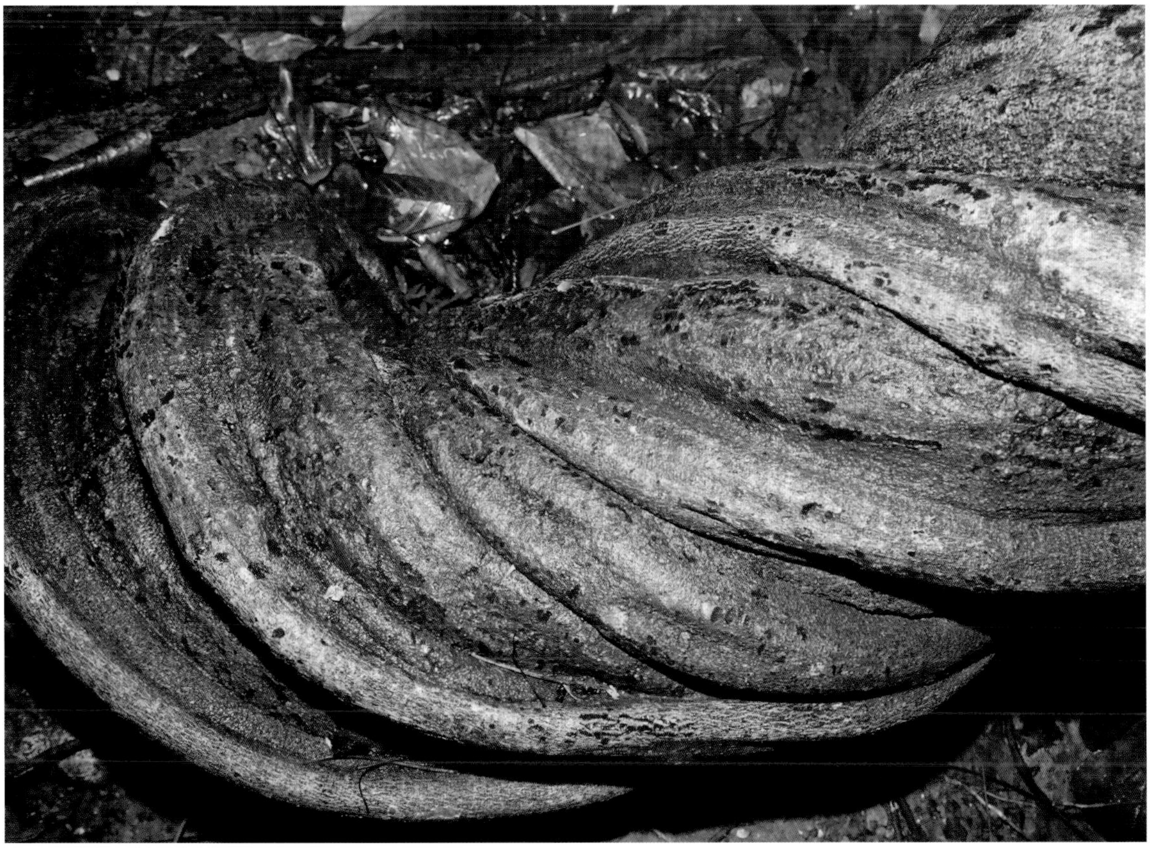

密花豆

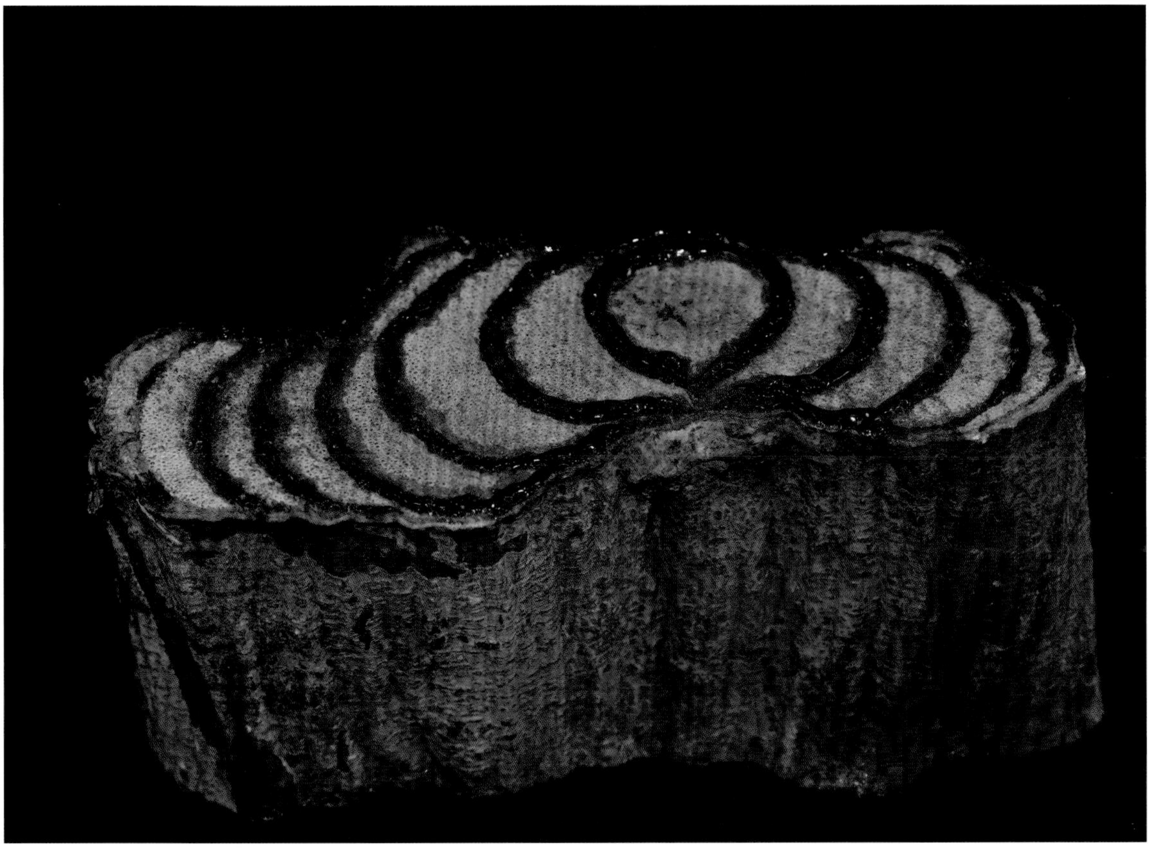

密花豆

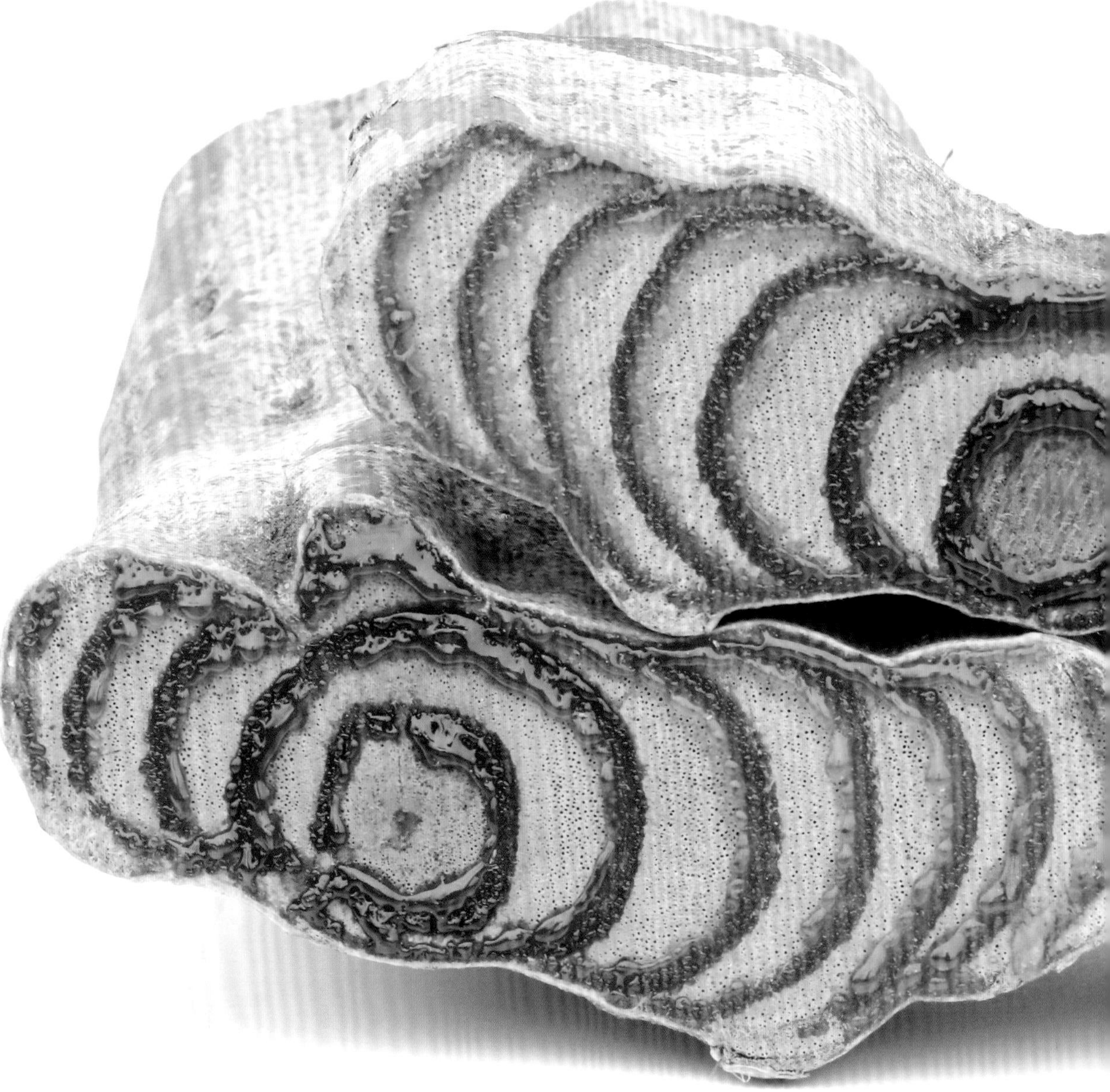

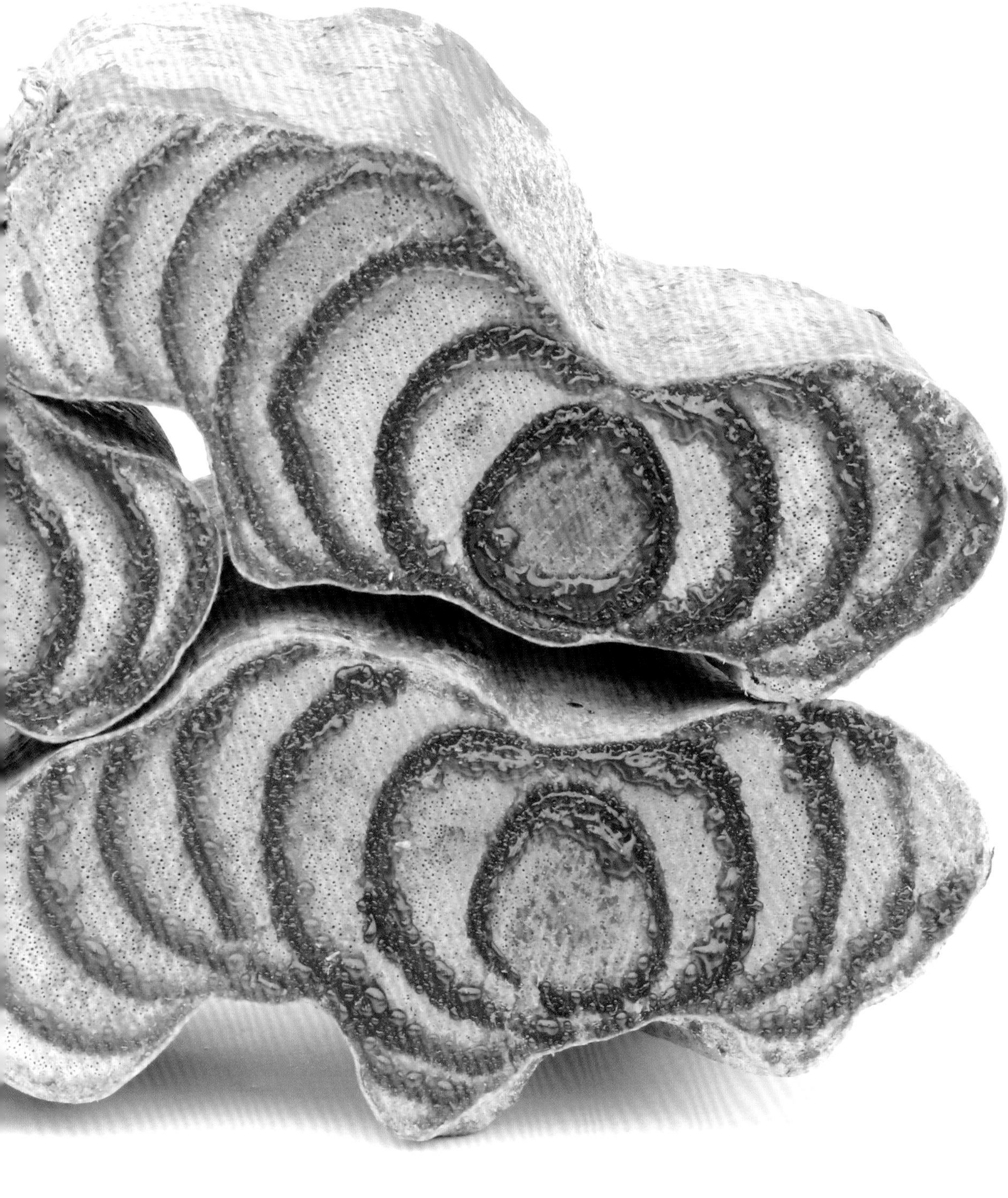

鸡血藤药材

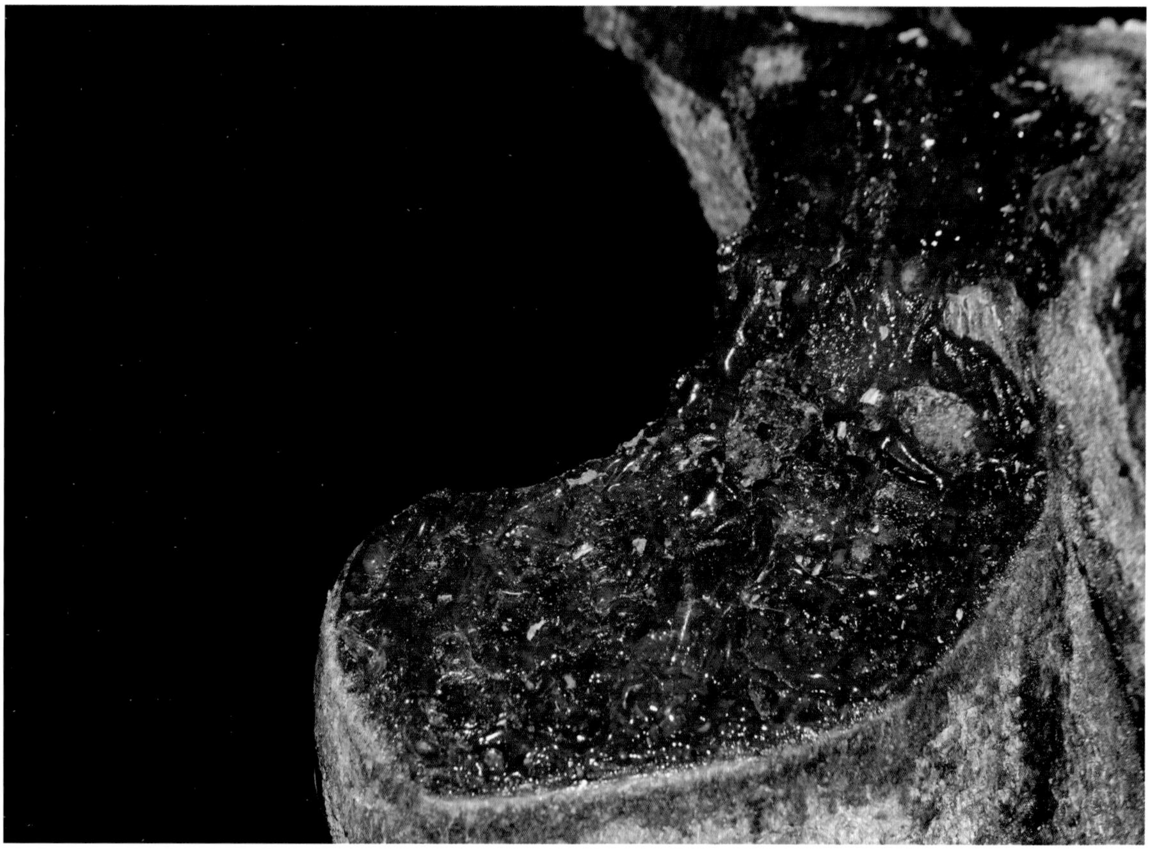

鸡血藤药材

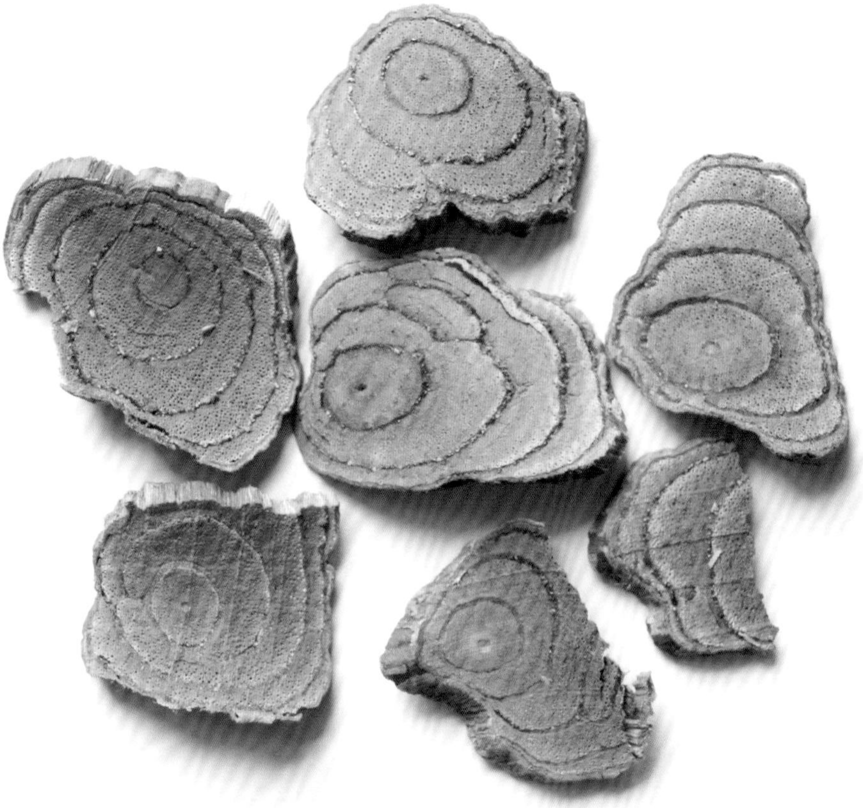

鸡血藤药材

用法用量

内服：10 ~ 15 g，大剂量可用至 30 g，煎服；或浸酒服；或熬成膏服。

民族药方

1．脑动脉硬化 鸡血藤 20 g，杜仲、生地黄各 15 g，五加皮 10 g。水煎服，每日 1 剂。

2．手足麻木 鸡血藤 30 g，木瓜 20 g，骨碎补、白芍各 15 g，伸筋草 10 g，当归、羌活、桂枝各 12 g。研末混匀，水泛为丸，黄酒送服，每次 6 g，每日 2 次。

3．颈椎病 鸡血藤 60 g，炙黄芪 30 g，当归、干地龙各 20 g，蜂蜜少许。将前四味药用水浸泡 30 分钟，入砂锅，加水浓煎 20 分钟，去渣取汁，趁热加入蜂蜜，调匀即成，敷患处，每日 2 次。

4．白细胞减少症 鸡血藤、炙黄芪各 30 g，熟地黄 24 g，杭白芍 18 g，当归 12 g，枸杞子 15 g，山茱萸 20 g。水煎服，每日 1 剂，每日 2 次。

5．骨质增生 鸡血藤 30 g，骨碎补、熟地黄各 20 g，肉苁蓉、淫羊藿各 15 g，莱菔子 10 g，山药 12 g。水煎服，每日 1 剂。

6．鱼鳞病 鸡血藤 30 g，天冬、生地黄、熟地黄、当归各 15 g，党参、黄芪、丹参各 20 g，麦冬、白芍、茯苓各 12 g，红花、陈皮各 10 g。水煎服，每日 1 剂。

7．皮肤瘙痒症 鸡血藤 50 g，蛇床子、地肤子、苦参、白鲜皮各 15 g，丹参、生地黄各 20 g。水煎服，每日 1 剂，连用 14 日。

8．产后便秘 鸡血藤 30 g，生黄芪 25 g，炒升麻 20 g，当归、制香附、大黄、槟榔各 10 g。水煎服，每日 1 剂。

9．风湿痹痛 鸡血藤、红花、当归、桑寄生、海风藤各 15 g，蜈蚣 5 g。水煎服，每日 1 剂。

10．经闭 鸡血藤、穿破石各 30 g。水煎服，每日 1 剂。

11．白带 鸡血藤 30 g，金樱子、芡实、山药、墨旱莲各 15 g。水煎服，每日 1 剂。

12．老人血管硬化、腰背神经痛 鸡血藤 20 g，杜仲、生地黄各 15 g，五加皮 10 g。水 500 分钟，煎至 200 分钟，去渣服，每日 3 次。

使用注意

月经过多者慎用。

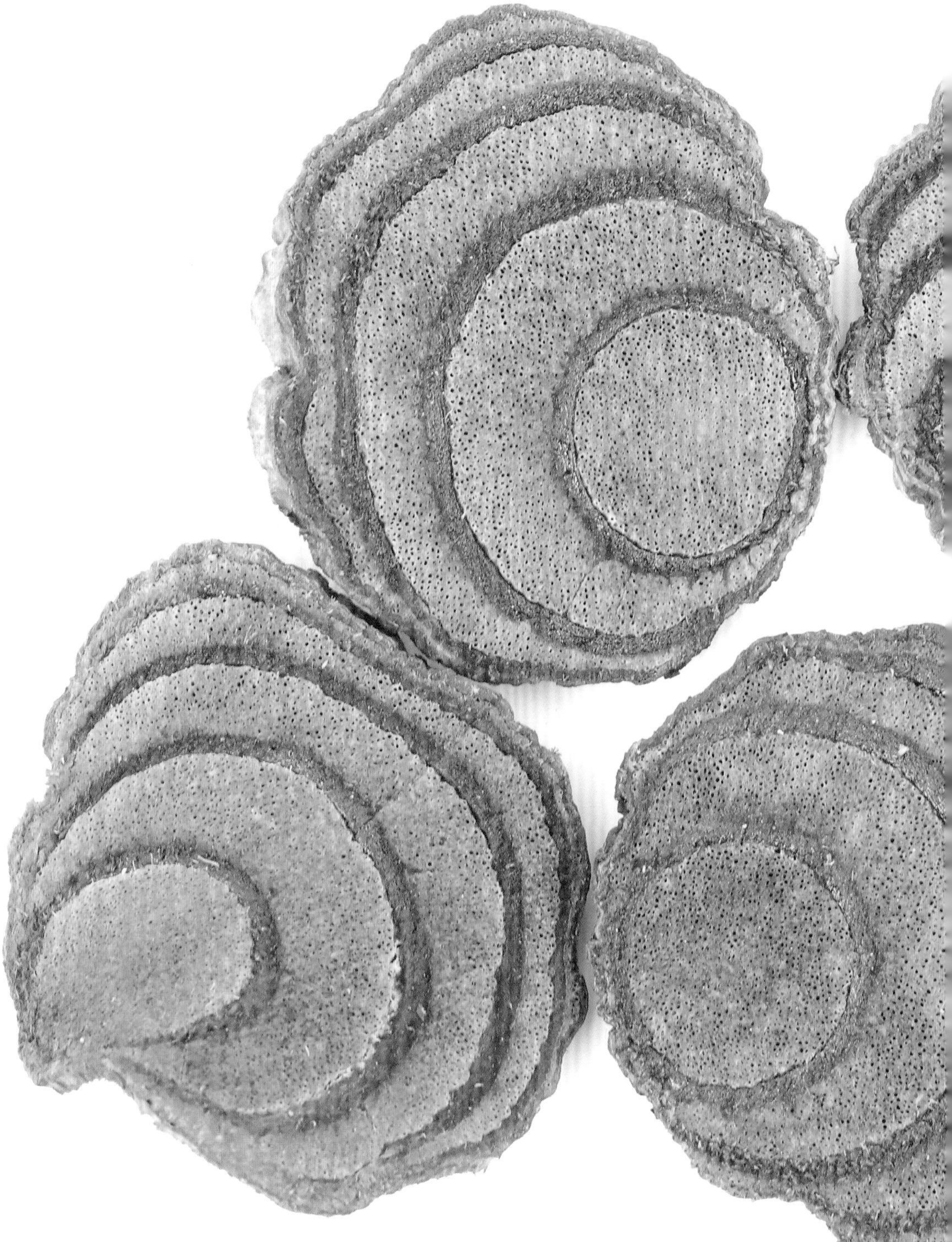

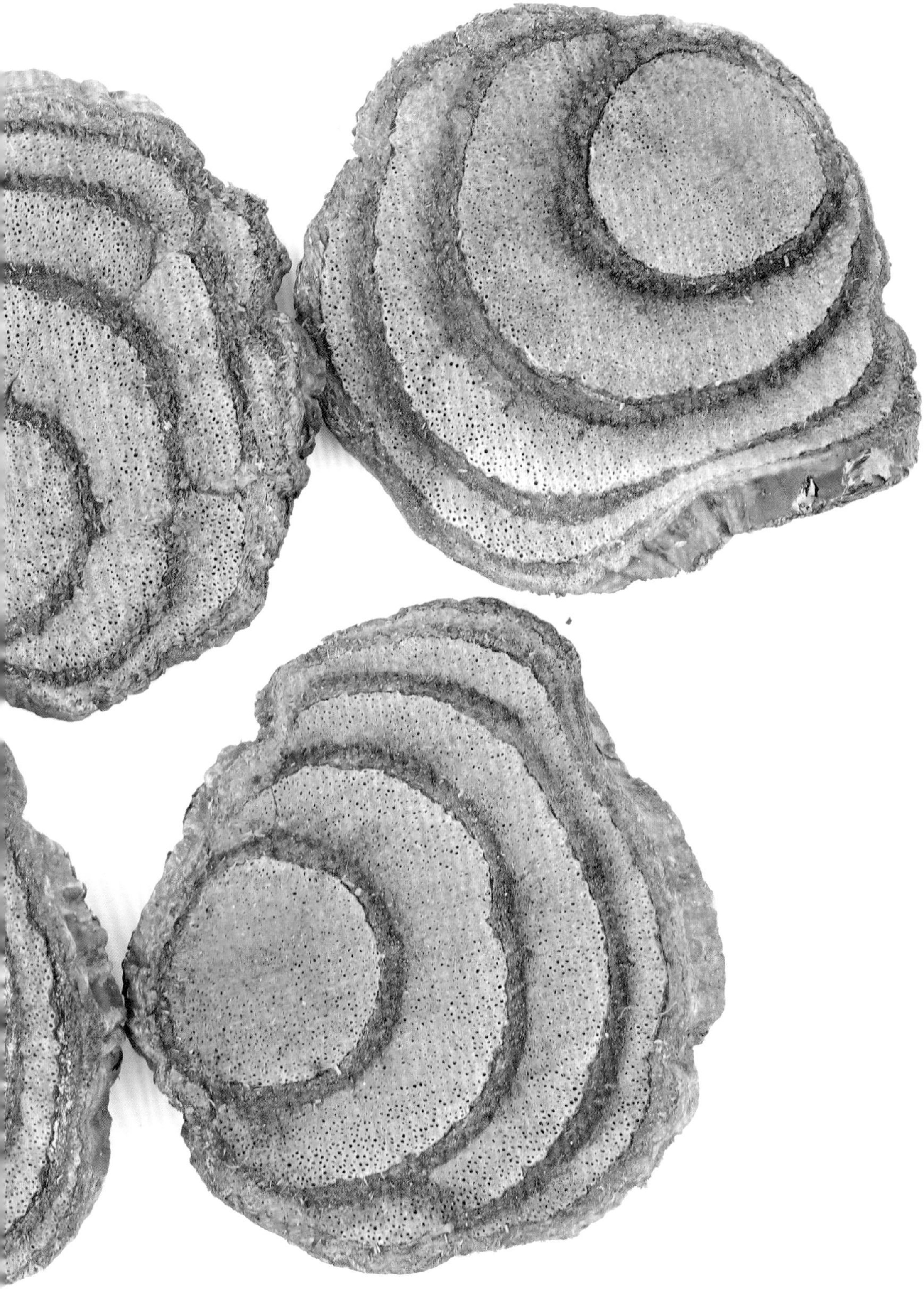

鸡血藤饮片

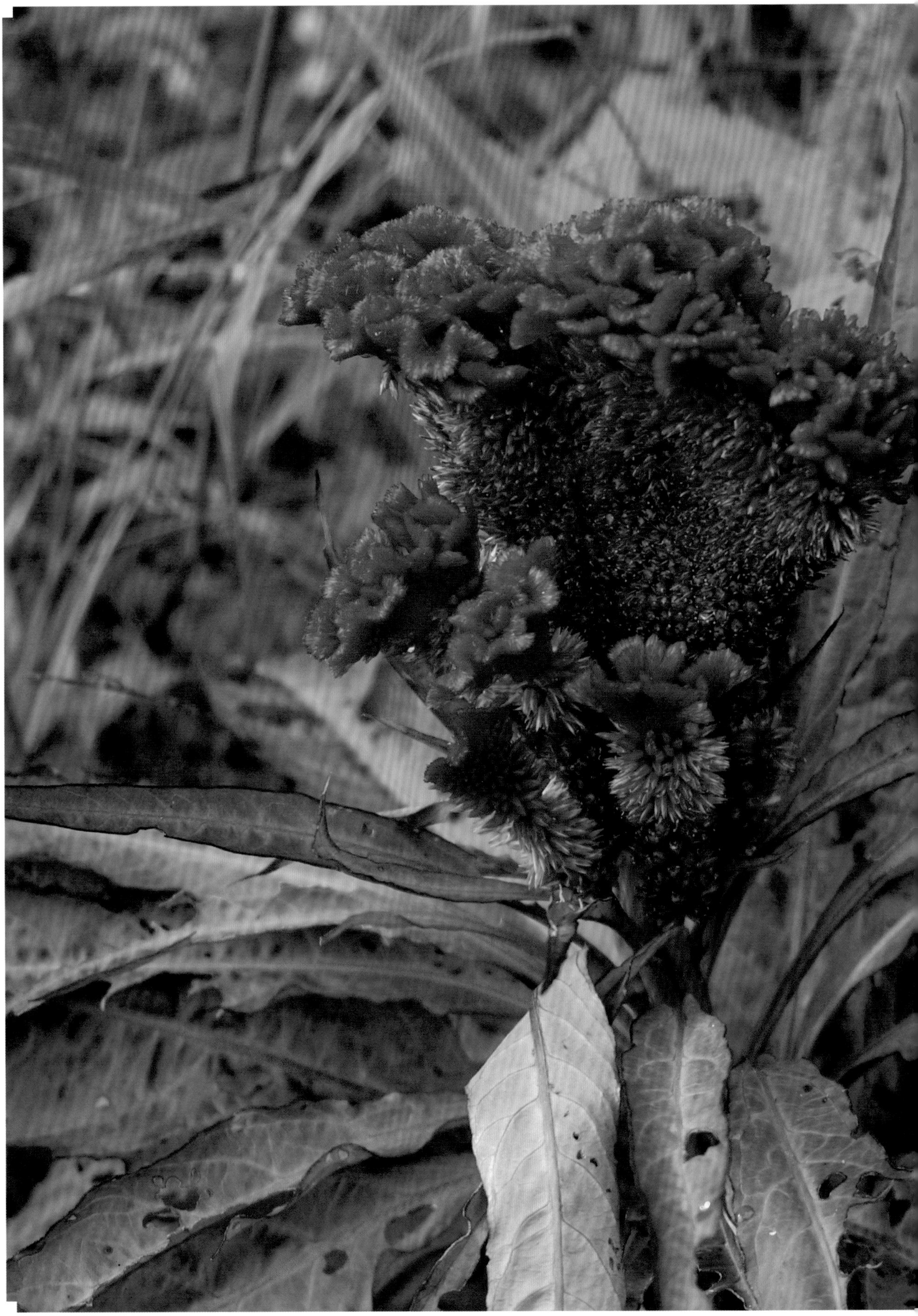

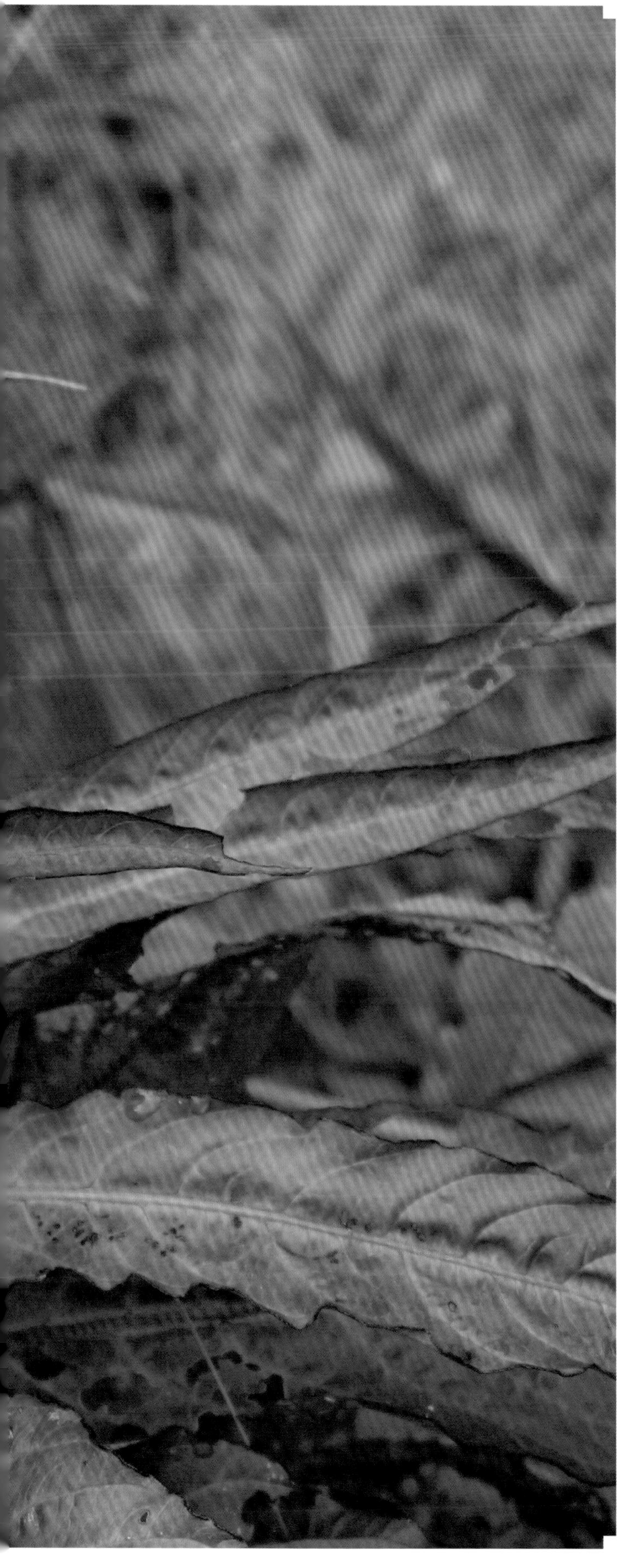

鸡冠花

【壮药名】华楼给。

【别　名】鸡髻花、鸡角枪、鸡公花、鸡冠头、鸡骨子花。

【来　源】本品为苋科植物鸡冠花 *Celosia crisiata* L. 的干燥花序。

【性味归经】味涩，性寒。归肝、大肠经。

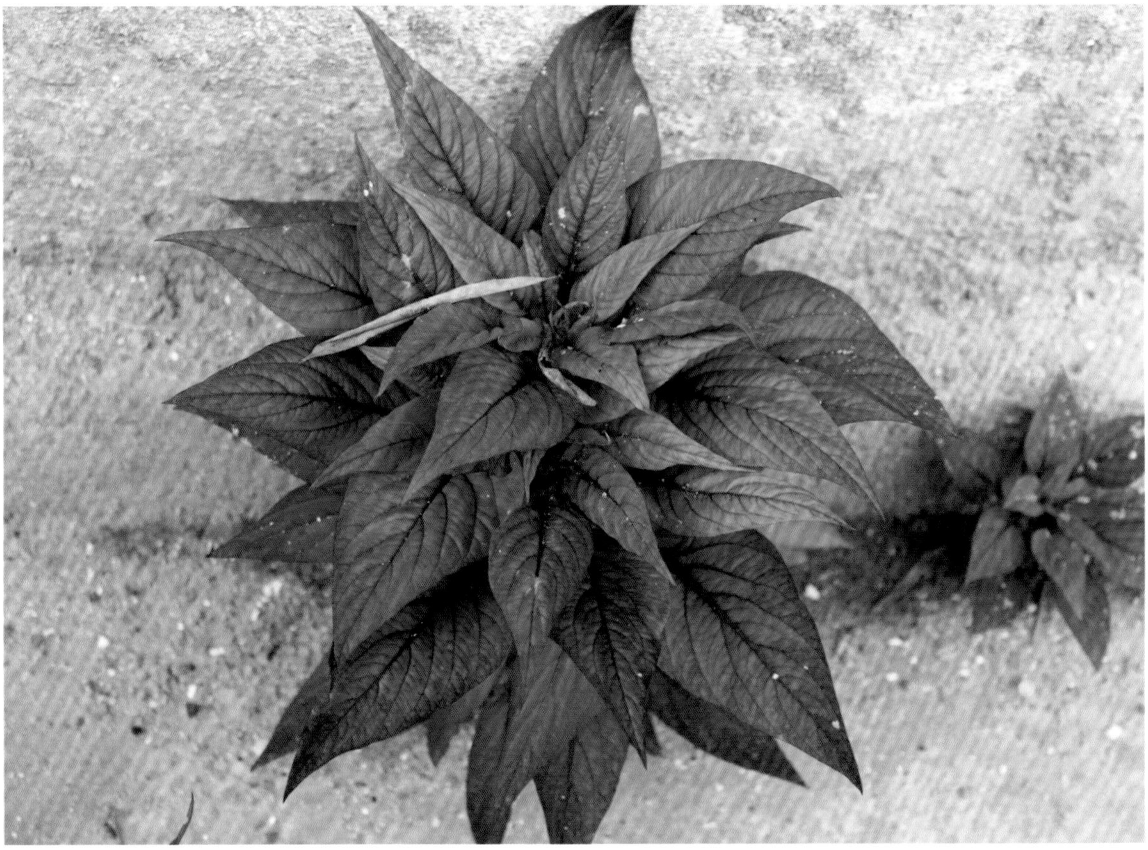

鸡冠花

识别特征

一年生直立草本植物，高 30 ~ 80 cm。全株无毛，粗壮。分枝少，近上部扁平，绿色或带红色，有棱纹凸起。单叶互生，具柄；叶片长椭圆形至卵状披针形，长 5 ~ 13 cm，宽 2 ~ 6 cm，先端渐尖或长尖，基部渐窄成柄，全缘。穗状花序顶生，呈扁平肉质鸡冠状、卷冠状或羽毛状，中部以下多花；花被片淡红色至紫红色、黄白或黄色；苞片、小苞片和花被片干膜质，宿存；花被片 5，椭圆状卵形，端尖，雄蕊 5，花丝下部合生呈杯状。胞果卵形，长约 3 mm，熟时盖裂，包于宿存花被内。种子肾形，黑色，光泽。花期 5—8 月，果期 8—11 月。

生境分布

全国各地普遍栽培。

采收加工

当年 8—9 月采收。把花序连同一部分茎秆割下，捆成小把晒干或晾干后，剪去茎秆即成。

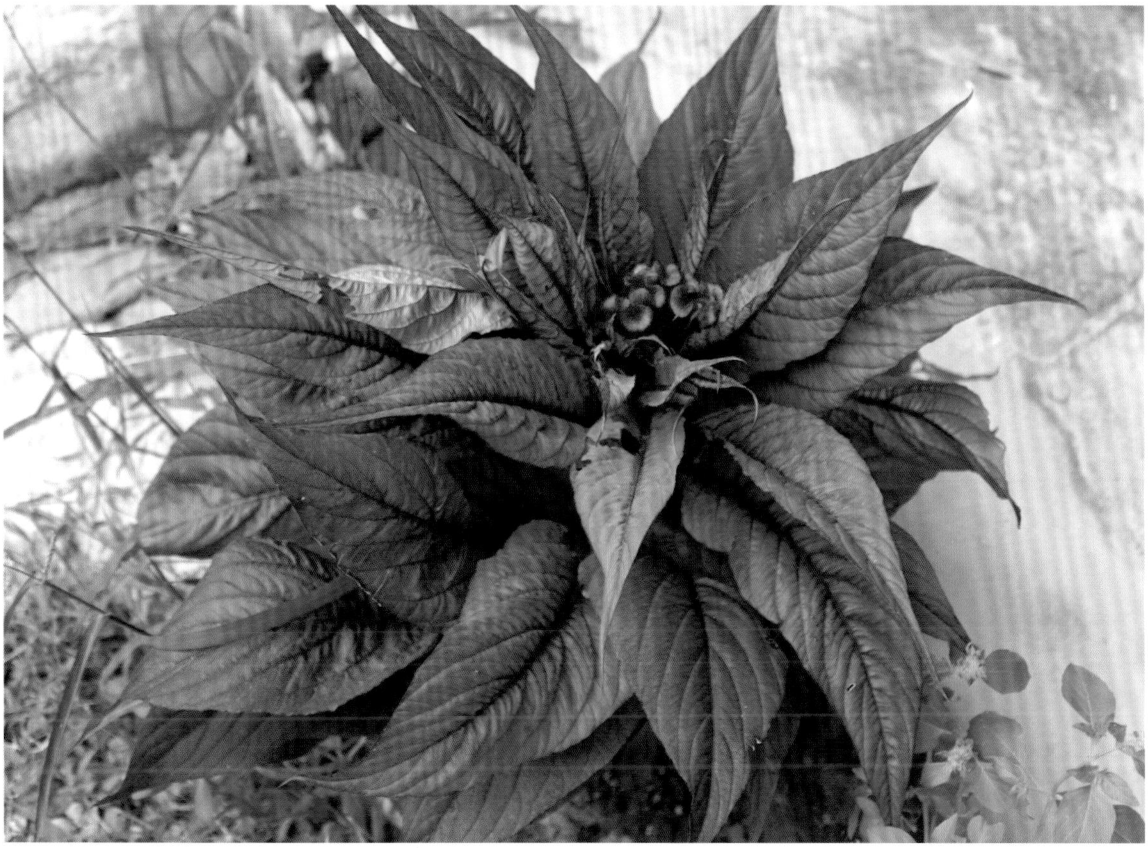

鸡冠花

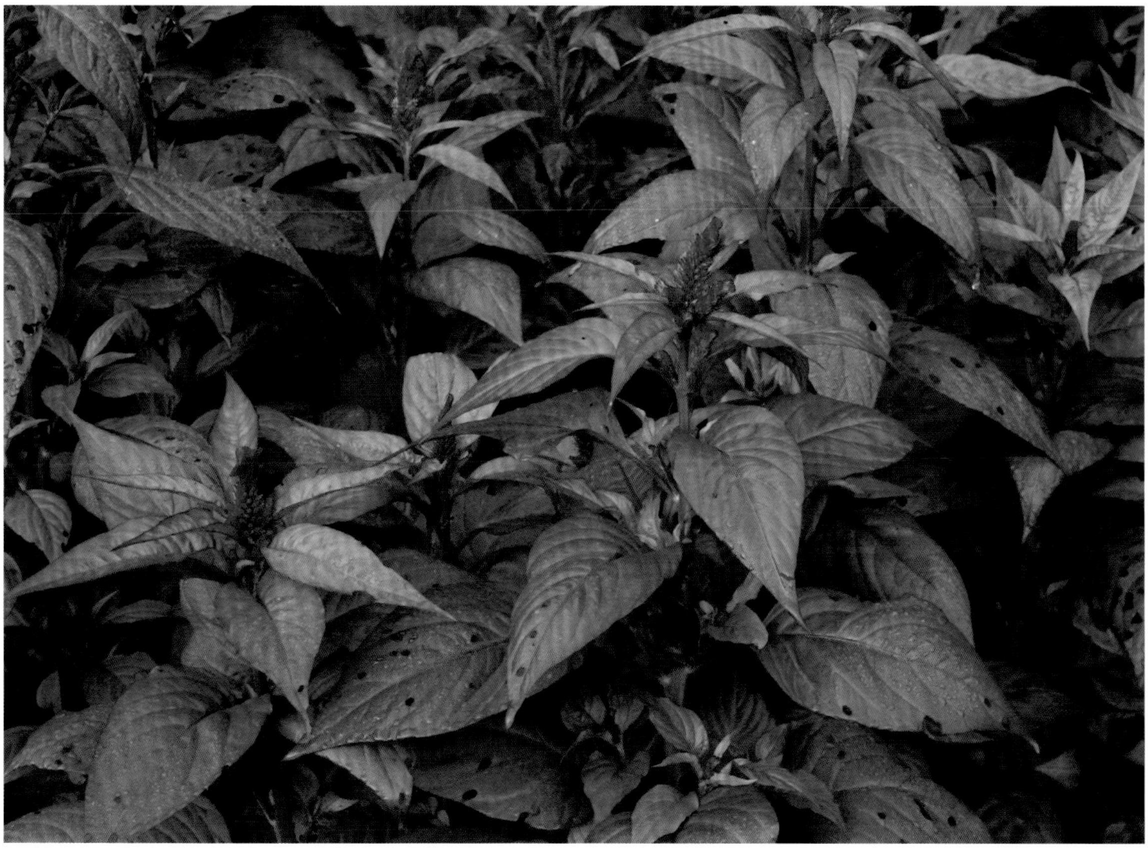

鸡冠花

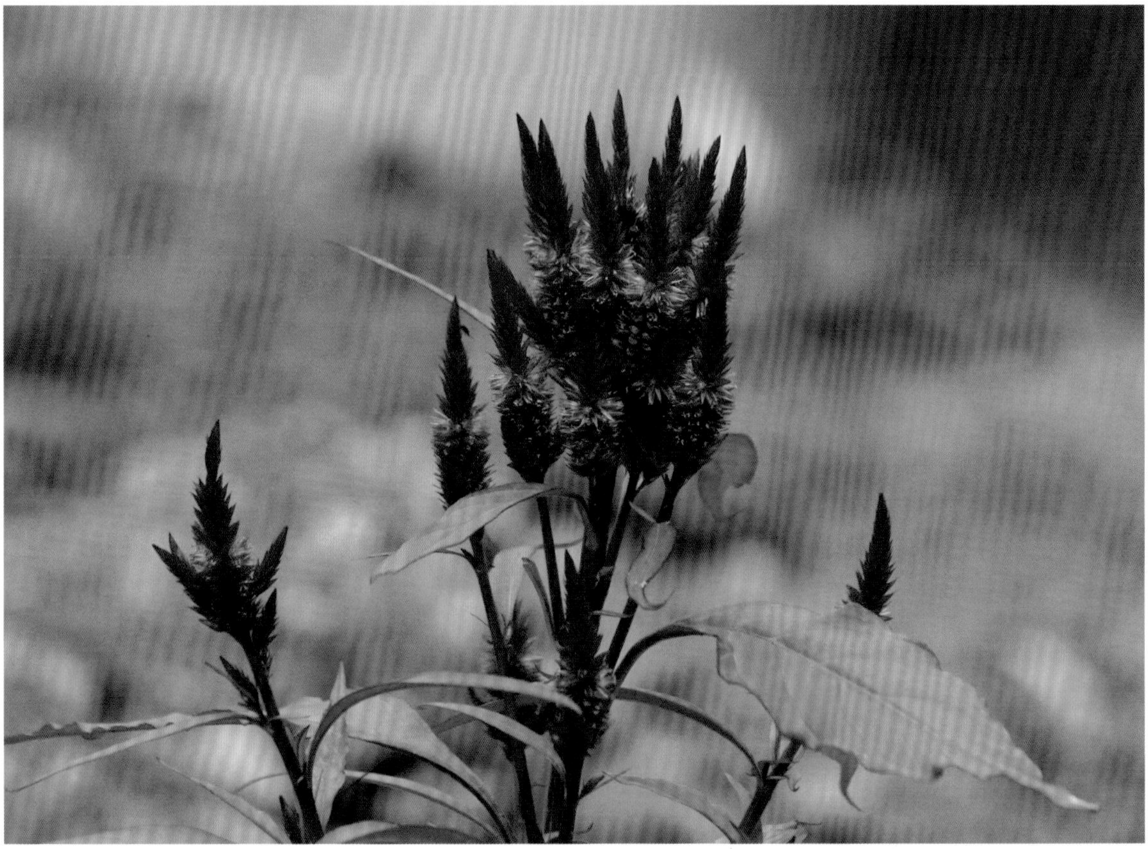
鸡冠花

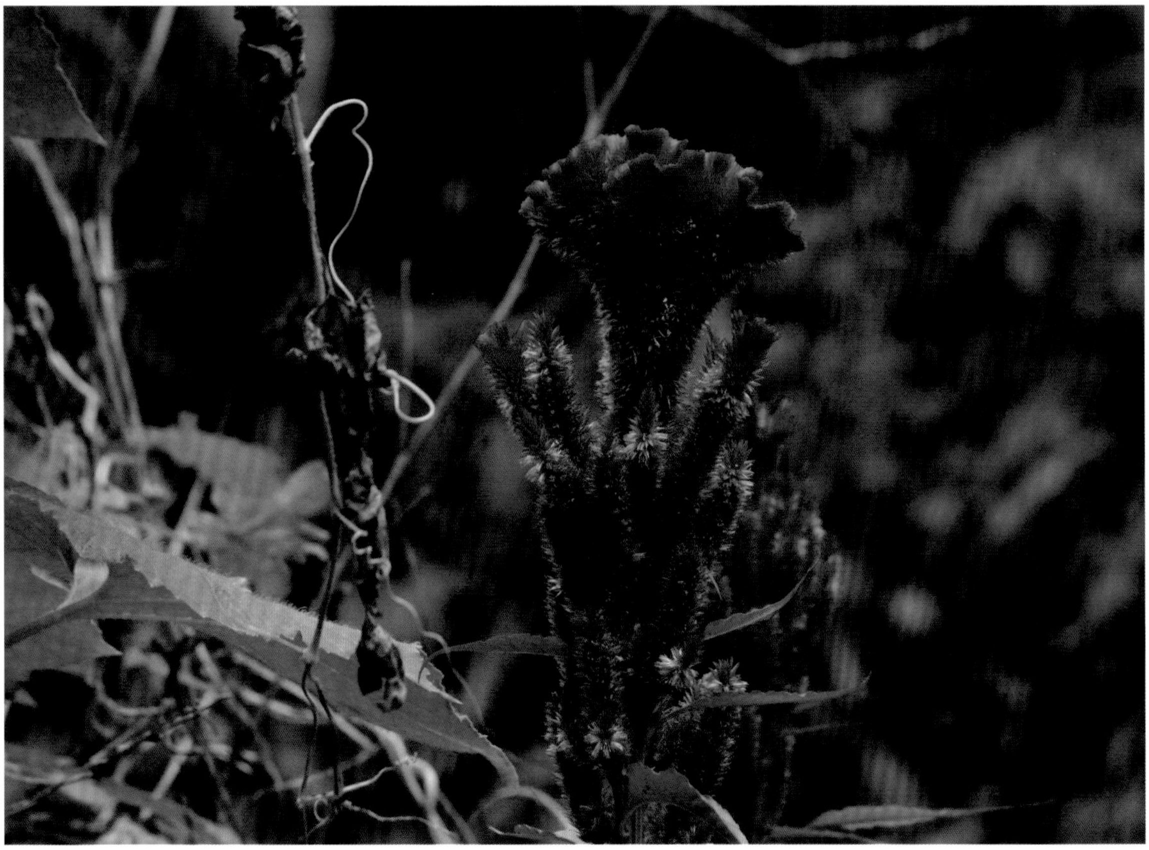
鸡冠花

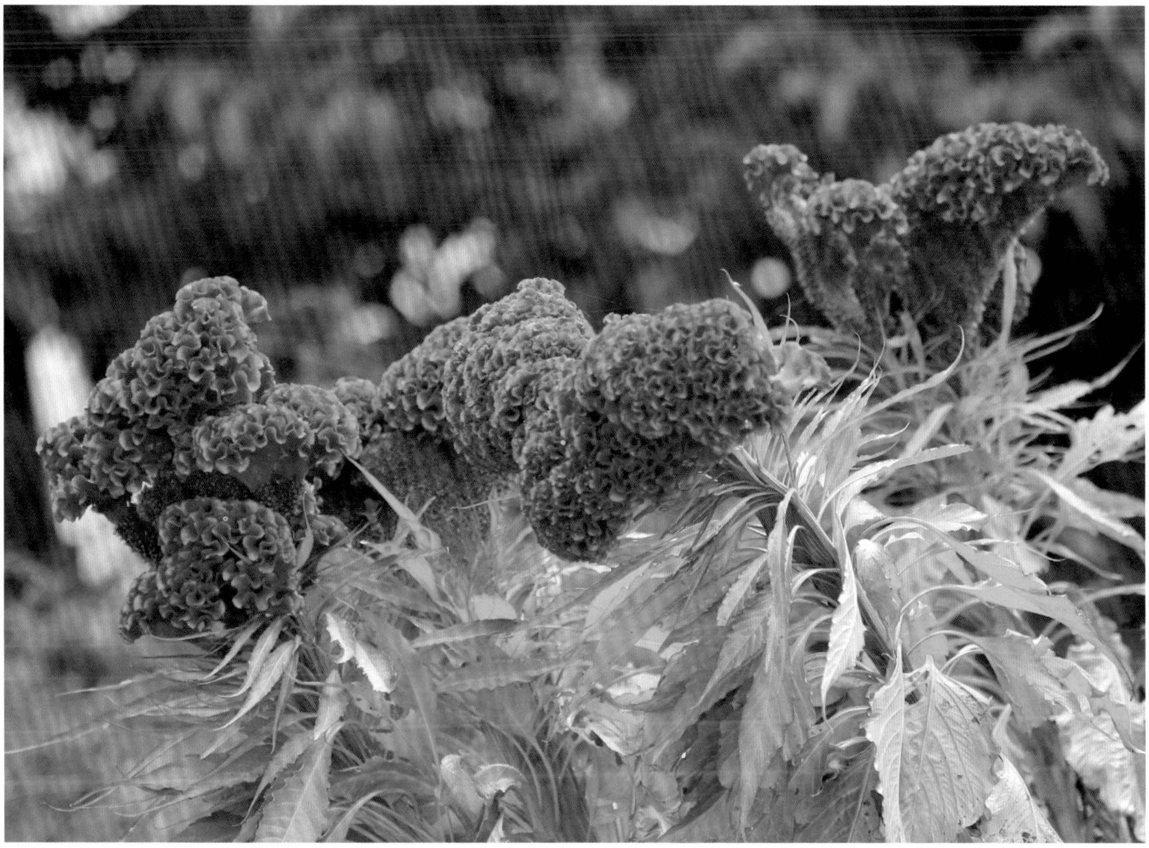

鸡冠花

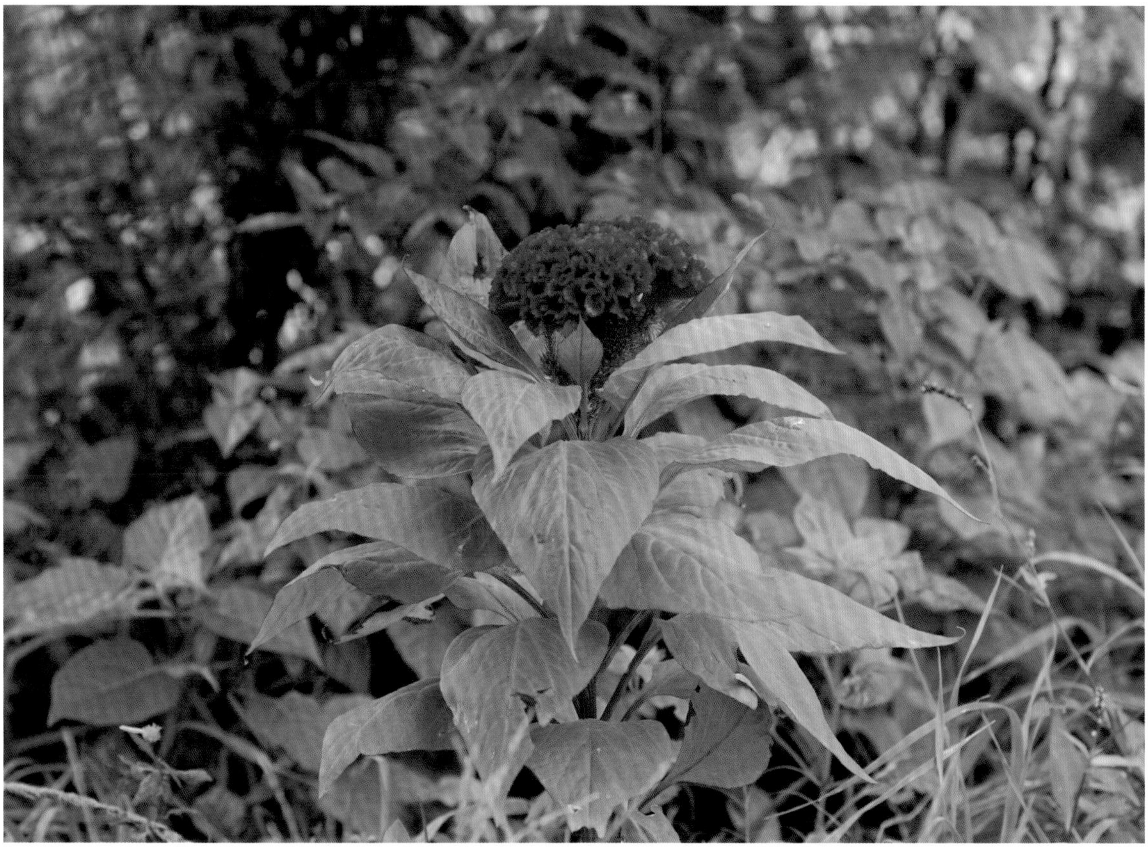

鸡冠花

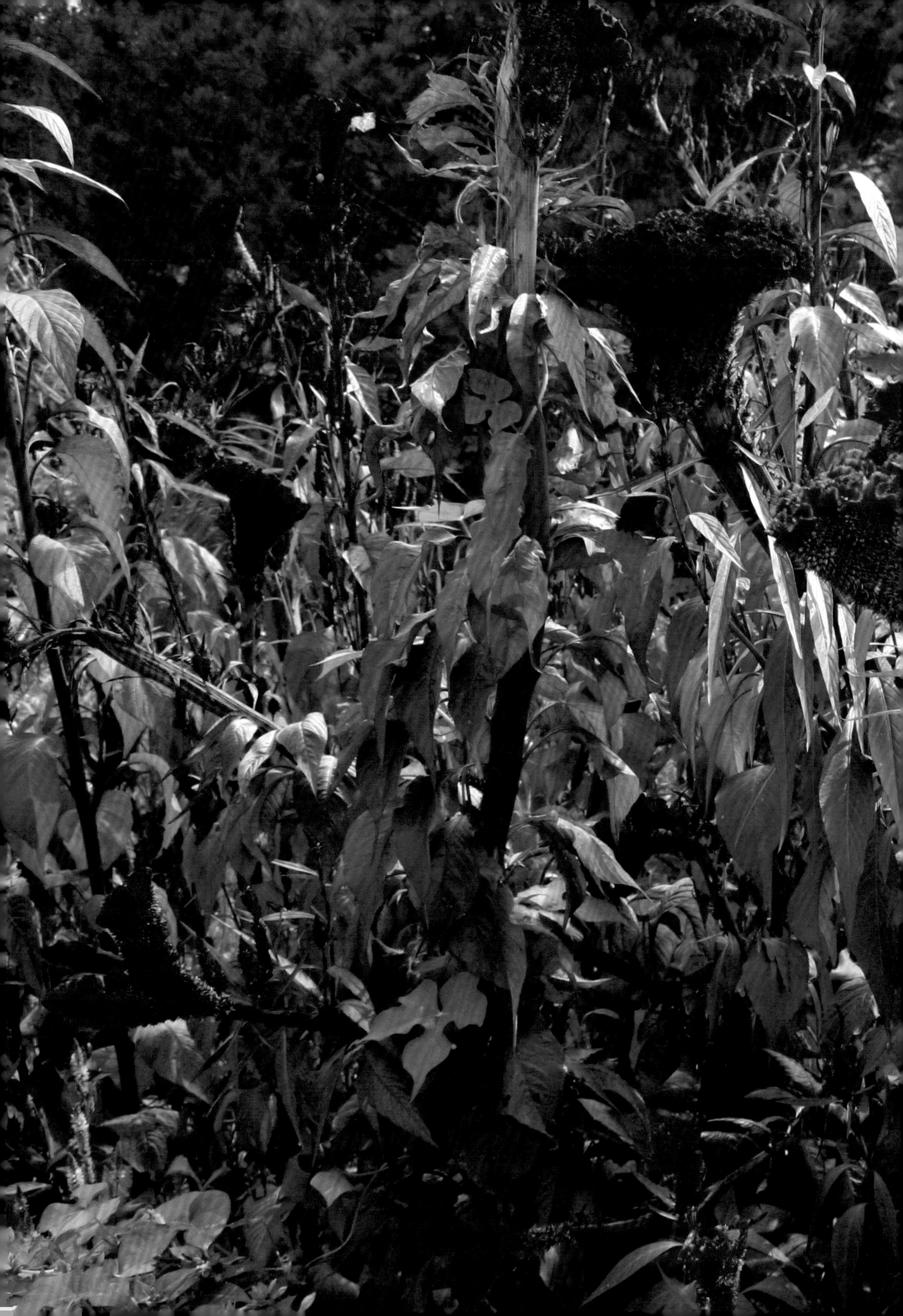

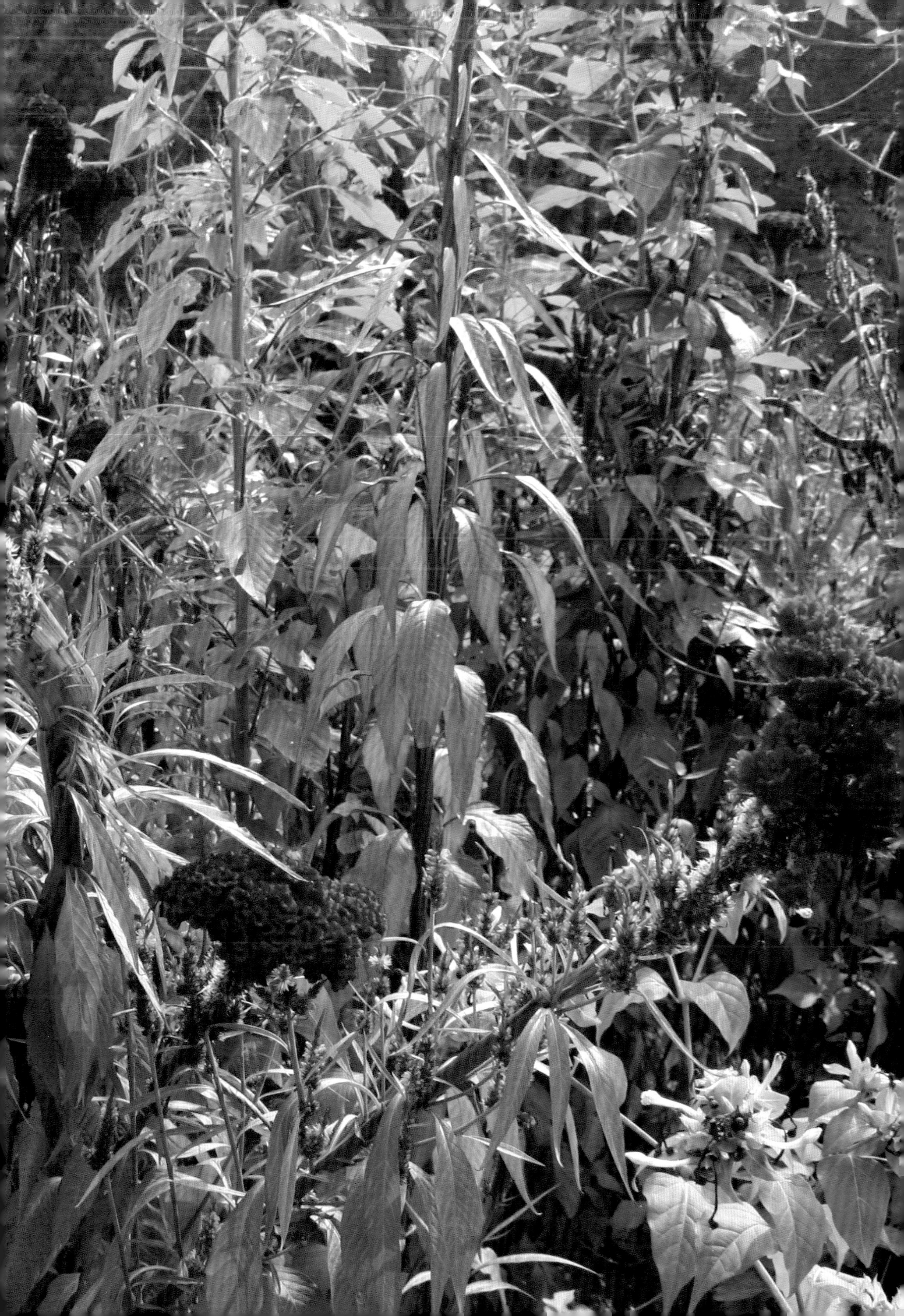

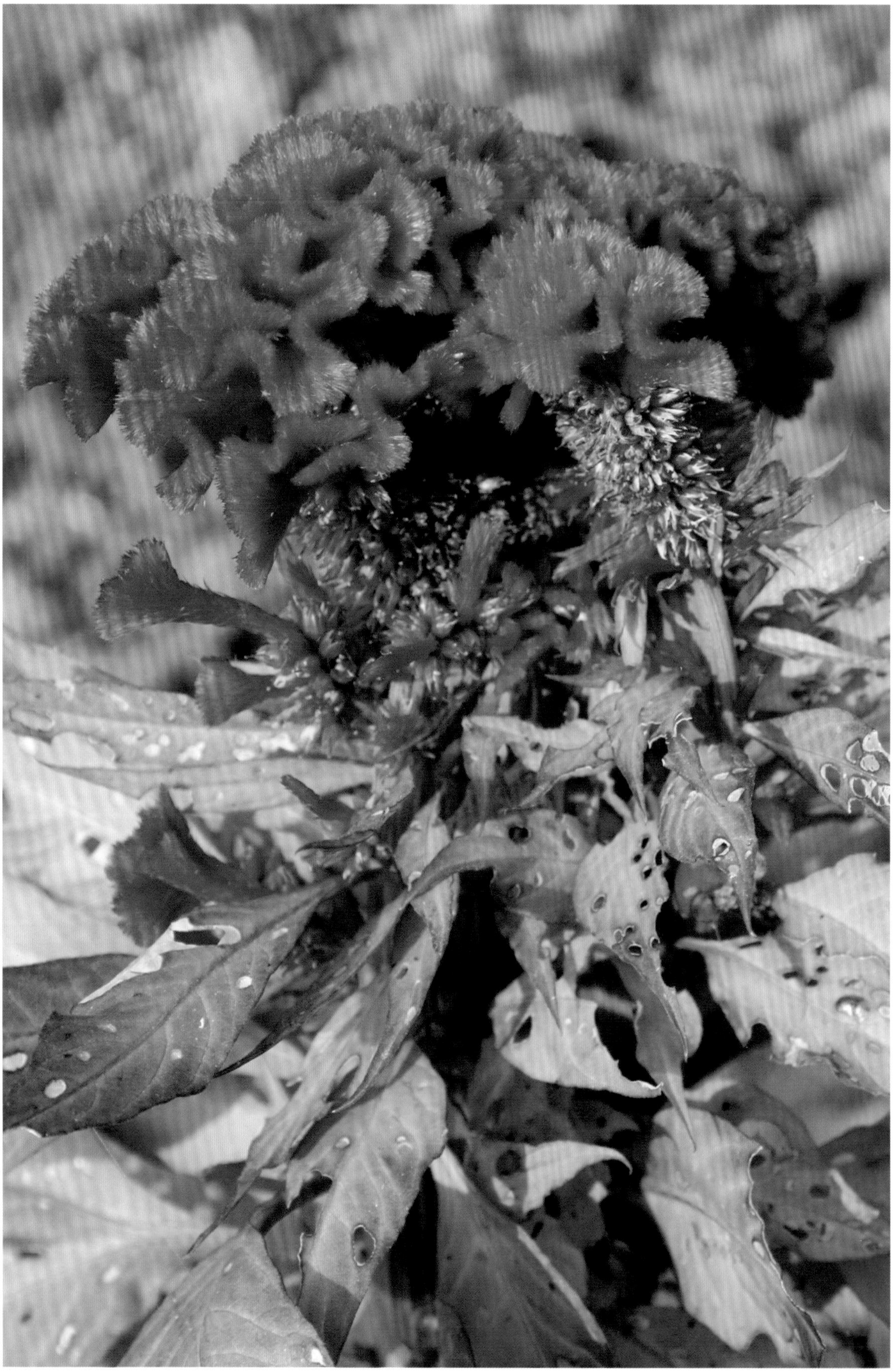

鸡冠花

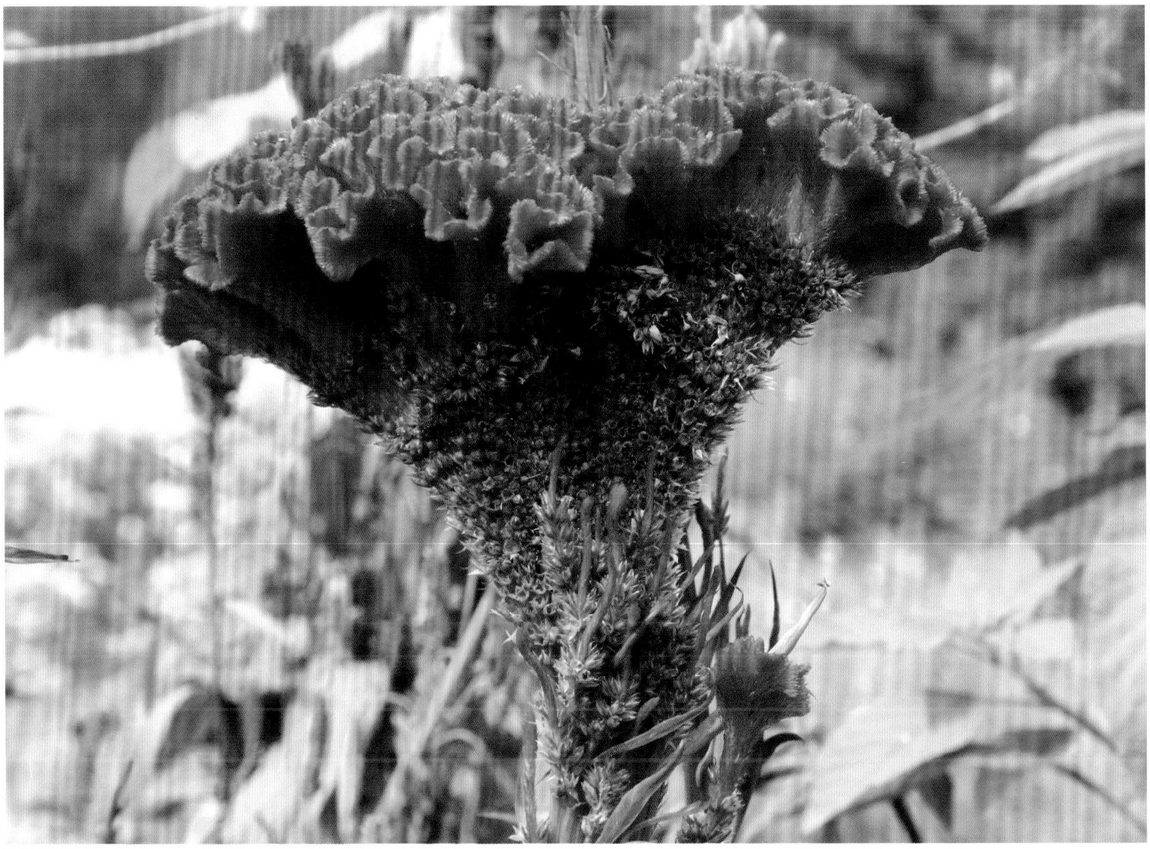

鸡冠花

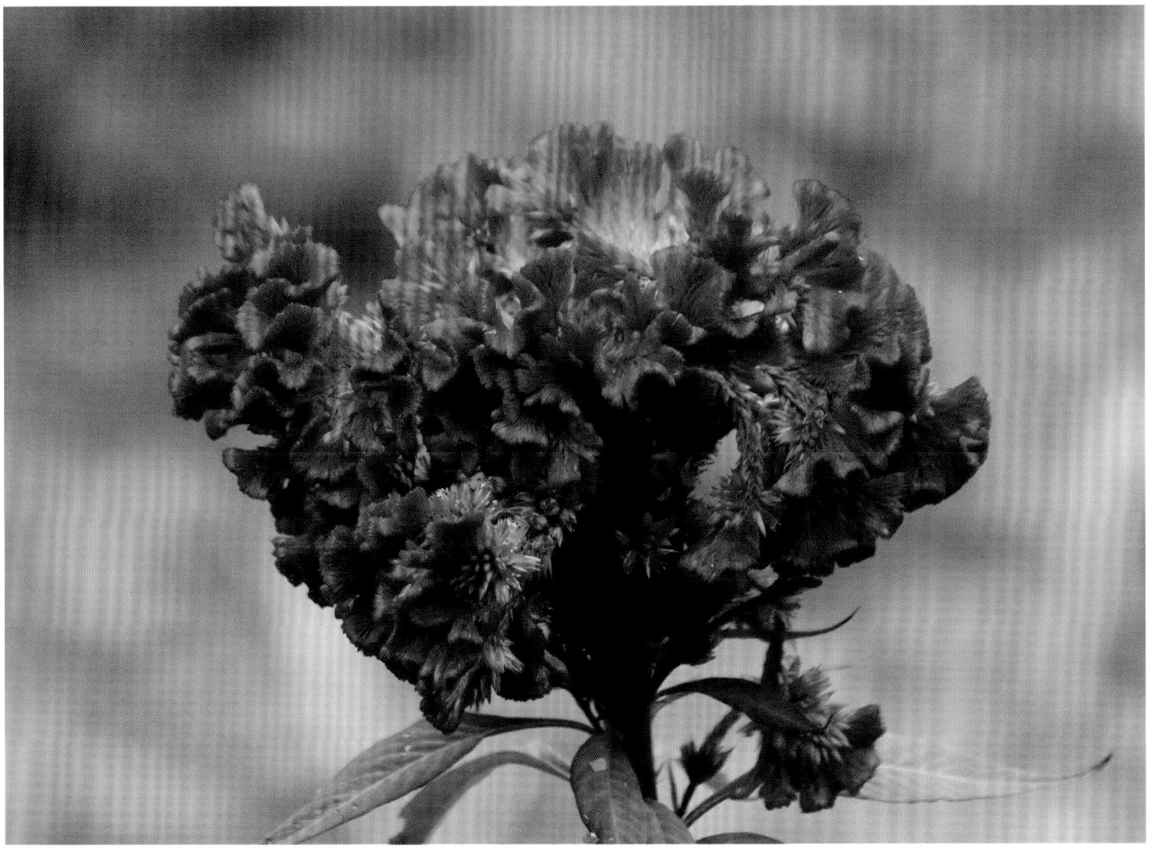

鸡冠花

药材鉴别

本品穗状花序多扁平且肥厚，似鸡冠状，长 8 ~ 25 cm，宽 5 ~ 20 cm。上缘宽，具皱褶，密生线状鳞片，下端渐狭小，常残留扁平的茎。表面红色、紫红色或黄白色；中部以下密生多数小花，各小花有角质苞片及花被片。果实盖裂，种子圆肾形，黑色，有光泽。体轻，质柔韧。气无，味淡。以朵大而扁、色泽鲜艳者为佳。习惯以白色者质优。

功效主治

凉血止血，止带，止泻。主治诸出血证，带下，泻泄，痢疾。

用法用量

内服：9 ~ 15 g，煎汤；或入丸、散服。外用：适量，煎汤熏洗；或研末调敷。

民族药方

1. 青光眼 干鸡冠花、干艾根、干牡荆根各 15 g。水煎服。

2. 妇女崩漏 鸡冠花、紫茉莉根各 10 g。水煎服。

3. 风疹 白鸡冠花、向日葵各 9 g，冰糖 30 g。开水炖服。

4. 妇科慢性炎症 10% 鸡冠花注射液。肌内注射，每次 2 ml，每日 1 次。

5. 血淋 白鸡冠花 30 g。烧炭捣末，米汤送服。

6. 带下病 白鸡冠花、白果仁各 15 g，白菊花、白扁豆各 12 g，白莲子 30 g，白母鸡 1 只（1000 g 左右）。先将鸡处理好，然后再将诸药填入鸡腹，用荷叶包裹置砂锅内，用文火蒸 3 小时后，食肉喝汤，分 2 ~ 3 次食完，每日早、晚各 1 次。治疗期间忌辛辣、禁房事，勤换内裤。

7. 额疽 鲜鸡冠花、一点红、红莲子草、红糖各等份。捣烂敷患处。

8. 月经淋漓 鸡冠花、紫草茸、蜀葵花、熊胆各等份。制成散剂，温开水送服，每次 1.5 ~ 3.0 g，每日 1 ~ 2 次。

使用注意

体质虚弱及胃寒者禁用。

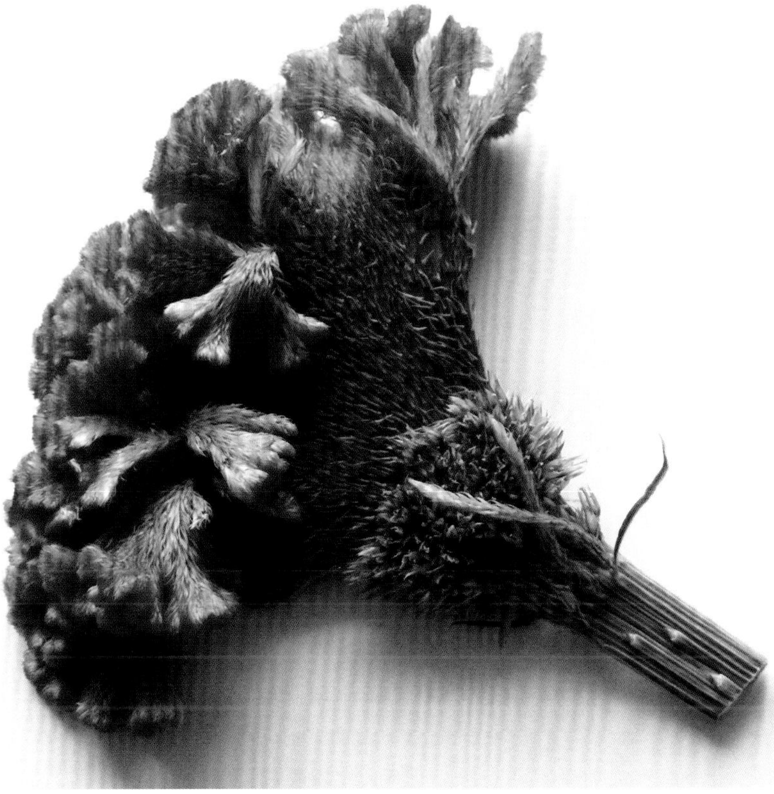

鸡冠花

鸡冠花

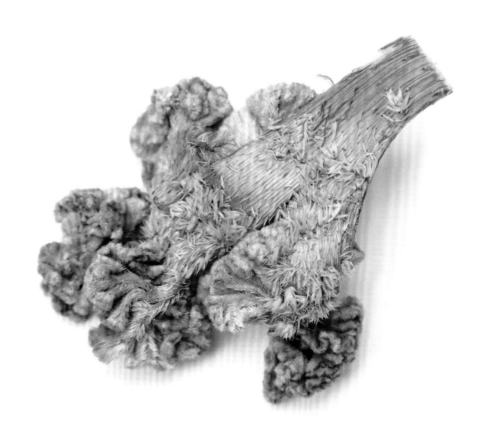

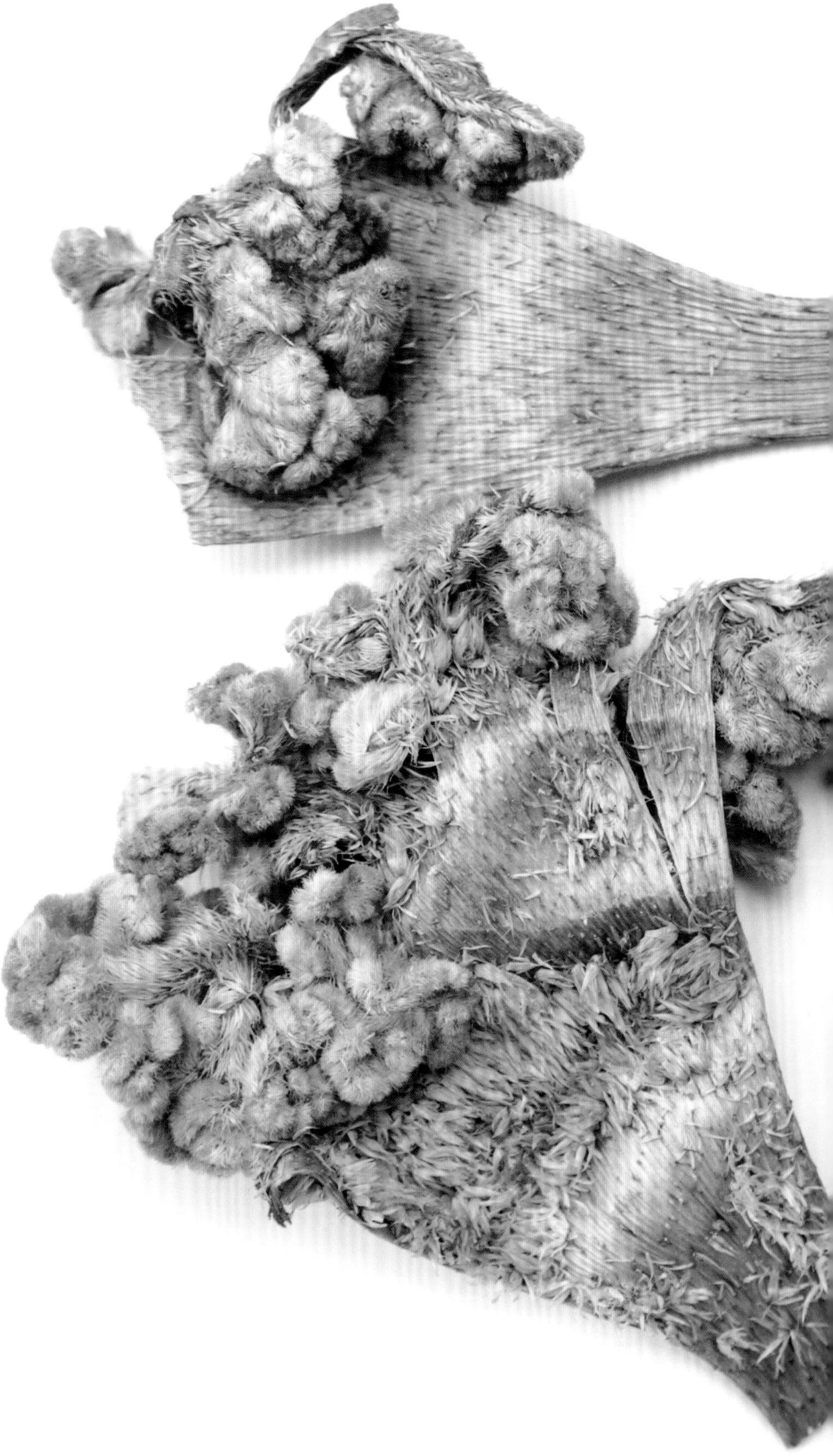

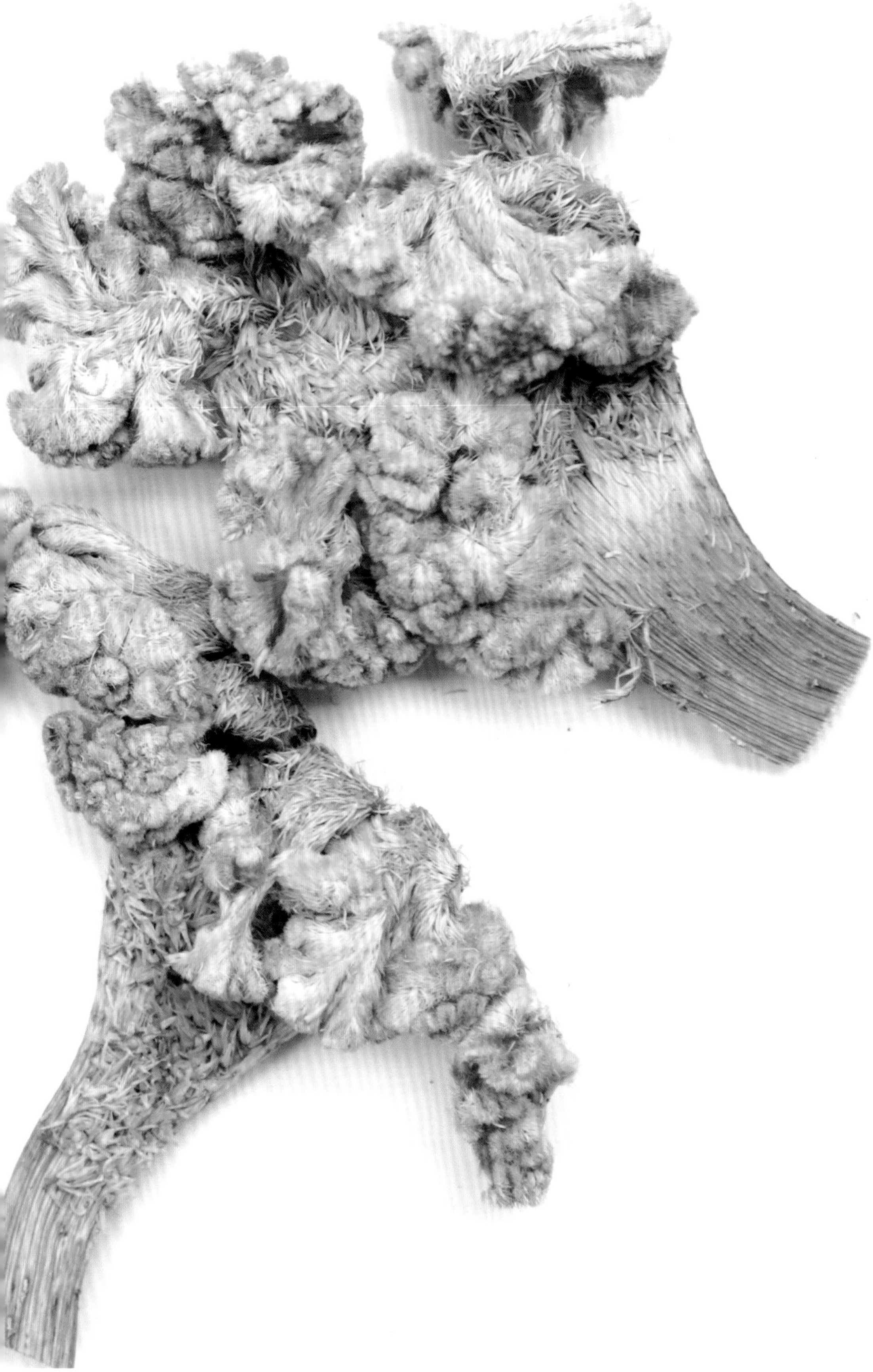

鸡冠花饮片

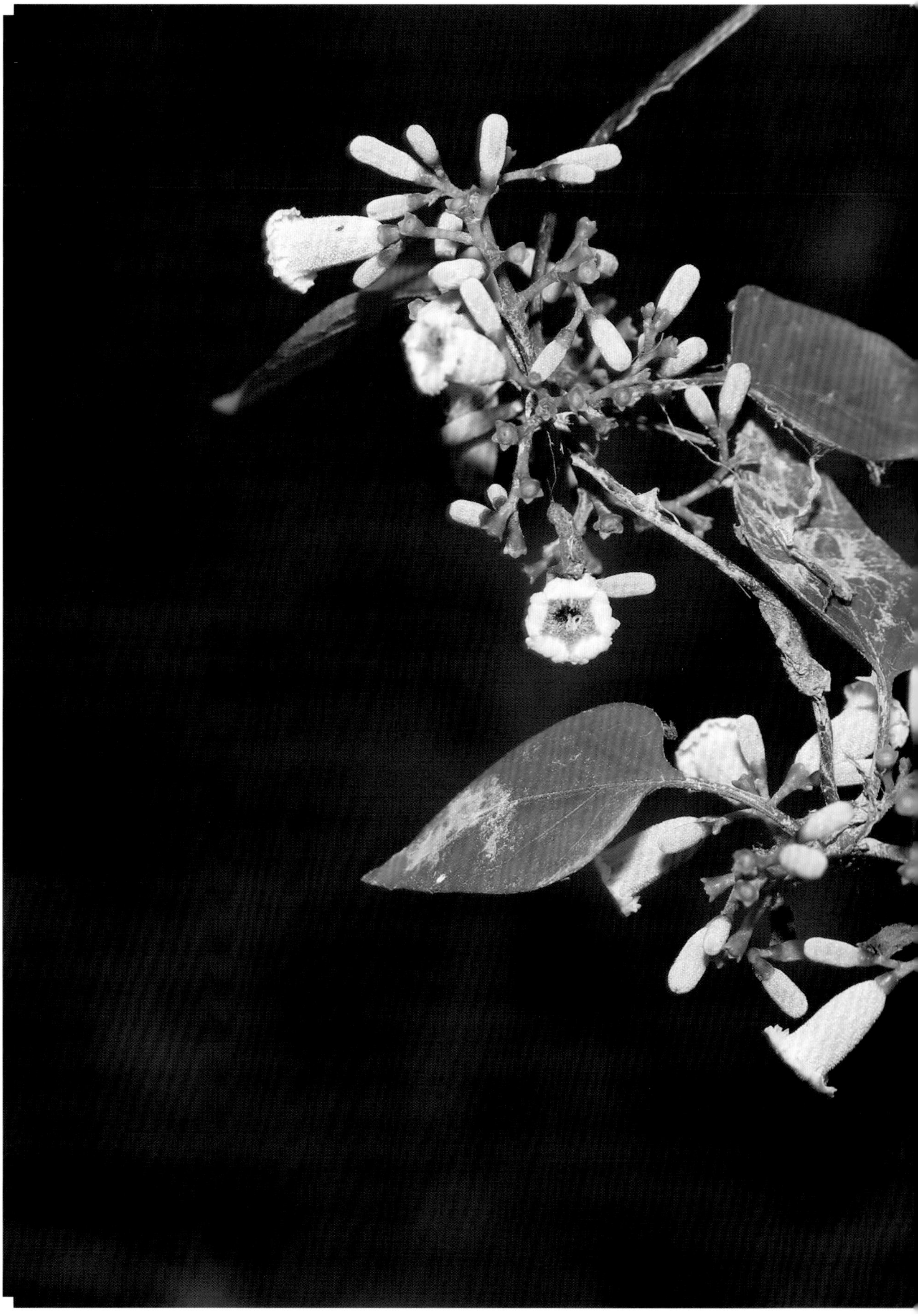

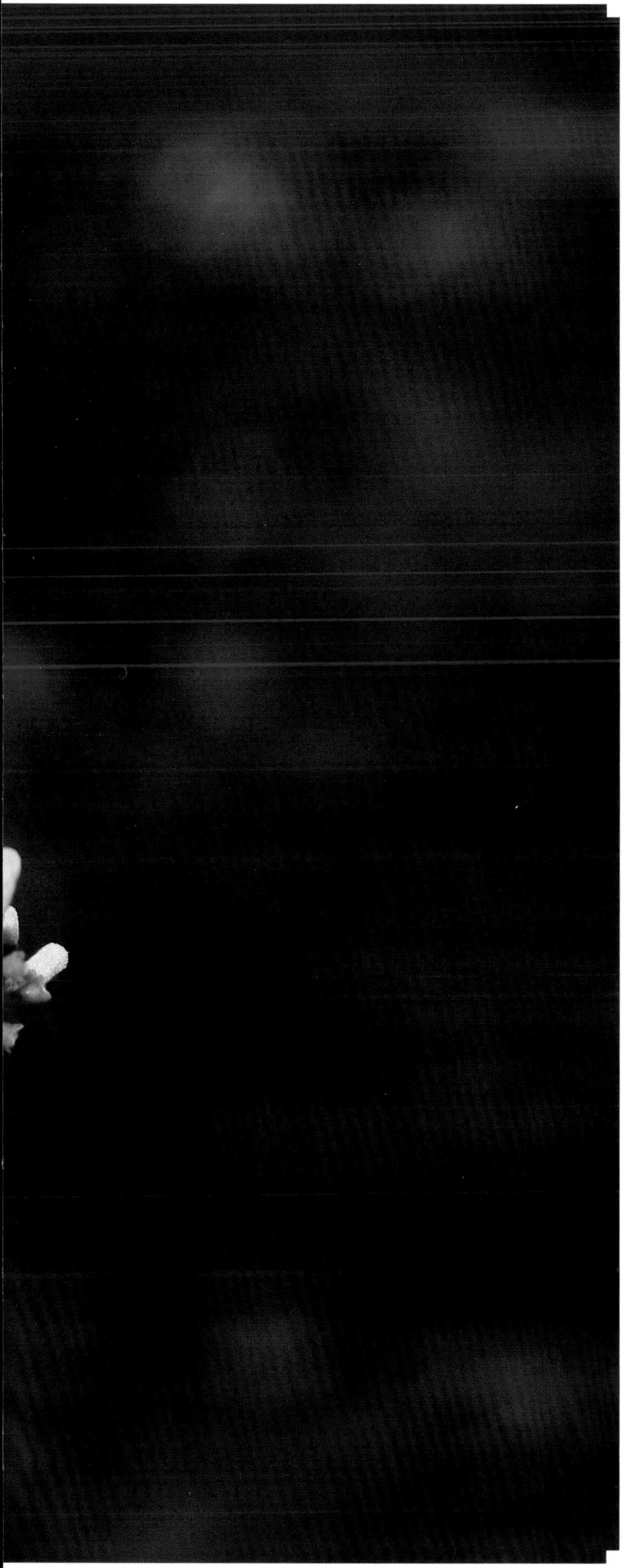

鸡屎藤

【壮药名】勾邓骂。

【别　名】鸡矢藤、牛皮冻、解暑藤、五香藤、皆治藤、清风藤。

【来　源】本品为茜草科植物鸡矢藤 *Paederia scandens*（Lour.）Merr. 的全草或根。

【性味归经】味涩，性微寒。归心、肝、脾、肾经。

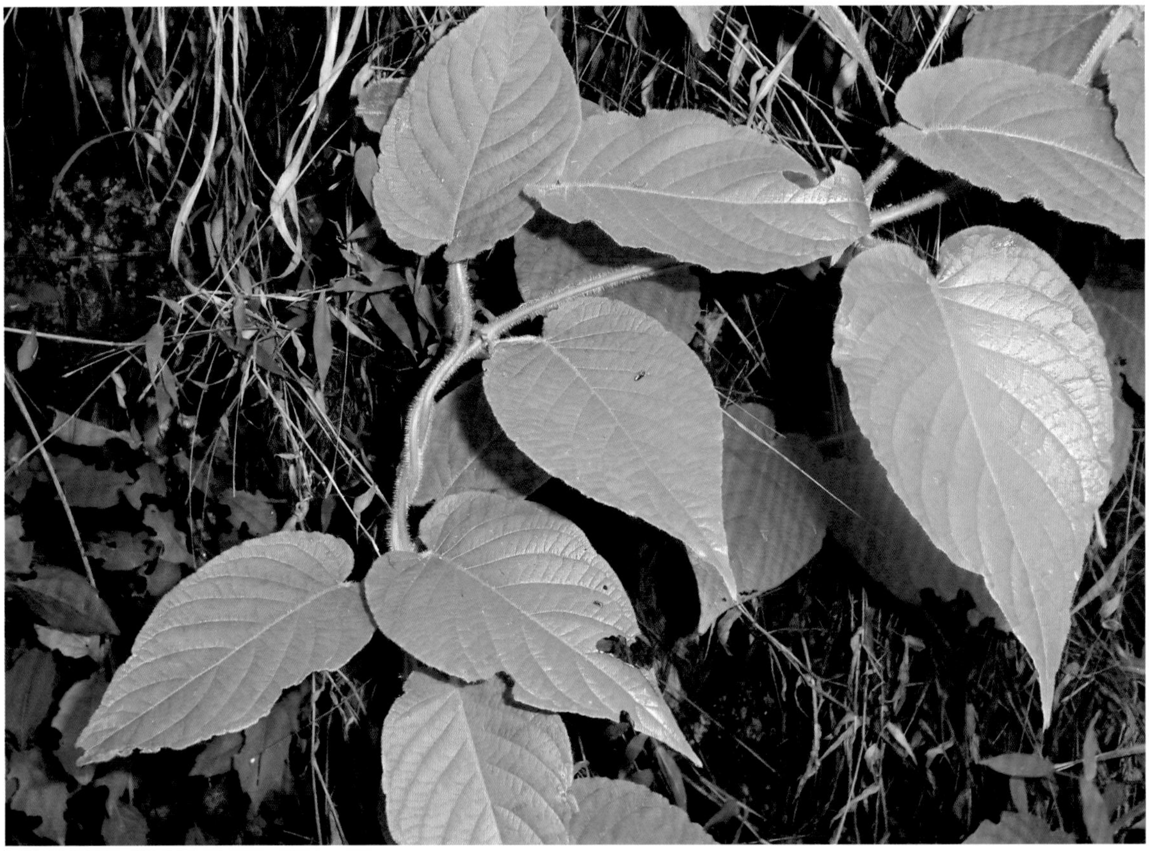

鸡矢藤

识别特征

多年生草质藤本植物。基部木质，秃净或稍被微毛，多分枝。叶对生，有柄；叶片近膜质，卵形、椭圆形、矩圆形至披针形，先端短尖，或渐尖。基部浑圆或宽楔形，两面近无毛或下面微被短柔毛；托叶三角形，脱落。聚伞花序呈顶生的带叶的大圆锥花序排列，腋生或顶生，疏散少花，扩展，分枝为蝎尾状的聚伞花序；花白紫色，无柄。浆果球形，直径 5 ~ 7 mm，成熟时光亮，草黄色。花期 7—8 月，果期 9—10 月。

生境分布

生长于溪边、河边、路边、林旁及灌木林中，常攀缘于其他植物或岩石上。分布于广东、湖北、四川、江西、江苏、浙江、福建、贵州等省区。

采收加工

除留种外，栽培后 9—10 月即可割取地上部分，晒干或晾干即可。也可在秋季挖根，洗净，切片，晒干。

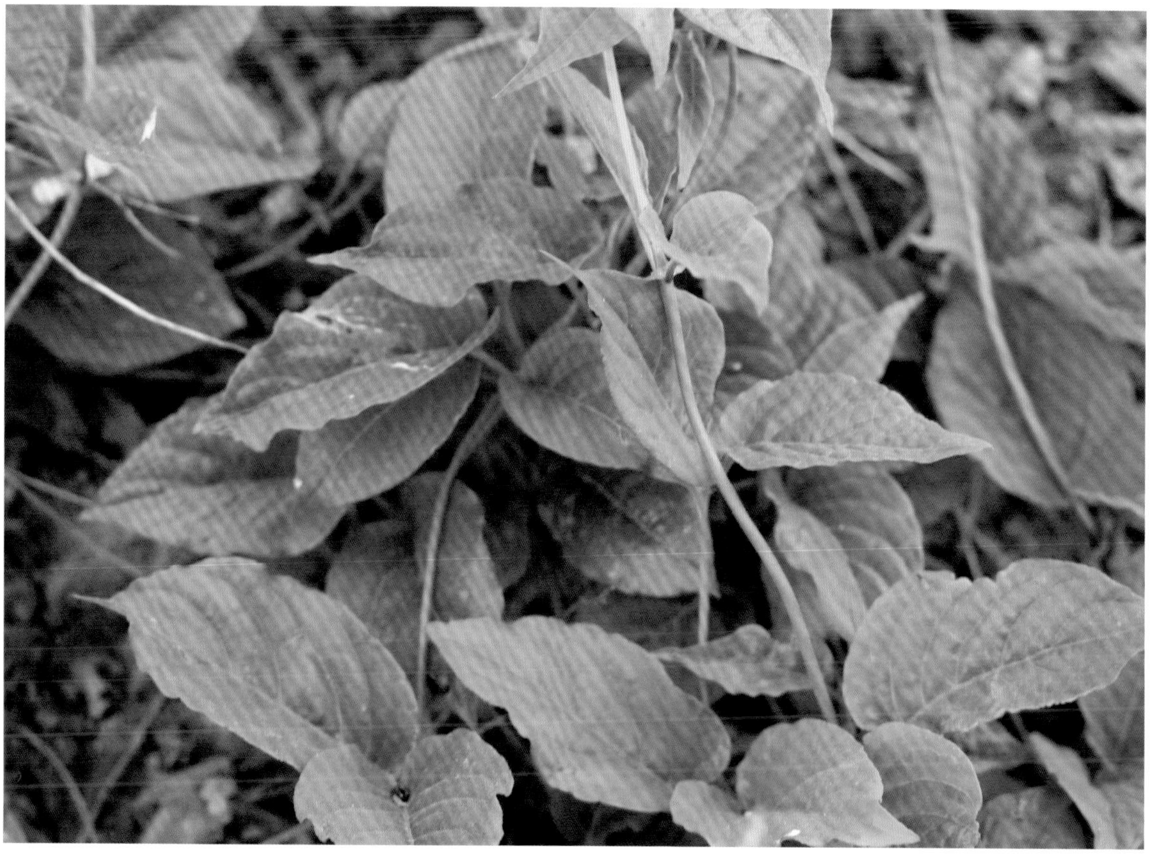

鸡矢藤

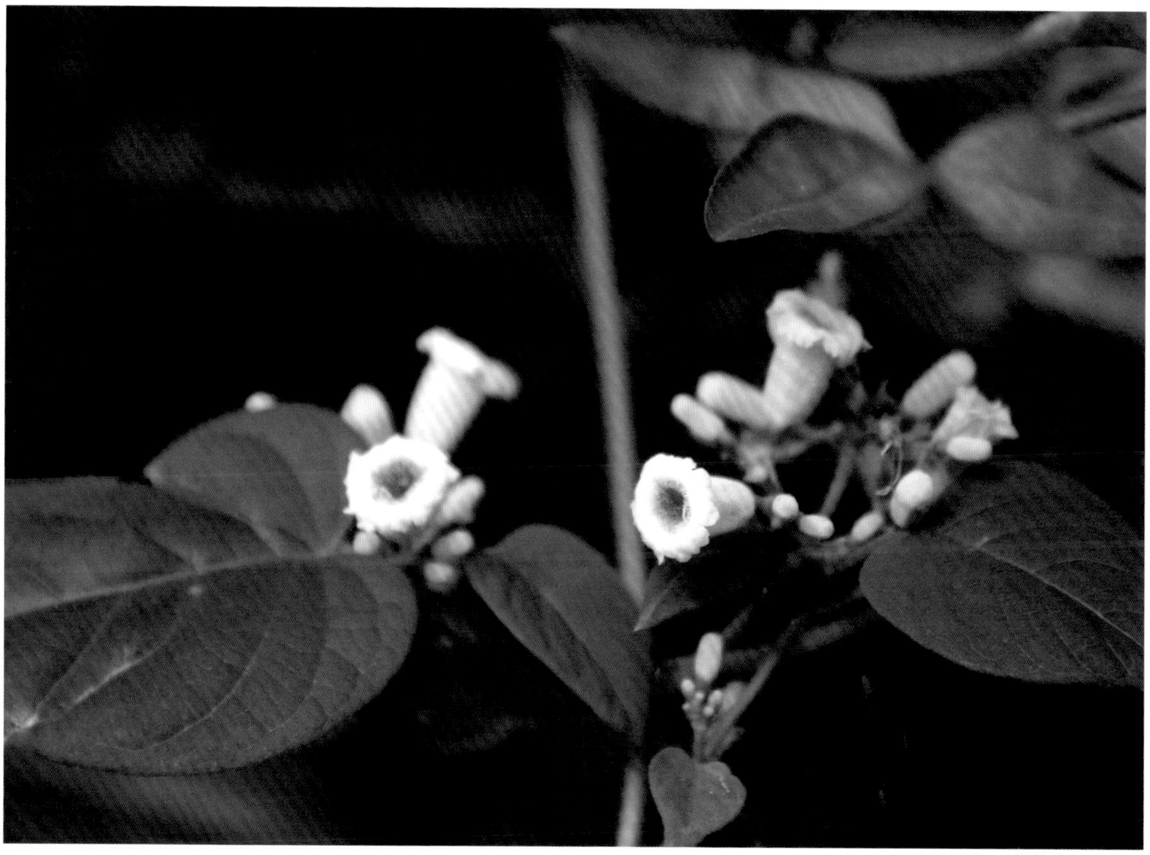

鸡矢藤

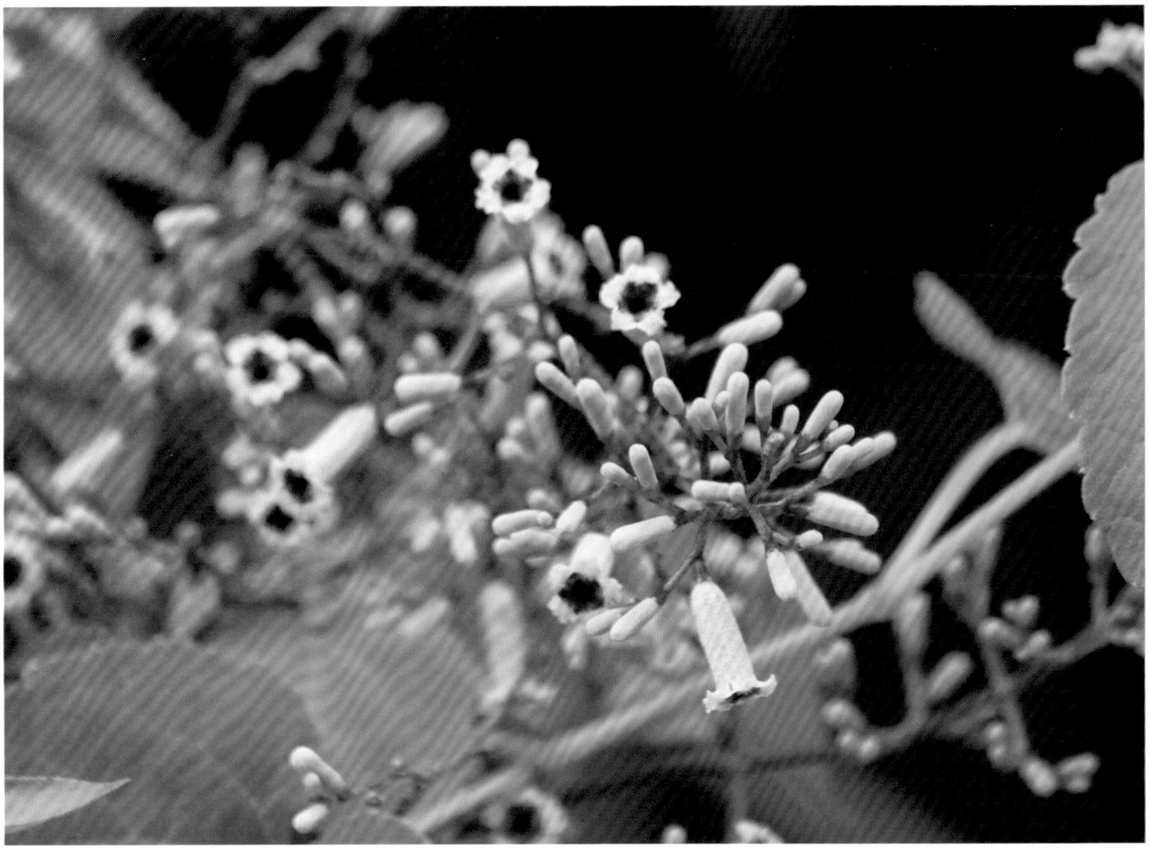

鸡矢藤

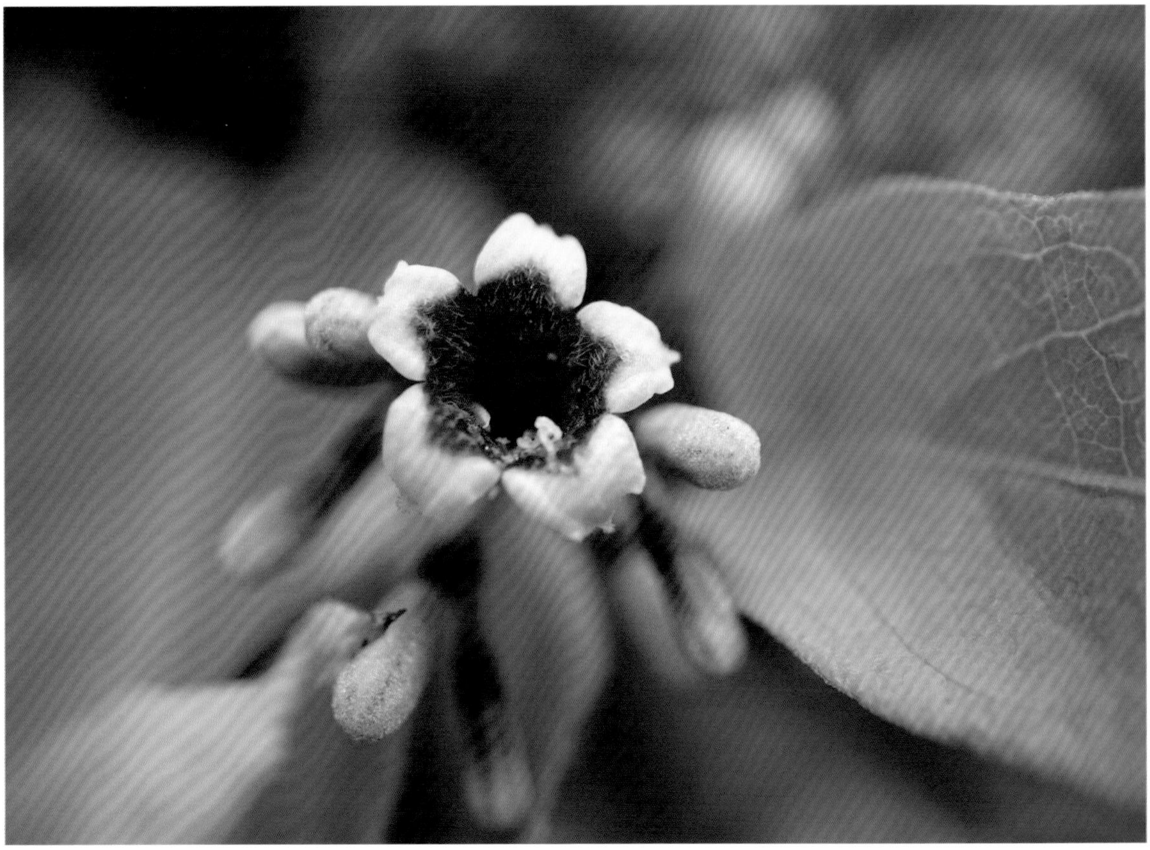

鸡矢藤

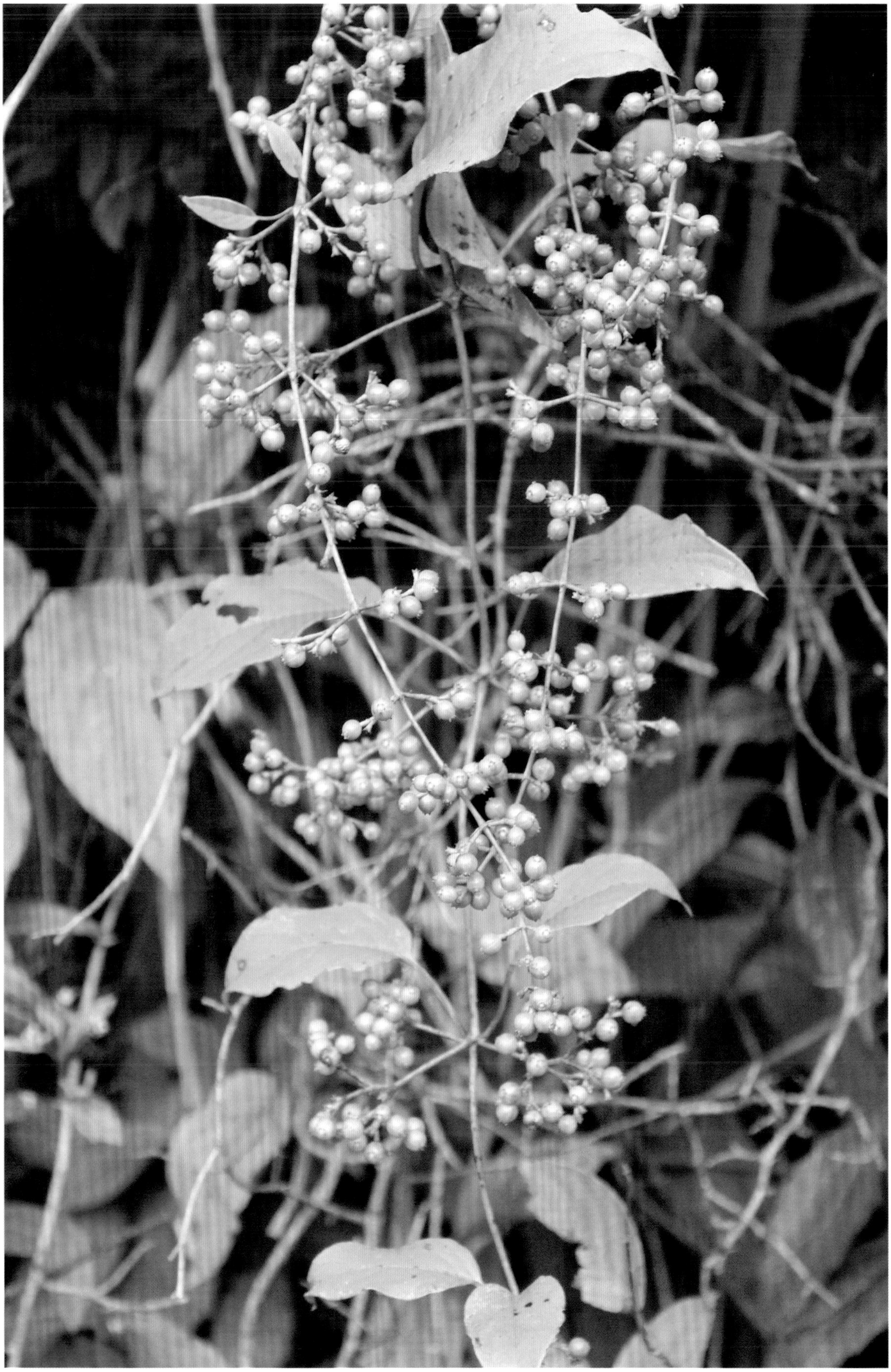

鸡矢藤

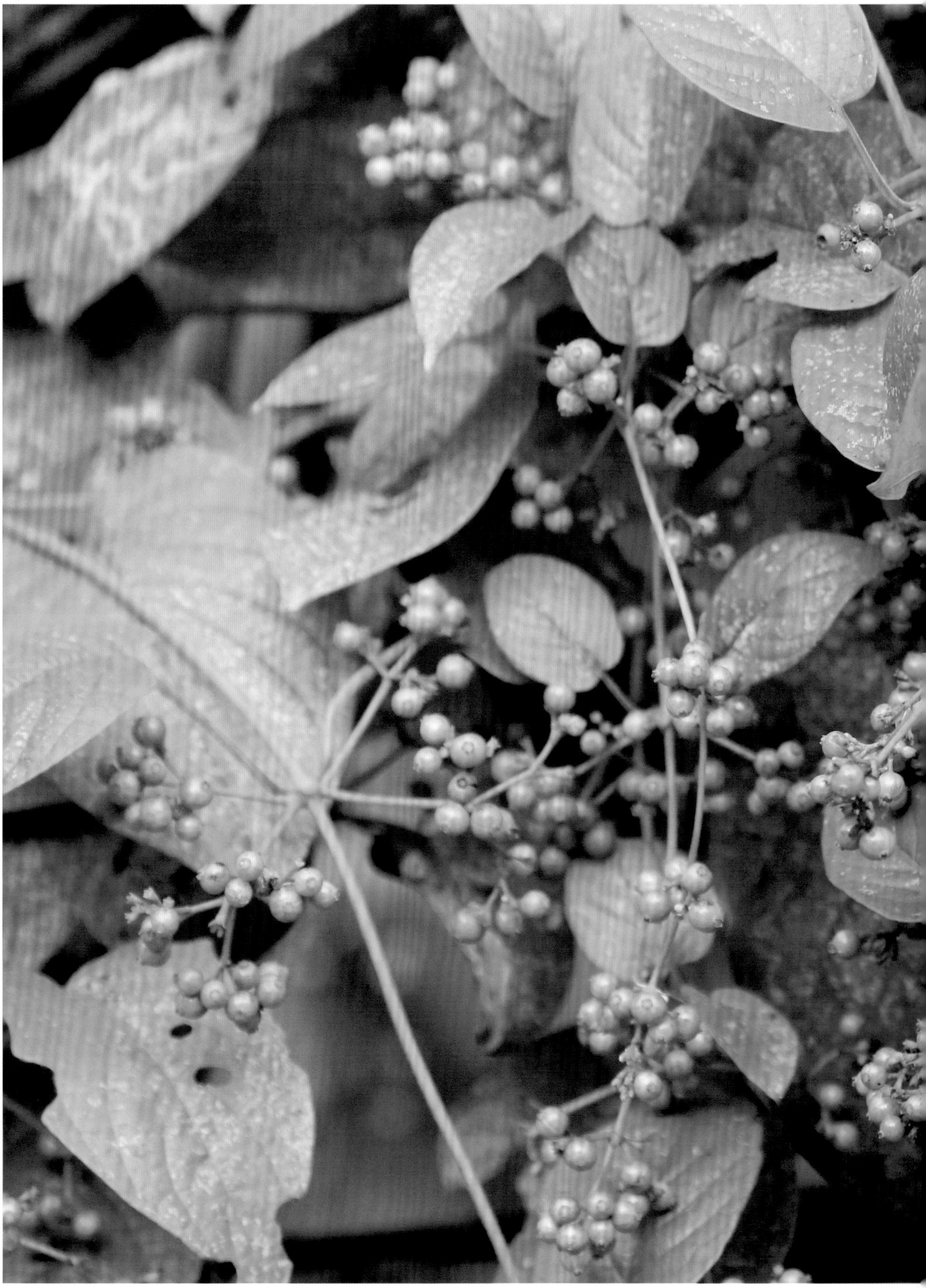

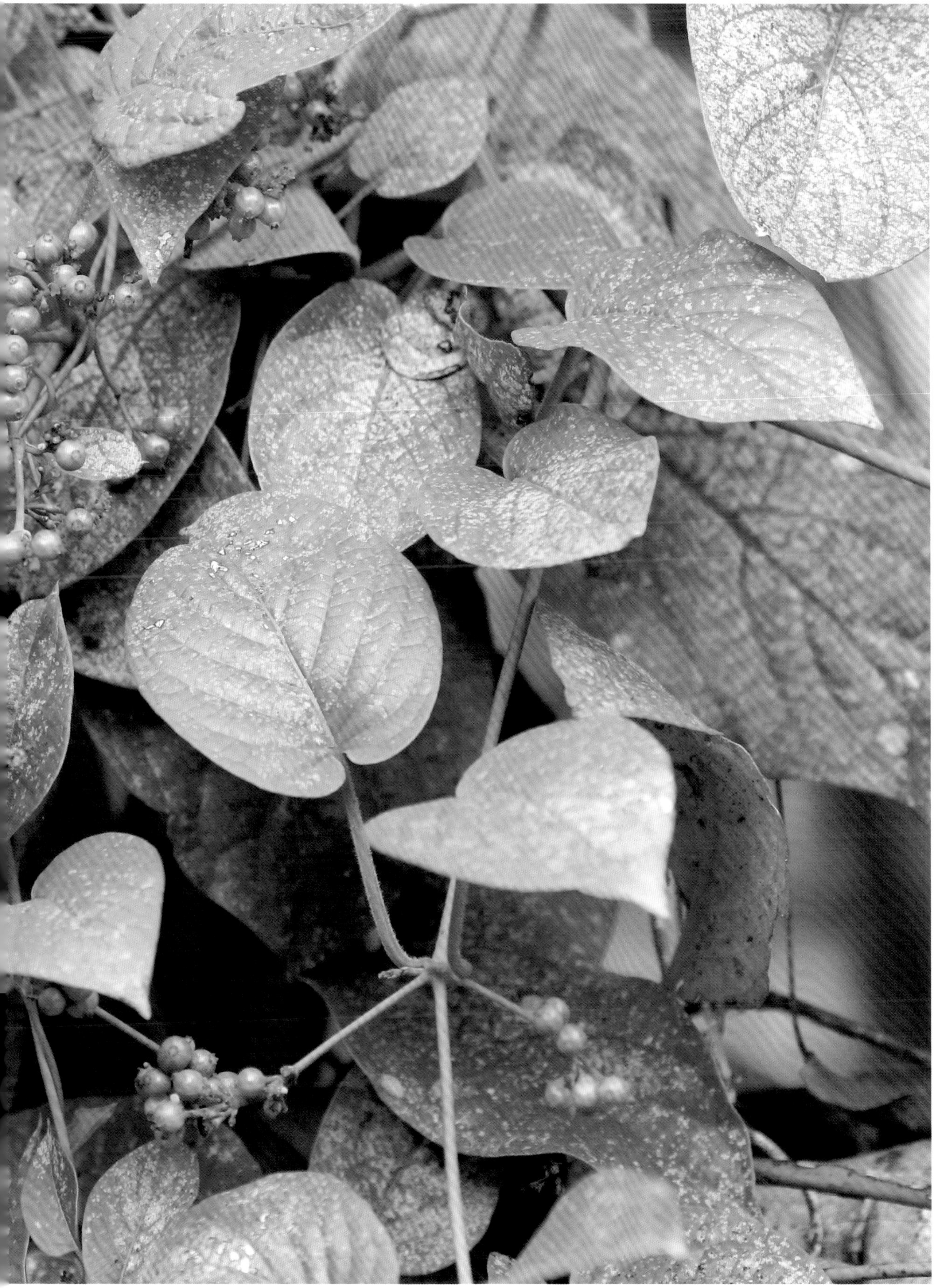

鸡矢藤

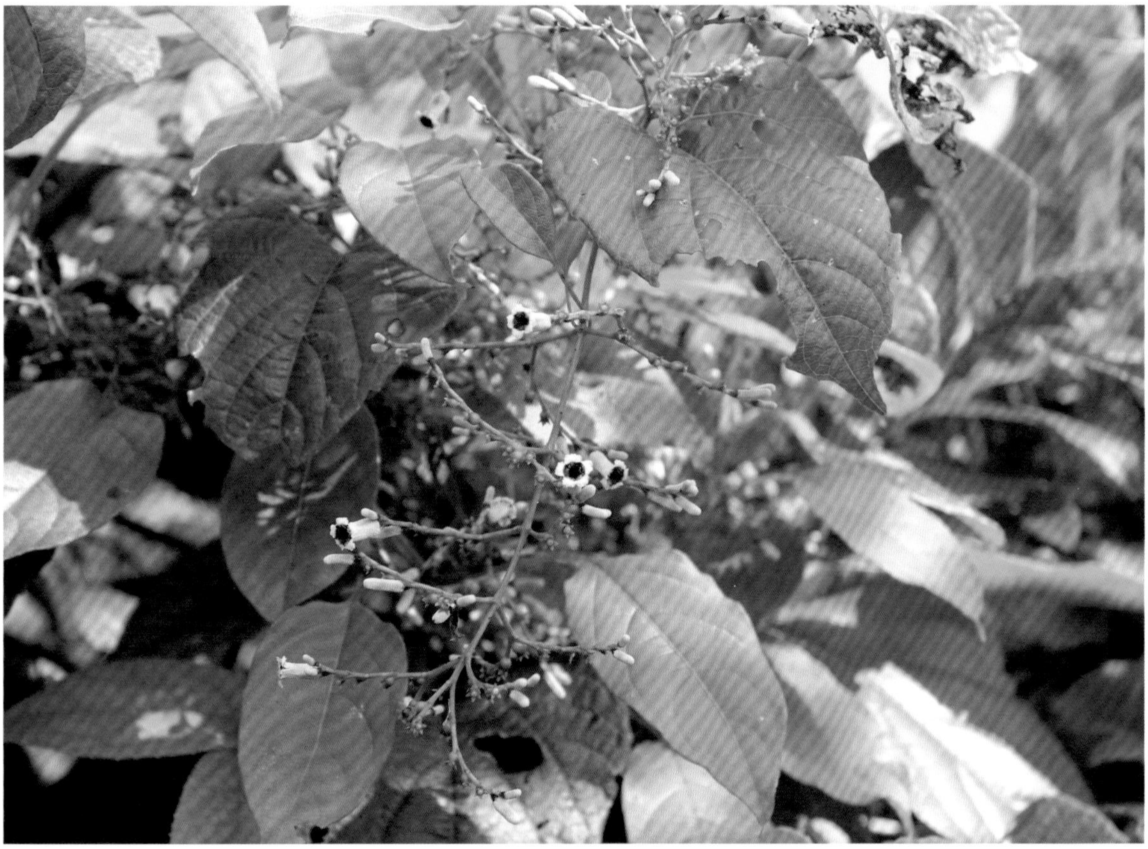

鸡矢藤

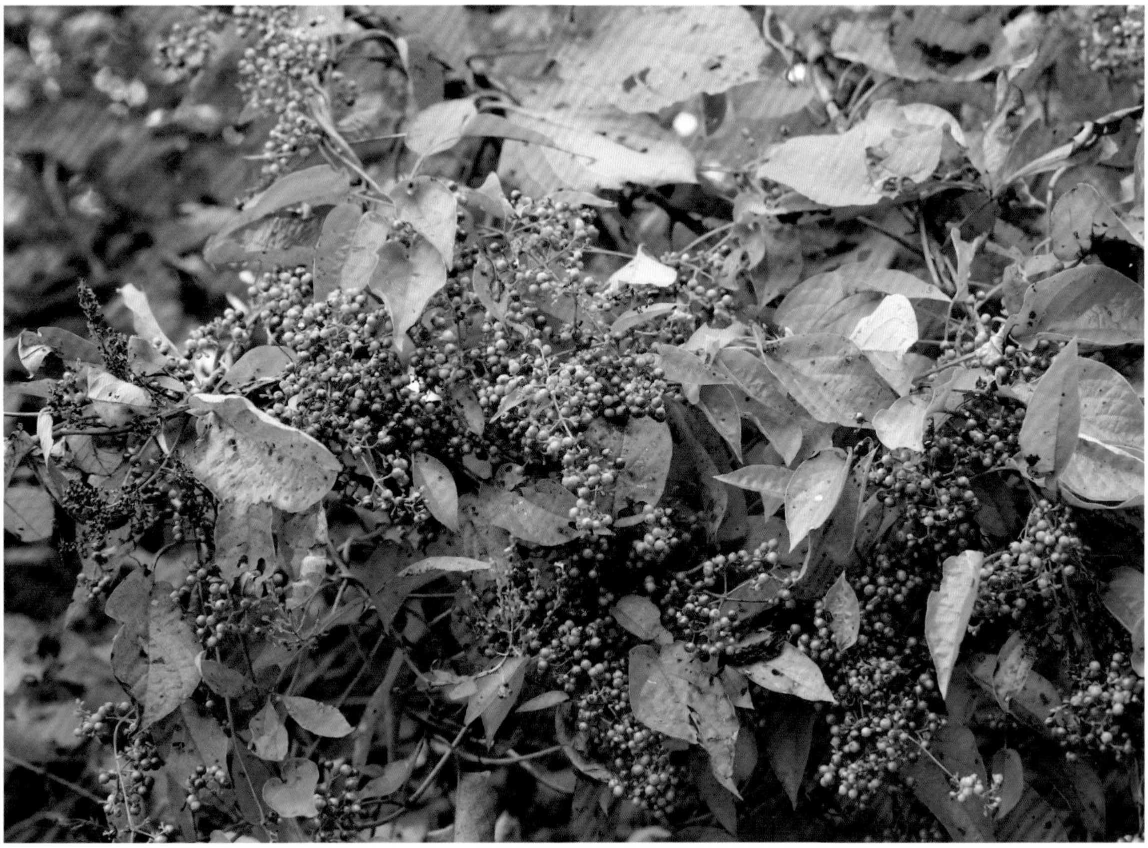

鸡矢藤

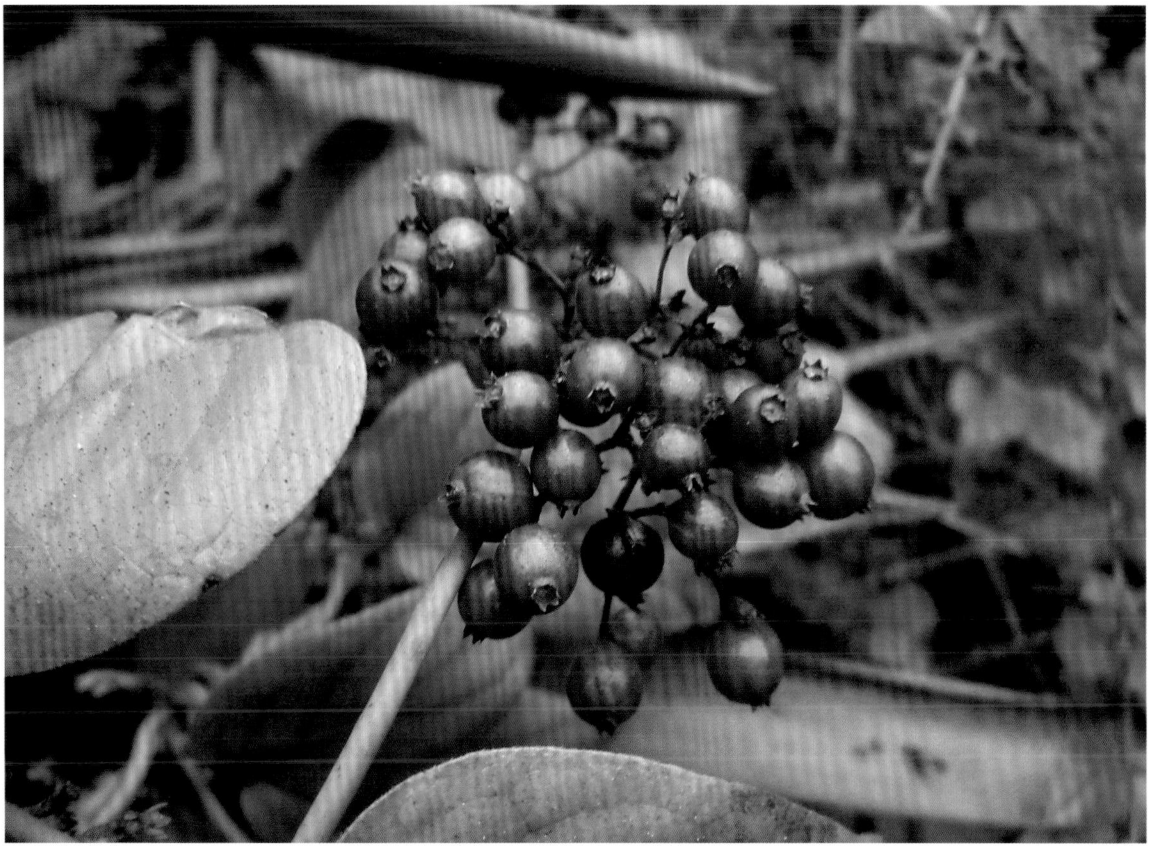

鸡矢藤

药材鉴别

本品茎呈扁圆柱形，稍扭曲，无毛或近无毛，老茎灰棕色，直径 3 ~ 12 mm，栓皮常脱落，有纵皱纹及叶柄断痕，易折断，断面平坦，灰黄色；嫩枝黑褐色，质韧，不易折断，断面纤维性，灰白色或浅绿色。叶对生，多皱缩或破碎，完整者展平后呈宽卵形或披针形，长 5 ~ 15 cm，宽 2 ~ 6 cm，先端尖，基部楔形、圆形或浅心形，全缘，绿褐色，两面无毛或近无毛；叶柄无毛或有毛。聚伞花序顶生或腋生，前者多带叶，后者疏散少花，花序轴及花均被疏柔毛，花淡紫色。气特异，味微苦、涩。以条匀、叶多、气浓者为佳。

功效主治

祛风活血，止痛解毒，消食导滞，除湿消肿。主治风湿疼痛，腹泻痢疾，脘腹痛，气虚浮肿，头昏食少，肝脾大，瘰疬，肠痈，无名肿毒，跌打损伤。

用法用量

内服：10 ~ 15 g，大剂量时可用 30 ~ 60 g，煎汤；或浸酒服。外用：适量，捣烂外敷；或煎水洗。

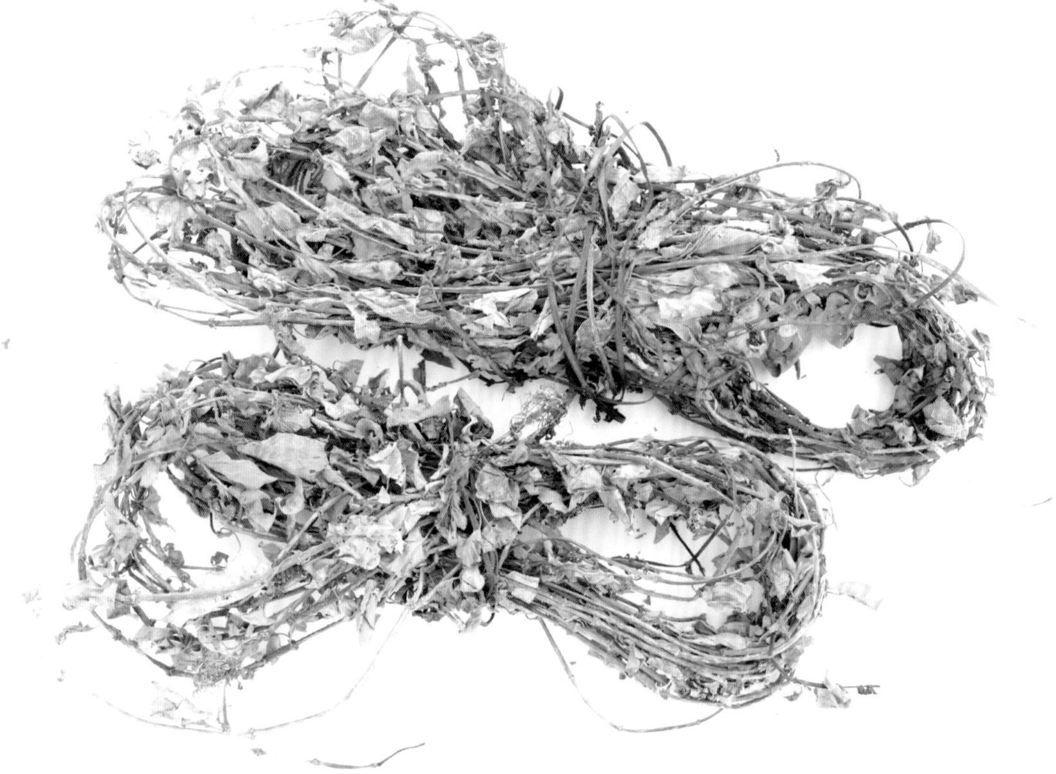

鸡屎藤药材

民族药方

1．小儿疳积 鸡屎藤 10 g。水煎服。

2．黄疸 鸡屎藤根 60 ~ 90 g，黄豆适量。共磨成浆，煮服。

3．肝炎 鸡屎藤、水苏麻、大小血藤、白薇各 9 ~ 15 g。水煎服。

4．红白痢疾 鸡屎藤叶 30 g，红糖 15 g。水煎服。

5．胃气痛，消化不良 鸡屎藤 16 g，穿心莲、茴香子、茨梨根、桔梗各 3 g，山楂仁炭 10 g，生姜 3 片。各药用纱布包好，置于子鸡腹内，蒸熟，服汤肉。

6．多年老胃病 鸡屎藤粉 16 g，隔山消 63 g。取隔山消炖猪肚脐肉（割过卵巢的母猪肉）250 g，用肉汤吞服鸡屎藤粉，分 3 次服完。

7．消化不良 鸡屎藤、蜘蛛香各等份。切细，开水吞服，每次 3 g。

8．顽固性消化性溃疡 鸡屎藤 50 g，当归、延胡索、炙甘草、白芍、佛手片各 10 g，血竭末（研吞）2 g。水煎服。

使用注意

脾胃虚寒者、孕妇禁用。

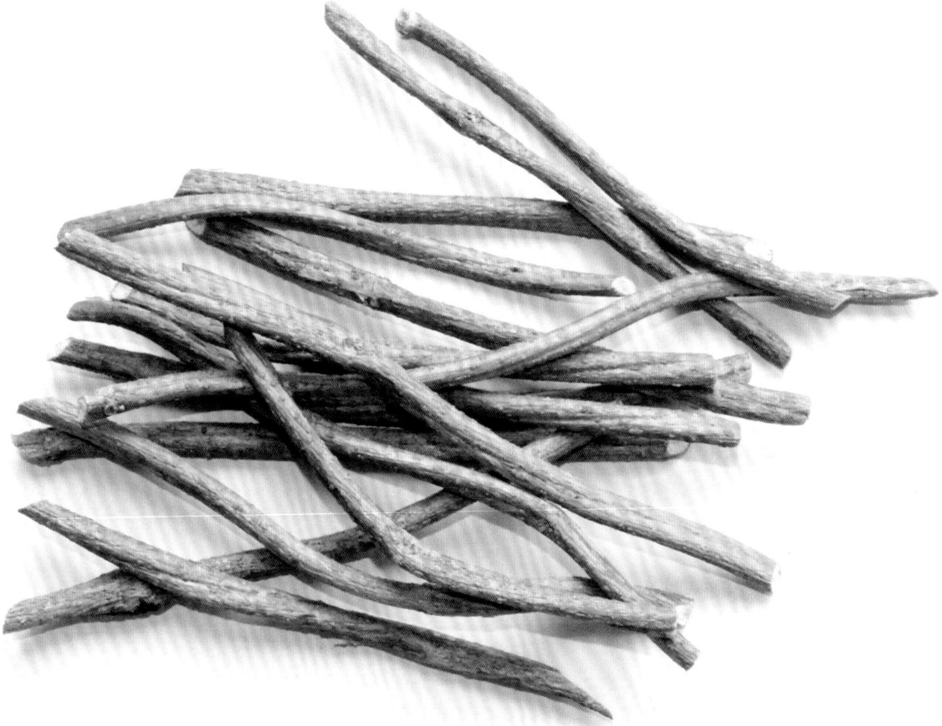

鸡屎藤药材

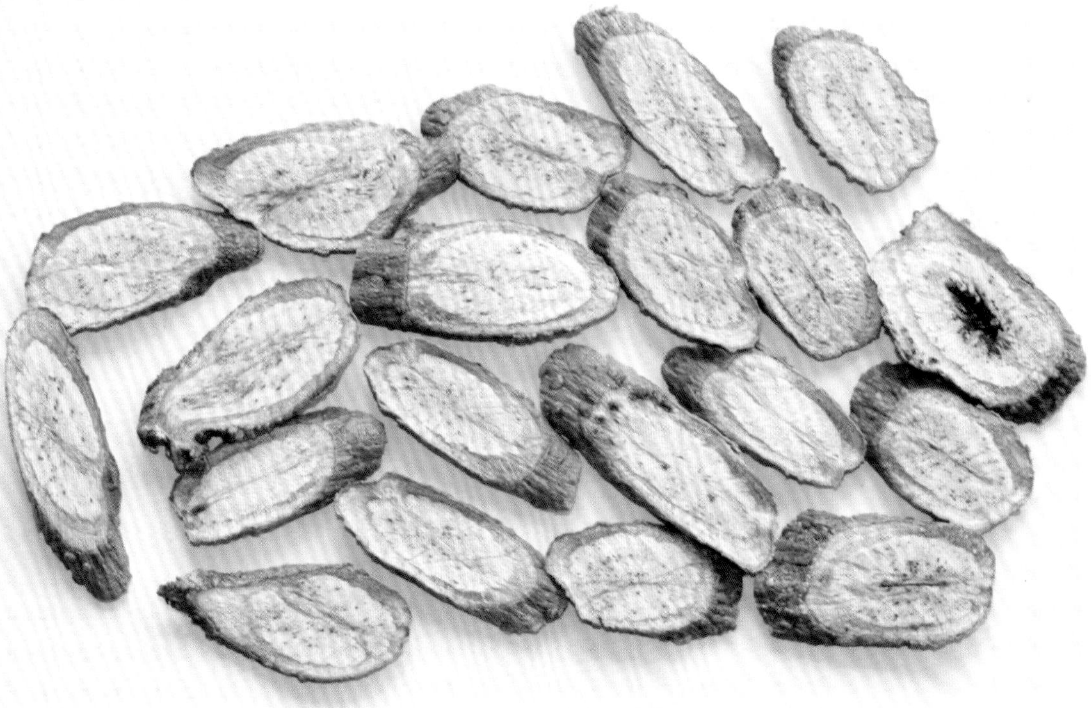

鸡屎藤饮片

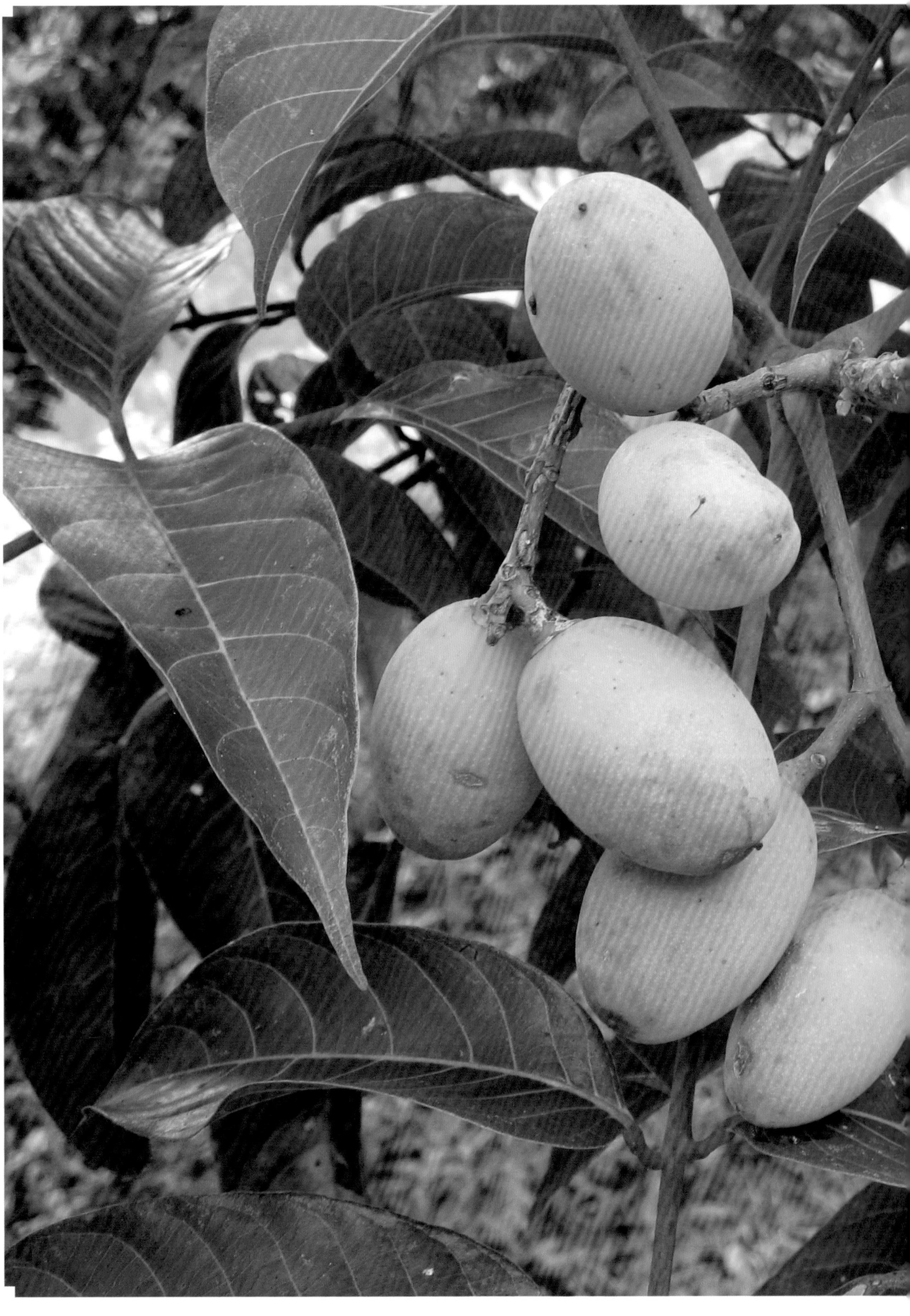

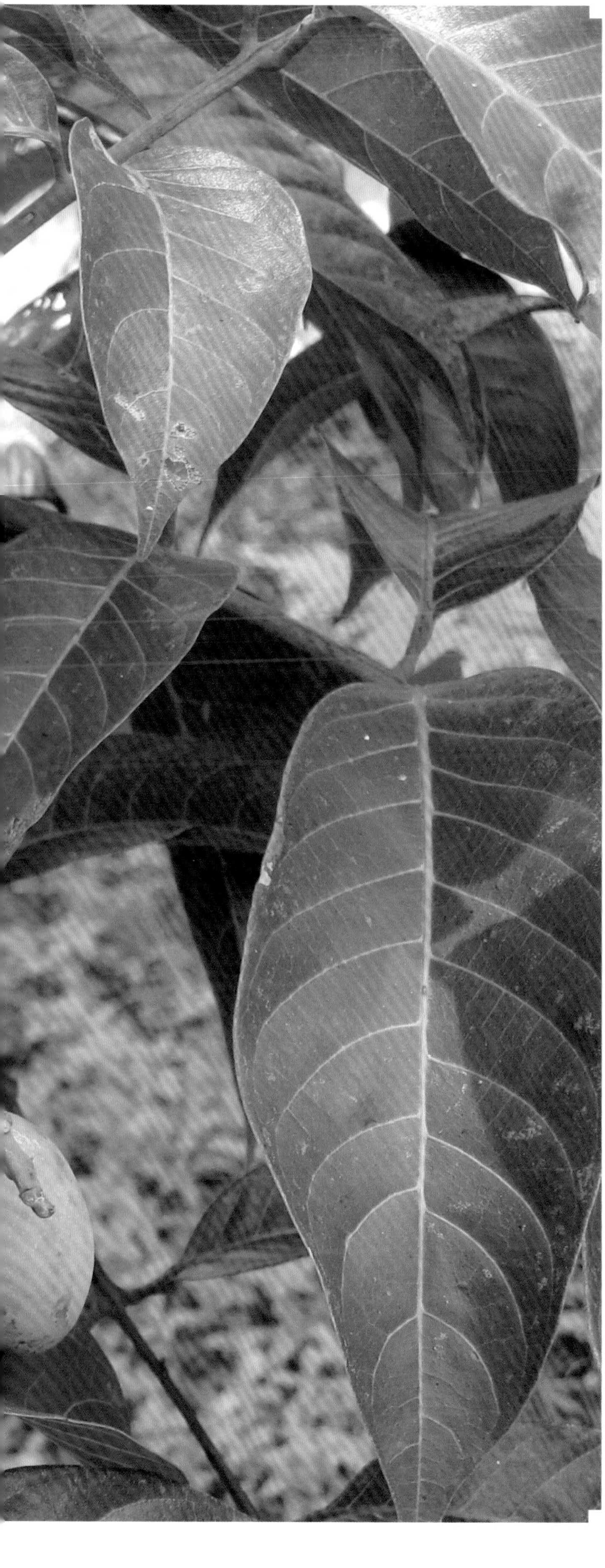

青果

【壮药名】芒榄。

【别　名】橄榄、忠果、甘榄、黄榄、青橄榄、干青果、橄榄子。

【来　源】本品为橄榄科植物橄榄 *Canarium album* Raeusch. 的干燥成熟果实。

【性味归经】甘、涩、酸，平。归肺、胃经。

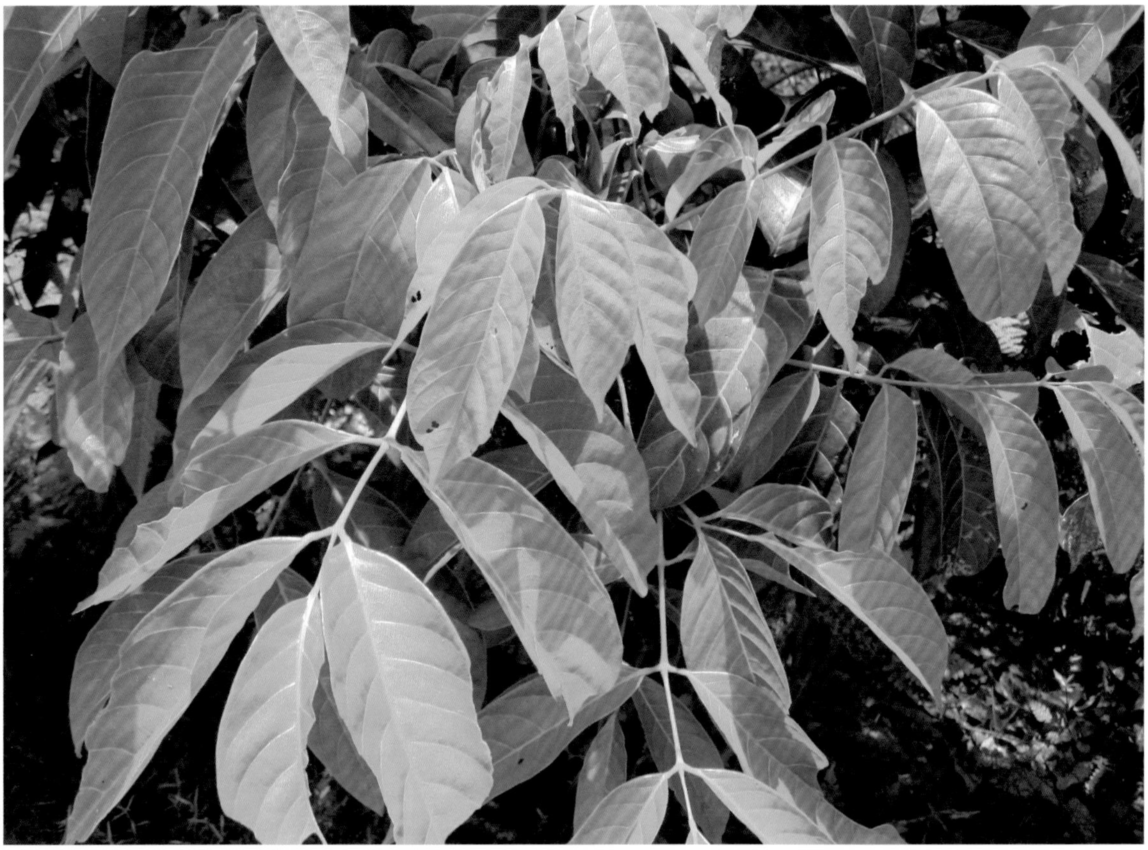

橄榄

识别特征

常绿乔木，高 10 ~ 20 m。羽状复叶互生；小叶 9 ~ 15，对生，革质，长圆状披针形，先端尾状渐尖，下面网脉上有小窝点。圆锥花序顶生或腋生；花小，两性或杂性；萼杯状，花瓣白色。核果卵形，长约 3 cm，青黄色。花期 5—7 月，果期 8—10 月。

生境分布

生长于低海拔的杂木林中，多为栽培。分布于广东、福建、四川等省区。

采收加工

秋季果实成熟时采收，鲜用或阴干生用。

药材鉴别

本品呈纺锤形，两端钝尖，长 2.5 ~ 4.0 cm，直径 1.0 ~ 1.5 cm。表面棕黄色或黑褐色，有不规则皱纹。果肉灰棕色或棕褐色，质硬。果核梭形，暗红棕色，具纵棱；内分 3 室，各有种子 1 粒。气微，果肉味涩，久嚼微甜。

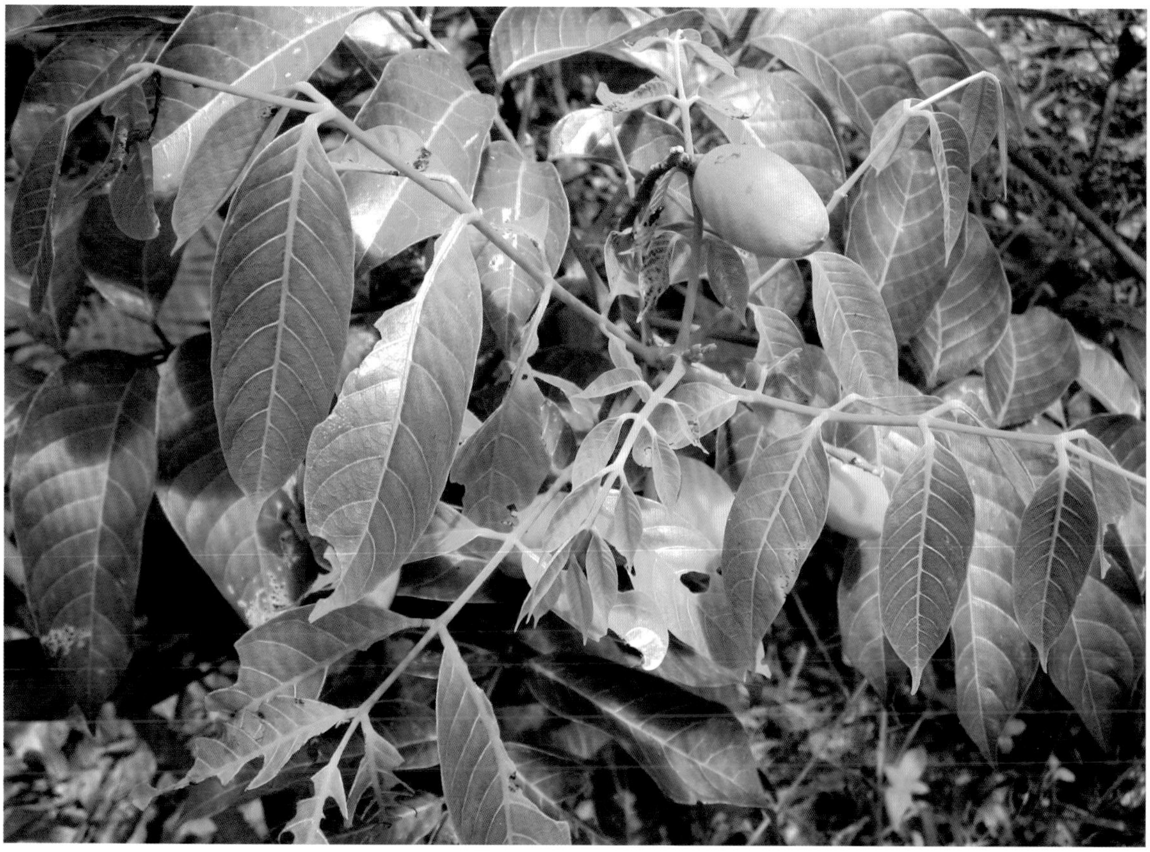

橄榄

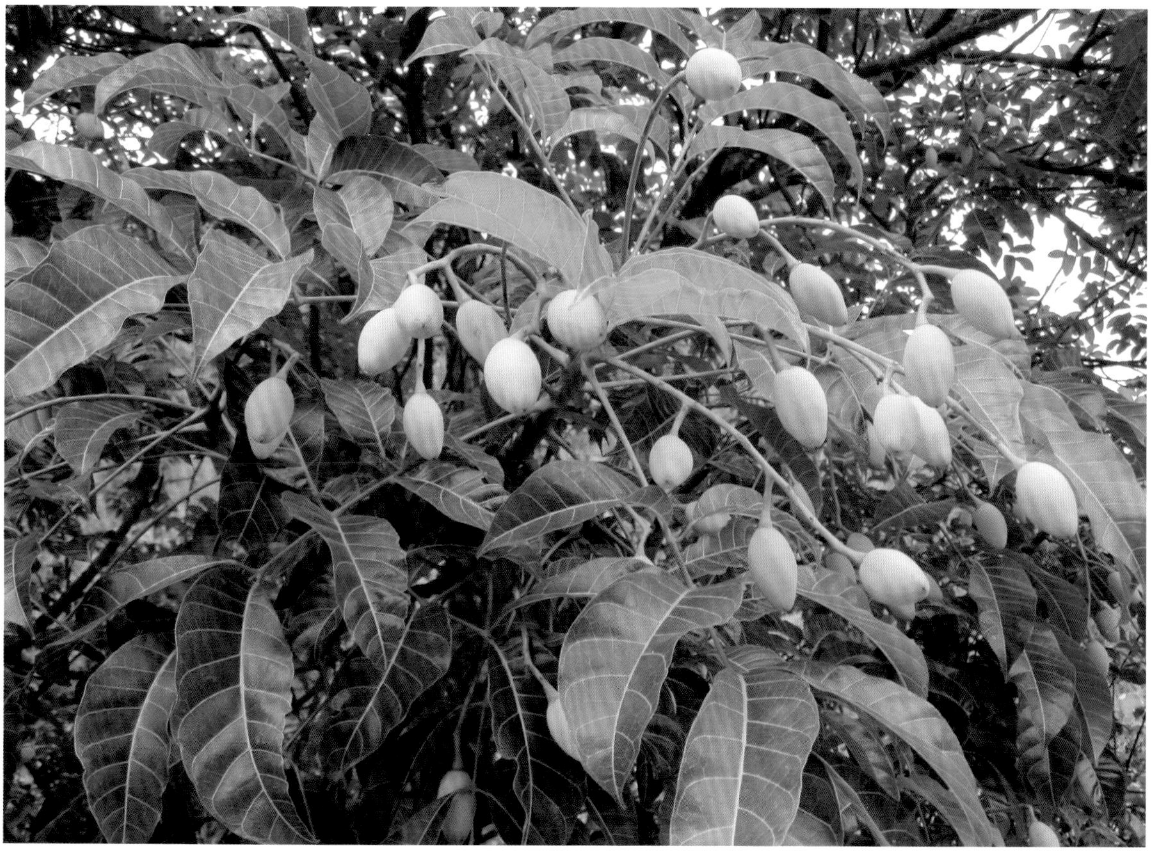

橄榄

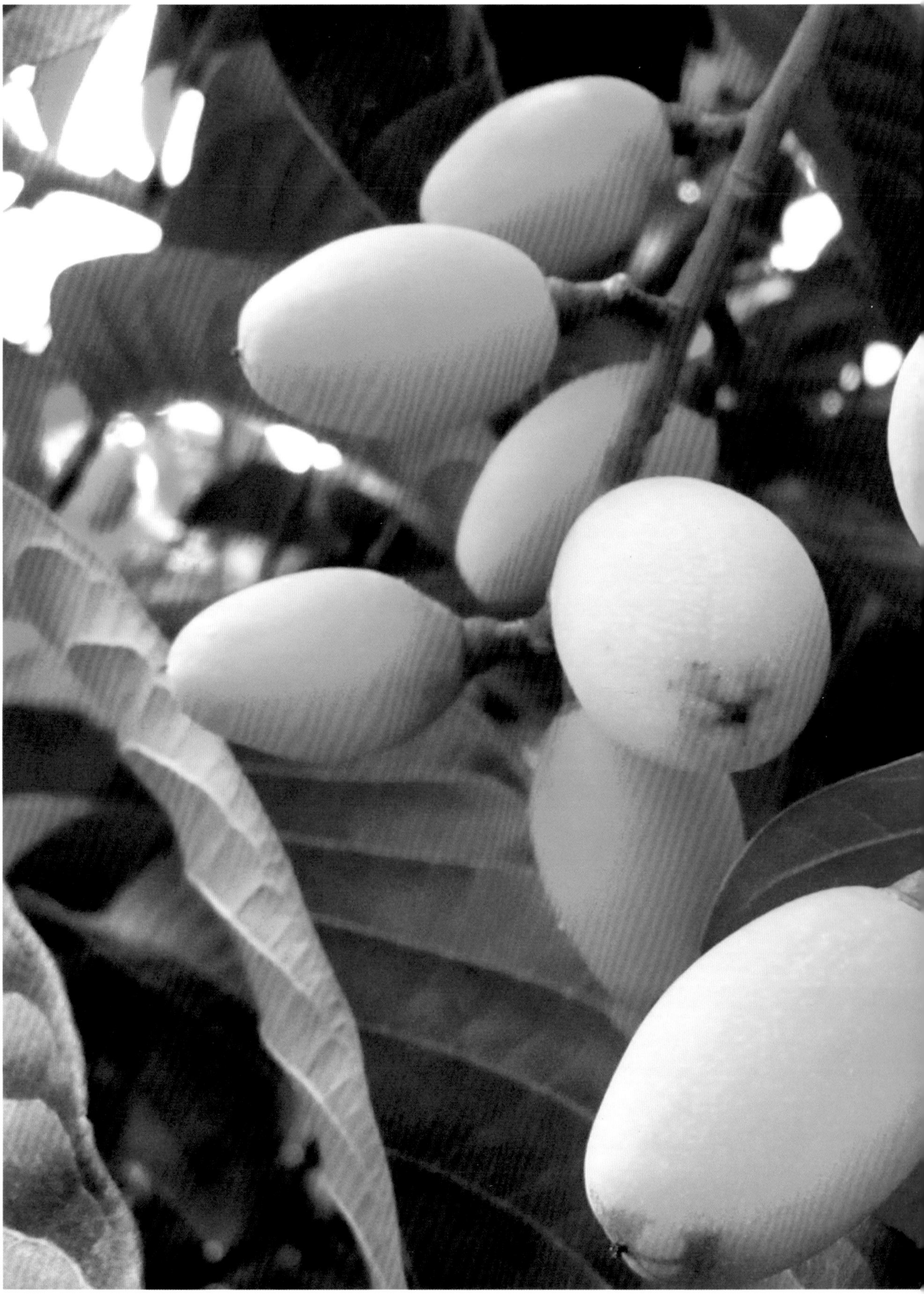

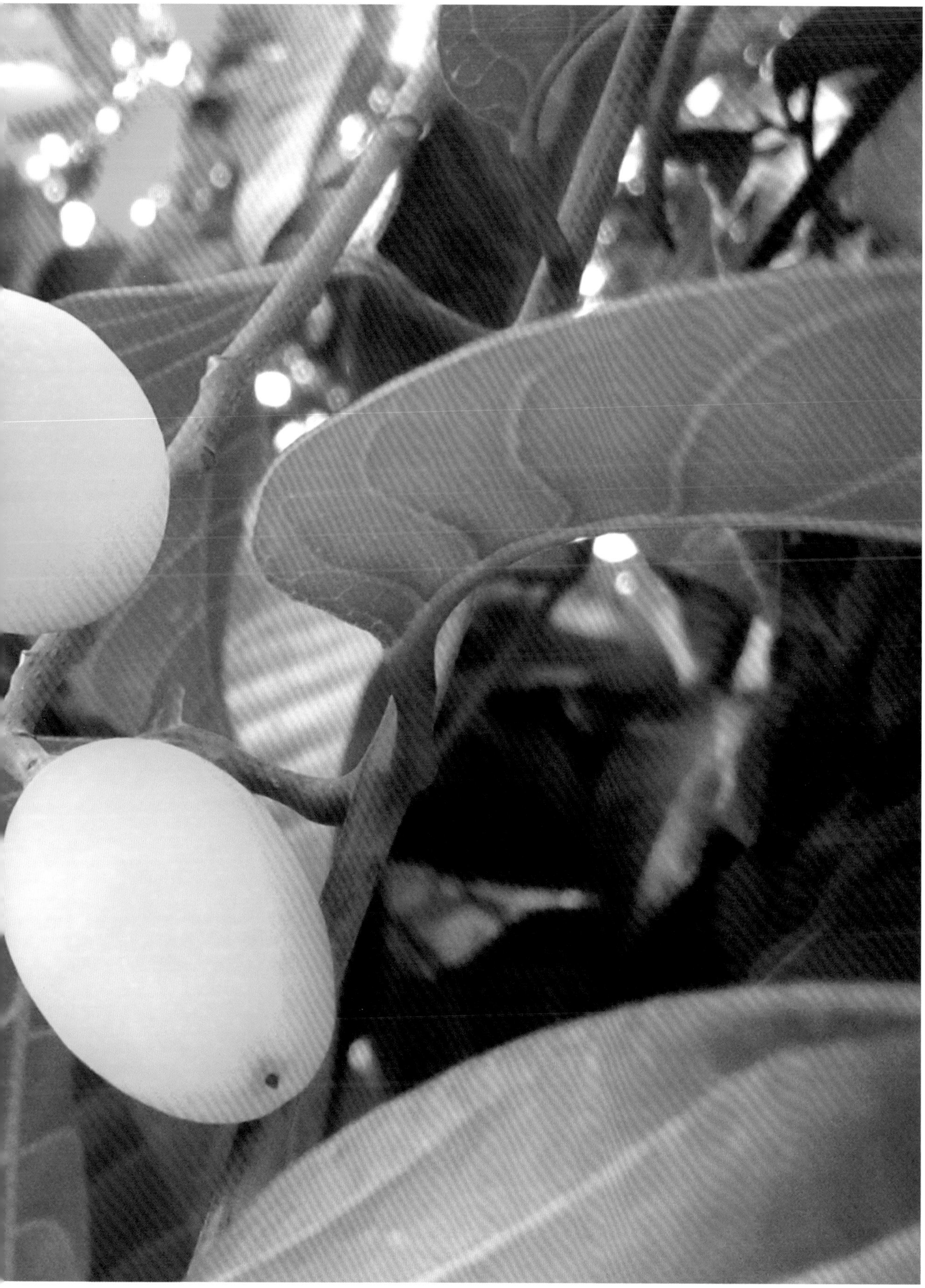

橄榄

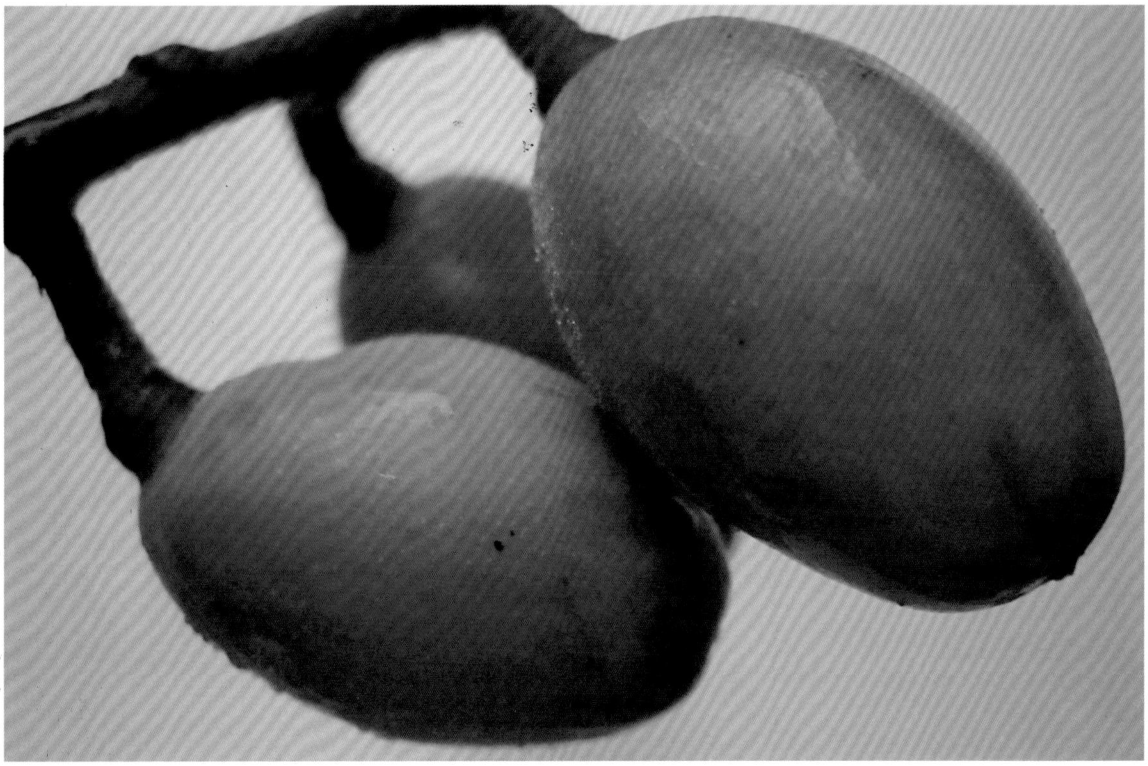

橄榄

功效主治

清肺，利咽，生津，解毒。主治咽喉肿痛，烦渴，咳嗽吐血，细菌性痢疾，癫痫，解河豚毒及酒毒。

用法用量

内服：6 ~ 12 g，可用至 30 g，煎服。

民族药方

1．肺胃热毒壅盛，咽喉肿痛 鲜青果 15 g，鲜萝卜 250 g。切碎或切片，加水煎汤服。

2．癫痫 青果 500 g，郁金 25 g。加水煎取浓汁，放入白矾（研末）25 g，混匀再煎，约得 500 ml，温开水送服，每次 20 ml，早、晚分服。

3．慢性咽炎 青果 4 枚，麦冬 30 g，芦根 20 g。加水两碗半，煎至一碗后，去药渣取汁服用，每日 1 剂，分数次饮用。

4．溃疡性结肠炎 青果、绞股蓝、香菇各 20 g，黄芪 50 g，当归、川芎各 10 g，丹参 30 g。煎水取药汁，每日 1 剂，分 2 次服，2 个月为 1 个疗程。

使用注意

本品不宜多服，脾胃虚寒及大便秘结者慎服。

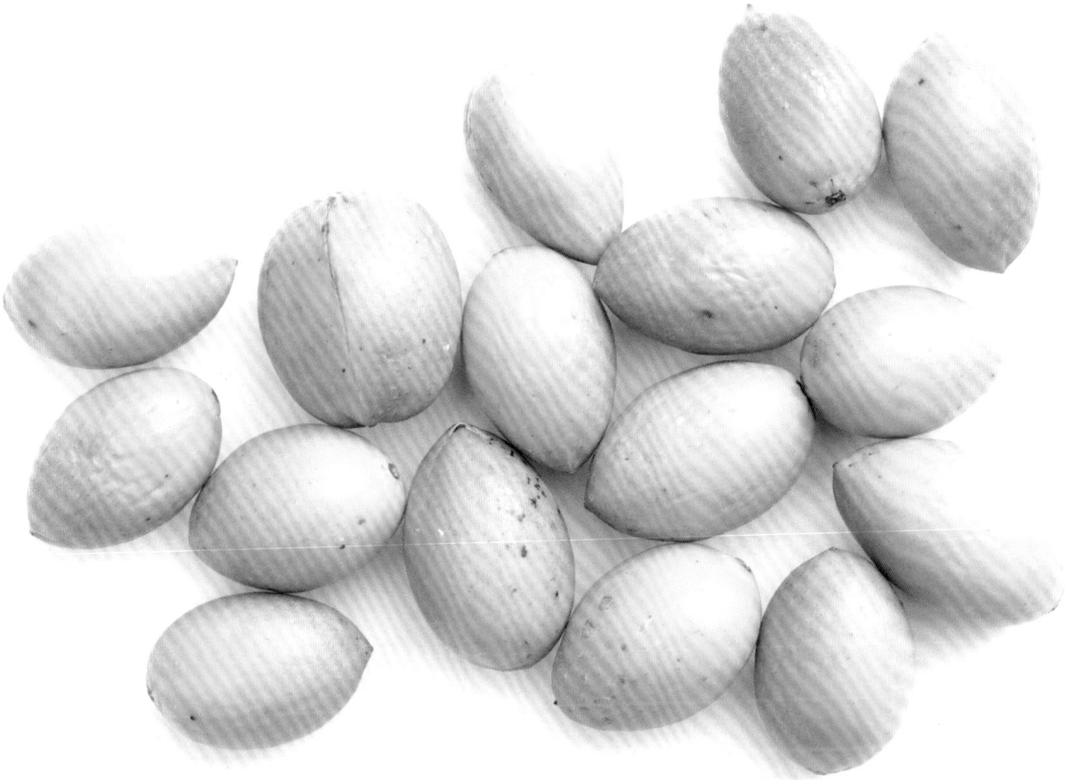

青果药材

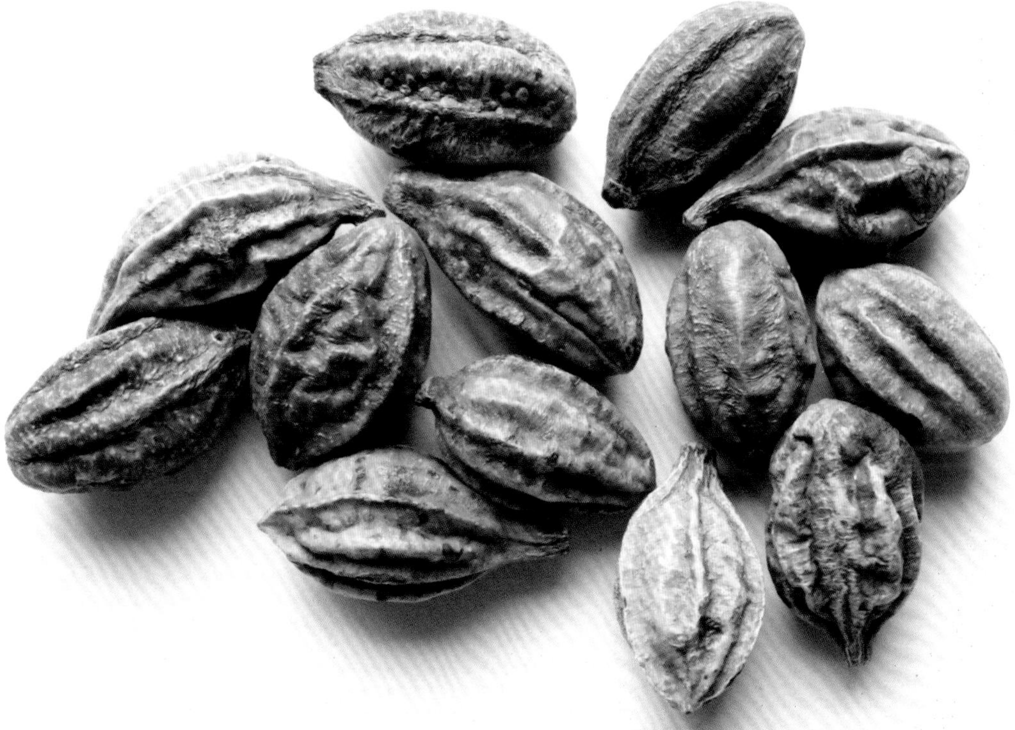

青果饮片

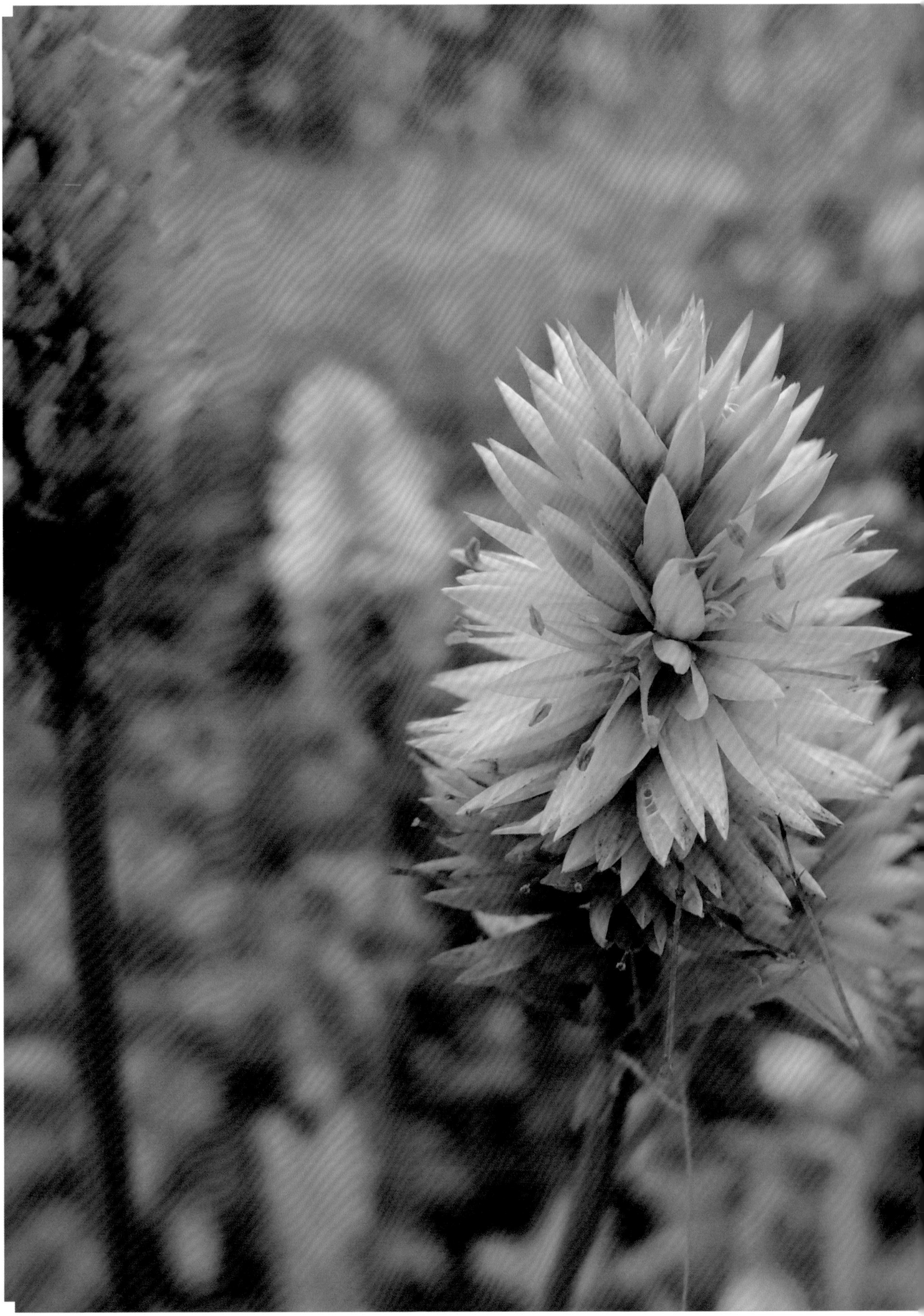

青葙子

【壮药名】羊呀灭。

【别　名】狗尾花、狗尾苋、野鸡冠花、草决明、牛尾花子、狗尾巴子、

【来　源】本品为苋科植物青葙 *Celosia argenlea L.* 的干燥成熟种子。

【性味归经】味苦，性寒。归肝经。

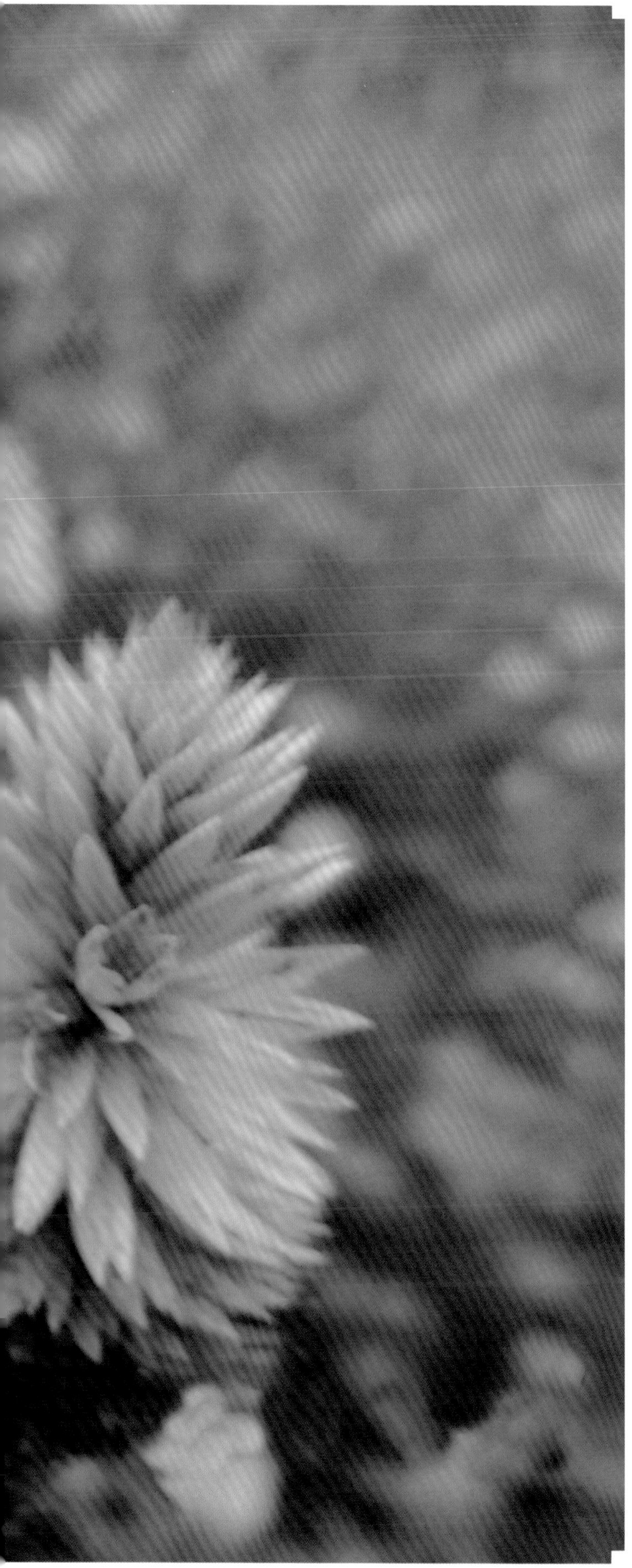

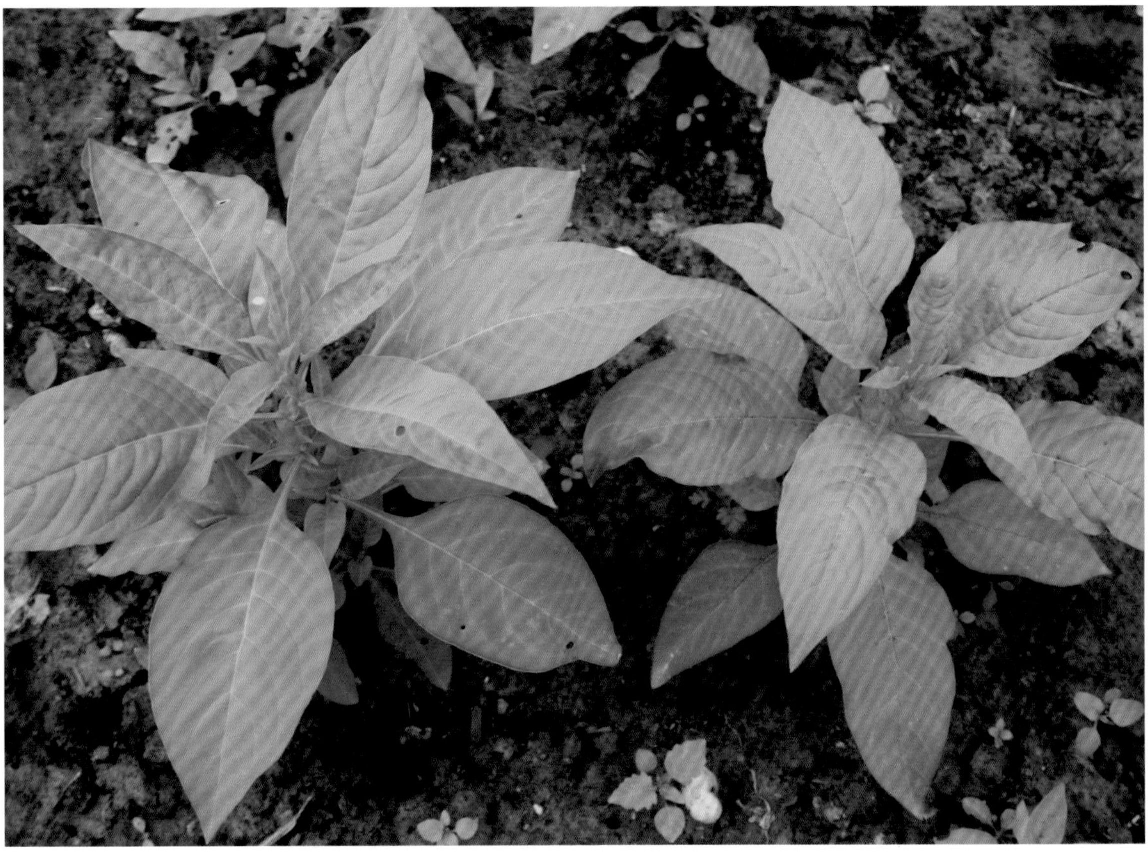

青葙

识别特征

一年生草本，高 30 ~ 90 cm，全株无毛。茎直立，通常上部分枝，绿色或红紫色，具条纹。单叶互生，叶柄长 2 ~ 15 mm，或无柄；叶片纸质，披针形或长圆状披外形，长 5 ~ 9 cm，宽 1 ~ 3 cm，先端尖或长尖，基部渐狭且稍下延，全缘。花着生甚密，初为淡红色，后变为银白色，穗状花序单生于茎顶或分枝顶，呈圆柱形或圆锥形，长 3 ~ 10 cm，苞片、小苞片和花被片子膜质，白色光亮；花被片 5，白色或粉红色，披针形；雄蕊 5，下部合生呈杯状，花药紫色。胞果卵状椭圆形，盖裂，上部作帽状脱落，顶端有宿存花柱，包在宿存花被片内。种子扁圆形，黑色，光亮。花期 5—8 月，果期 6—10 月。

生境分布

生长于坡地、路边、平原较干燥的向阳处。全国各地均有分布。

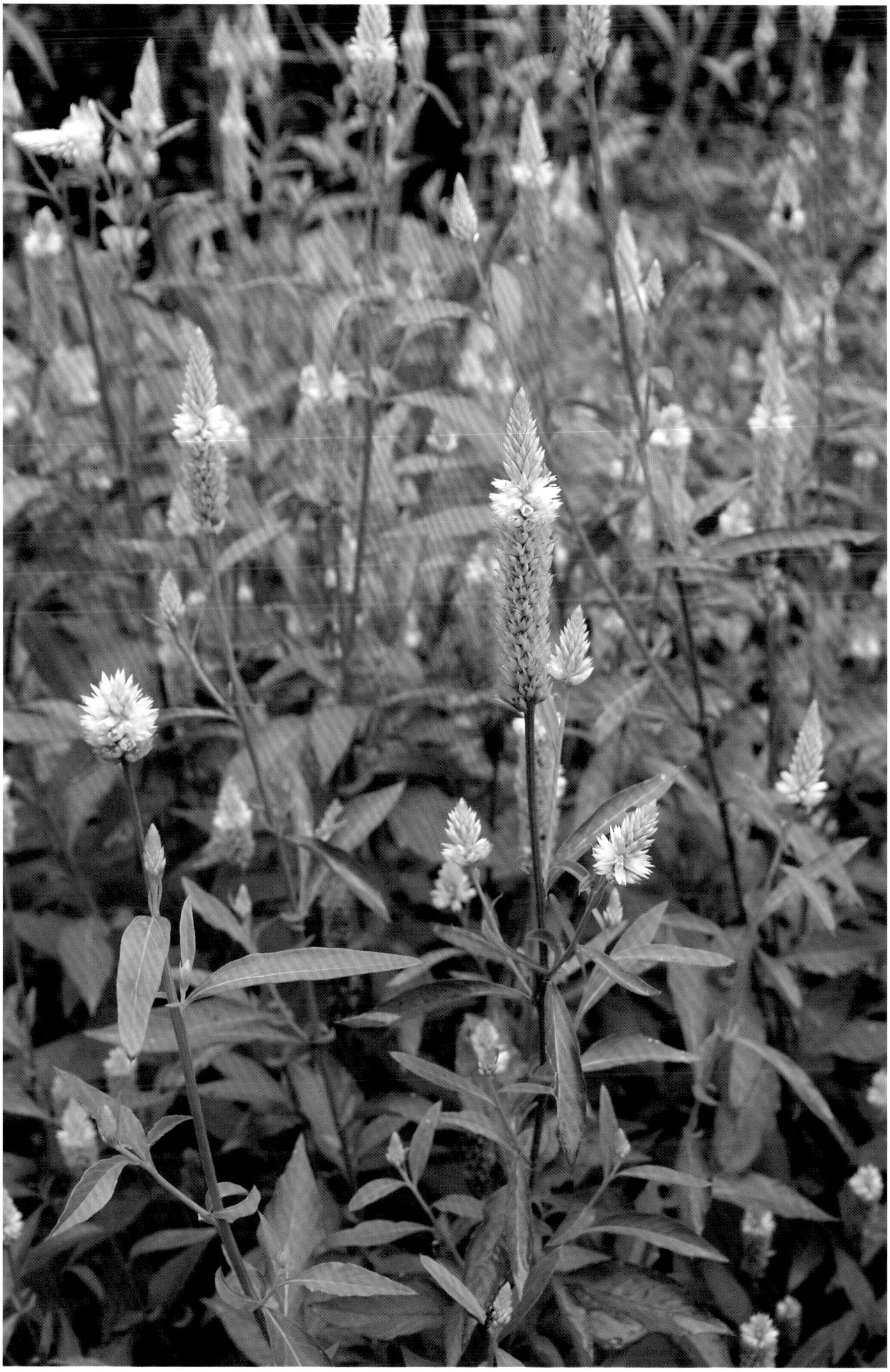

青葙

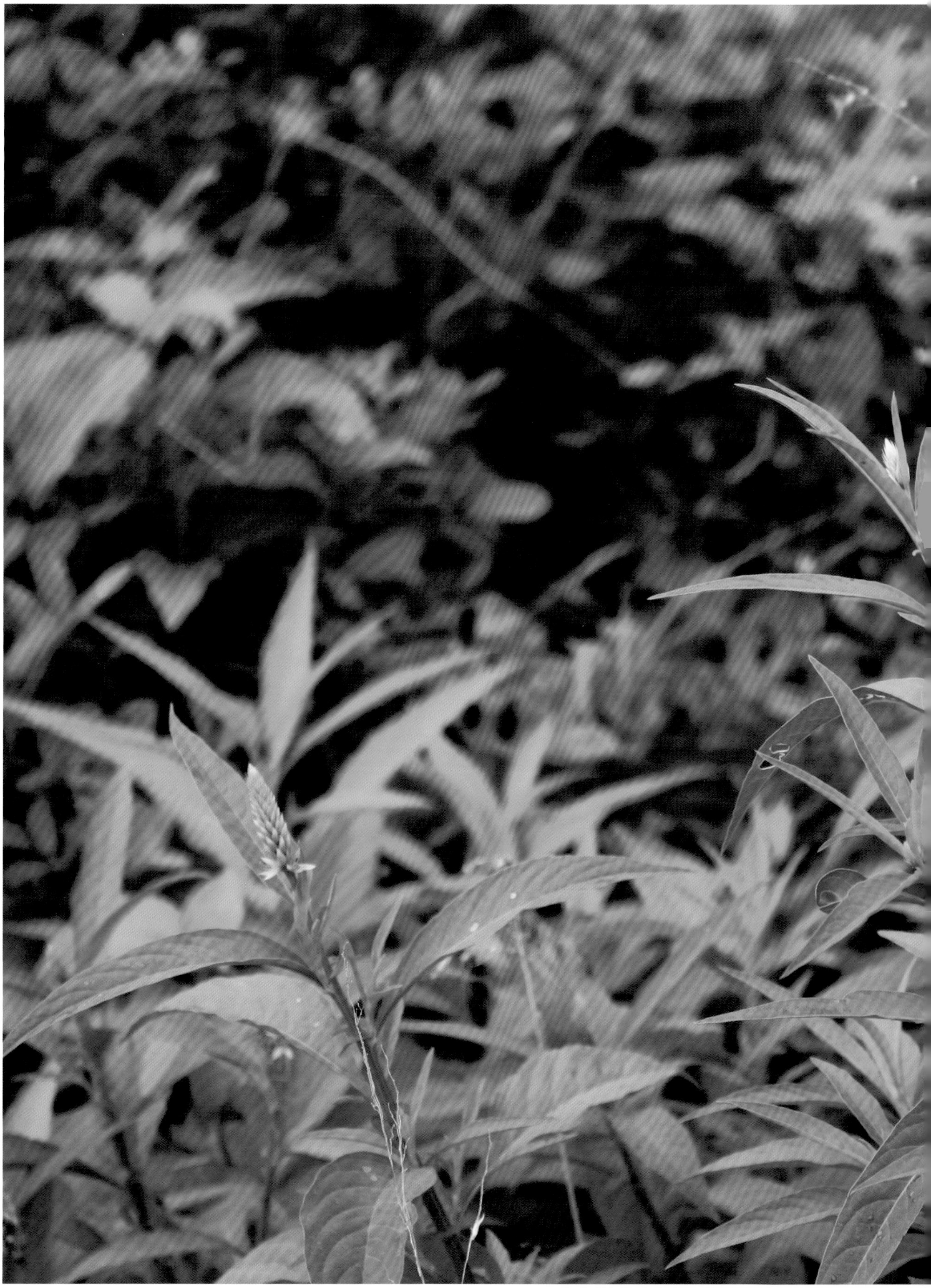

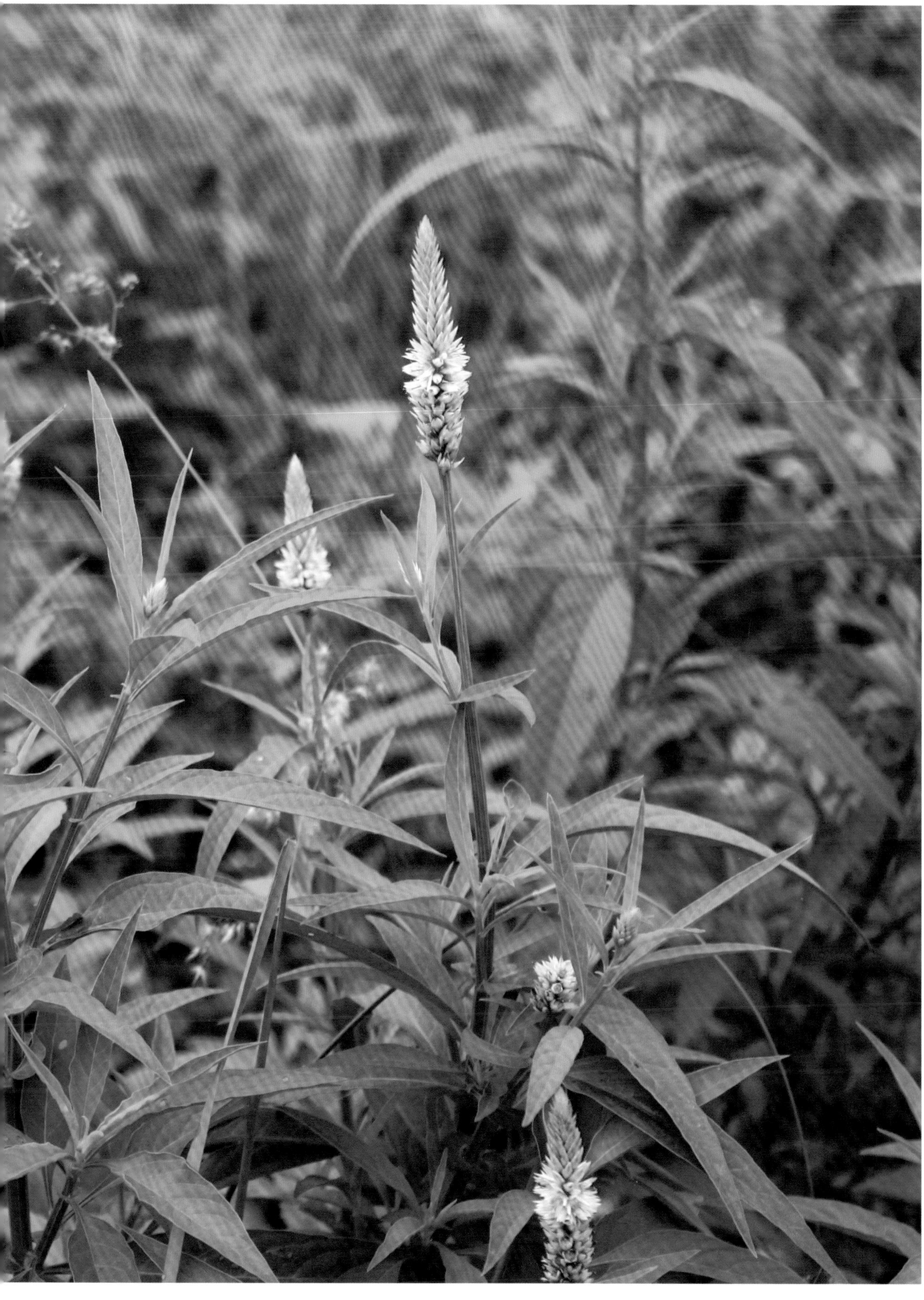

青葙

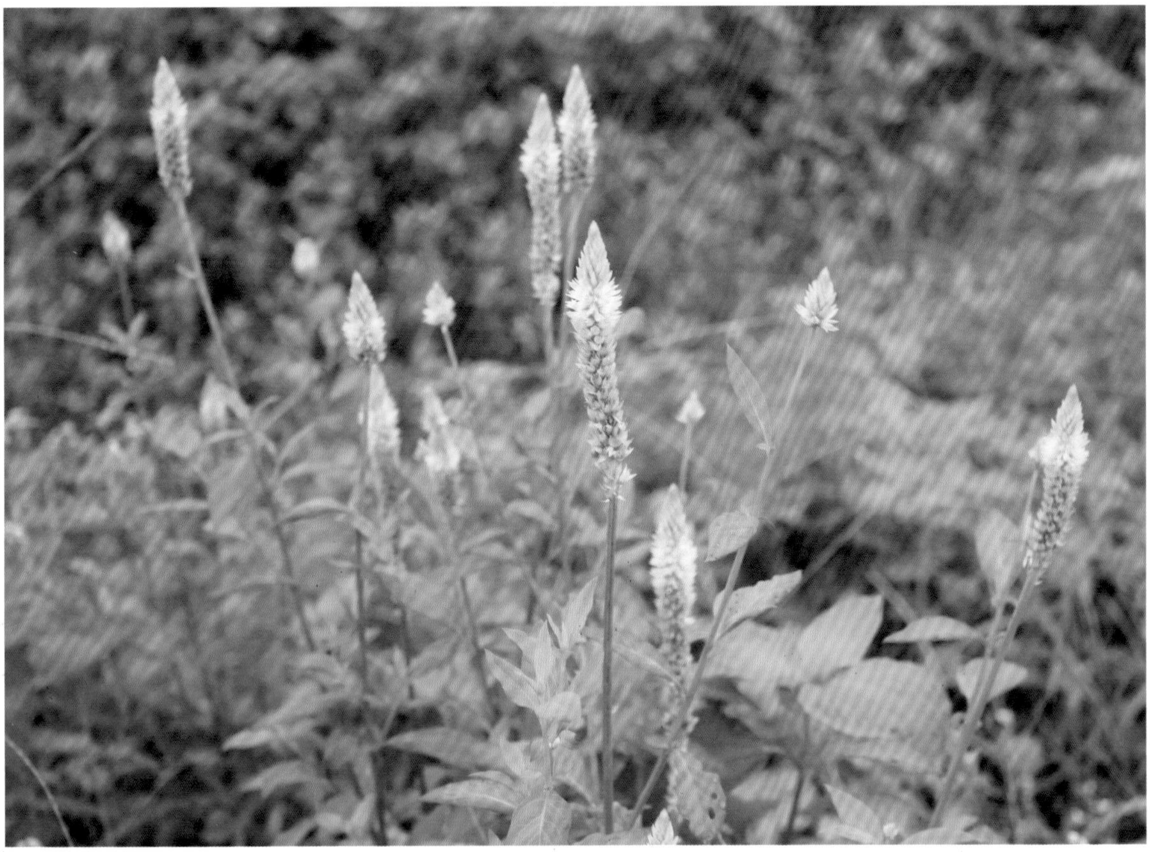

青葙

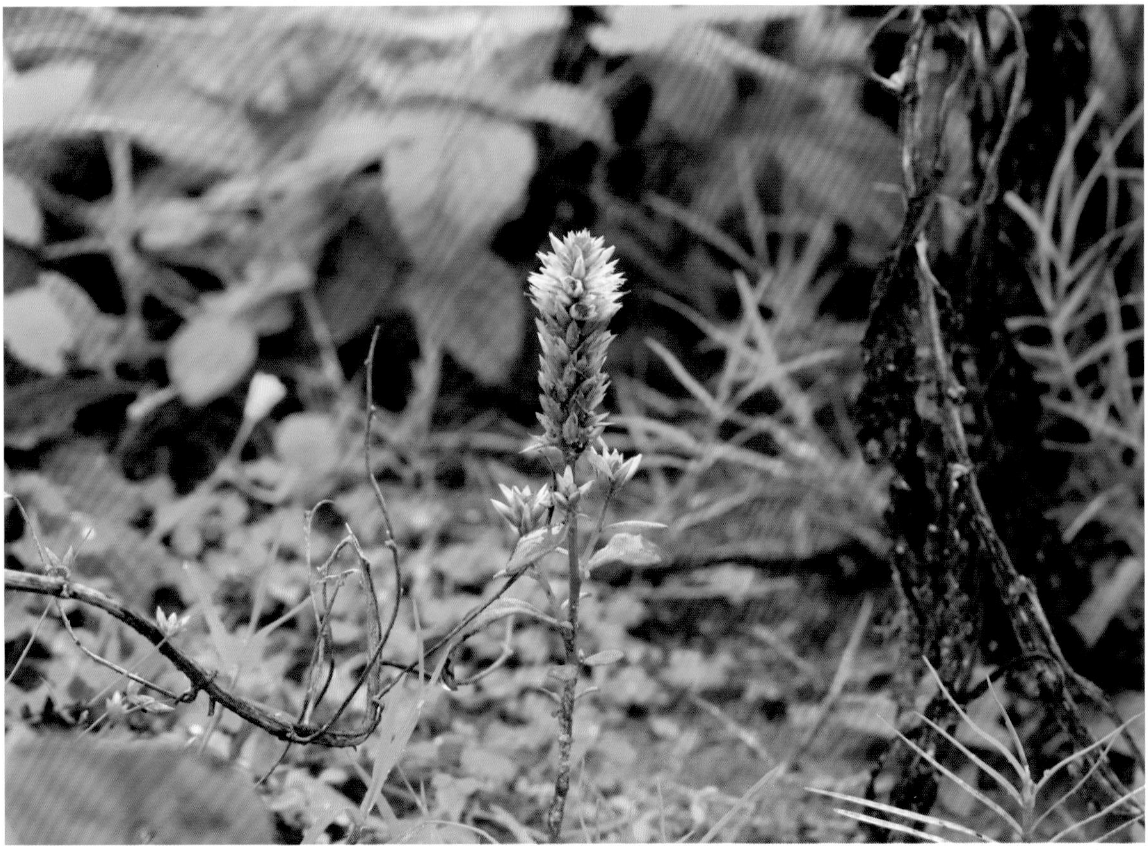

青葙

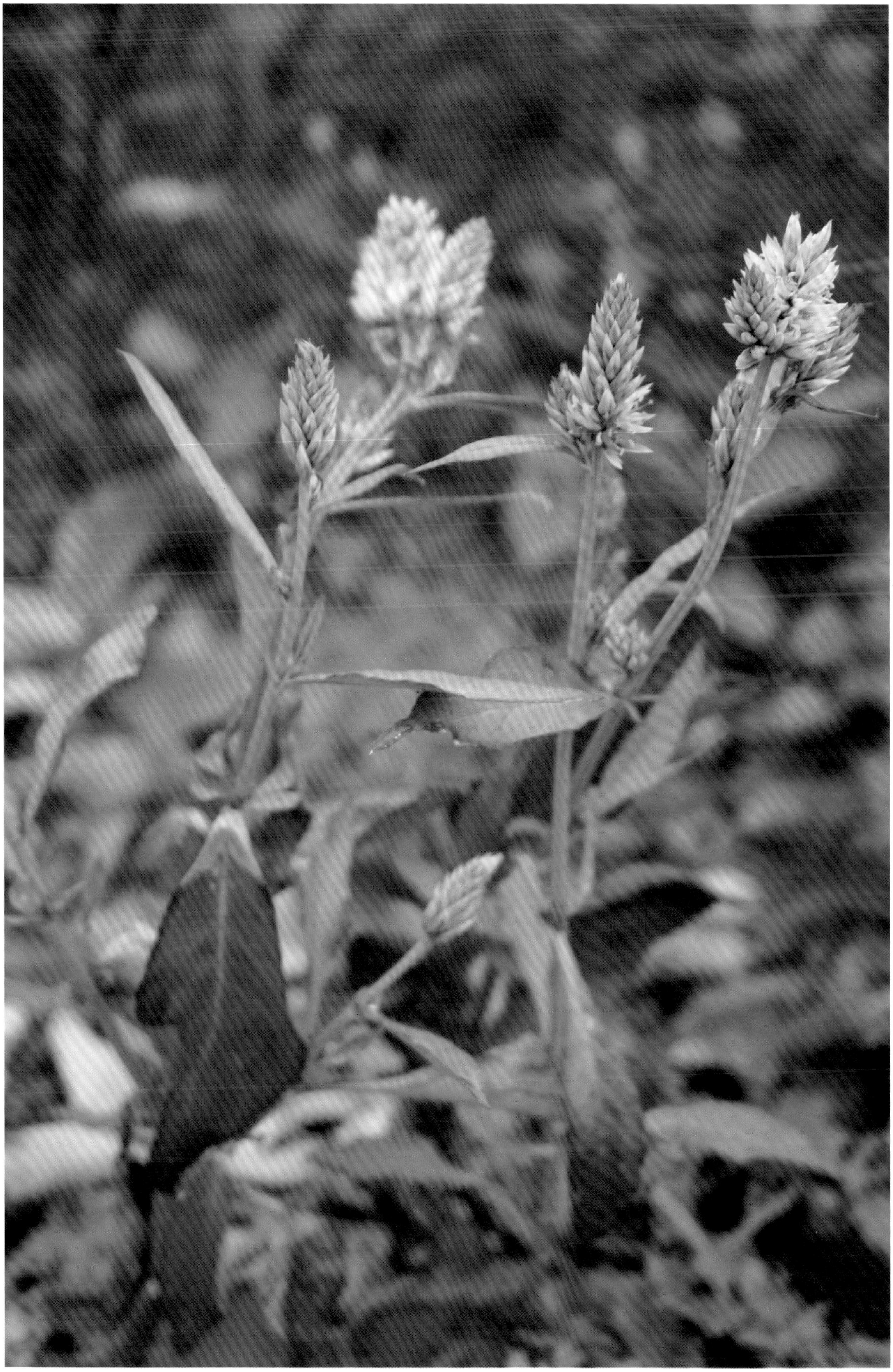

青葙

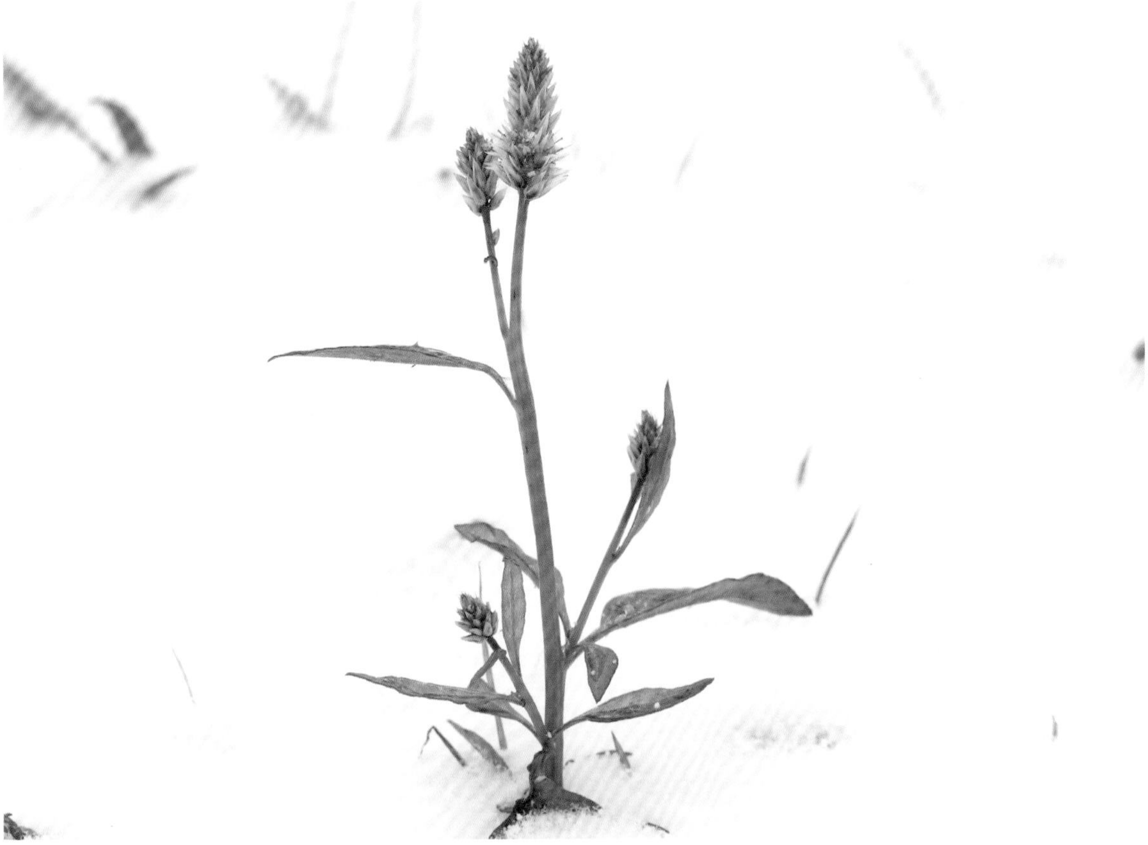

青葙

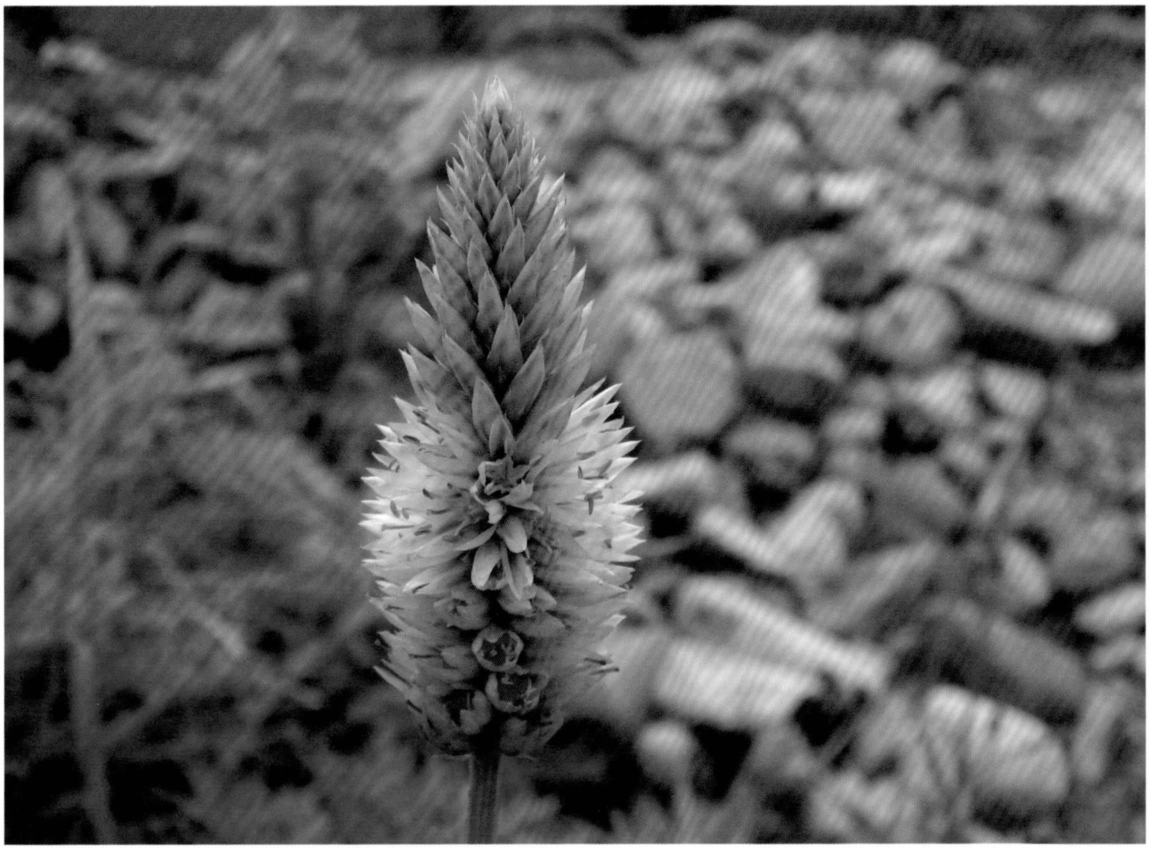

青葙

采收加工

秋季果实成熟时采割植株或摘取果穗，晒干，收集种子，除去杂质。

药材鉴别

本品干燥种子扁圆形，中心较边缘稍厚，直径 1 ~ 1.5 mm，厚约 0.5 mm。表面平滑，黑色，有光泽，侧面有一微凹的脐点。种皮薄而脆，易破碎，内面白色，微臭。成品中常有残留的黄白色果壳包被于种子上端，果壳如帽状，顶端有一细丝状的花柱，长 4 ~ 5 mm。以色黑光亮、饱满者佳。

功效主治

补益气血，涩肠止泻，利水退黄，活血止痛。主治产后气血虚面色苍白，体弱多病，早衰，毛发早白，月经失调，痛经，经闭，腹痛腹泻，黄疸，风寒湿痹证，肢体关节酸痛，屈伸不利。

用法用量

内服：5 ~ 10 g，煎汤；或泡酒服。外用：适量，鲜品捣敷；或煎水洗。

民族药方

1．头风痛　青葙子 15 ~ 30 g。水煎服。

2．风热泪眼　青葙子 15 g，鸡肝适量。同炖服。

3．夜盲，目翳　青葙子 15 g，乌枣 30 g。开水冲炖，饭前服。

4．目赤肿痛，眼花翳障　青葙子、蒺藜各 10 g，菊花 6 g。水煎服。

5．鼻衄出血不止　青葙子适量。捣汁灌鼻中。

6．慢性葡萄膜炎　青葙子、白扁豆各 15 g，玄明粉（冲）4.5 g，酸枣仁、茯苓各 12 g，密蒙花、决明子各 9 g。水煎服。

7．高血压　青葙子、夏枯草、钩藤、杜仲、决明子各 10 g，桑叶 6 g。水煎服。

8．皮肤瘙痒　青葙子、苦参、蛇床子、地肤子各 30 g。煎水洗。

使用注意

脾胃虚寒者、孕妇慎用，瞳孔散大者忌服。

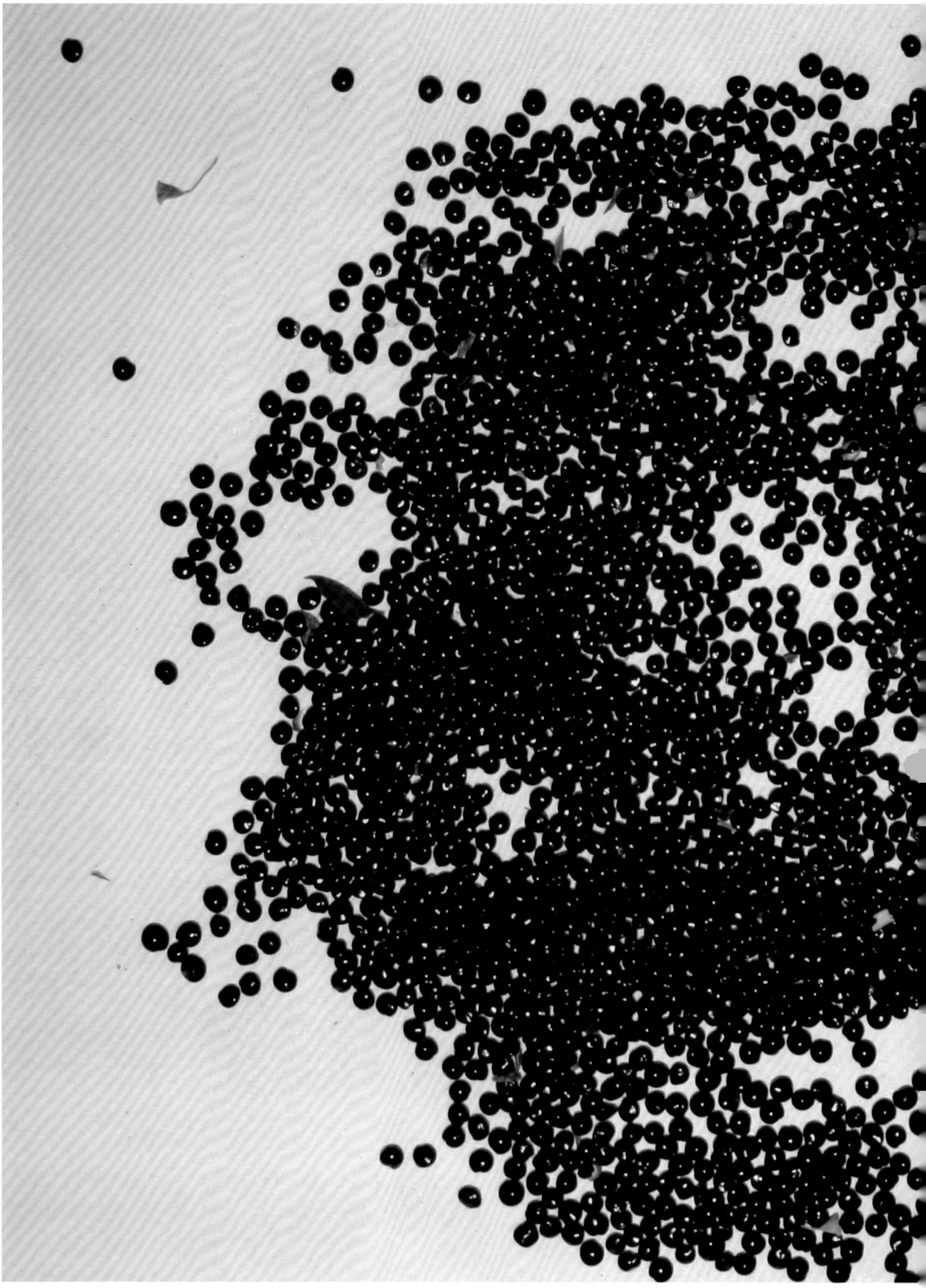

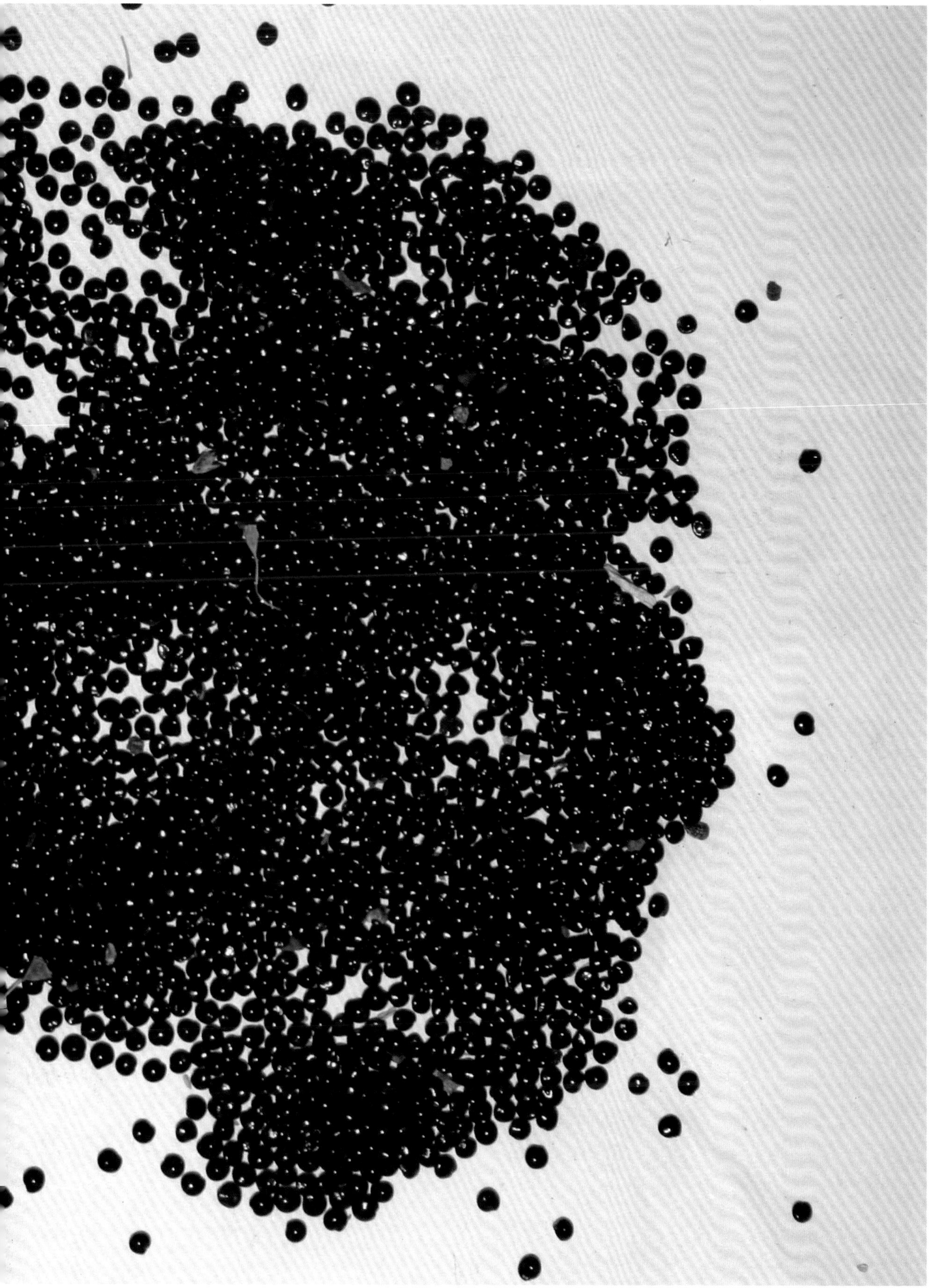

青葙子饮片

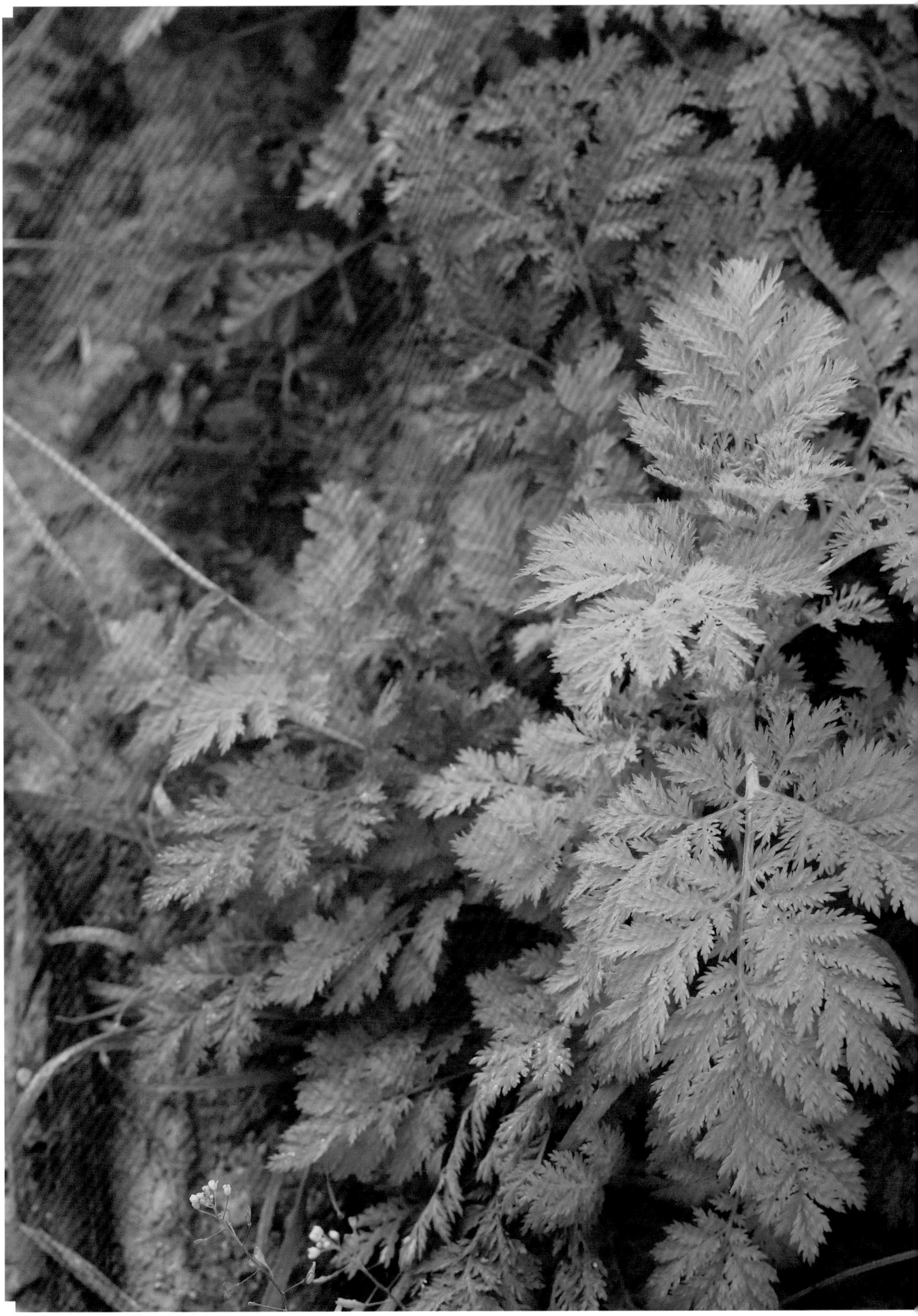

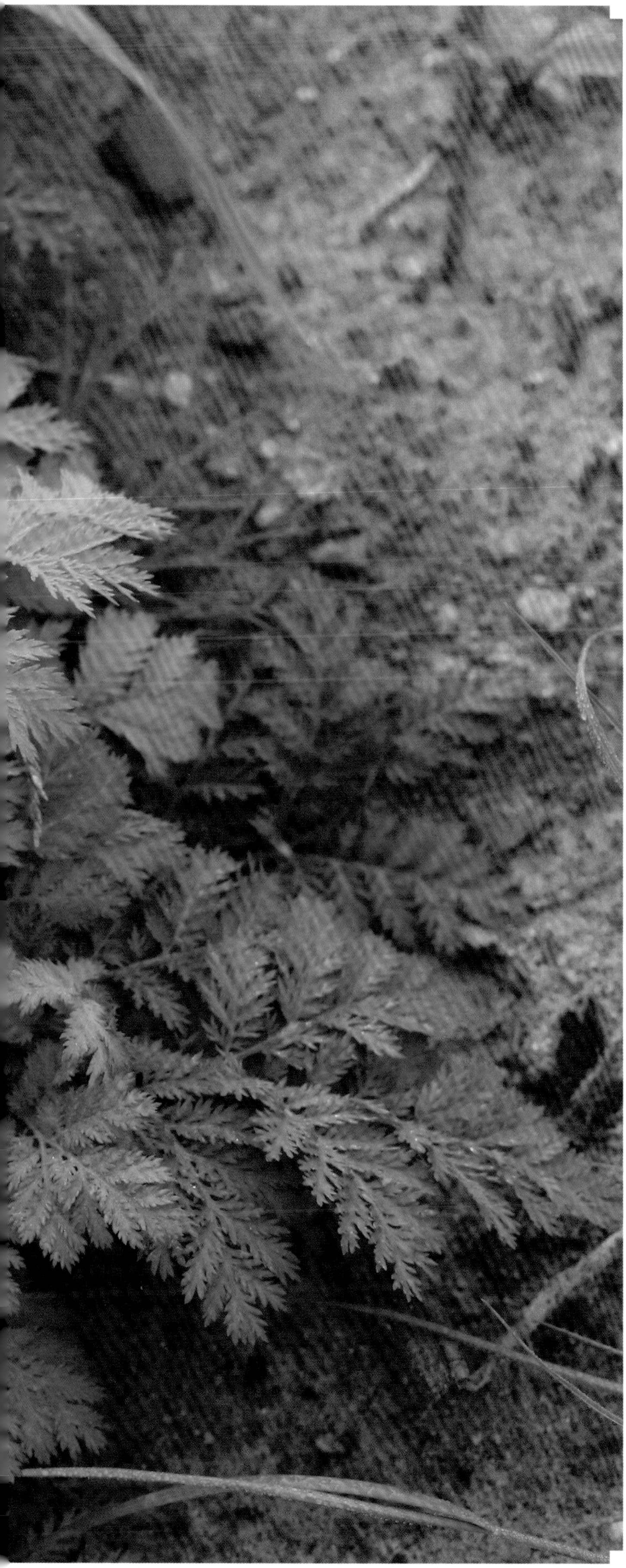

青蒿

【壮药名】埃虽。

【别　名】蒿子、臭蒿、香蒿、苦蒿、臭青蒿、香青蒿、细叶蒿、草青蒿、草蒿子。

【来　源】本品为菊科植物黄花蒿 *Artemisia annua L.* 的干燥地上部分。

【性味归经】苦、辛，寒。归肝、胆经。

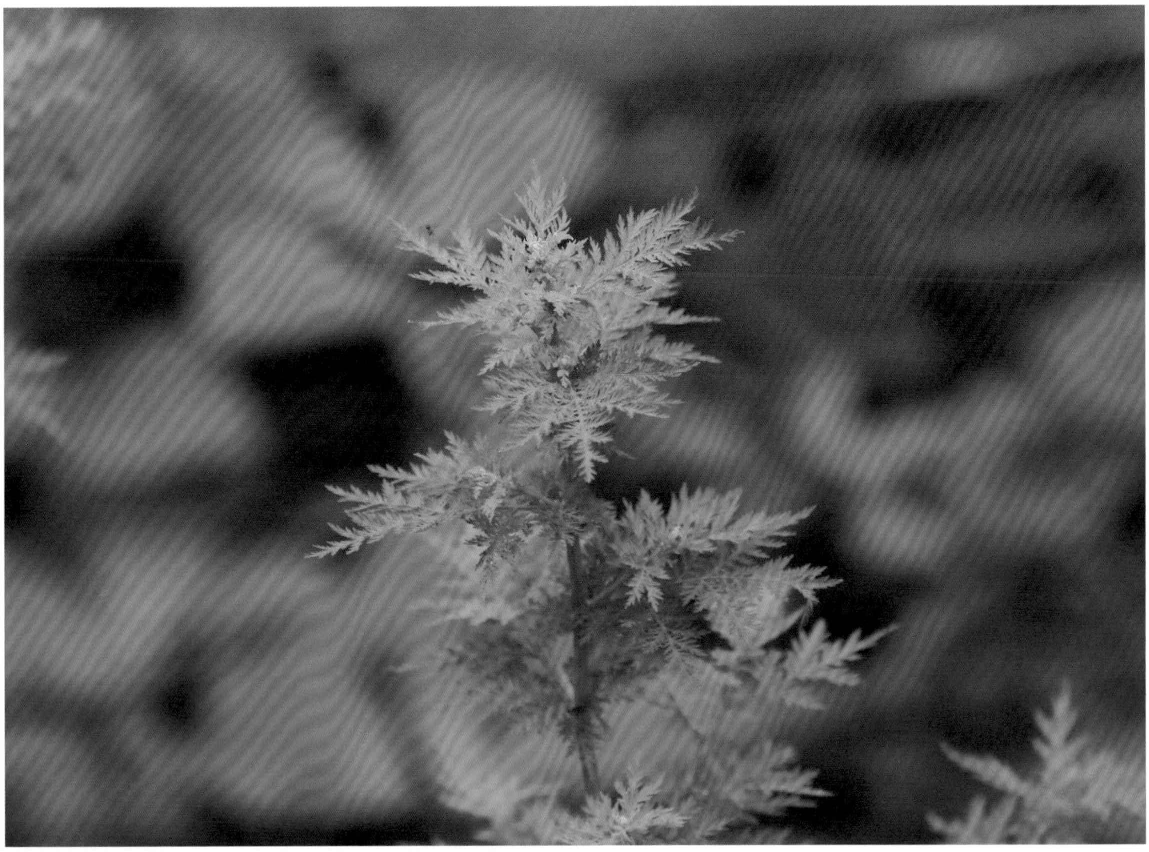

黄花蒿

识别特征

一年生草本，高达 1.5 m，全体近乎无毛。茎直立，圆柱形，表面具有纵浅槽，幼时绿色，老时变为枯黄色；下部木质化，上部多分枝。茎叶互生，三回羽状细裂，裂片先端尖，上面绿色，下面黄绿色，叶轴两侧有狭翅，茎上部的叶，向上渐小，分裂更细。头状花序球形，下垂，排列呈金字塔形、具有叶片的圆锥花序，几密布在全植物体上部；每一头状花序有短花柄，基部具有或不具有线形苞片；总苞平滑无毛，苞片 2 ~ 3 层，背面中央部分为绿色，边缘呈淡黄色，膜质状而透明；花托矩圆形，花均为管状花，黄色，外围为雌花，仅有雌蕊 1 枚；中央为两性花，花冠先端 5 裂，雄蕊 5 枚，花药合生，花丝细短，着生于花冠管内面中部，雌蕊 1 枚，花柱丝状，柱头 2 裂，呈叉状。瘦果卵形，微小，淡褐色，表面具隆起的纵条纹。花期 8—10 月，果期 10—11 月。

生境分布

生长于林缘、山坡、荒地。分布于全国各地。

采收加工

秋季花盛开时采割，除去老茎，阴干。

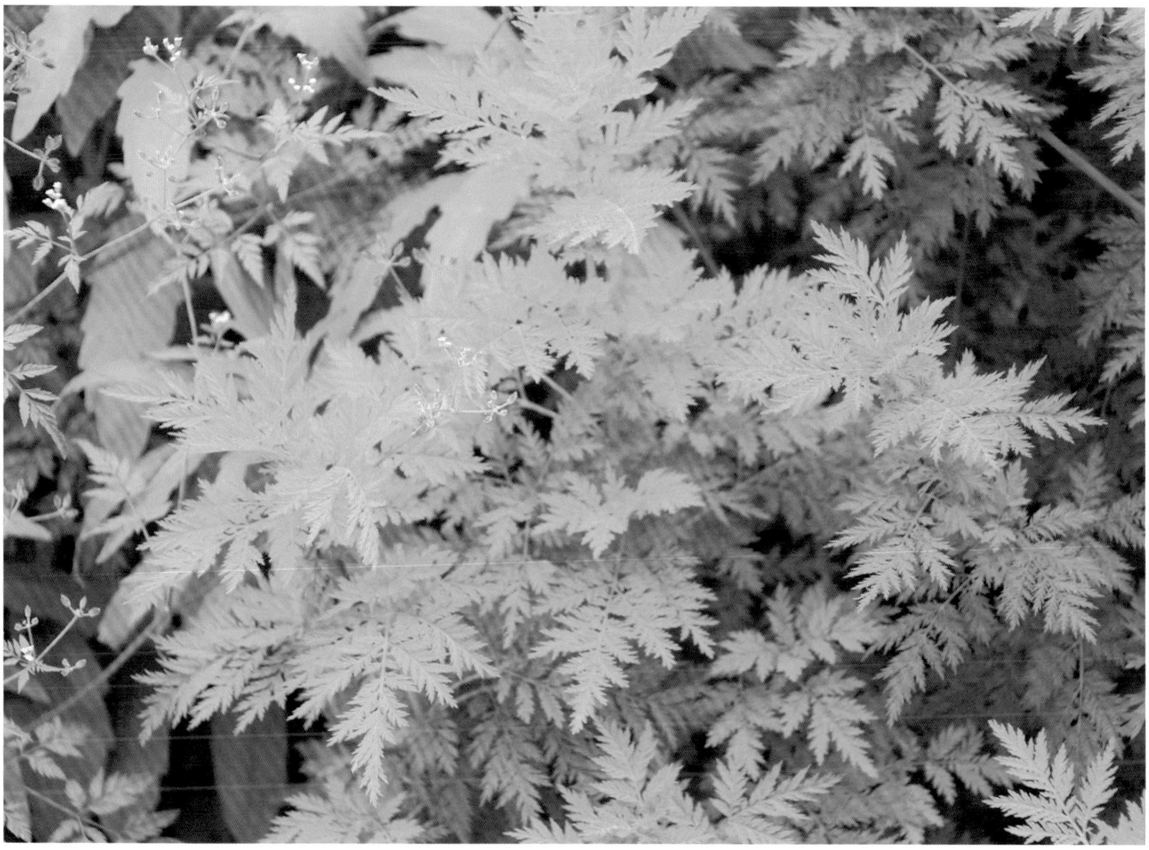

黄花蒿

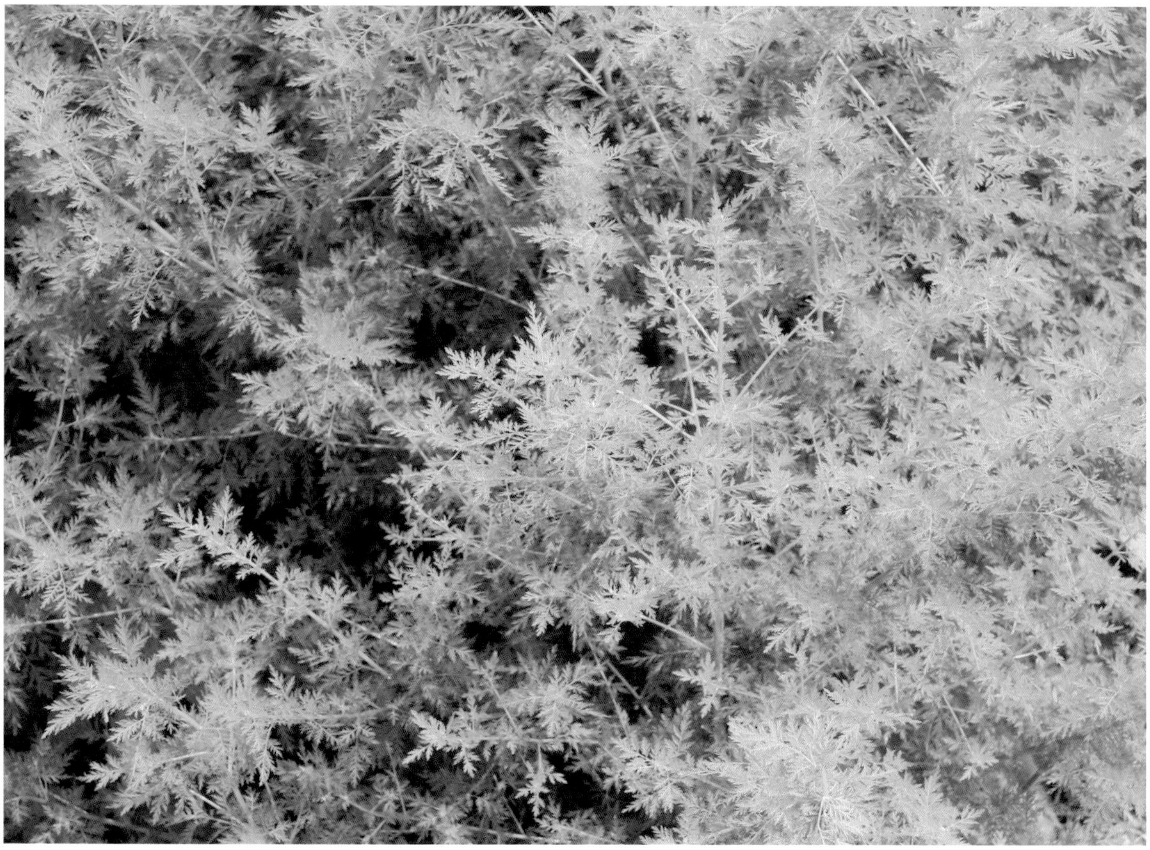

黄花蒿

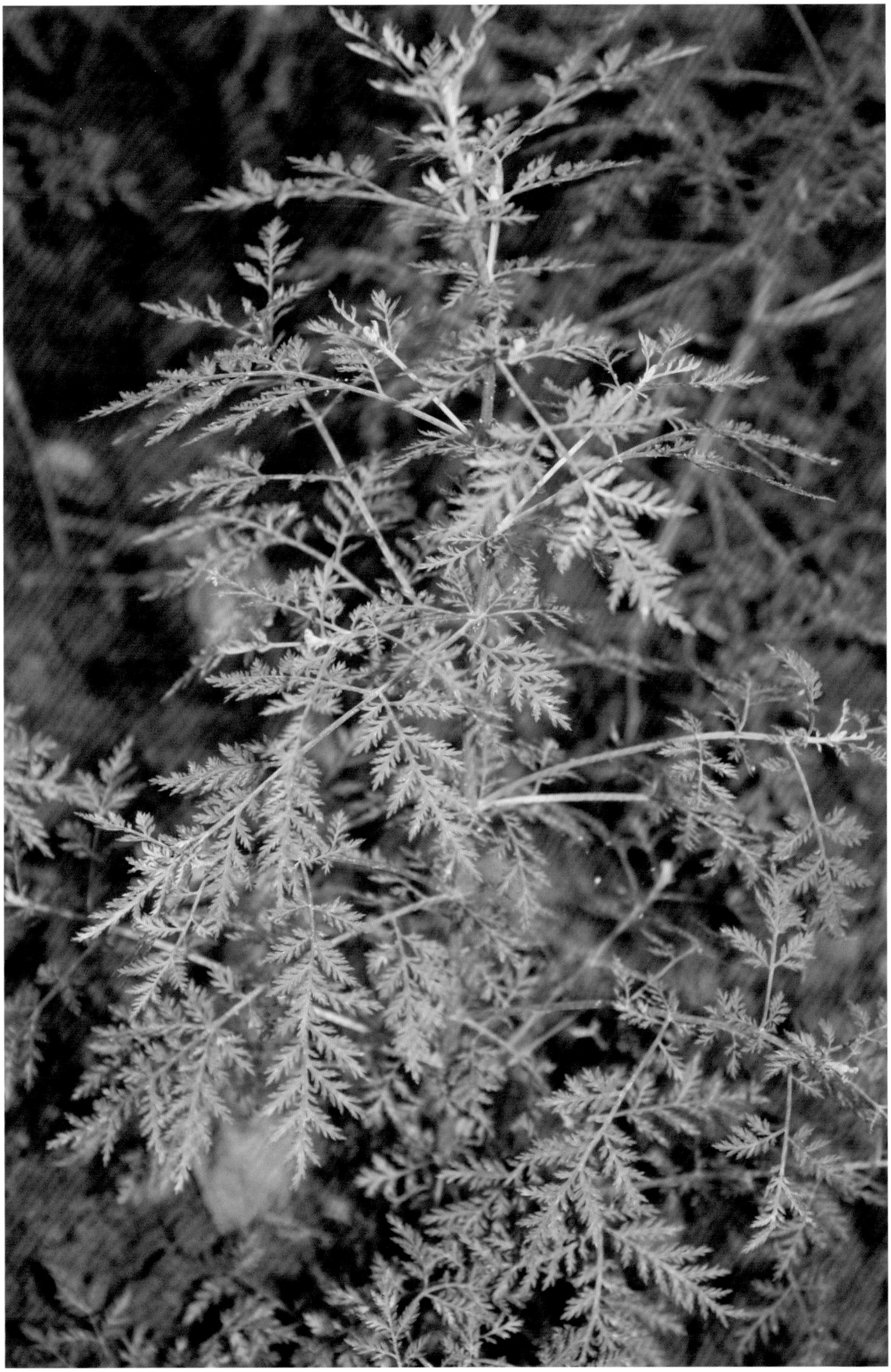

黄花蒿

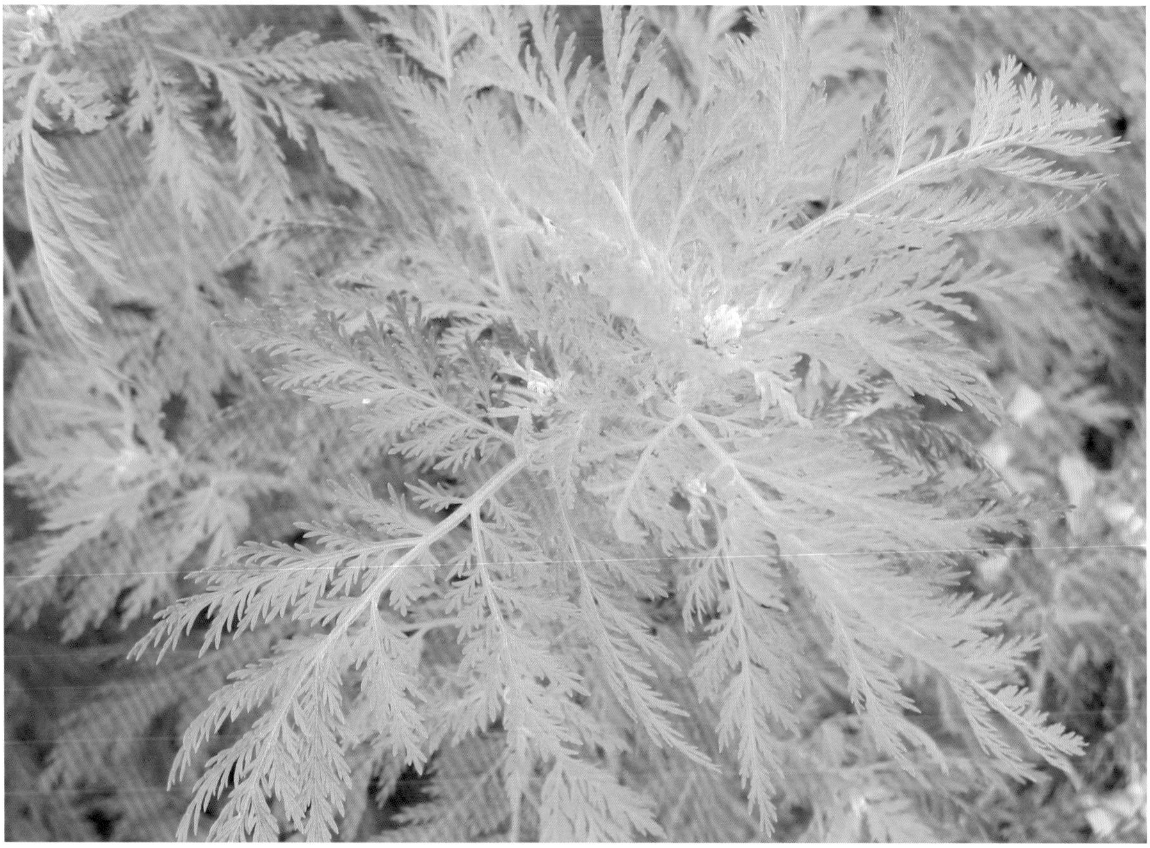

黄花蒿

药材鉴别

本品为干燥全草，长60 ~ 100 cm。茎圆柱形，表面浅棕色或灰棕色，有纵向棱线，质硬，折断面粗糙，中央有白色的髓，嫩枝具多数叶片，质脆，易碎裂。带果穗或花序的枝，叶片多已脱落，花序仅残存小球状棕黄色的苞片（如鱼子），质脆易碎。有特异香气，味苦，有清凉感。以色黄绿、气香、无杂质者为佳。

功效主治

清虚热，除骨蒸，解暑热，截疟，退黄。主治温邪伤阴，夜热早凉，阴虚发热，骨蒸劳热，暑邪发热，疟疾寒热，湿热黄疸。

用法用量

内服：6 ~ 12 g，煎服，后下，不宜久煎；或鲜用绞汁服。

黄花蒿

民族药方

1. **疟疾，间歇热**　青蒿 9 ~ 15 g。水煎服。
2. **结核潮热，盗汗，消化不良**　青蒿 6 ~ 12 g。水煎服。
3. **小儿热泻**　青蒿、凤尾草、马齿苋各 10 g。水煎服。
4. **暑热发痧，胸闷腹痛**　鲜青蒿 15 ~ 30 g。水煎服。
5. **疥癣，皮肤湿痒**　青蒿适量。煎水洗。
6. **淋巴管炎**　青蒿、牡荆叶各 60 g，威灵仙 15 g。水煎服。
7. **蛇咬伤**　新鲜青蒿 30 g。捣烂，外敷伤口。

使用注意

脾胃虚弱、肠滑泄泻者忌服。

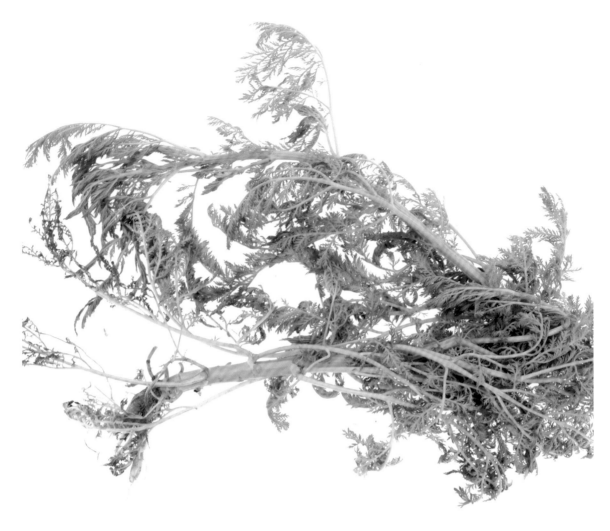

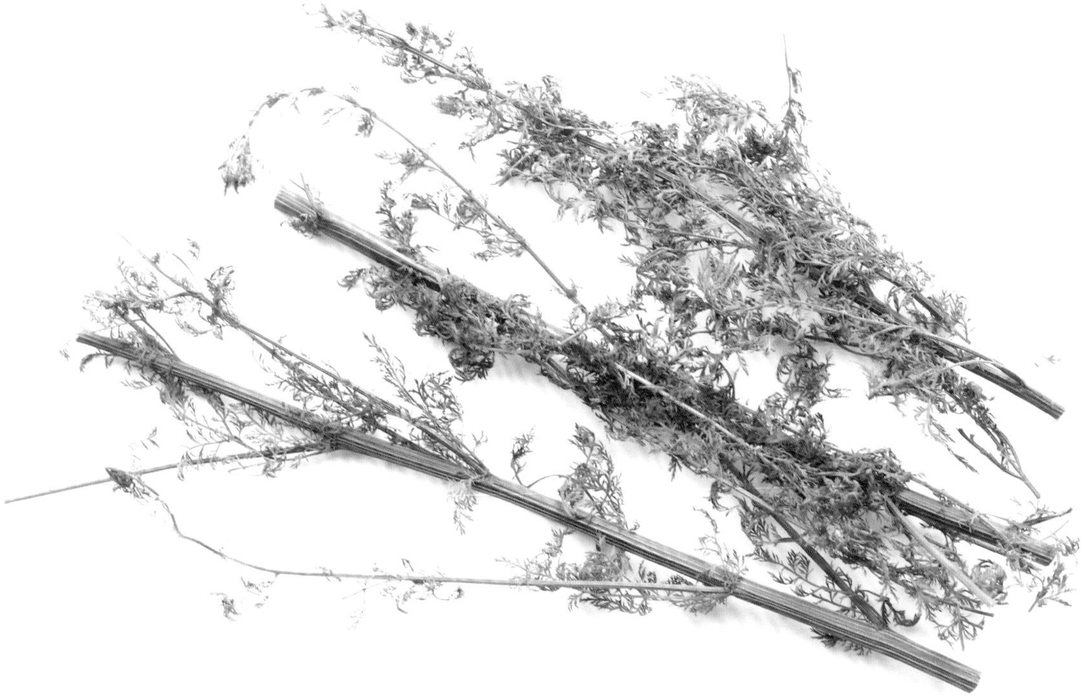

青蒿药材

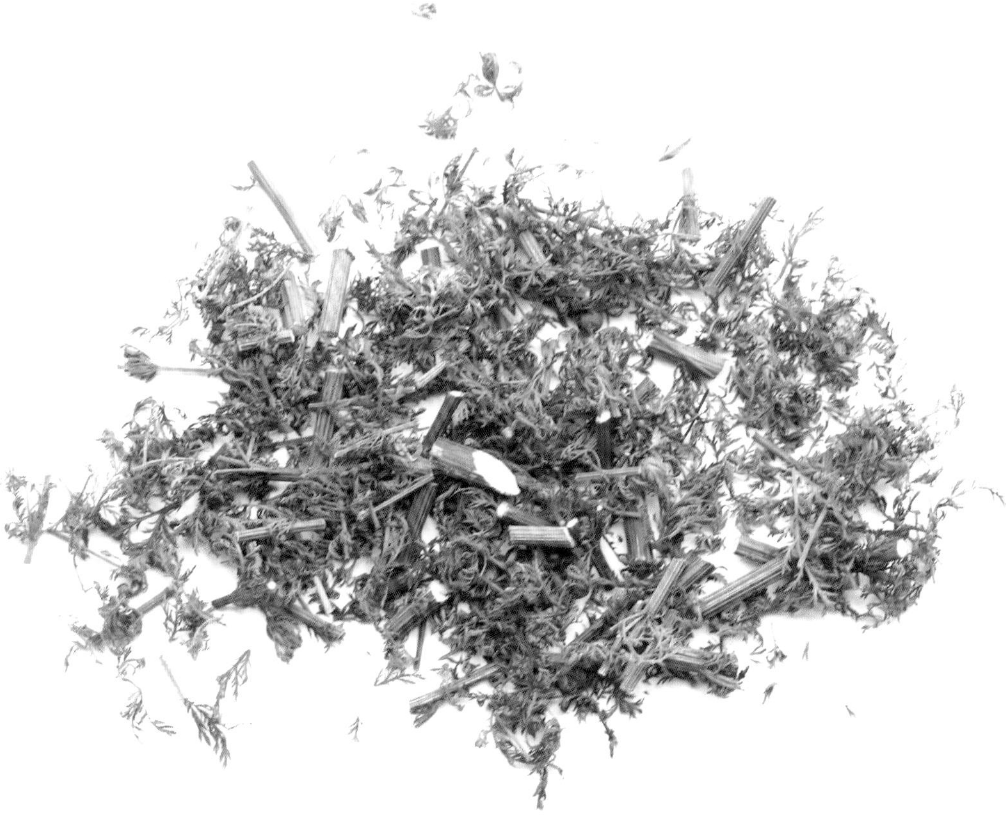

青蒿饮片

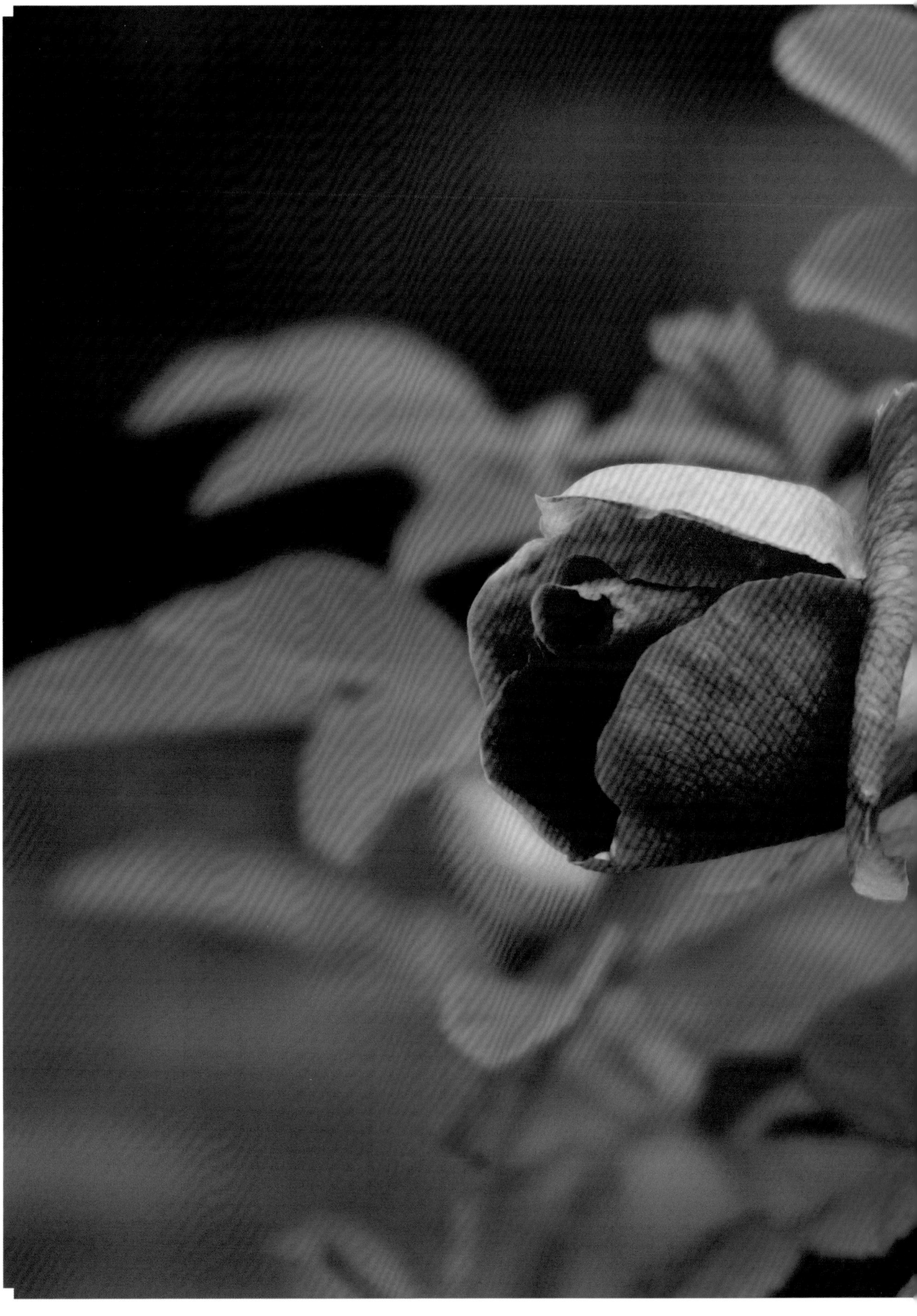

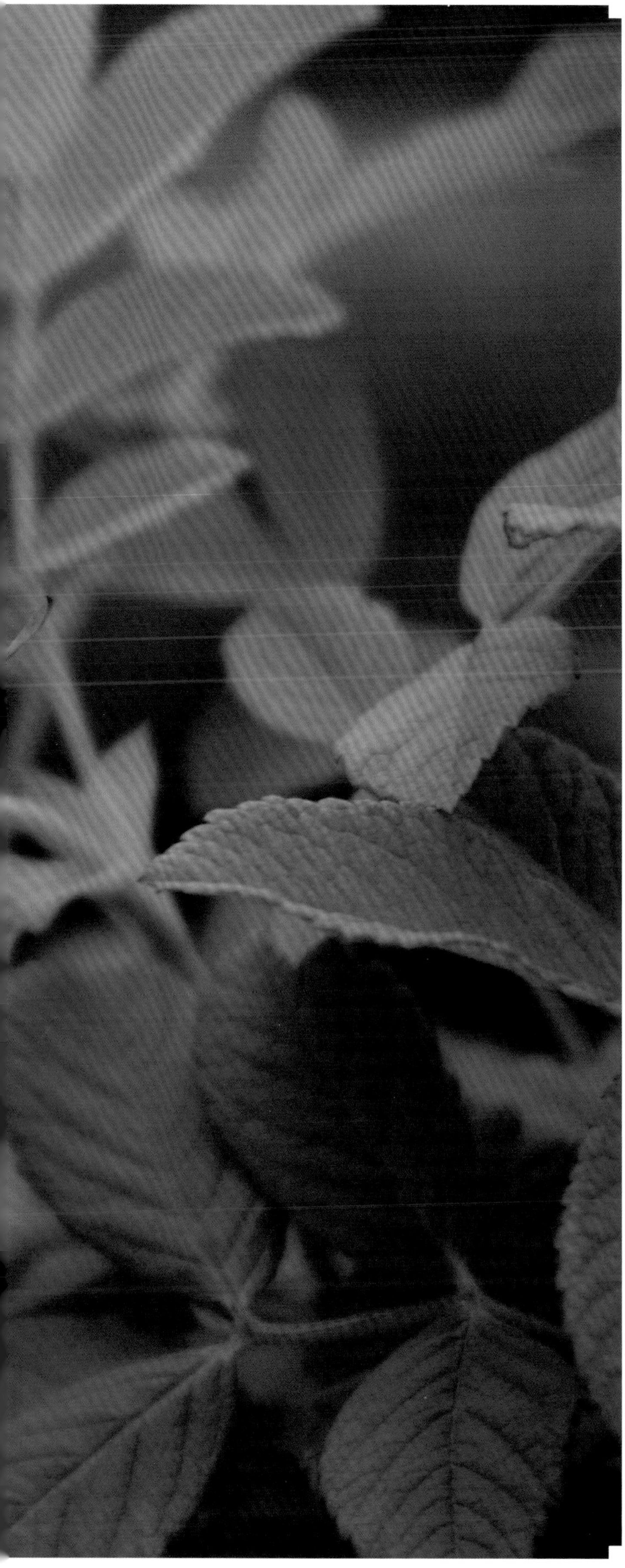

玫瑰花

【壮药名】华玫瑰。

【别　名】淖海、色毕莫德格。

【来　源】本品为蔷薇科植物玫瑰 *Rosa rugosa* Thunb. 的干燥花蕾。

【性味归经】味甘、微苦，性温。归肝、脾经。

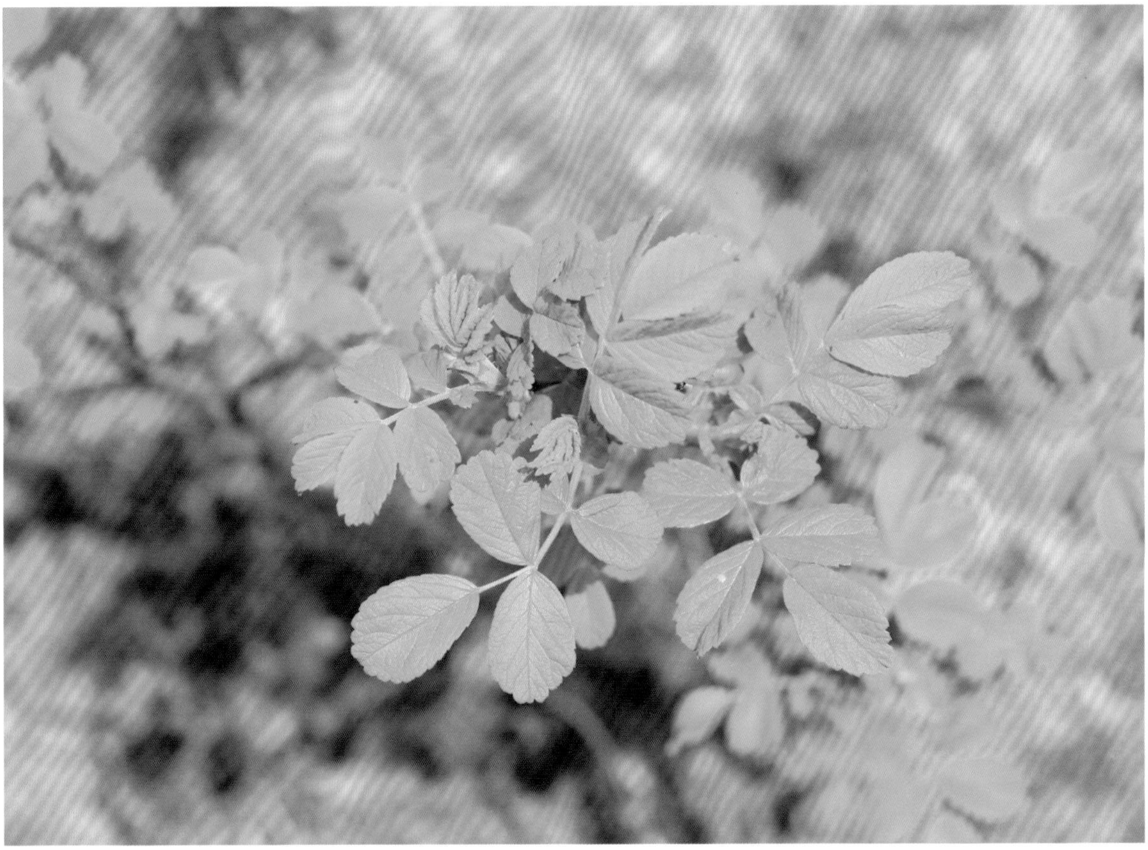

玫瑰

识别特征

直立灌木，高达 2 m。干粗壮，枝丛生，密生绒毛、腺毛及刺。单数羽状复叶互生，小叶 5 ~ 9 片，椭圆形至椭圆状倒卵形，长 2 ~ 5 cm，宽 1 ~ 2 cm，先端尖或钝，基部圆形或阔楔形，边缘有细锯齿，上面暗绿色，无毛且起皱，下面苍白色，被柔毛；叶柄生柔毛及刺；托叶附着于总叶柄，无锯齿，边缘有腺点。花单生或数朵簇生，直径 6 ~ 8 cm，单瓣或重瓣，紫色或白色；花梗短，有绒毛、腺毛及刺；花托及花萼具腺毛；萼片 5，具长尾状尖，直立，内面及边缘有线状毛；花瓣 5；雄蕊多数，着生在萼筒边缘的长盘上；雌蕊多数，包于壶状花托底部。瘦果骨质，扁球形，暗橙红色，直径 2 ~ 2.5 cm。花期 5—6 月，果期 8—9 月。

生境分布

均为栽培。分布于江苏、浙江、福建、山东、四川等省区。

采收加工

春末至夏初花将要开放时分批采摘，及时低温干燥。

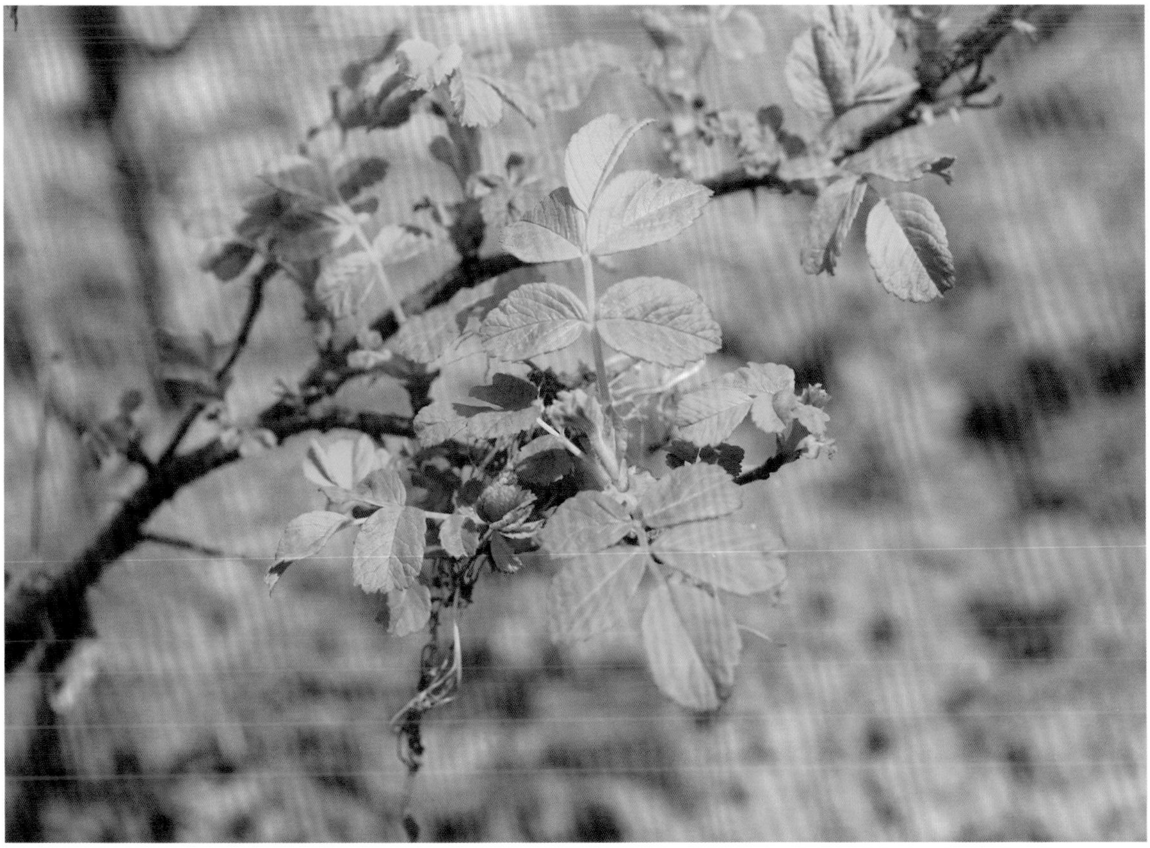

玫瑰

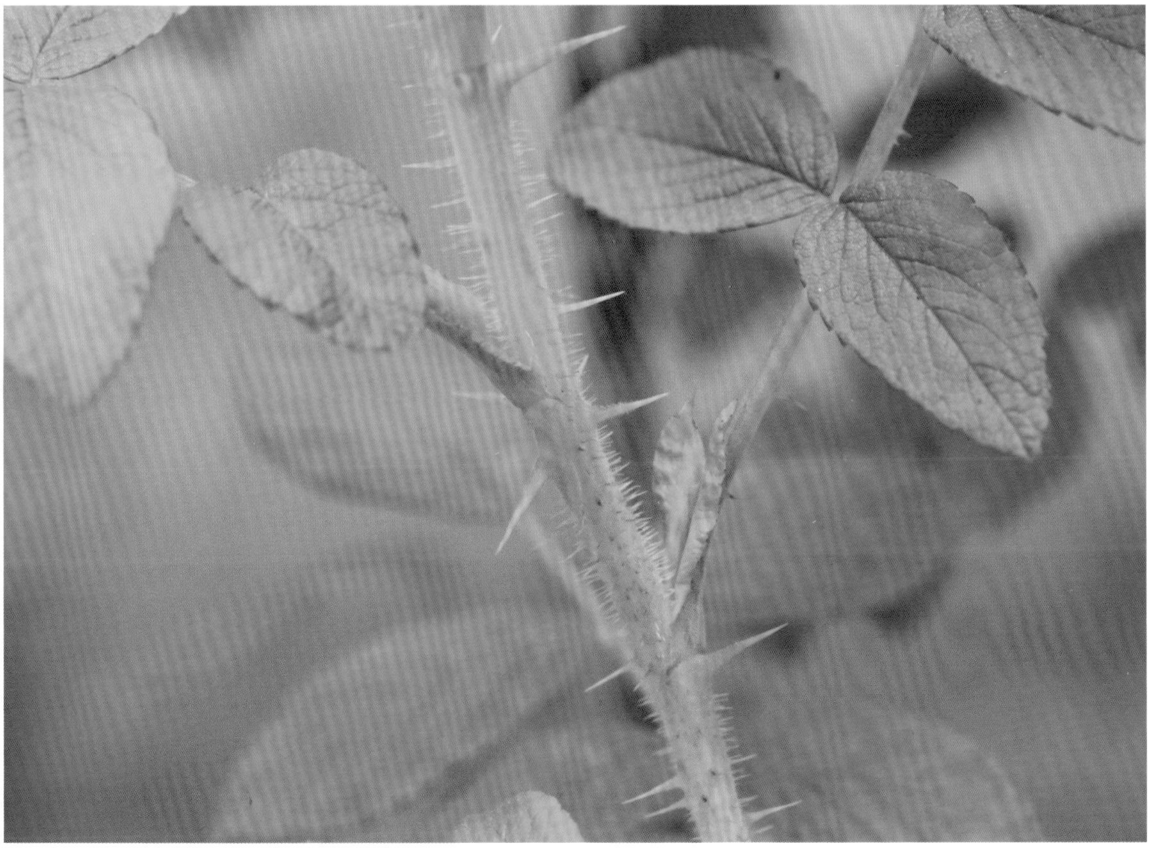

玫瑰

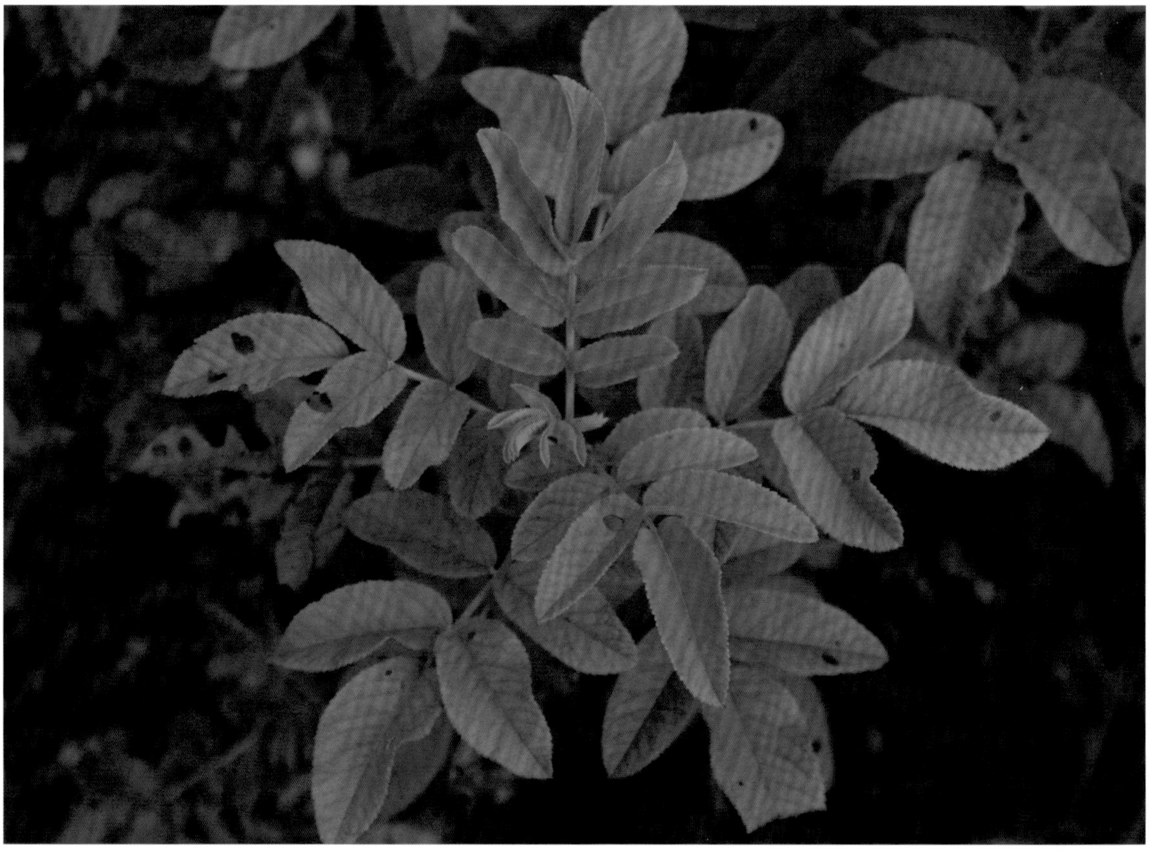

玫瑰

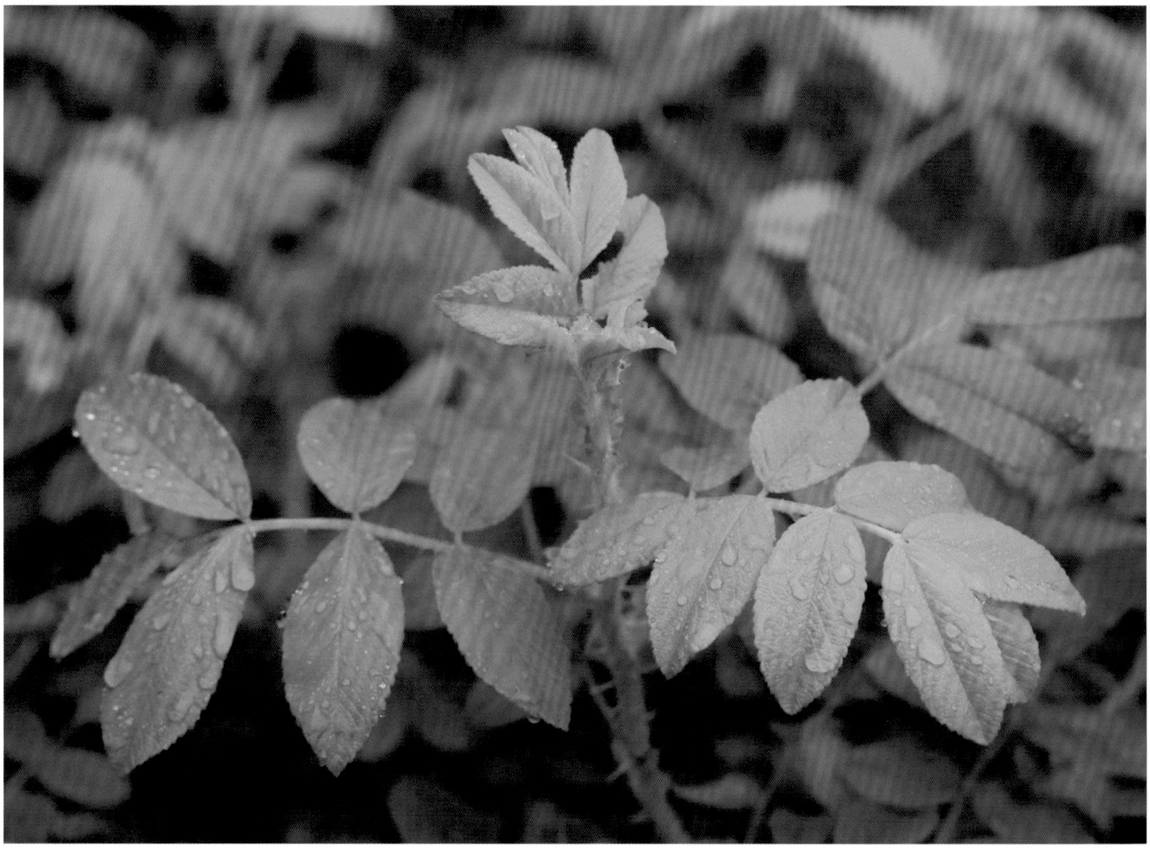

玫瑰

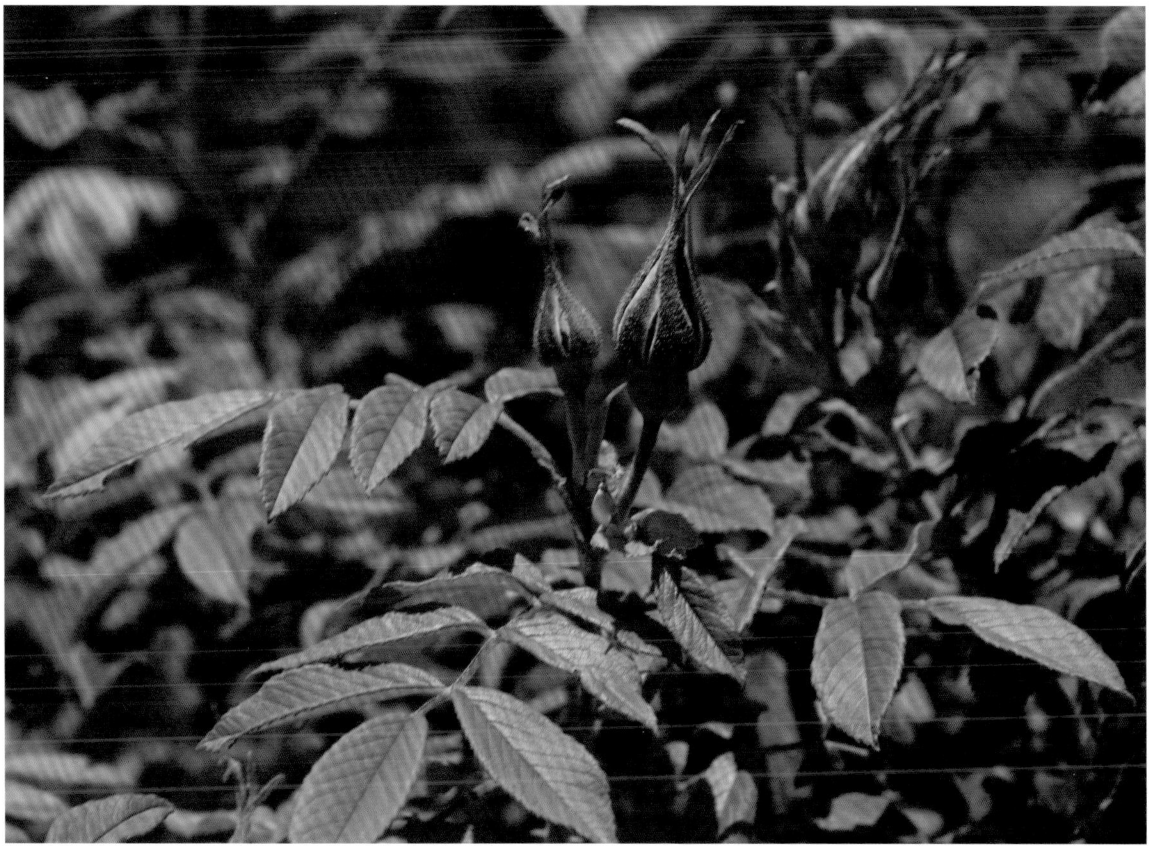

玫瑰

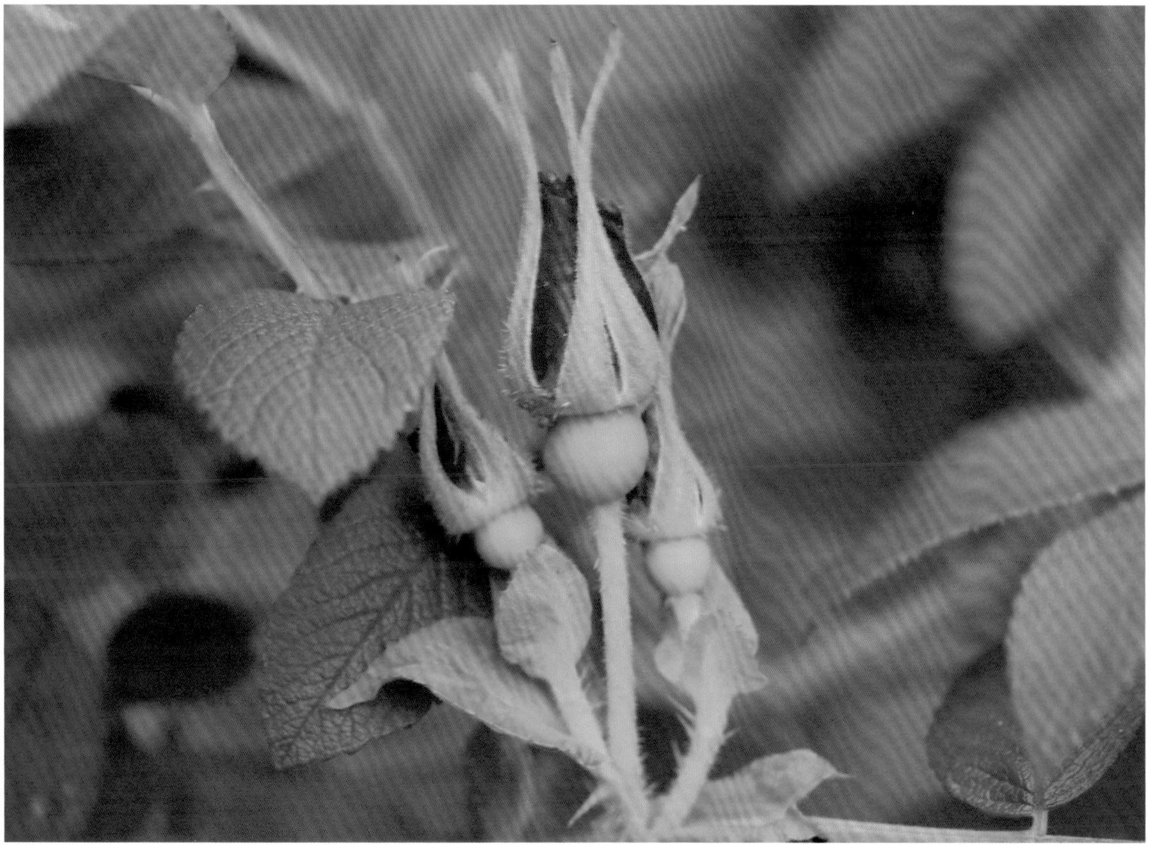

玫瑰

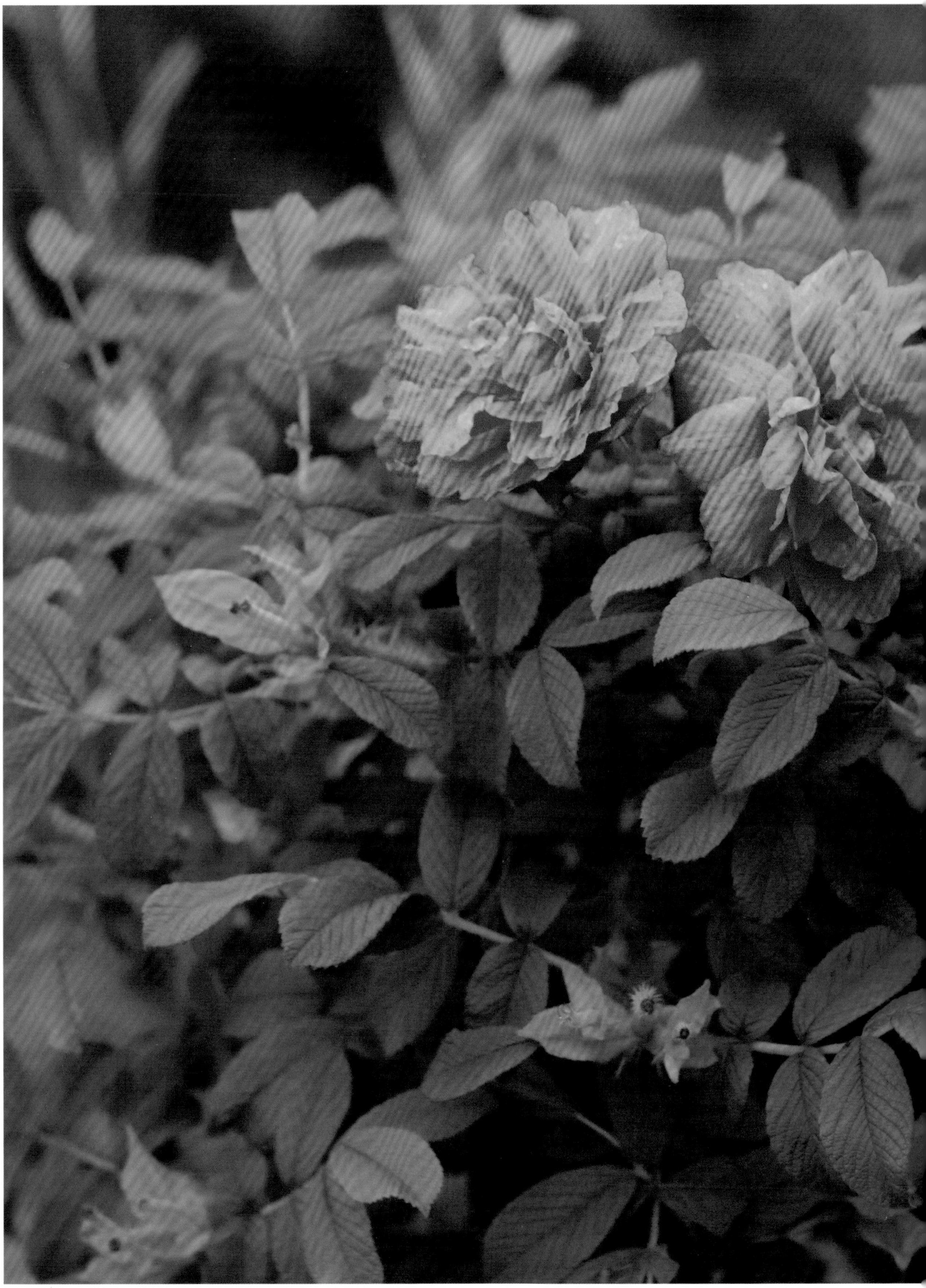

玫瑰花

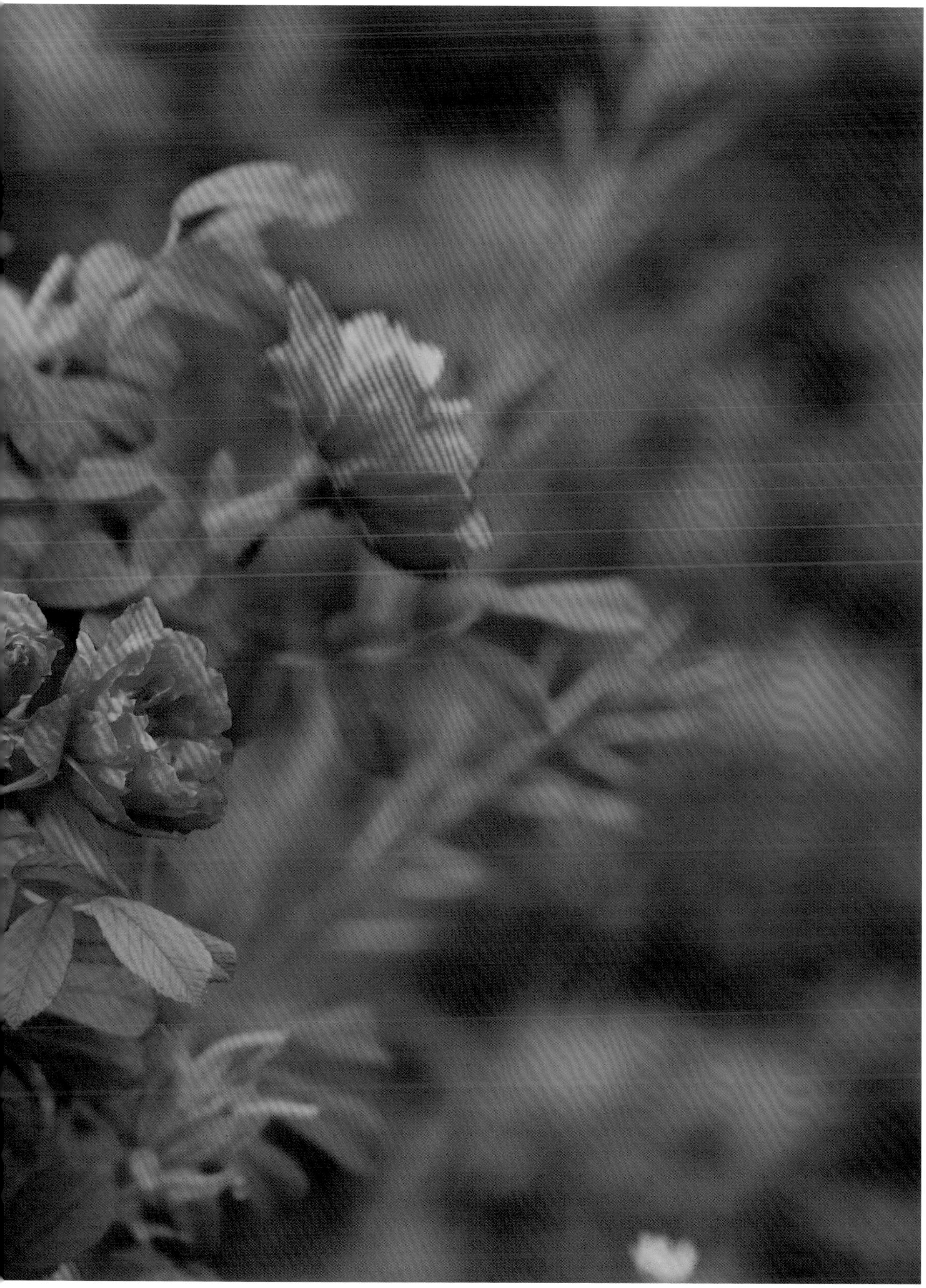

玫瑰

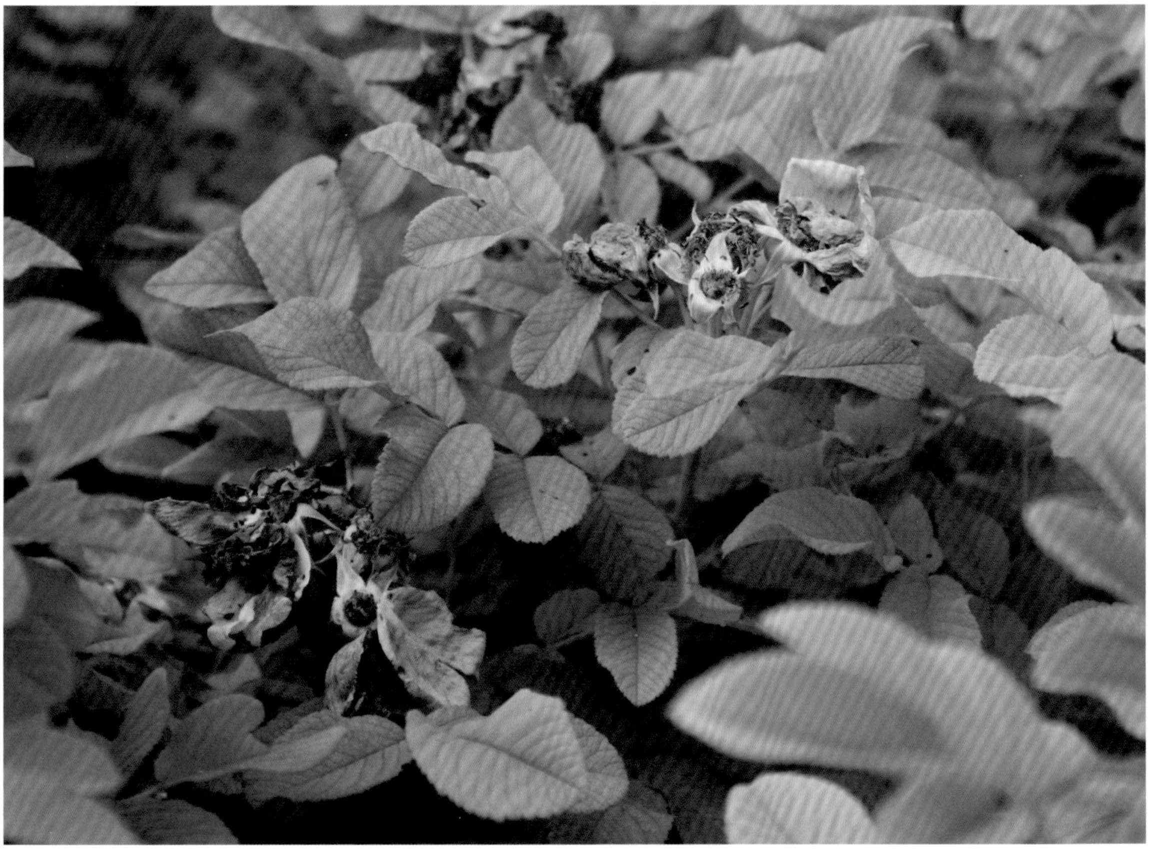

玫瑰

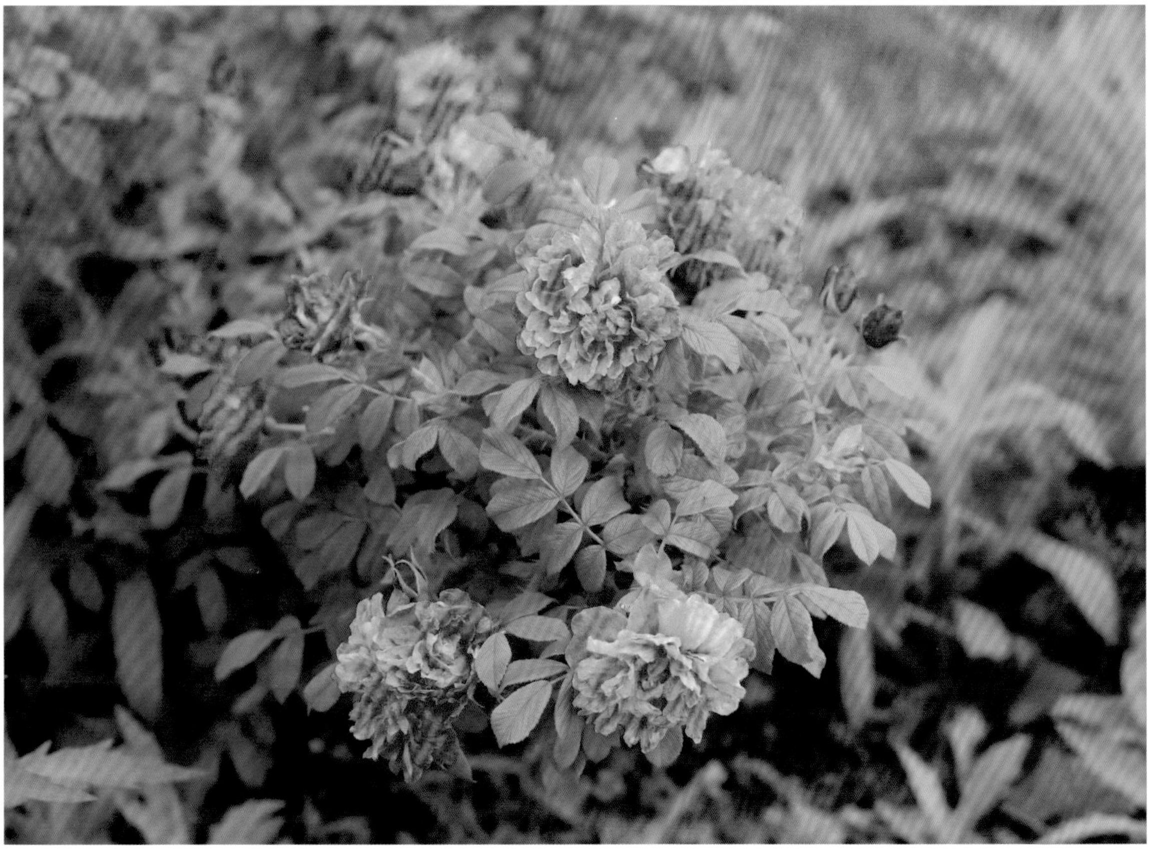

玫瑰

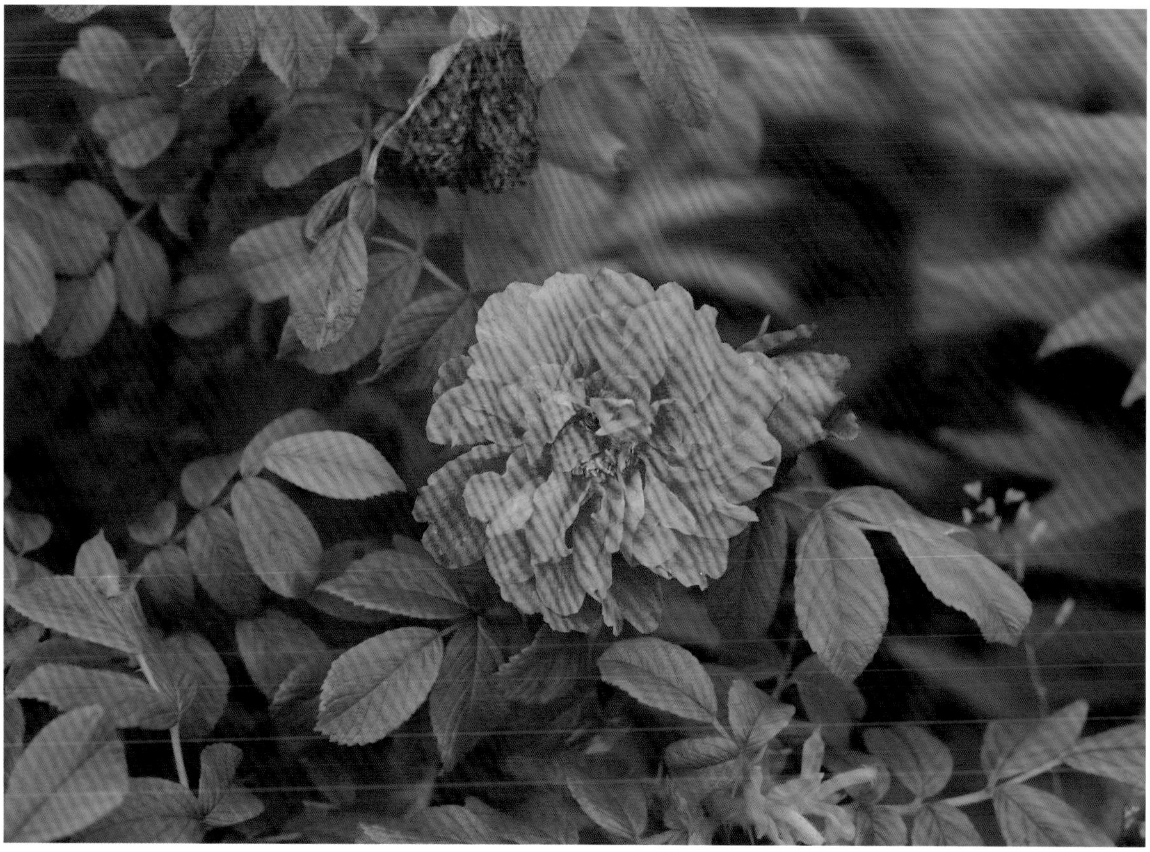

玫瑰

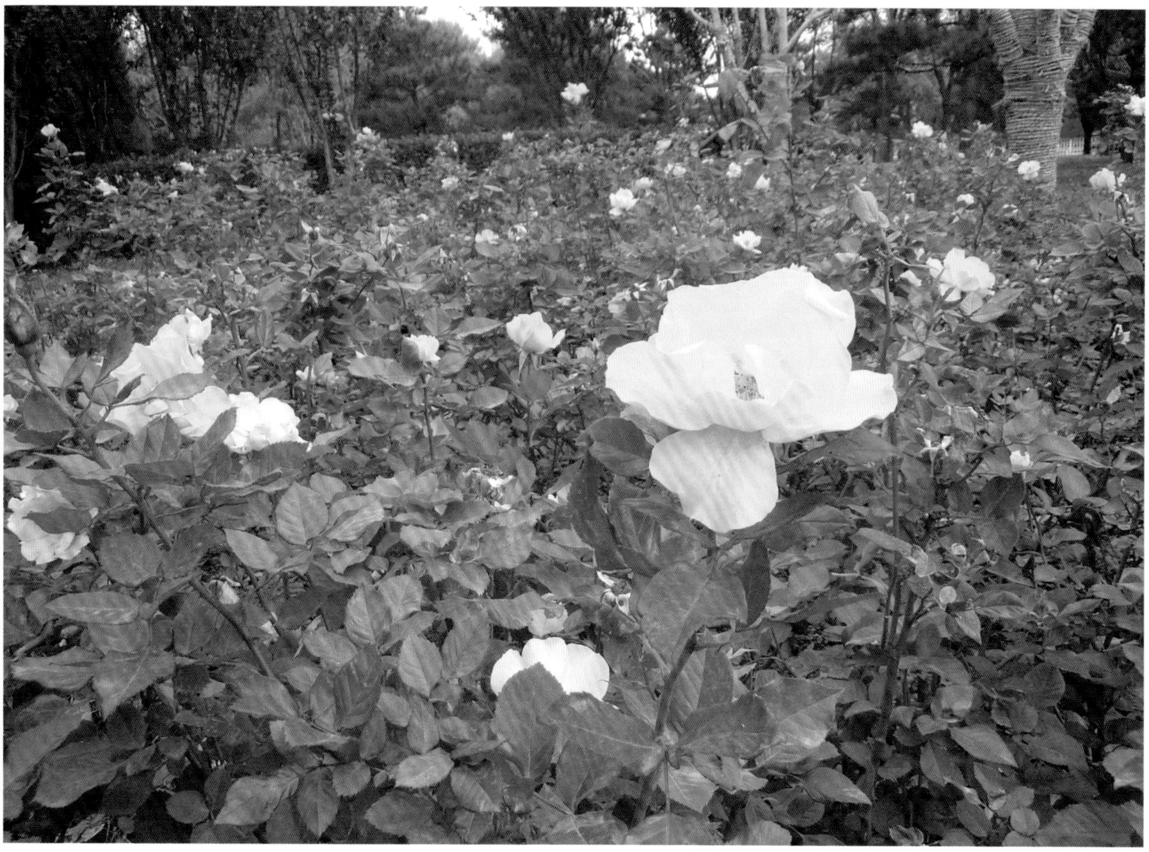

玫瑰

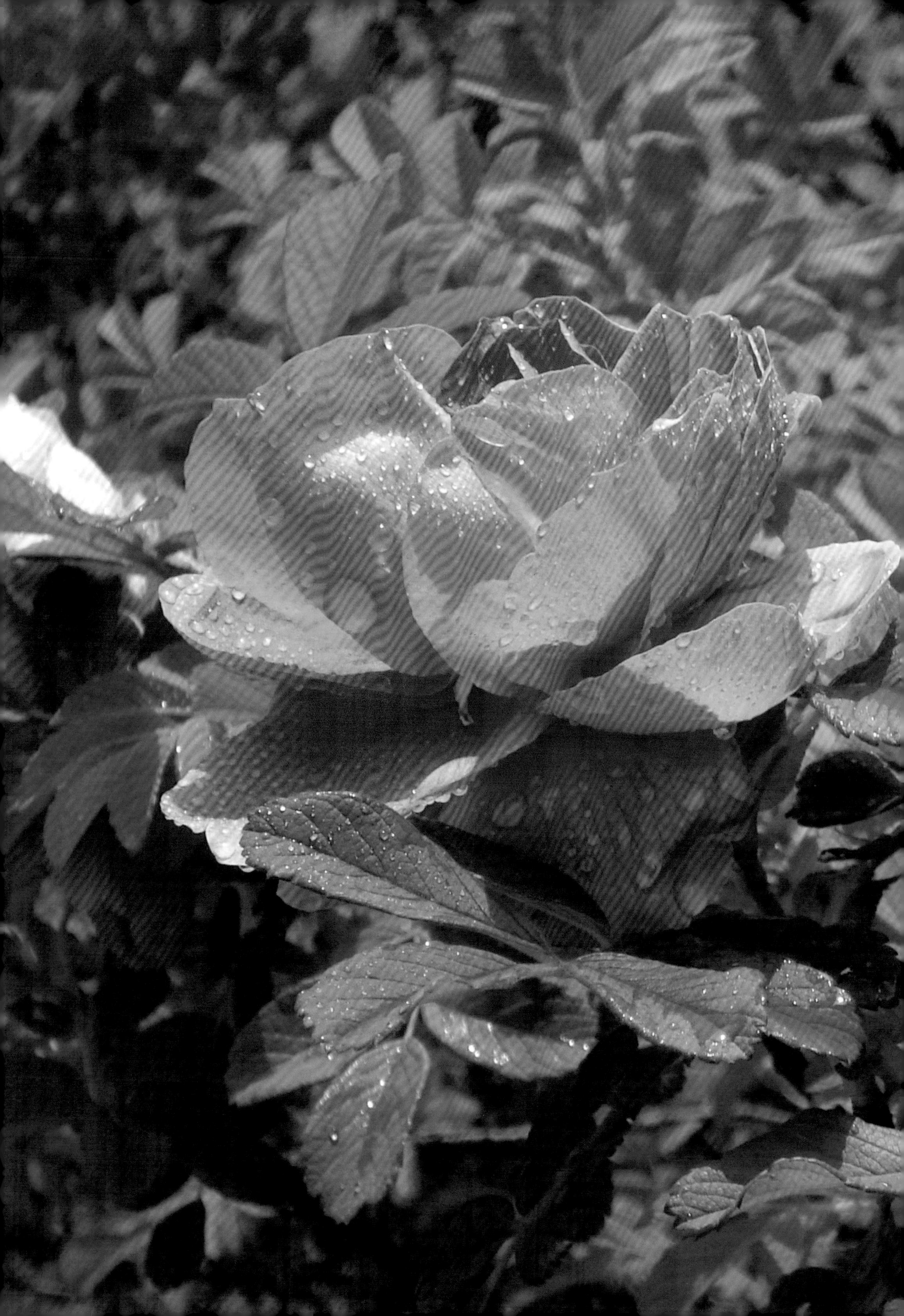

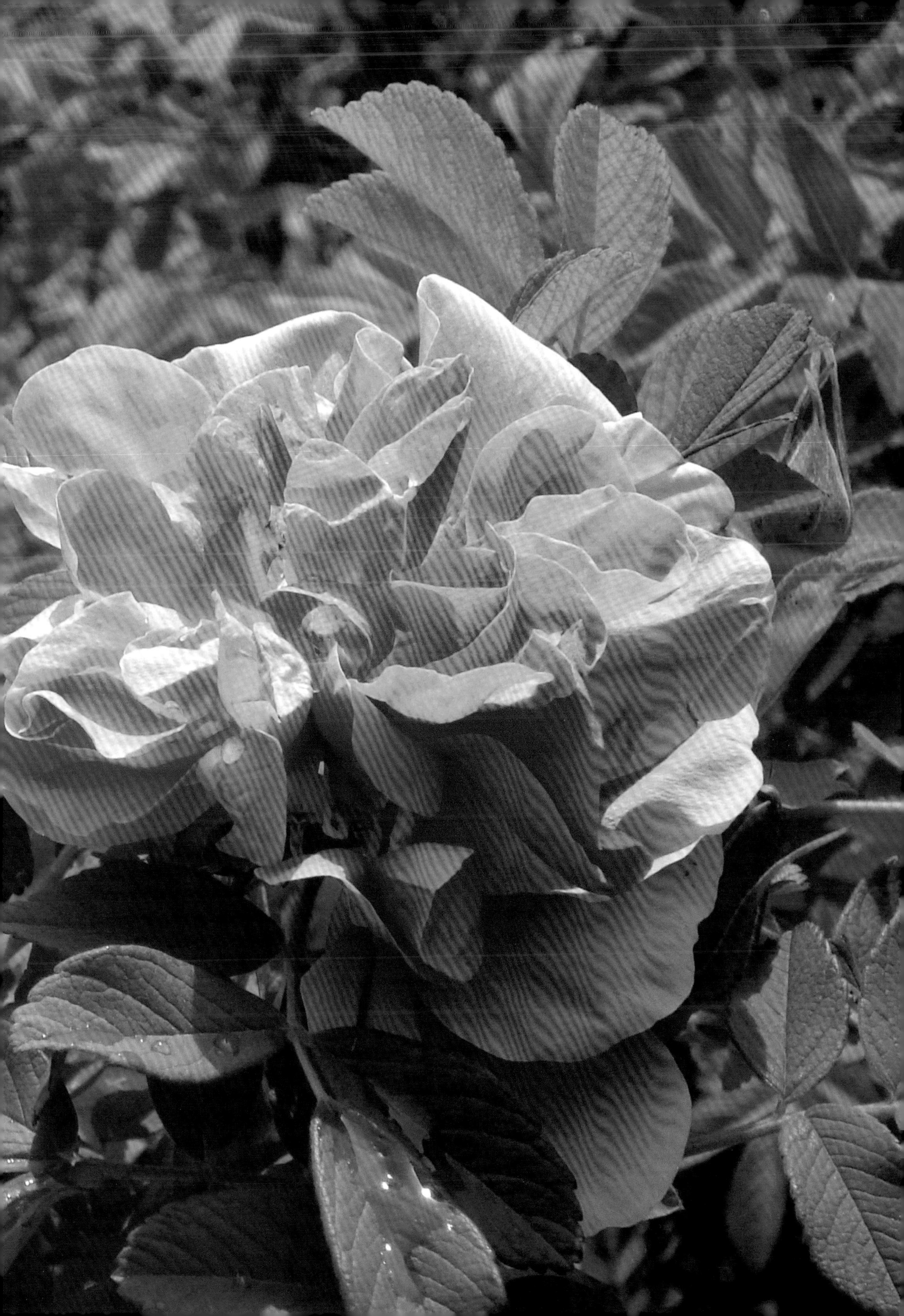

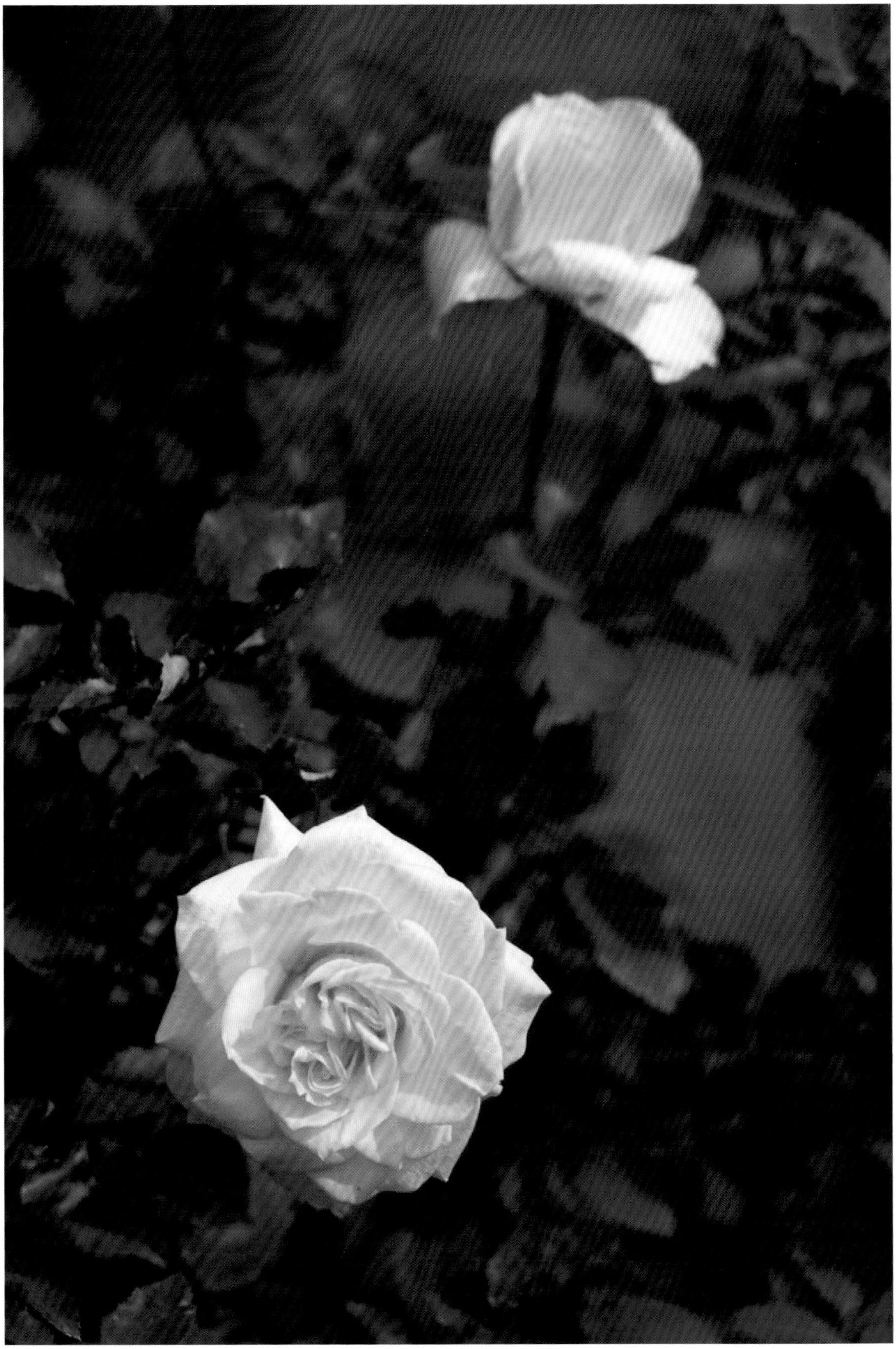

玫瑰

药材鉴别

本品略呈半球形或不规则形的团状，直径 1.0 ~ 2.5 cm。花托半球形，与花萼基部合生；萼片 5，披针形，黄绿色或棕绿色；花瓣多皱缩，展平后宽卵形，紫红色，有的为黄棕色。体轻，质脆。气芳香浓郁，味微苦涩。

功效主治

行气解郁，活血止痛，和血散瘀。主治肝胃气痛，新旧风痹，吐血咯血，月经不调，赤白带下，痢疾，乳痈，肿毒。

用法用量

内服：3 ~ 6 g，煎汤；或浸酒或熬膏服。

民族药方

1. 功能失调性子宫出血　玫瑰花蕊（初开放者）300 朵。去心蒂，新汲水砂锅内煎取浓汁，滤去渣，再煎，白冰糖 500 g 收膏，早、晚开水冲服。

2. 乳腺炎　玫瑰花（初开放者）30 朵。阴干，去蒂，陈酒煎，饭后服。

3. 慢性胃炎　玫瑰花适量。阴干，冲汤代茶服。

4. 慢性肠炎　玫瑰花（干花）6 g，大黄 3 g。每日 1 剂，水煎分 3 次服。

5. 胃癌　玫瑰花瓣 10 g，茉莉花、绞股蓝、绿茶各 5 g。合置一大杯中，沸水冲泡即成，每日频饮。

6. 肥胖症　玫瑰花、茉莉花、荷叶、川芎各 5 g。用沸水冲泡 15 分钟，代茶饮，晚上服用。

7. 气滞血瘀型急性宫颈炎　玫瑰花、佛手各 10 g，败酱草 40 g。洗净后一起放入药煲中，加水 300 ml，煎水取汁，代茶饮，每日 2 次。

8. 气滞血瘀型子宫肌瘤　干玫瑰花瓣、干茉莉花各 5 g，绿茶 9 g。用冷水 500 ml，煮沸后把绿茶、玫瑰花、茉莉花放在大茶壶内，将开水徐徐冲入，等茶叶沉底后，先把茶汁倒出冷却，再续泡2次，待冷后一并装入玻璃瓶，放入冰箱冷冻，成为冰茶。经常饮用。

9. 黄水病　玫瑰花、木鳖子（制）、金色诃子各等份。制成丸剂，温开水送服，每次 1.5 ~ 3.0 g，每日 1 ~ 2 次。

使用注意

阴虚火旺者慎服。

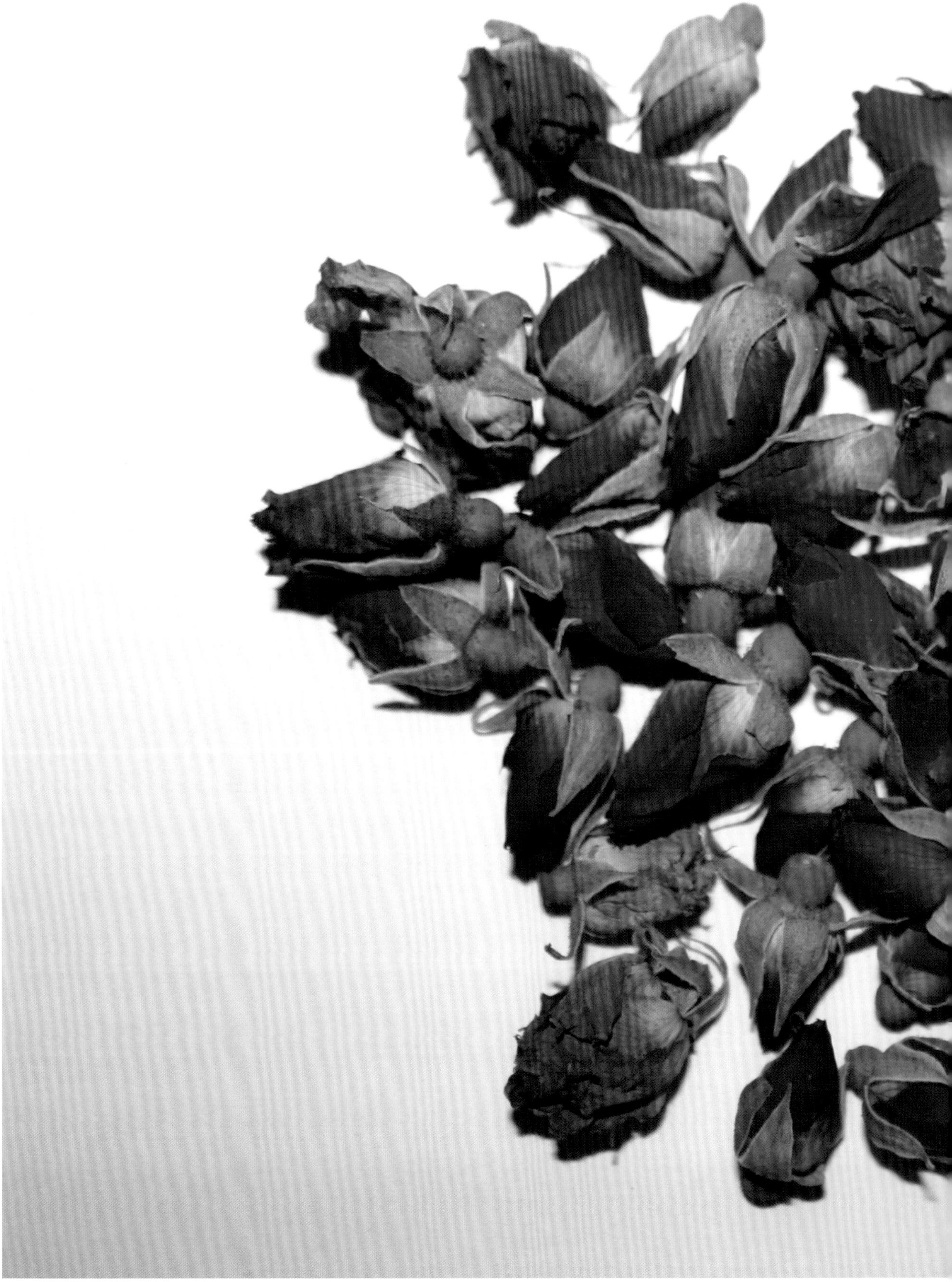

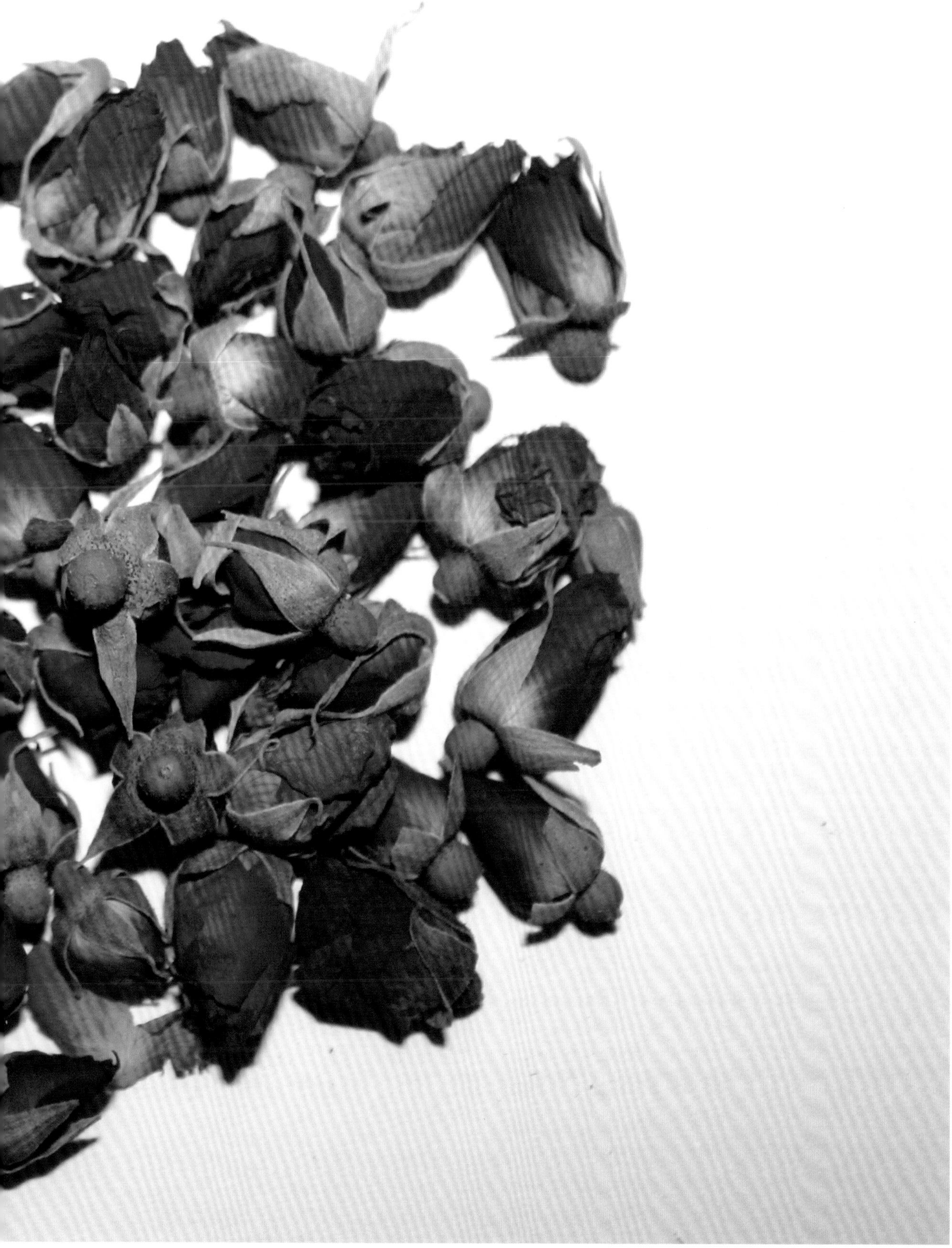

玫瑰花饮片

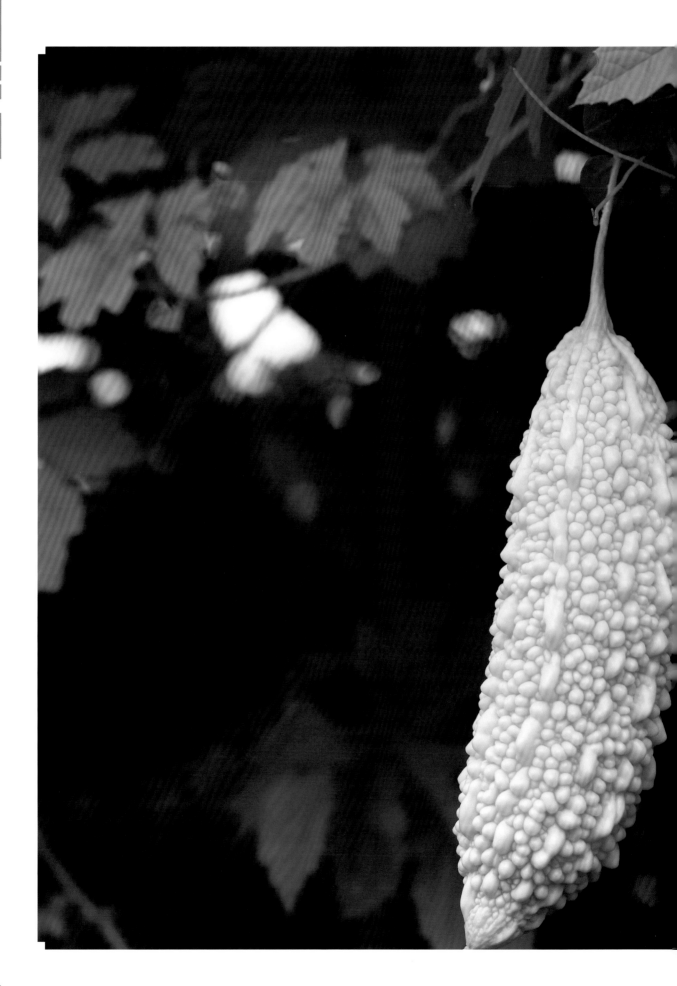

苦瓜

【壮药名】 冷含。

【别　名】 凉瓜、癞瓜、红羊、锦荔枝、癞葡萄、红姑娘。

【来　源】 本品为葫芦科植物苦瓜 Momordica charantia L. 的成熟果实。

【性味归经】 味苦，性寒。归心、脾、胃经。

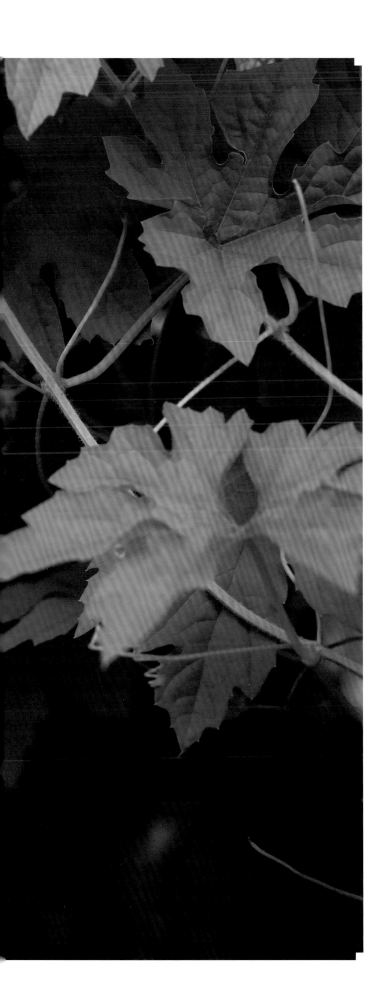

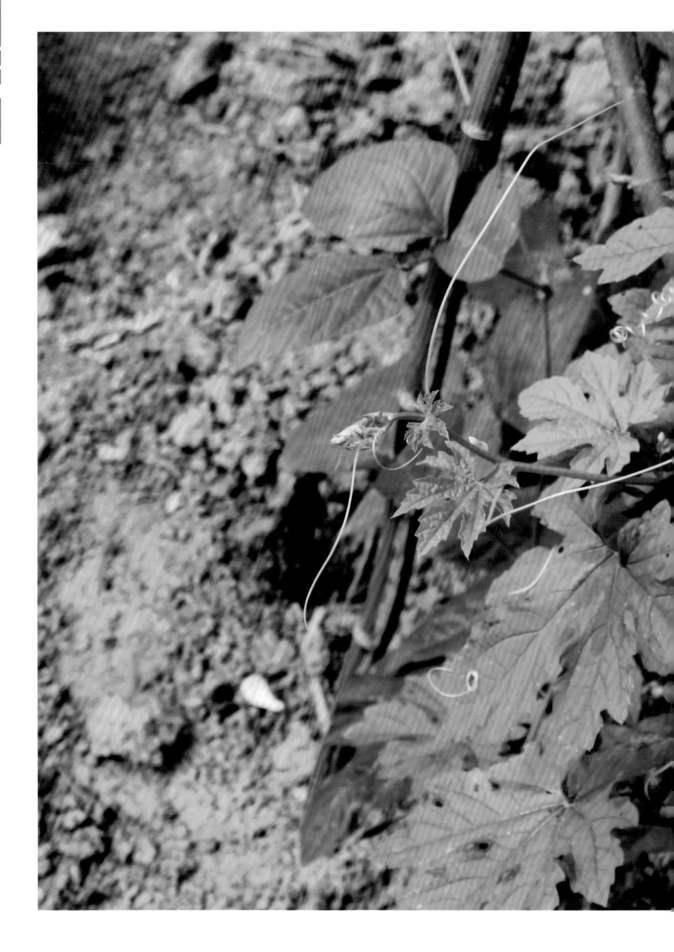

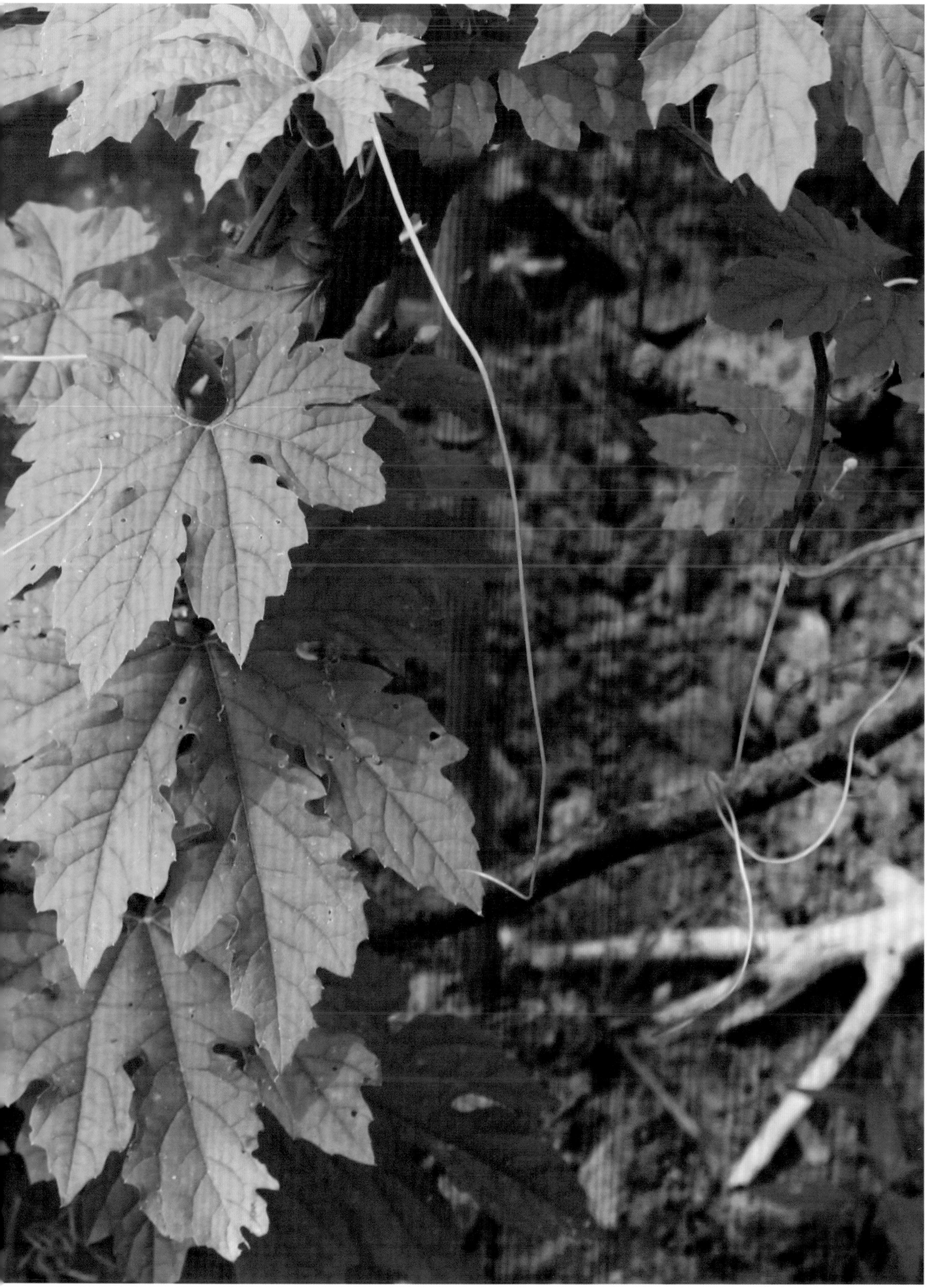

苦瓜

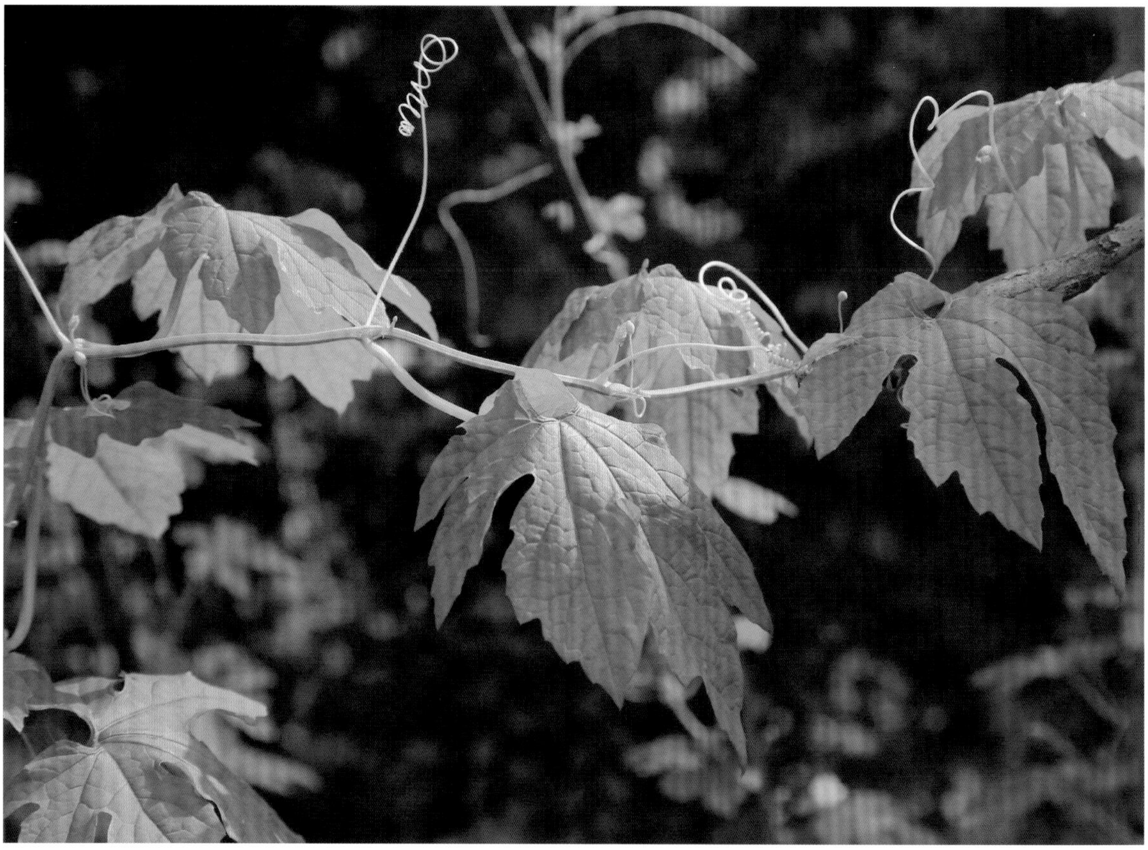

苦瓜

识别特征

一年生攀援草本。多分枝，有细柔毛，卷须不分枝。叶大，肾状圆形，长、宽各 5 ~ 12 cm，通常 5 ~ 7 深裂，裂片卵状椭圆形，基部收缩，边缘具波状齿，两面近于光滑或有毛；叶柄长 3 ~ 6 cm。花雌雄同株。雄花单生，有柄，长 5 ~ 15 cm；中部或基部有苞片，苞片肾状圆心形，宽 5 ~ 15 mm，全缘；萼钟形，5 裂，裂片卵状披针形，先端短尖，长 4 ~ 6 mm；花冠黄色，5 裂，裂片卵状椭圆形，长 1.2 ~ 2 cm，先端钝圆或微凹；雄蕊 3，贴生长于萼筒喉部。雌花单生，有柄，长 5 ~ 10 cm；基部有苞片；子房纺锤形，具刺瘤，先端有喙，花柱细长，柱头 3 枚，胚珠多数。果实呈长椭圆形、卵形或两端均狭窄，长 8 ~ 30 cm，全体具钝圆不整齐的瘤状突起，成熟时橘黄色，自顶端 3 瓣开裂。种子椭圆形，扁平，长 10 ~ 15 mm，两端均具角状齿，两面均有凸凹不平的条纹，包于红色肉质的假种皮内。花期 6—7 月，果期 9—10 月。

生境分布

全国各地均有栽培。主要分布于广东、云南、福建、广西等省区。

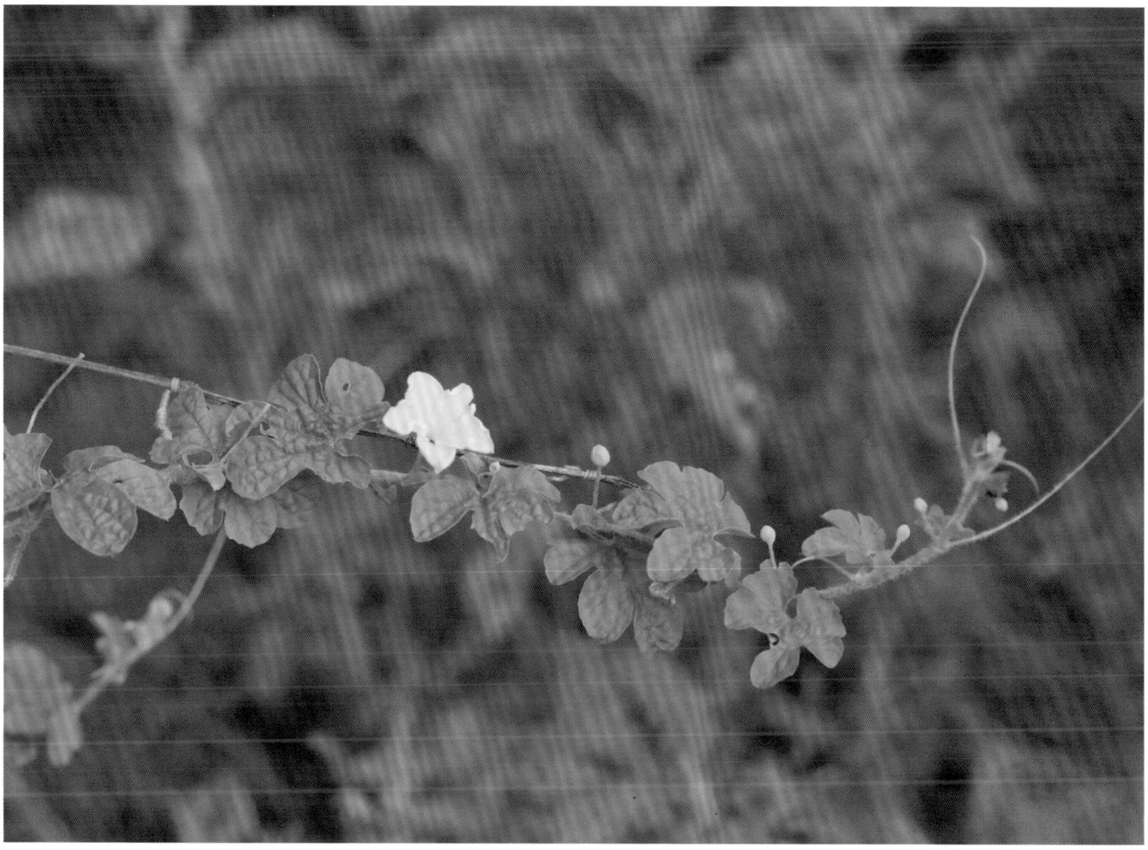

苦瓜

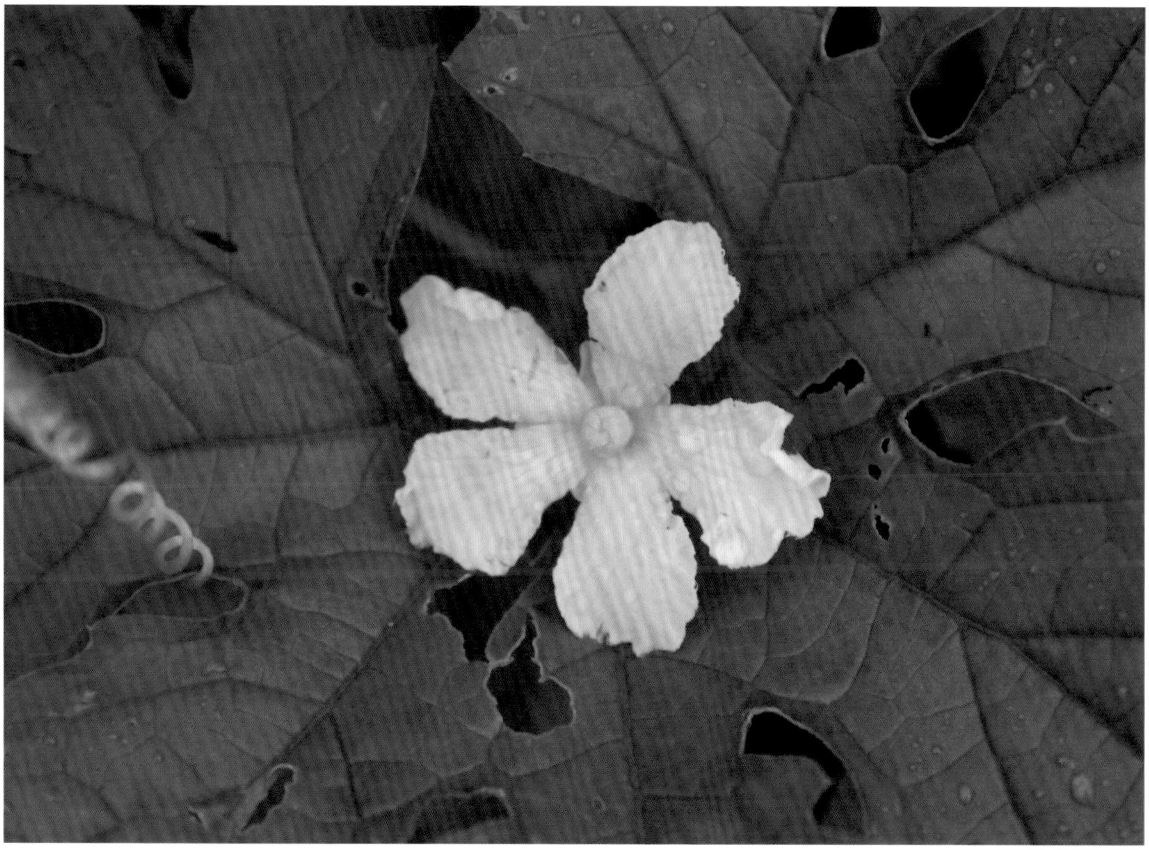

苦瓜

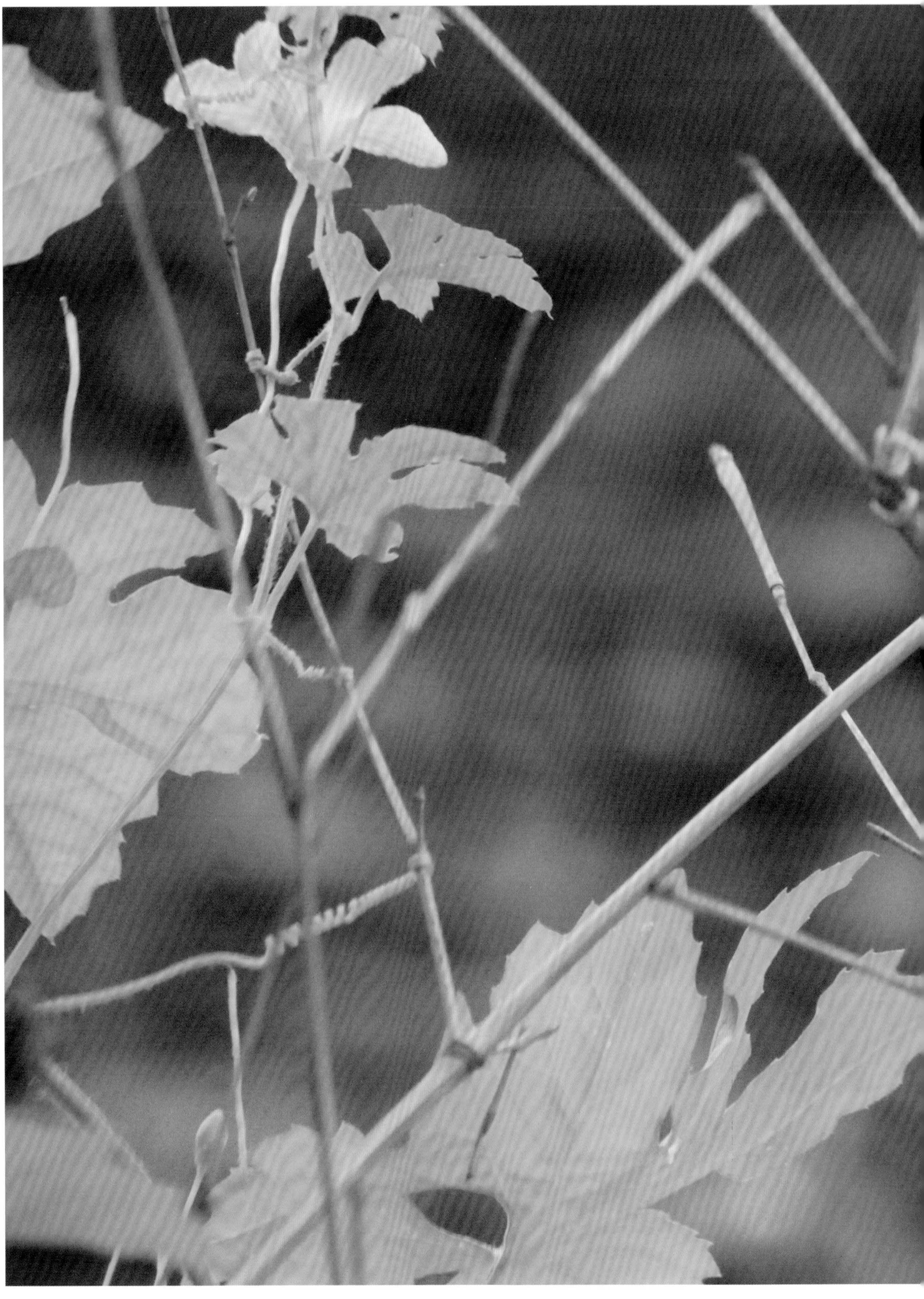

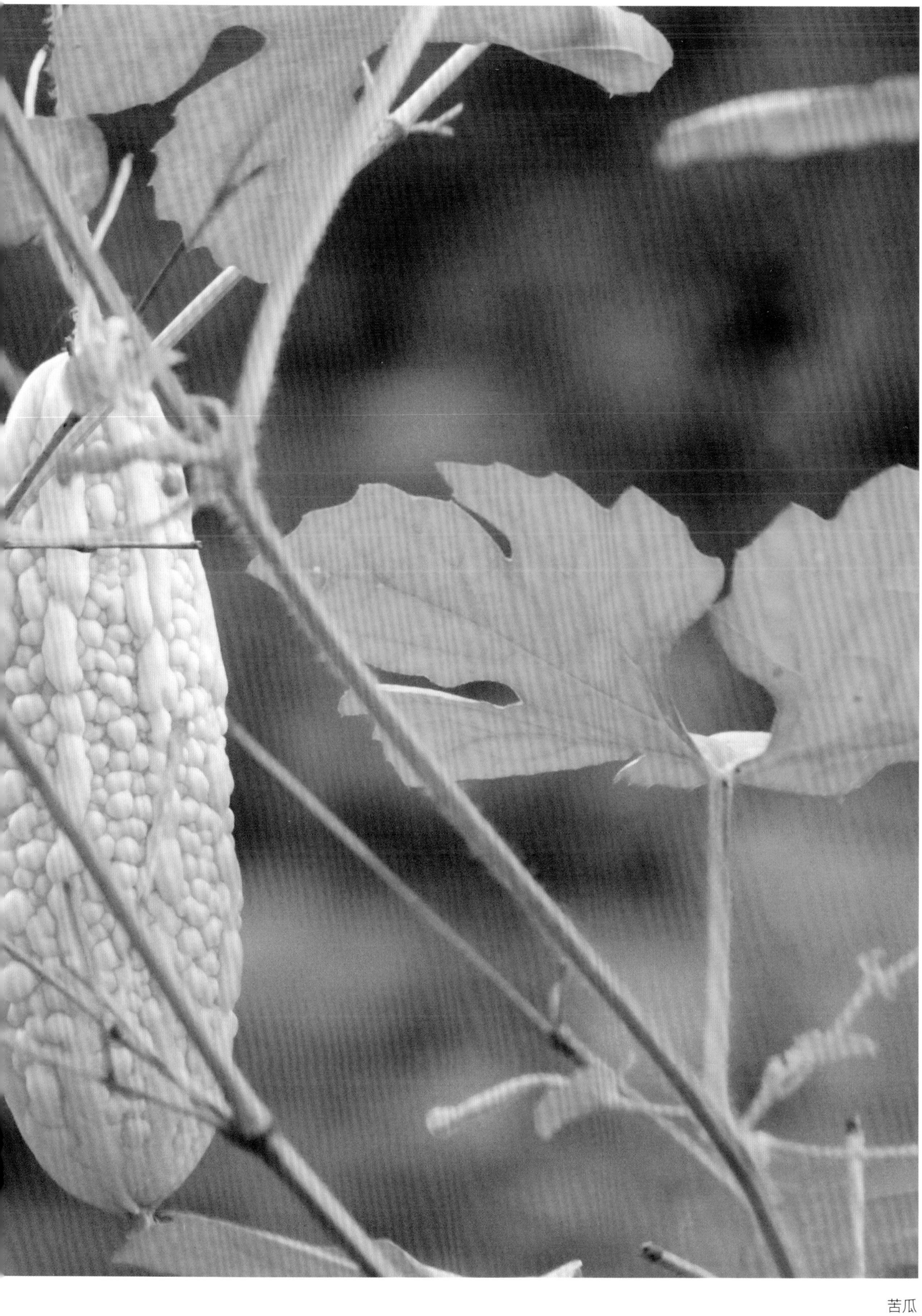

苦瓜

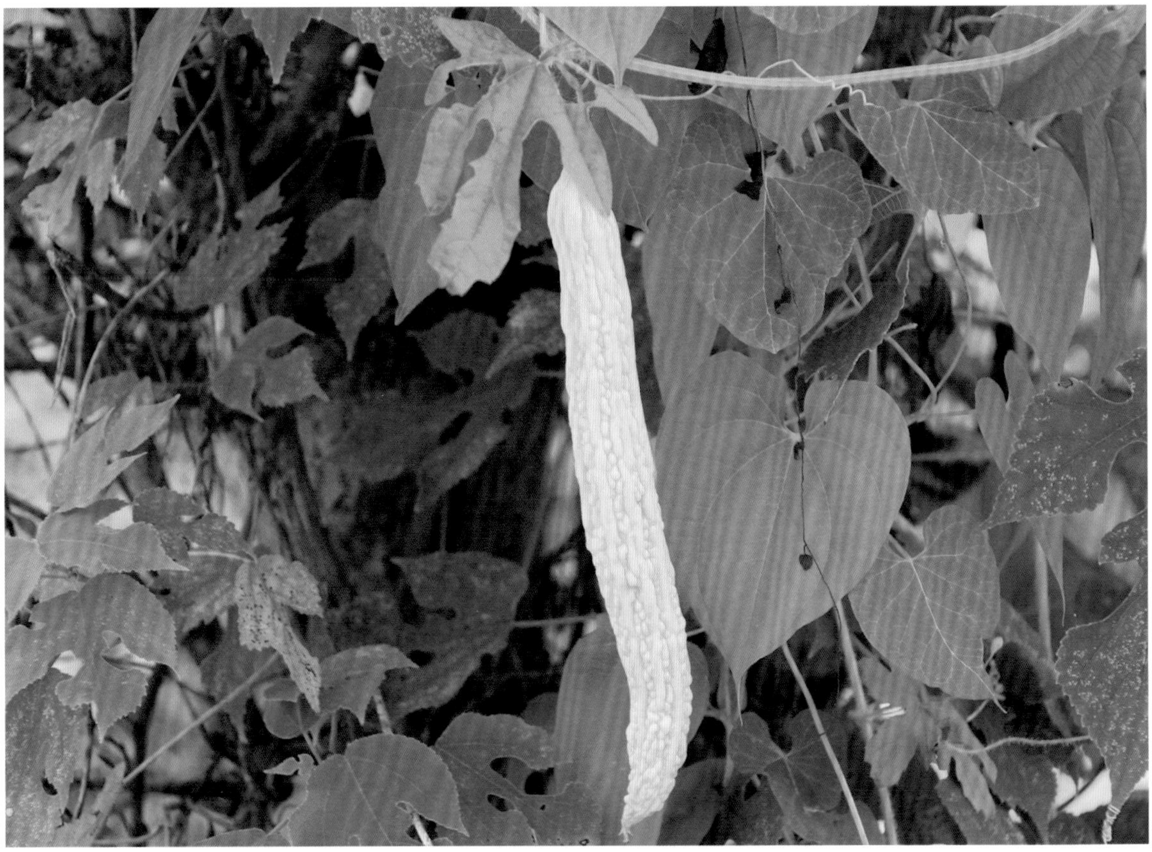

苦瓜

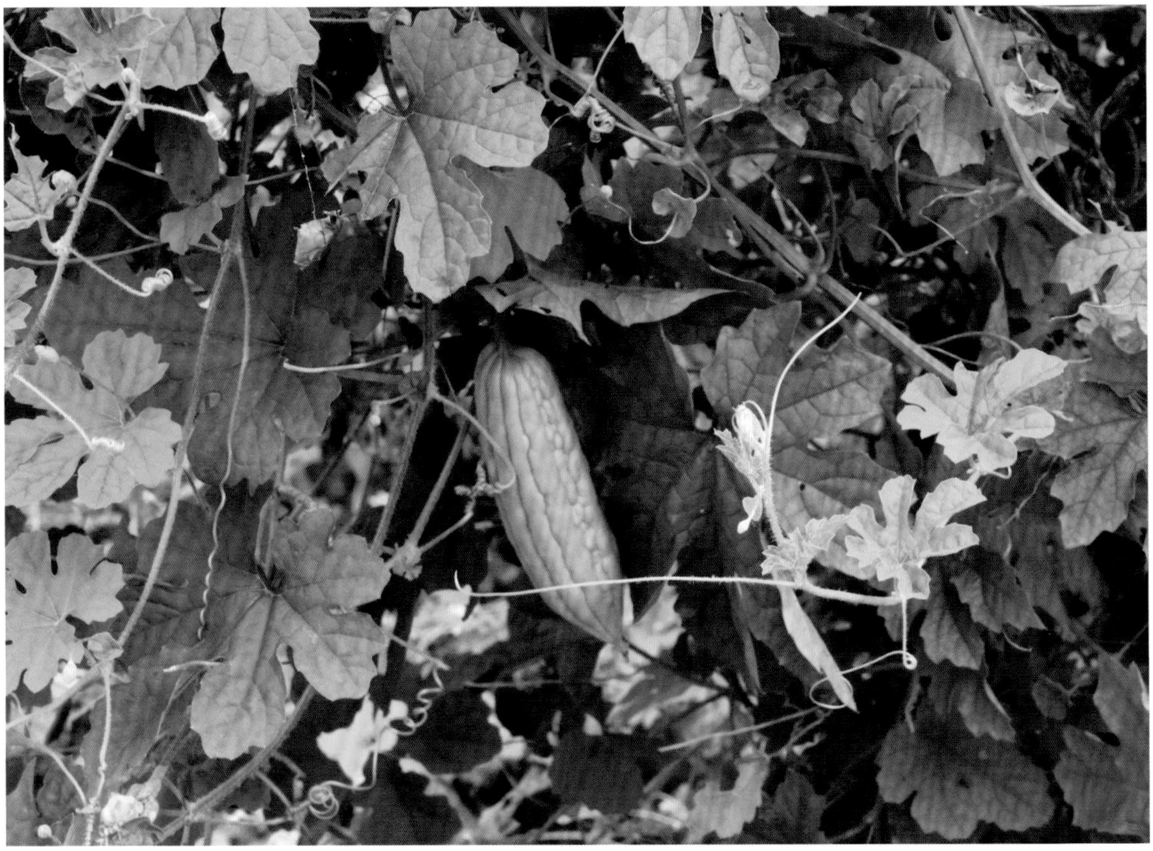

苦瓜

采收加工

秋季采果切片，晒干备用，或用鲜品。

药材鉴别

干燥的苦瓜片呈椭圆形或矩圆形，厚 2 ~ 8 mm，长 3 ~ 15 cm，宽 0.4 ~ 2 cm，全体皱缩，弯曲，果皮浅灰棕色，粗糙，有纵皱或瘤状突起，中间有时夹有种子或种子脱落后留下的孔洞，质脆，易断。气微，味苦。以青边、肉白、片薄、籽少者为佳。

功效主治

清火解毒，消肿止痛，敛疮排脓。主治小儿高热不退，咽喉肿痛，口舌生疮，疔疮痈疖脓肿。

用法用量

内服：果实 10 ~ 20 g，煎汤。外用：鲜叶适量，捣汁擦；或果实适量，泡酒擦。

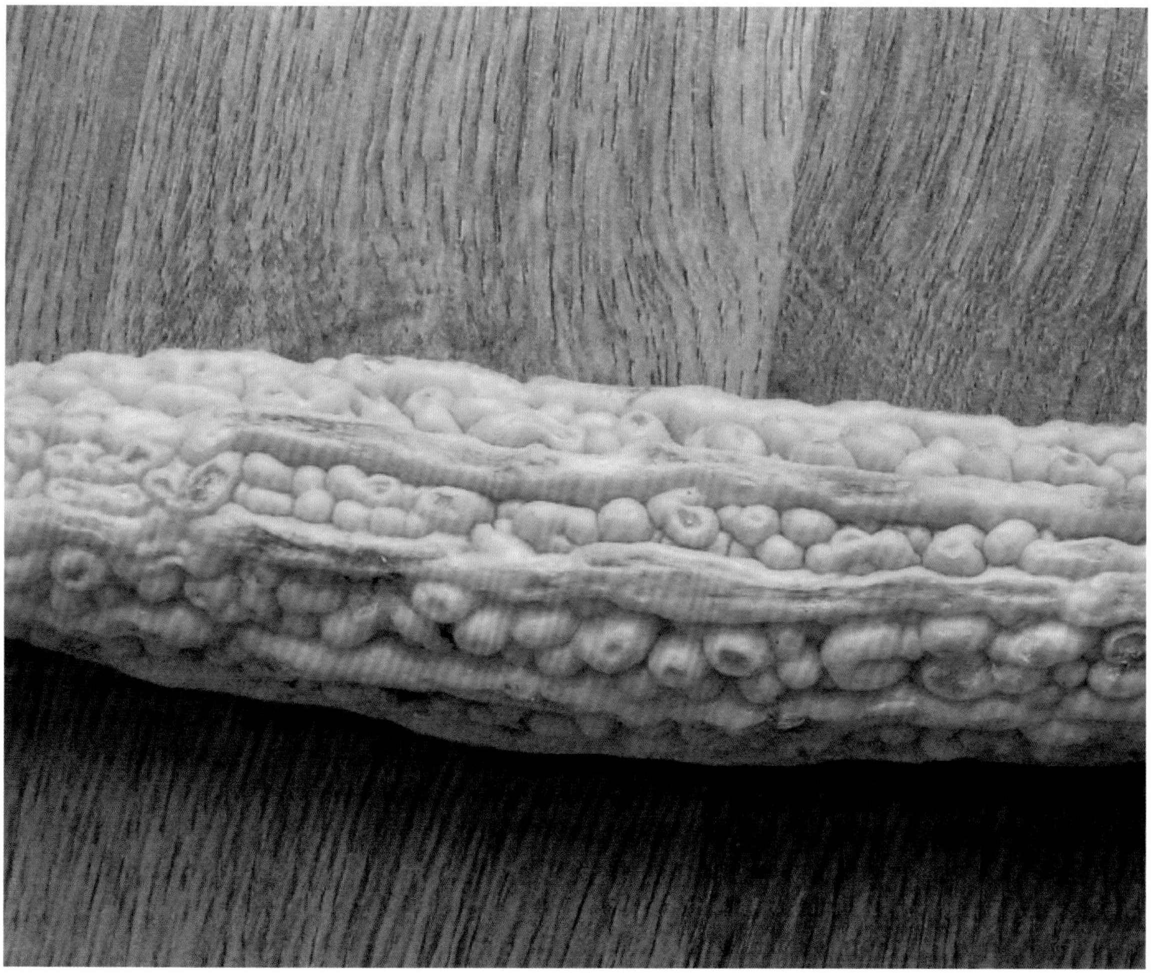

苦瓜

民族药方

1．眼痛 苦瓜 1 个。煅为末，灯心草汤下。

2．疔疮、痈、疖脓肿 苦瓜适量。捣烂包敷患处。

3．烦热口渴 鲜苦瓜 1 个。剖开去瓤，切碎，水煎服。

4．小儿高热不退 苦瓜、酢浆草、黑种草子各适量。加酒浸泡，取药液外擦患儿额部、颈部。

5．咽喉肿痛，口舌生疮 苦瓜 20 g，五宝药散 10 g。水煎服。

6．中暑发热 鲜苦瓜一个，截断去瓤，纳入茶叶，再接合，悬挂通风处阴干。每次 6 ~ 9 g。水煎或泡开水代茶饮。

7．痢疾 鲜苦瓜适量。捣烂绞汁 1 杯，开水冲服。

8．痈肿 鲜苦瓜适量。捣烂敷患处。

9．胃气痛 苦瓜 1 个。煅为末，开水下。

使用注意

脾胃虚寒者禁用。

苦瓜

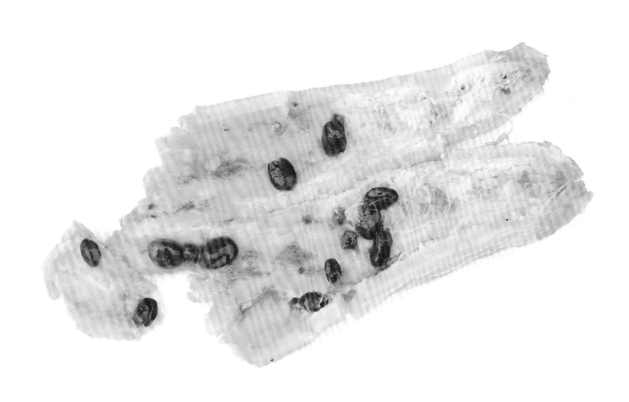

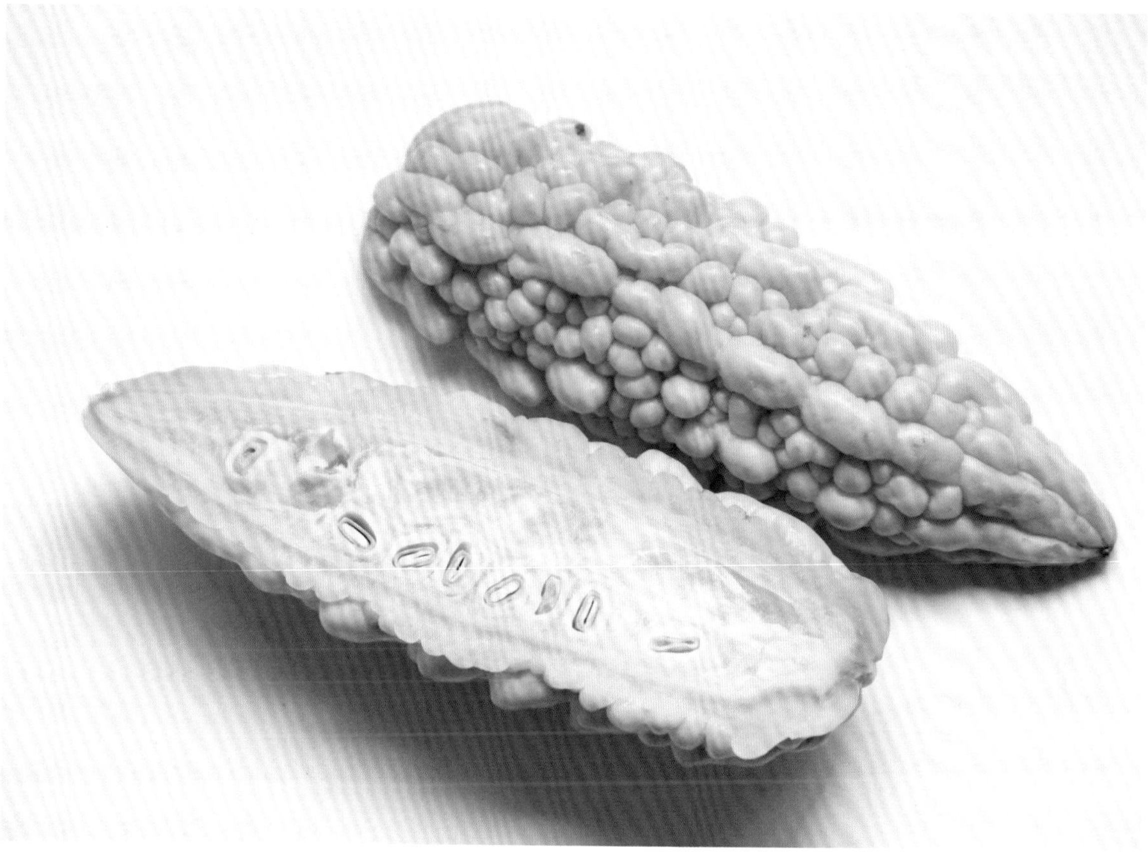

苦瓜药材

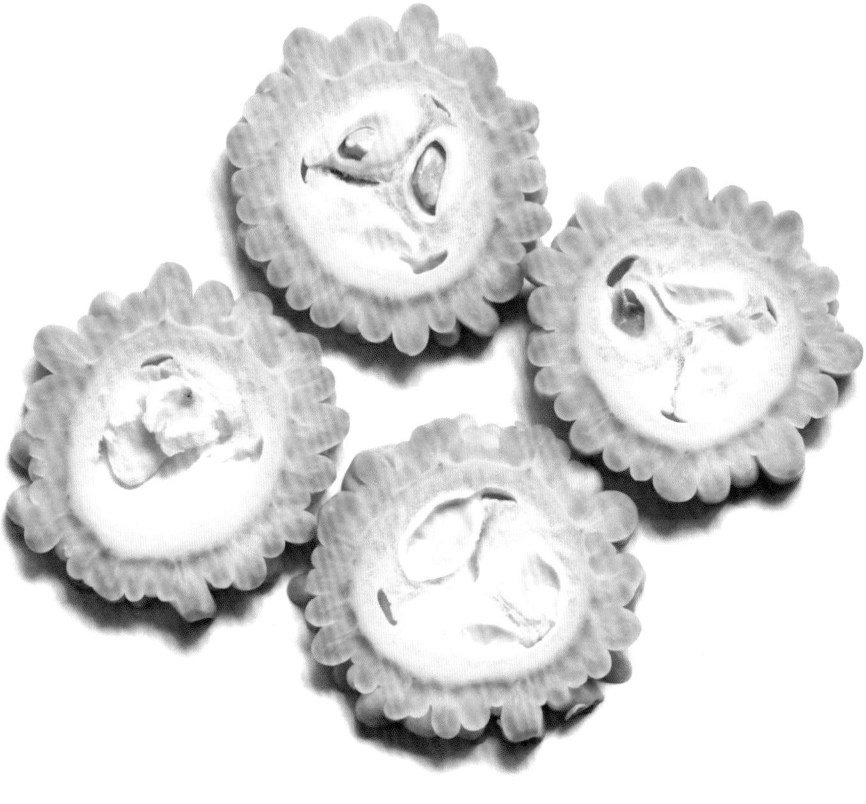

苦瓜药材

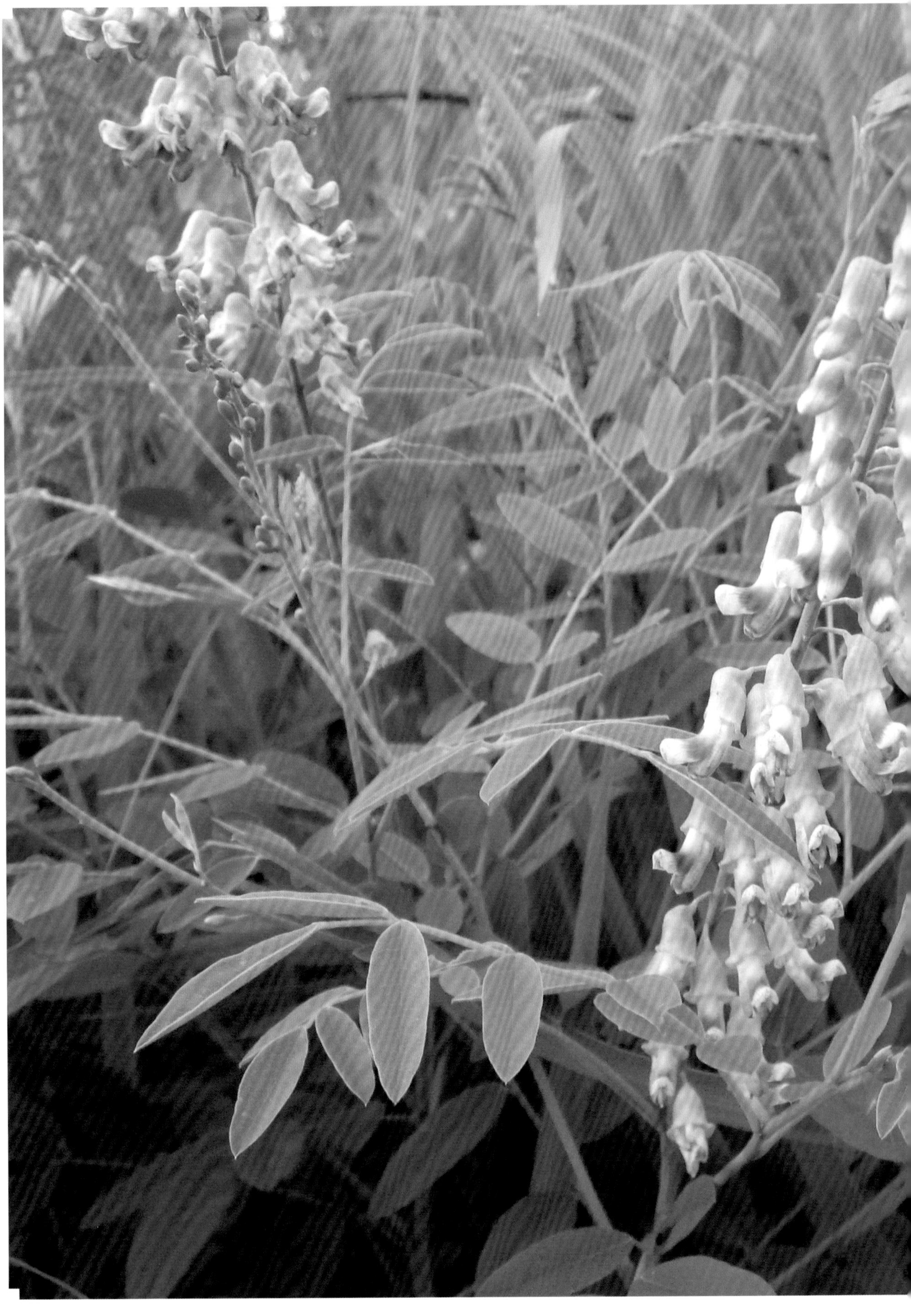

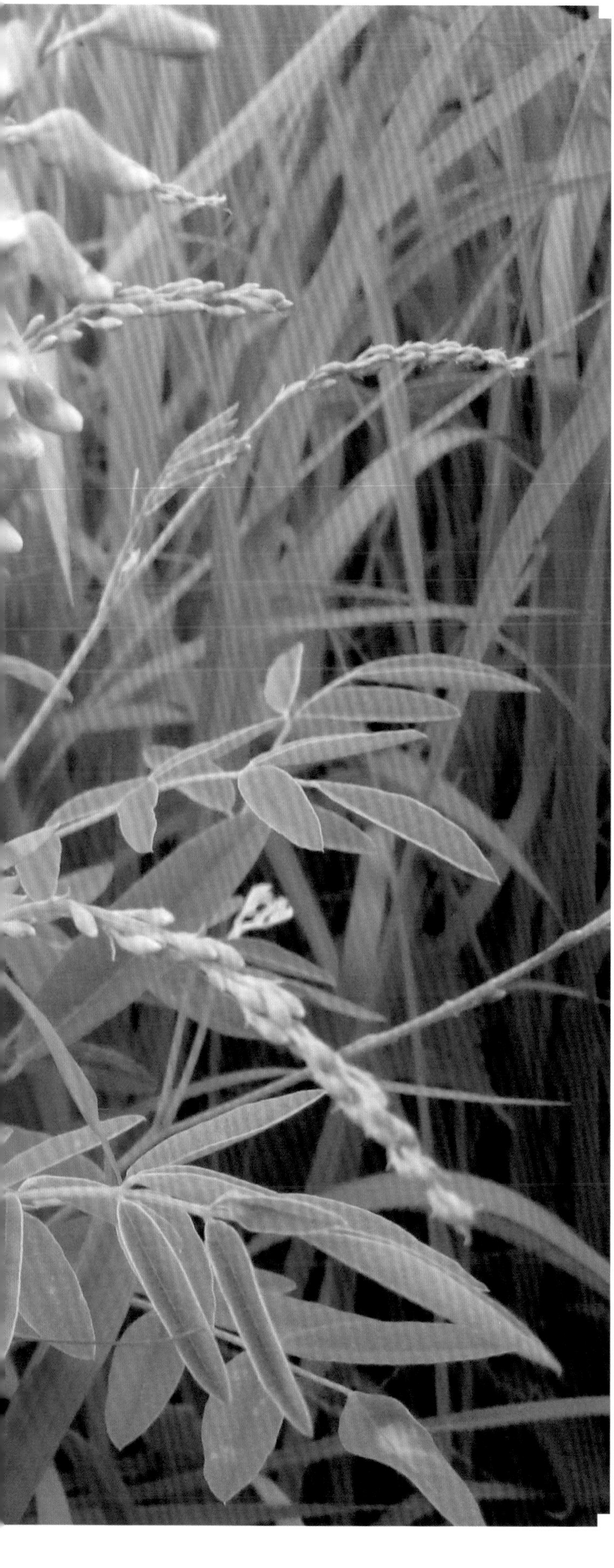

苦参

【壮药名】蒂裸。

【别　名】地参、苦骨、地骨、川参、牛参、凤凰爪、野槐根、山槐根。

【来　源】本品为豆科植物苦参 *Sophora flavescens* Ait. 的干燥根。

【性味归经】味苦，性寒。归心、肝、胃、大肠、膀胱经。

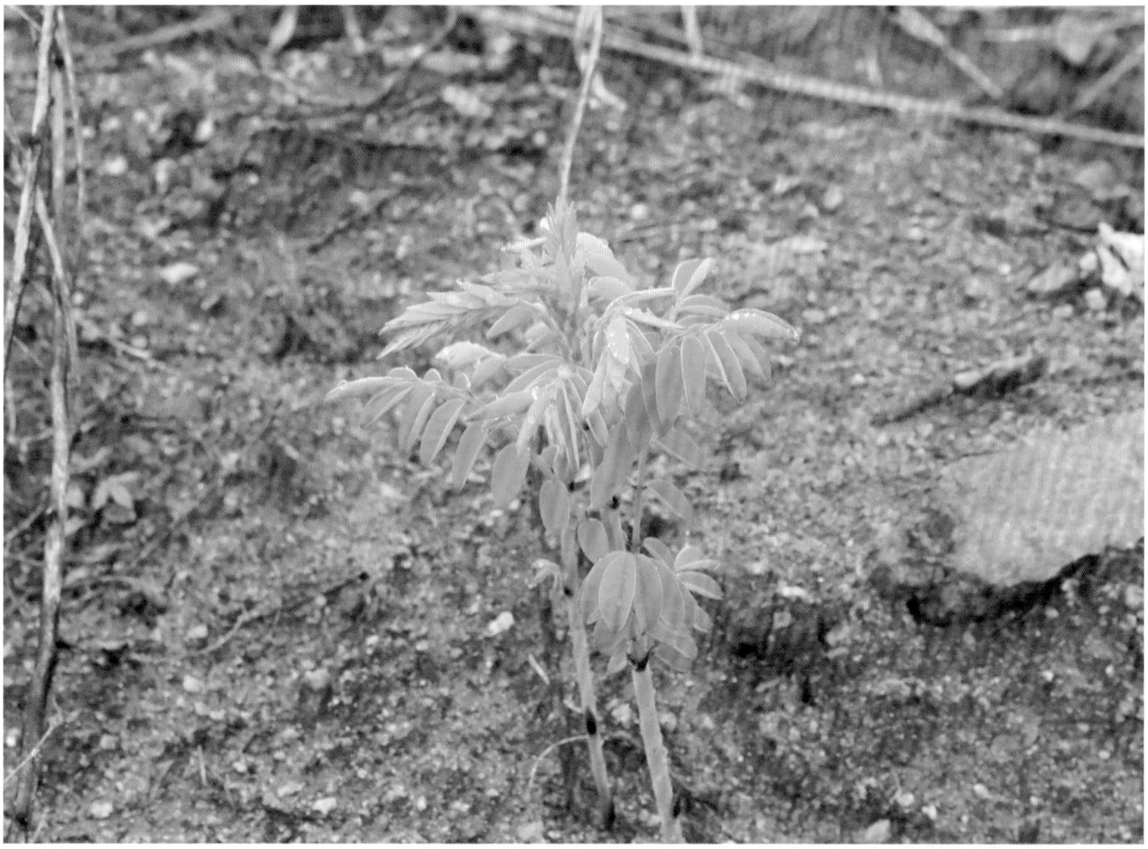

苦参

识别特征

小灌木，高达 3 m。幼枝青色，有疏毛。后变无毛。羽状复叶；小叶 25 ~ 29，披针形，长 2 ~ 3 cm，宽 1 ~ 3 cm，先端渐尖，基部圆形，下面密被平贴柔毛。总状花序顶生；花萼钟形，花冠淡黄色，旗瓣匙形，翼瓣无耳；雄蕊 10，仅基部愈合；雌蕊 1，子房柄被毛。荚果成熟时不开裂。于种子间微缢缩，呈串珠状，有种子 1 ~ 5 粒。花期 5—7 月，果期 7—9 月。

生境分布

生长于山坡、灌丛中。分布于山西、湖北、河南、河北、贵州等省区。

采收加工

秋季挖根，鲜用或晒干备用。

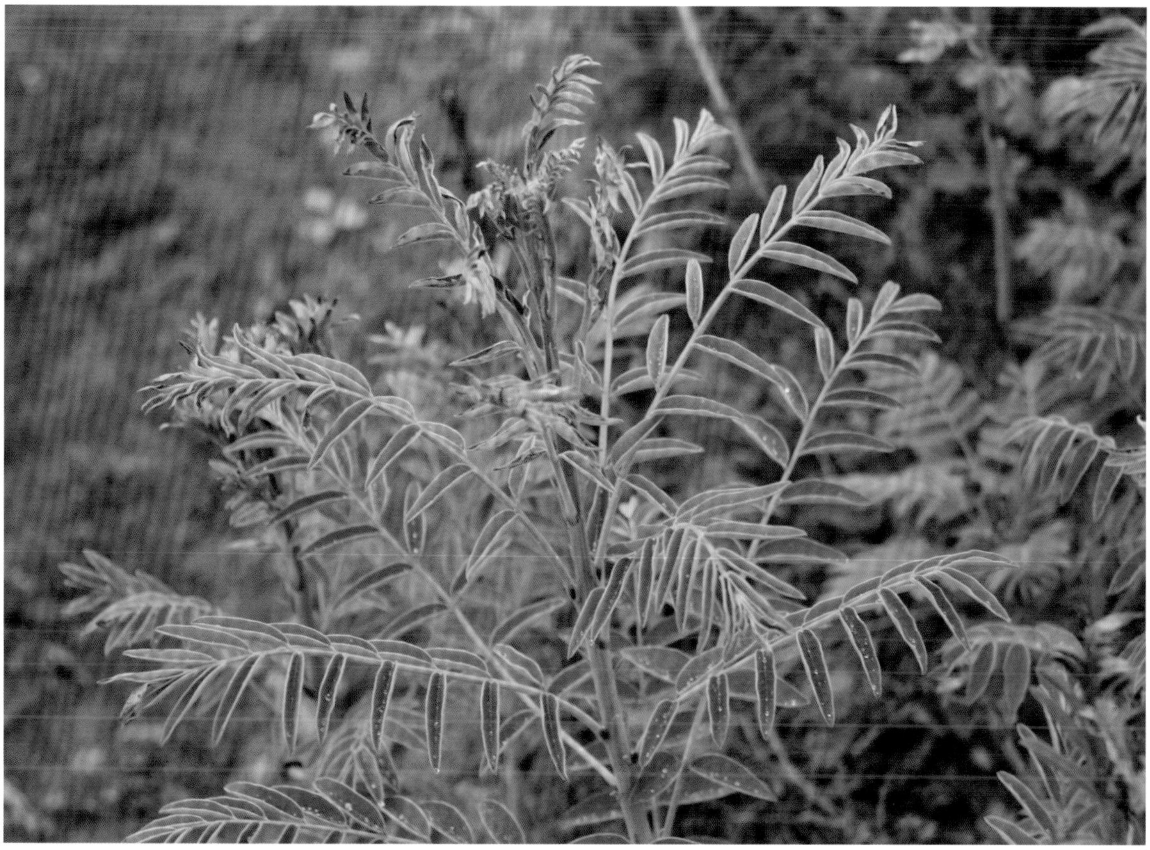

苦参

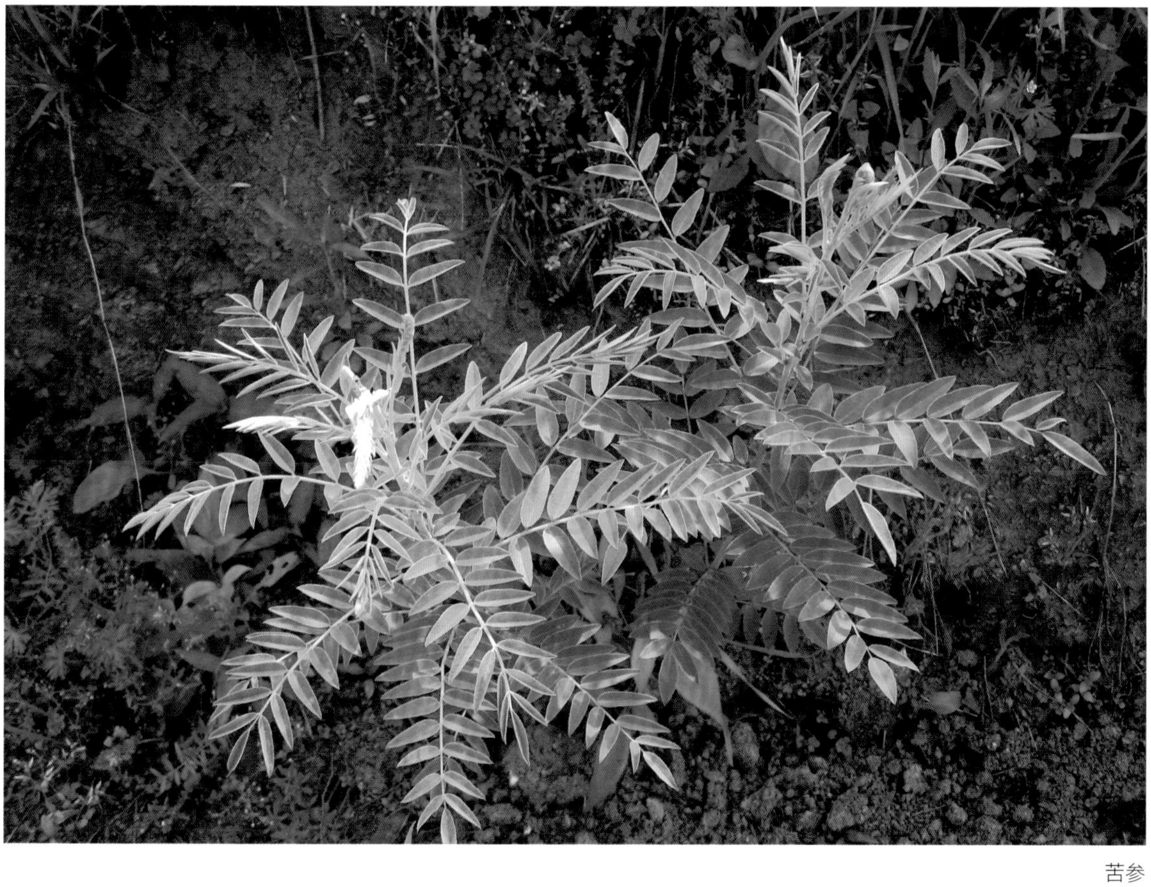

苦参

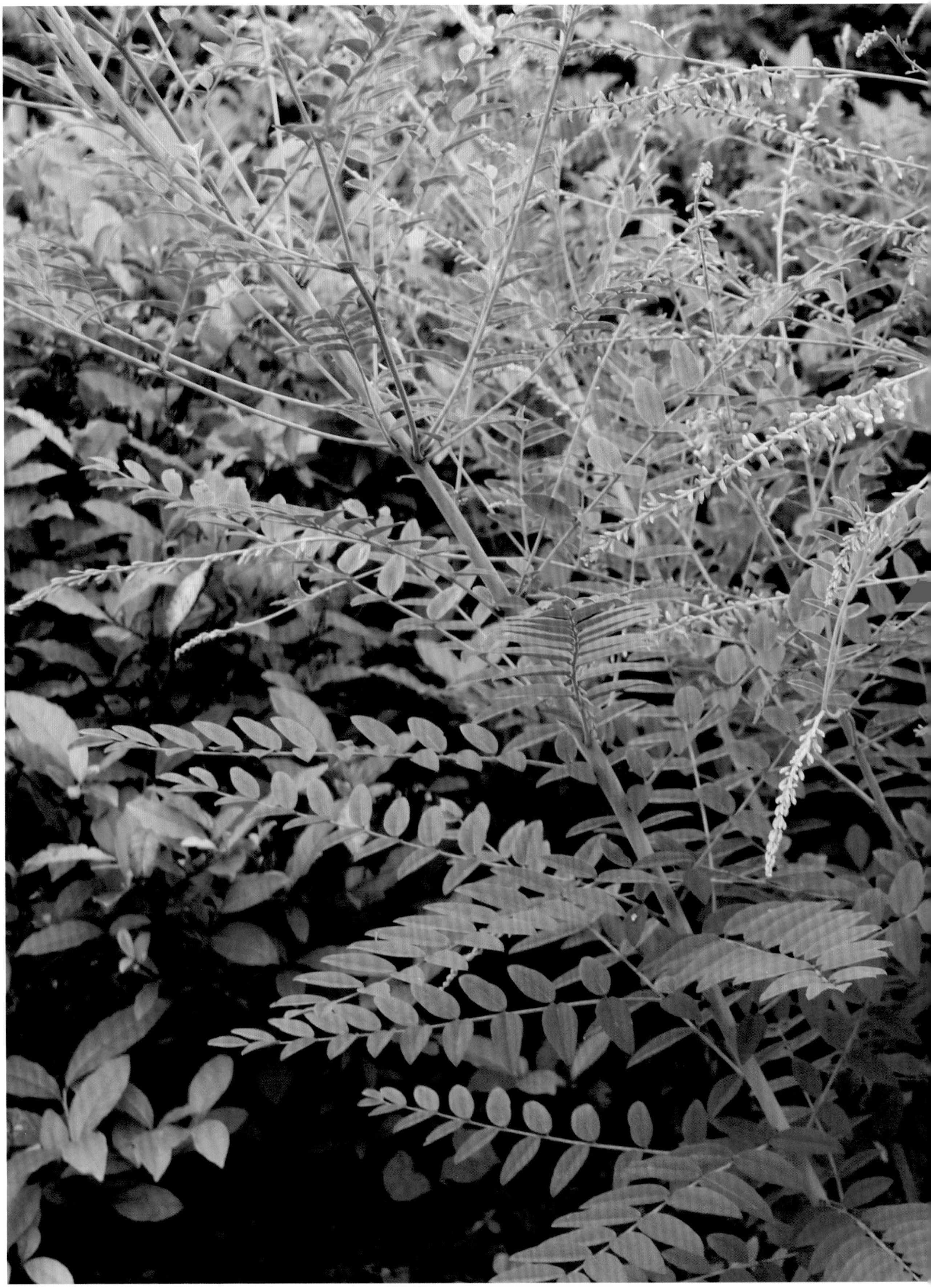

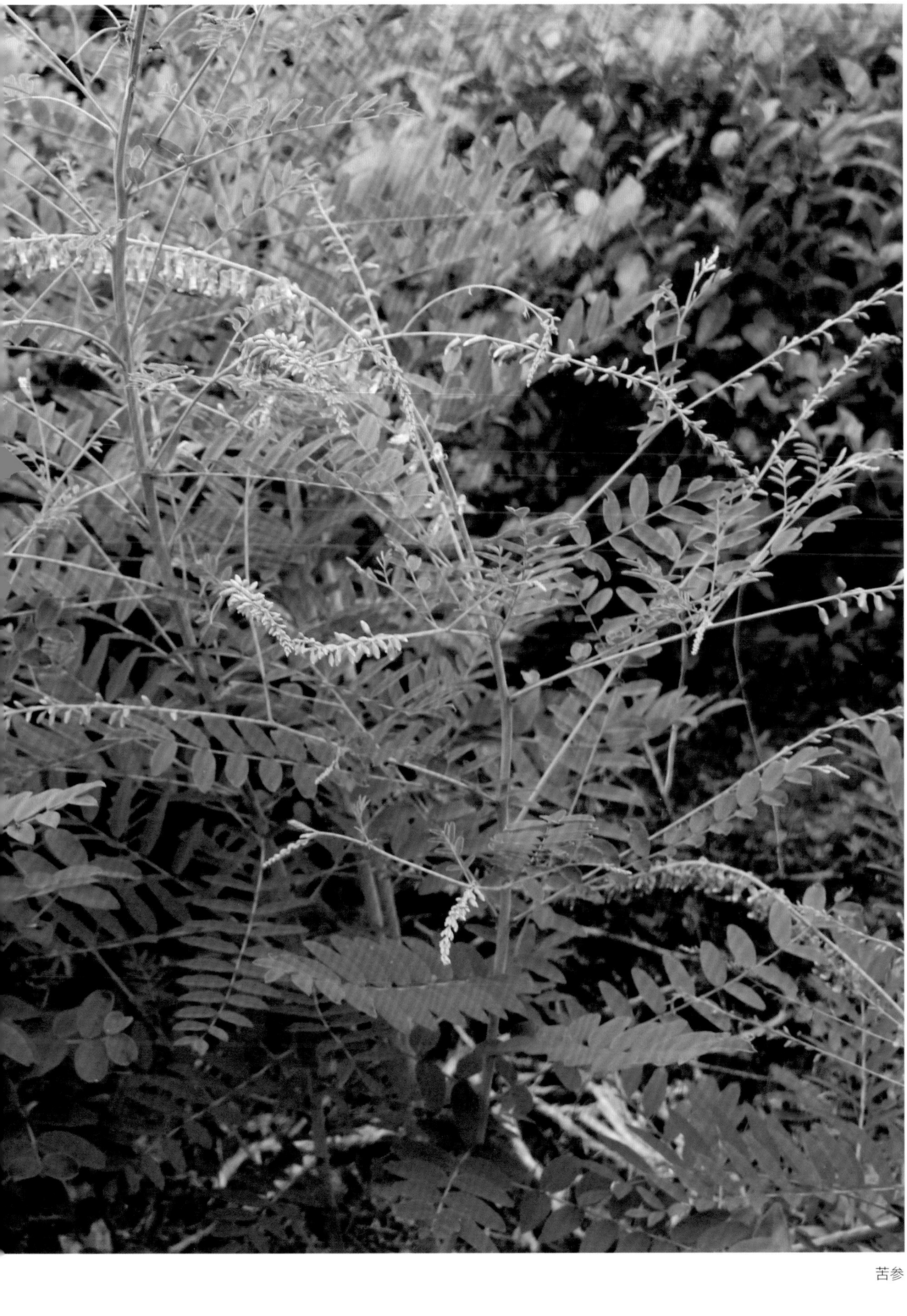

苦参

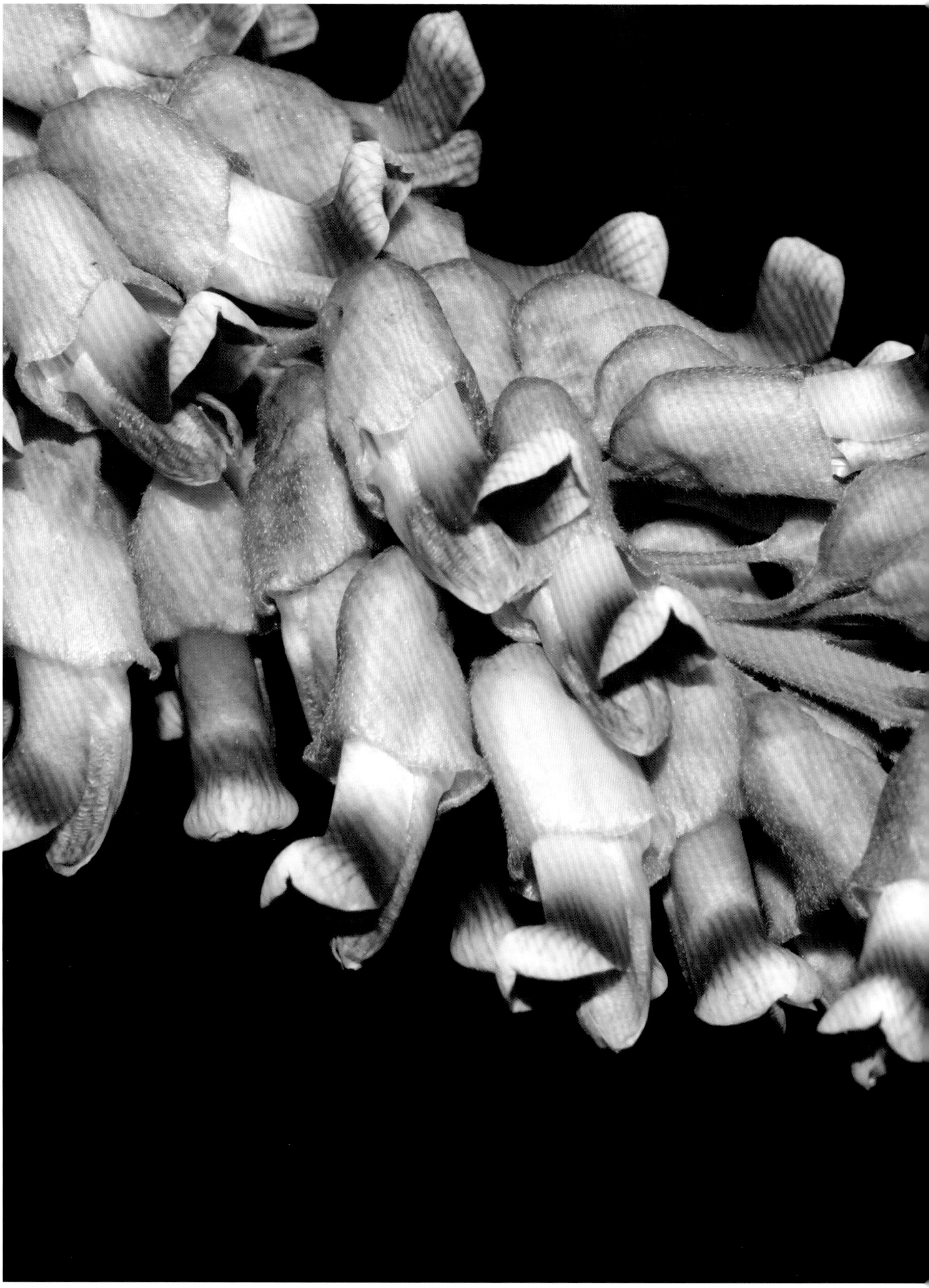

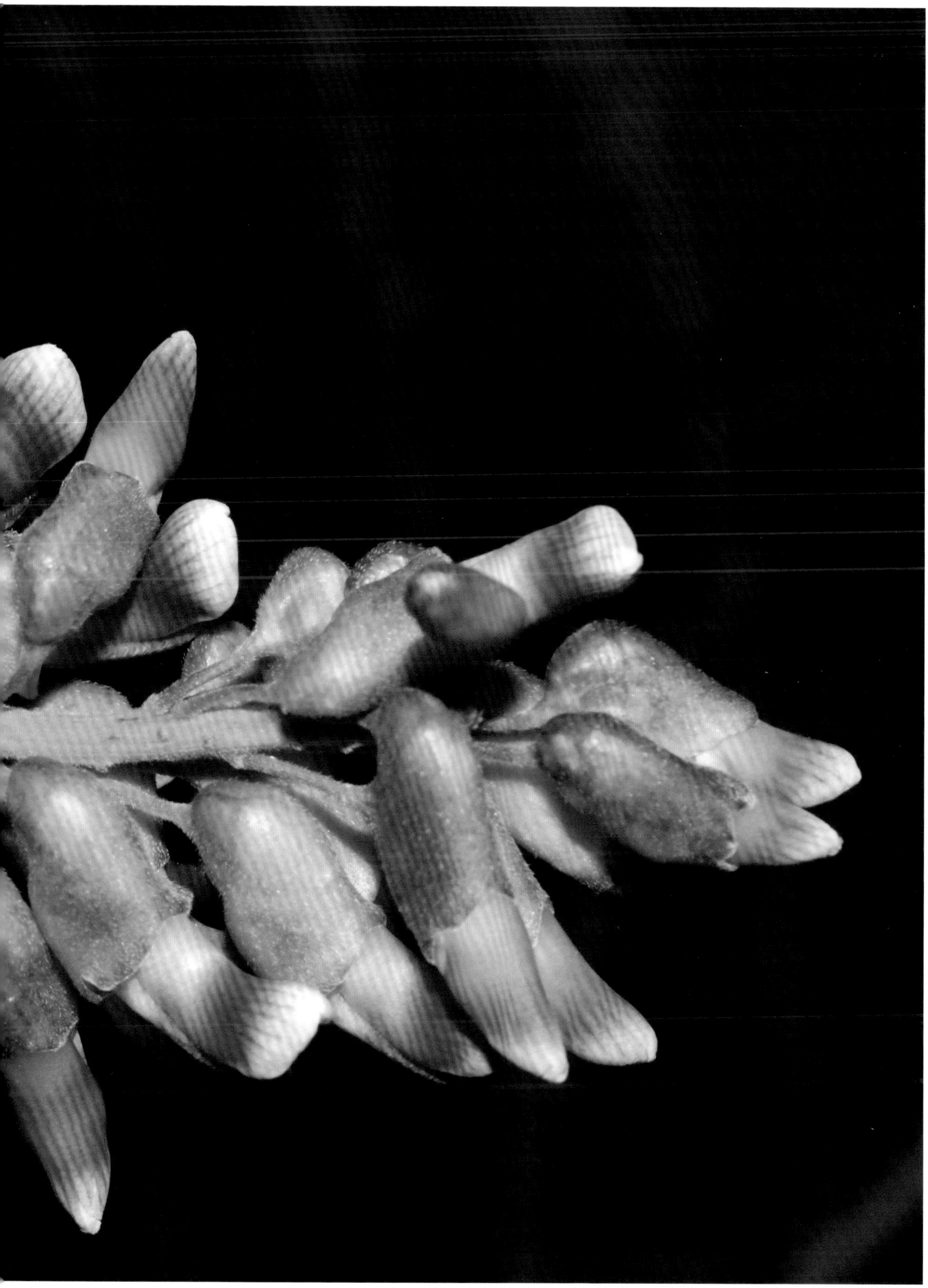

苦参

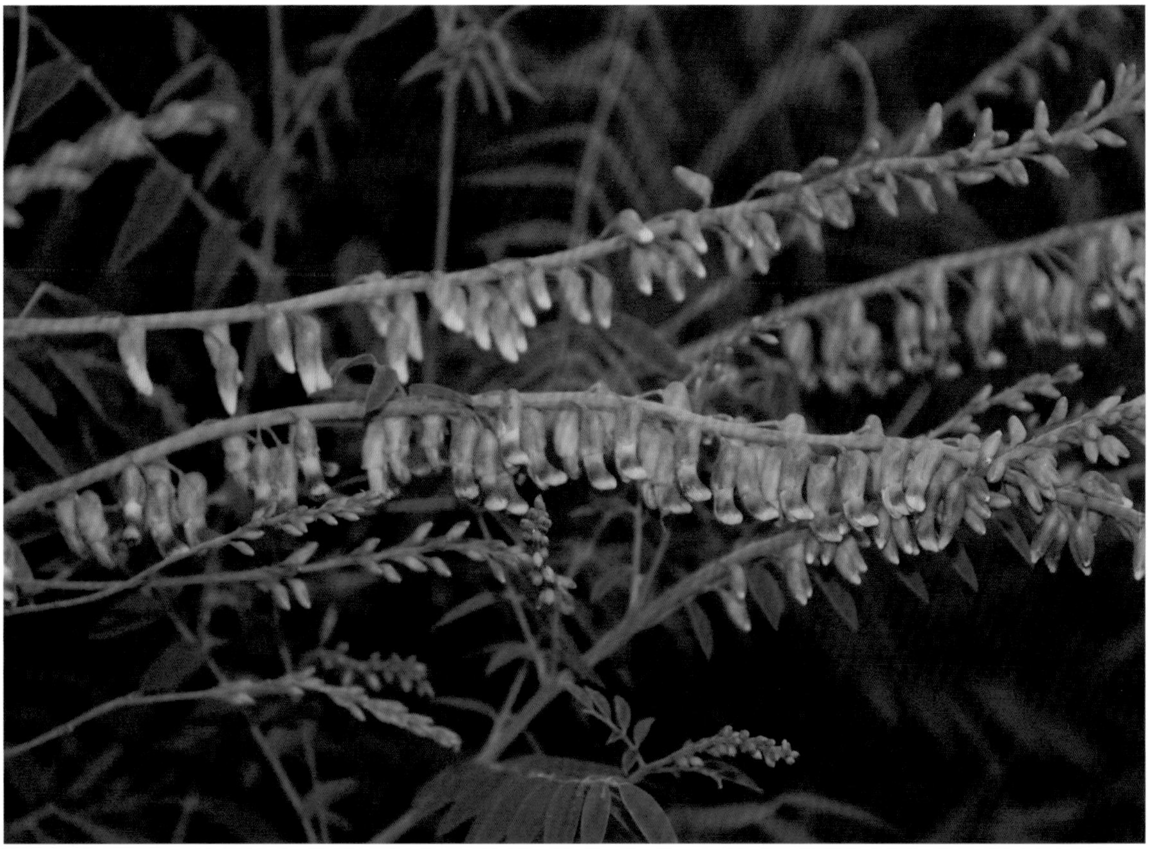

苦参

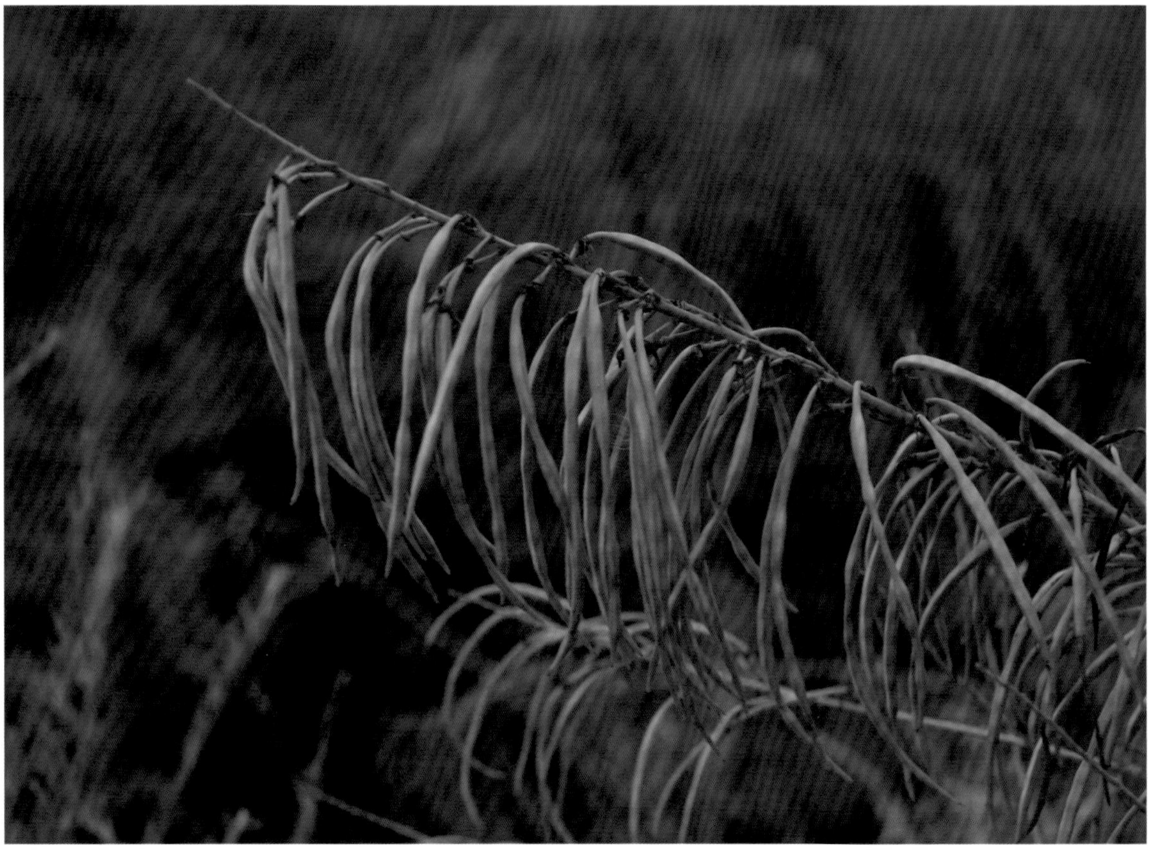

苦参

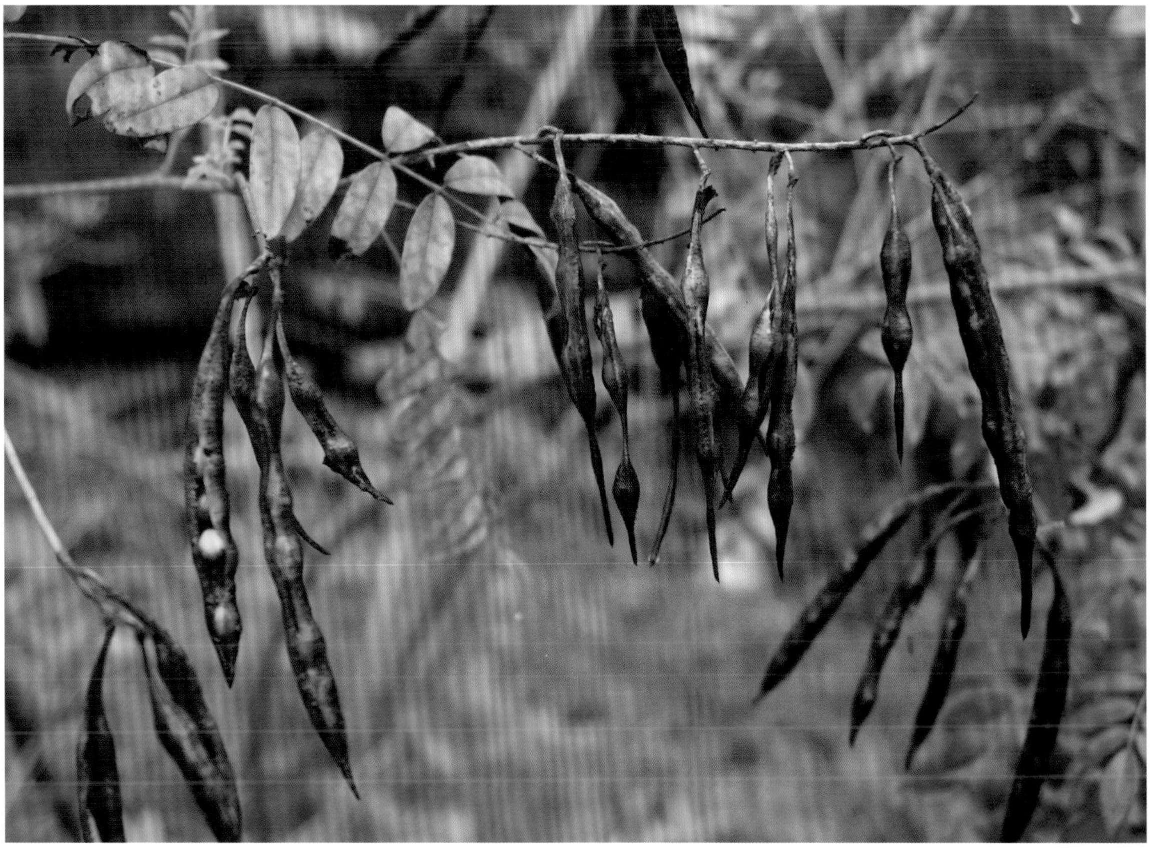

苦参

药材鉴别

本品根呈长圆柱形，下部常分枝，长 10 ~ 30 cm，直径 1 ~ 2.5 cm。表面棕黄色至灰棕色，具纵皱纹及横生皮孔。栓皮薄，破裂反卷，易剥落，露出黄色内皮。质硬，不易折断，折断面纤维性。切片厚 3 ~ 6 mm，切面黄白色，具放射状纹理。气微，味苦。

功效主治

清热燥湿，杀虫，利尿。主治热痢，便血，黄疸，赤白带下，阴肿阴痒，湿疹，湿疮，皮肤瘙痒；外治滴虫性阴道炎。

用法用量

内服：3 ~ 15 g，煎汤；或入丸、散服。外用：适量，煎水熏洗；或研末敷；或泡酒搽。

民族药方

1．皮肤瘙痒　苦参根粉末适量。以香油或菜油调搽患处。亦可用适量药材切片煎水洗全身皮肤。

2．红痢、赤白带下 苦参 30 g。水煎服。

3．阴道毛滴虫所致外阴瘙痒 苦参 30 g，蛇床子 15 g，川椒 6 g。煎水洗。

4．肠风下血 苦参 10 g（用酒喷火烤，再喷再烤，直至焦黄）。煨水服。

5．肝炎 苦参、赤小豆各 1 g。研细末，用少许吹鼻孔，每日 1 次。

6．驱蛔虫 苦参、苦楝皮、隔山消、大火草根、川谷米根各 2 g。研细末，加红糖制成丸，每次 5 粒，晨服，连服 3 日。

7．梅毒，麻风 苦参、苍耳草、马鞭草各 40 g。泡酒 1500 ml，早、晚各服 10 ml。

8．阴痒，毒疮 苦参适量。煨水洗患处。

9．风热感冒 苦参 5 ~ 10 g。研细末，开水吞服。

10．未成熟热，流行性感冒 苦参、土木香各 50 g，珍珠杆 25 g，山柰 12.5 g。制成煮散剂，水煎服，每次 3 ~ 5 g，每日 1 ~ 2 次。

使用注意

脾胃虚寒者禁服。

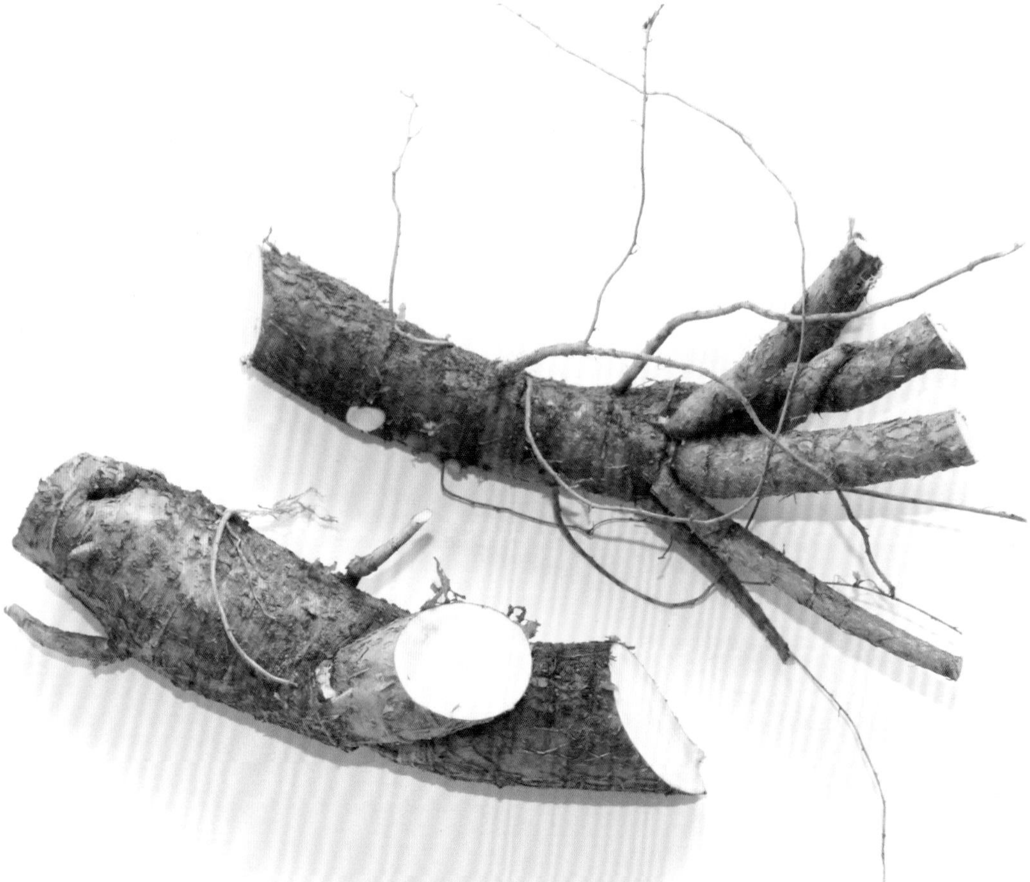

苦参药材

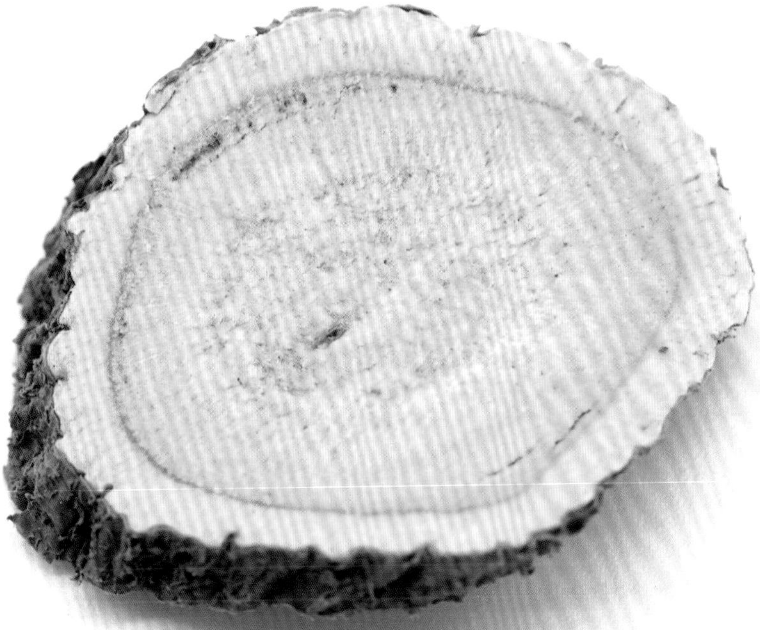

苦参药材

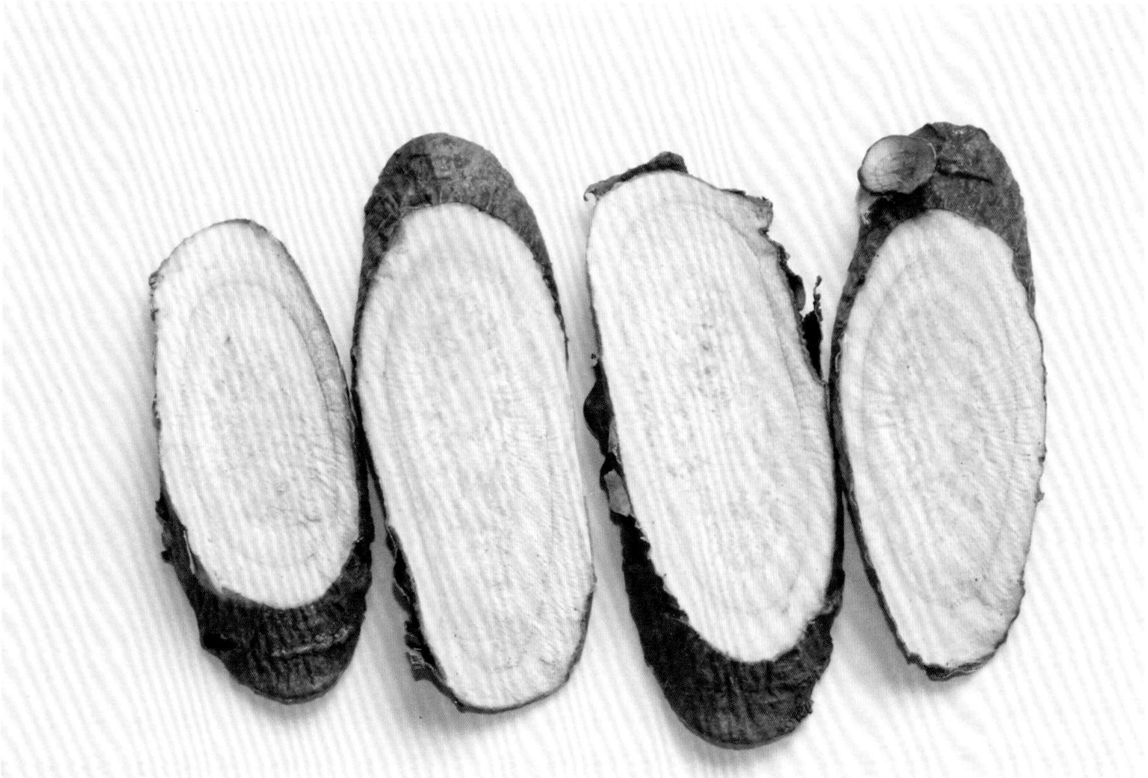

苦参药材

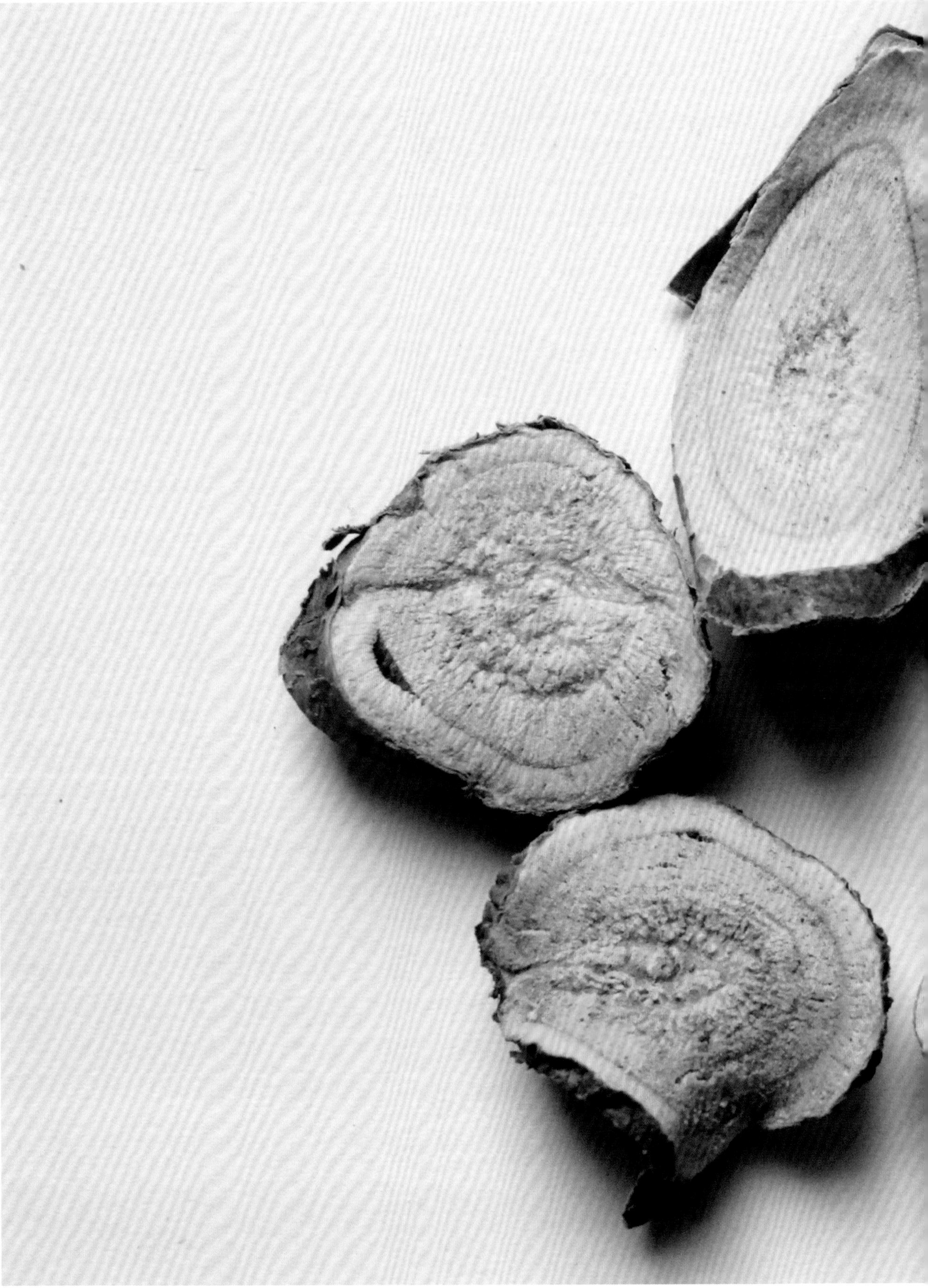

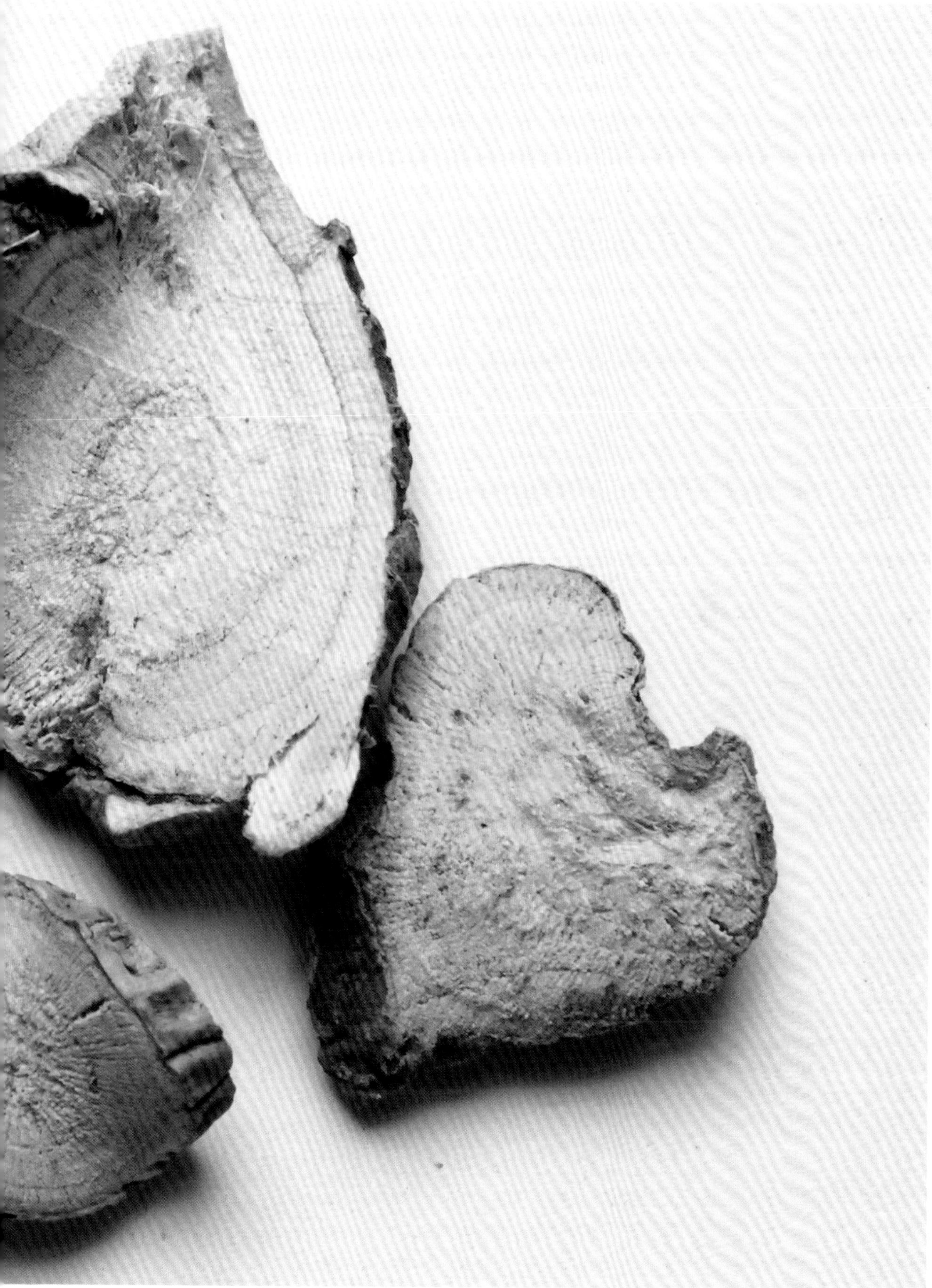

苦参饮片

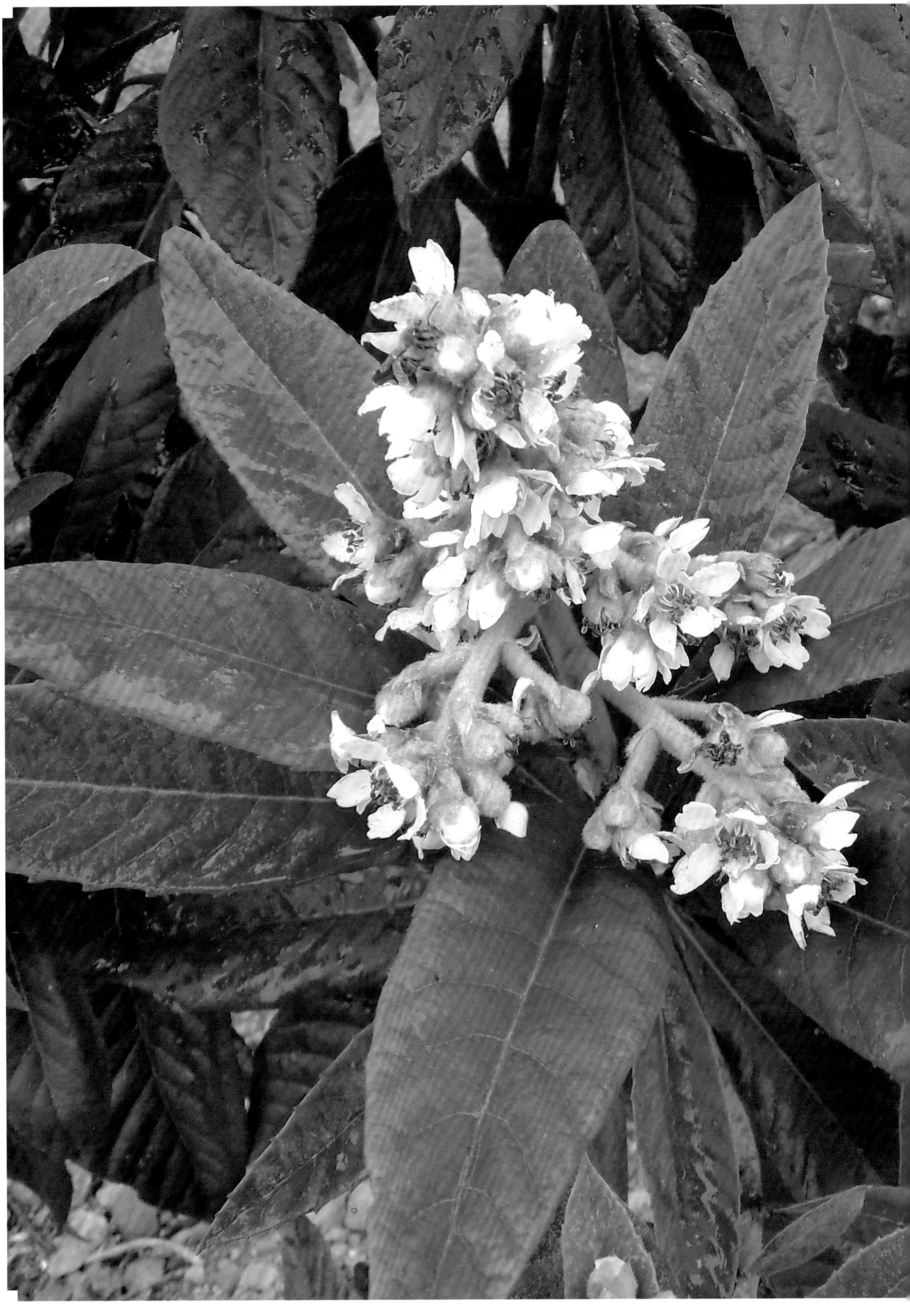

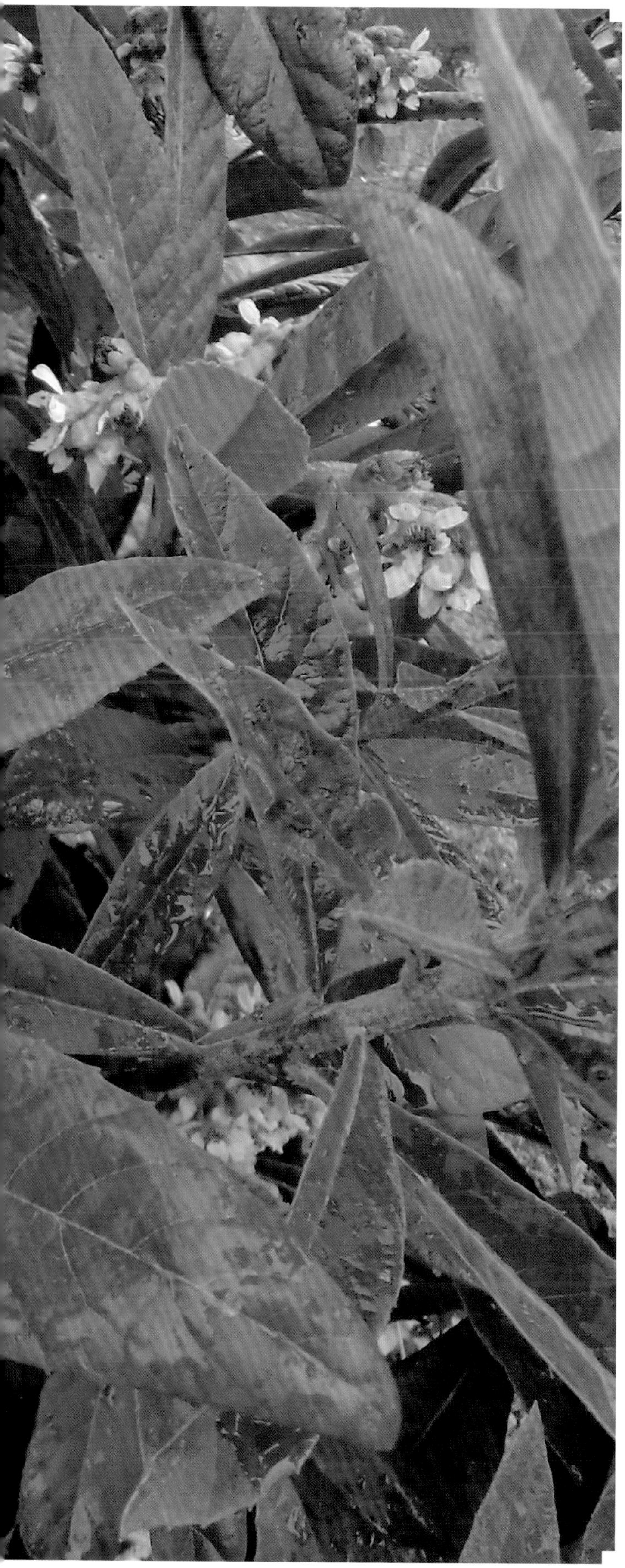

枇杷叶

【壮药名】榍比巴。

【别　名】杷叶、巴叶、无忧扇、芦桔叶、蜜枇杷叶、炙枇杷叶。

【来　源】本品为蔷薇科植物枇杷 *Eriobotrya japonica*（Thunb.）Lindl. 的干燥叶。

【性味归经】苦，微寒。归肺、胃经。

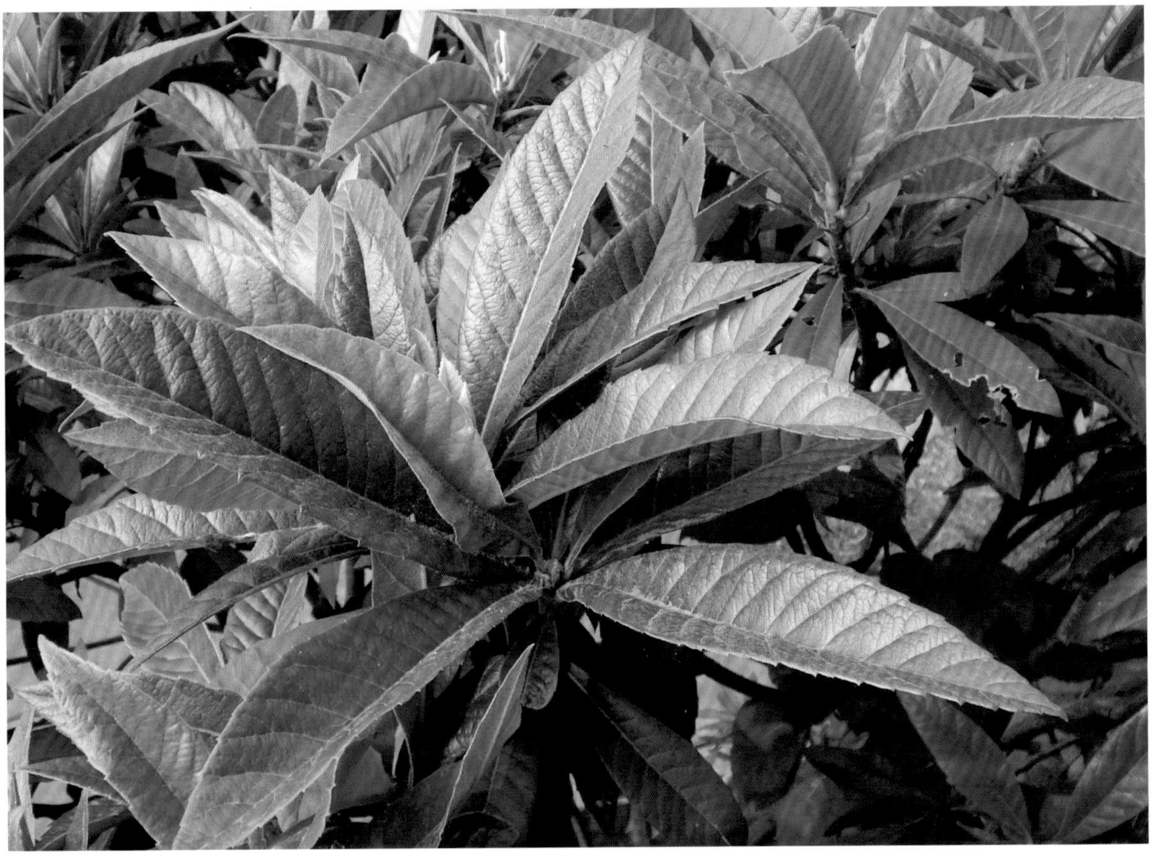

枇杷

识别特征

常绿小乔木，高 3 ~ 8 m，小枝粗壮，被锈色绒毛。单叶互生，叶片革质，长椭圆形至倒卵状披针形，长 15 ~ 30 cm，宽 4 ~ 7 cm，先端短尖，基部楔形，边缘有疏锯齿，上面深绿色有光泽，下面密被锈色绒毛，侧脉 11 ~ 21 对，直达锯齿顶端；叶柄极短或无柄；托叶 2 枚，大且硬，三角形，渐尖。花每数十朵聚合为顶生圆锥花序，花序有分枝，密被绒毛；苞片凿状，有褐色绒毛；花萼 5 浅裂，萼管短，密被绒毛；花瓣 5，白色，倒卵形，内面近基部有毛；雄蕊 20 ~ 25；子房下位，5 室，每室有胚珠 2 枚，花柱 5，柱头头状。果为浆果状，圆形或近圆形，黄色或橙黄色；核数颗，圆形或扁圆形，棕褐色。花期 9—11 月，果期翌年 4—5 月。

生境分布

常栽种于村边、平地或坡边。全国大部分地区均有栽培。主要分布于广东、江苏、浙江、福建、湖北等省区。

采收加工

全年均可采收，晒干，刷去毛，切丝生用或蜜炙用。

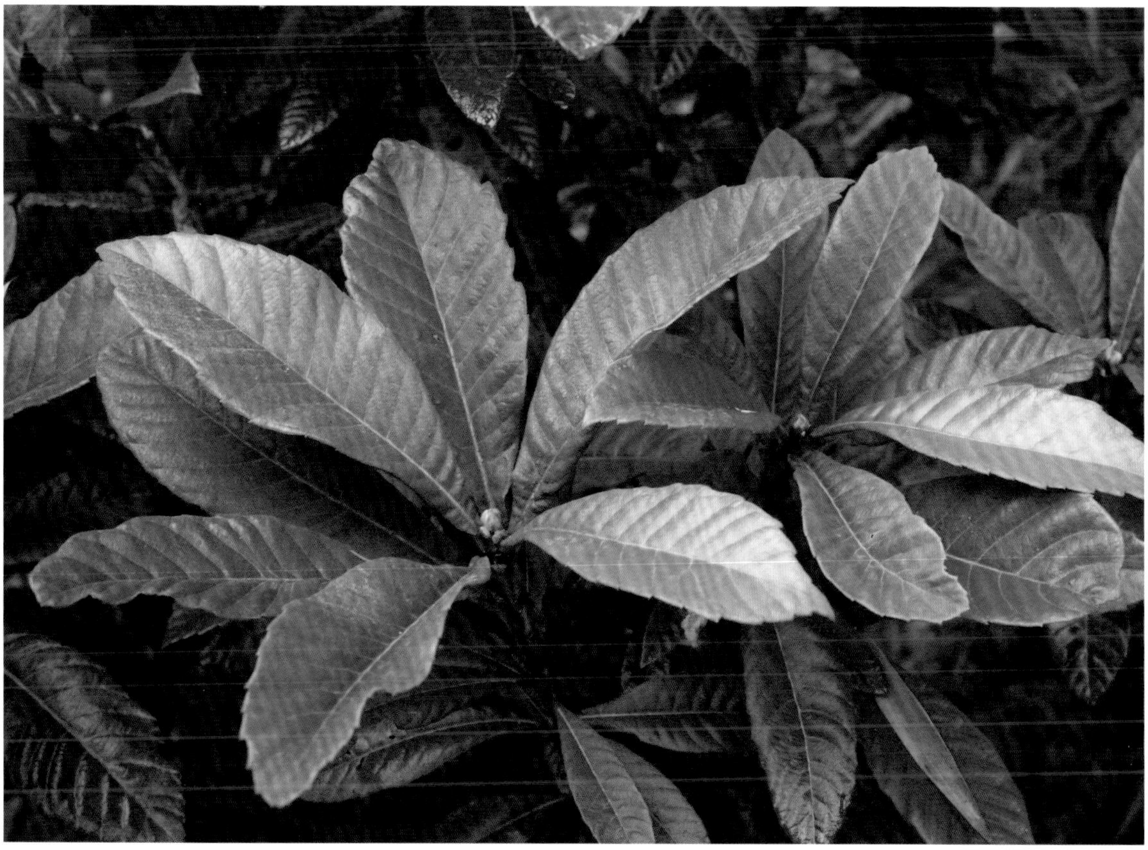

枇杷

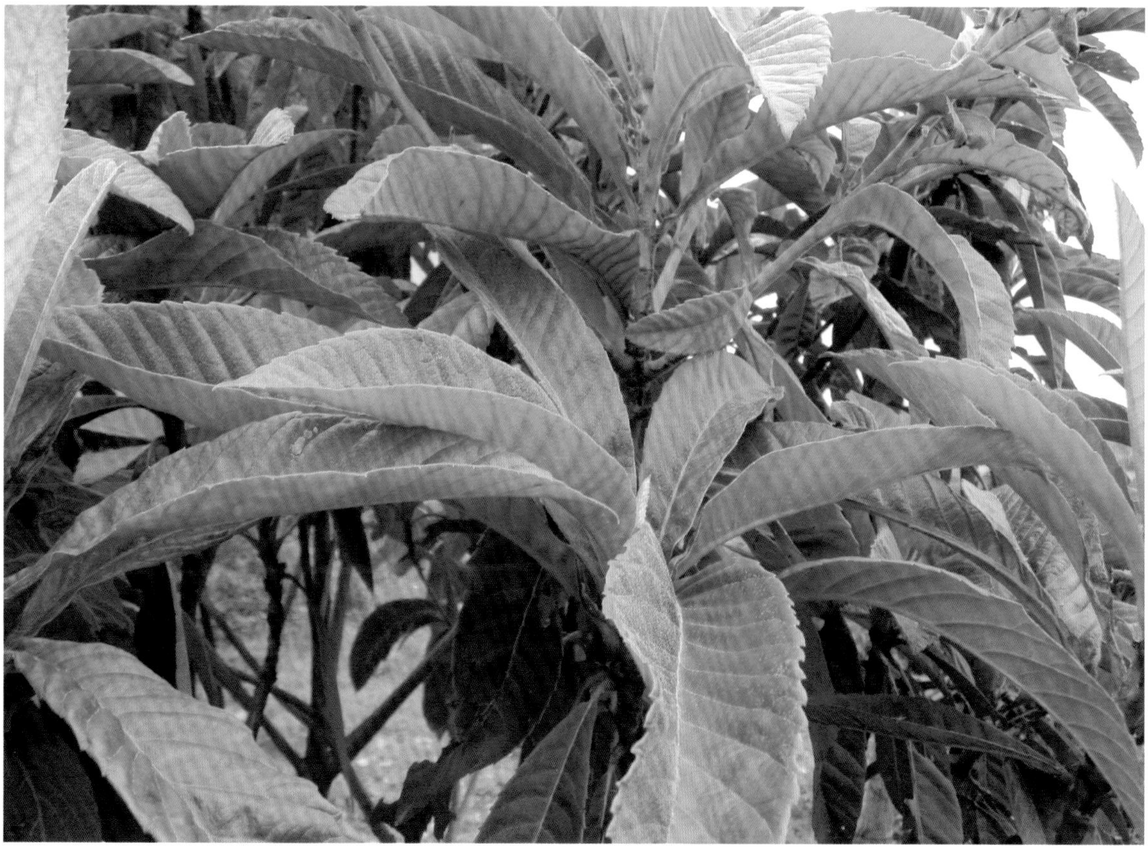

枇杷

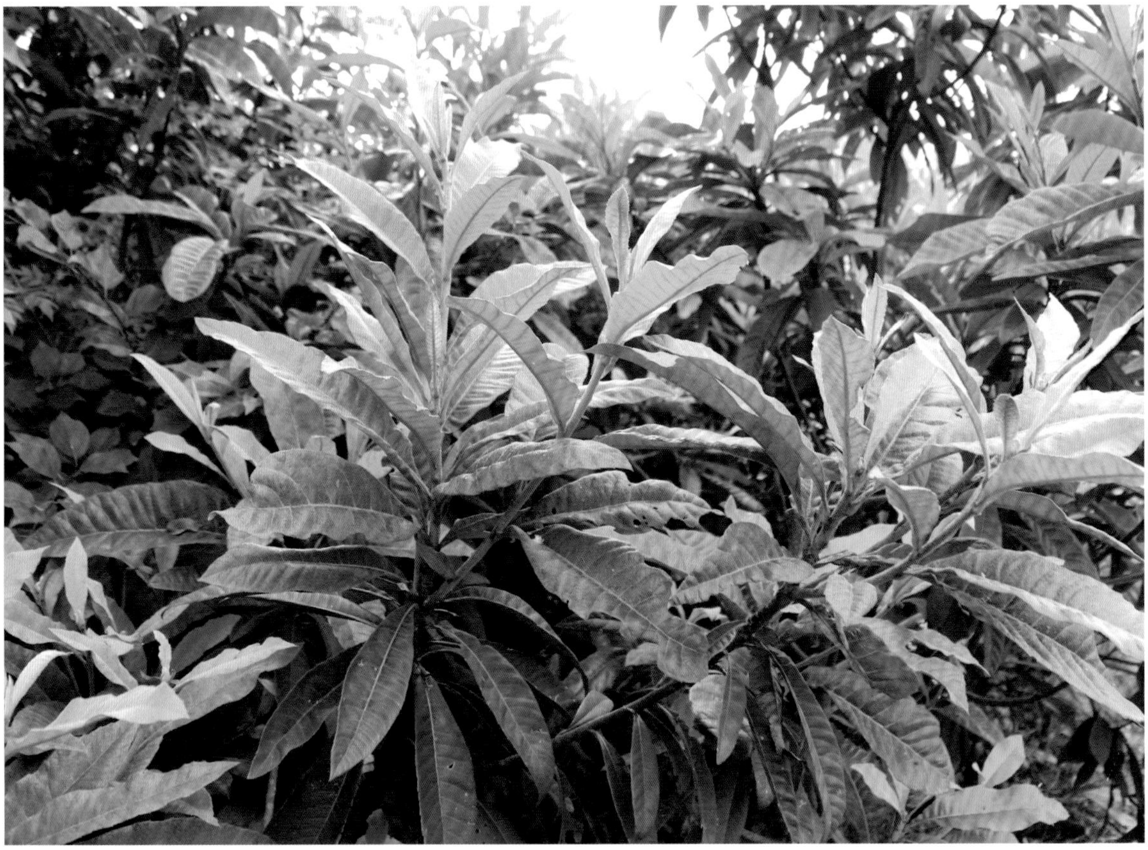

枇杷

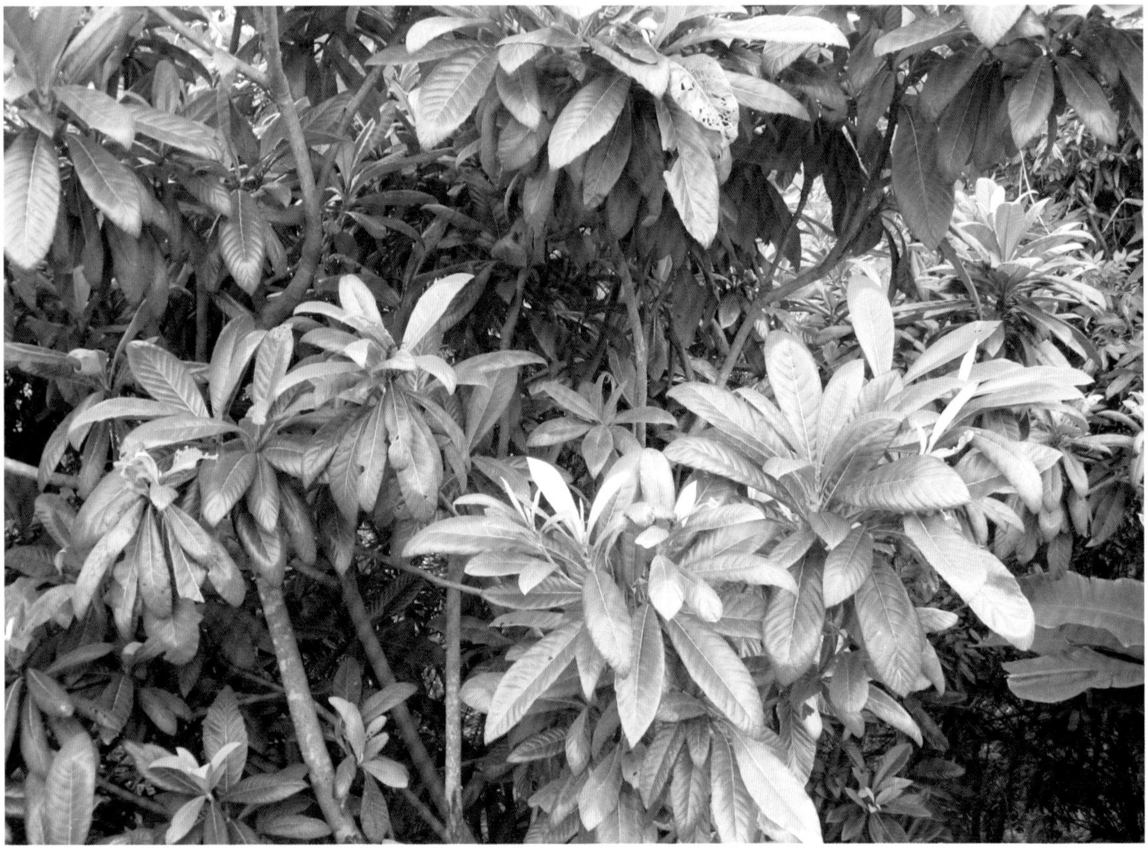

枇杷

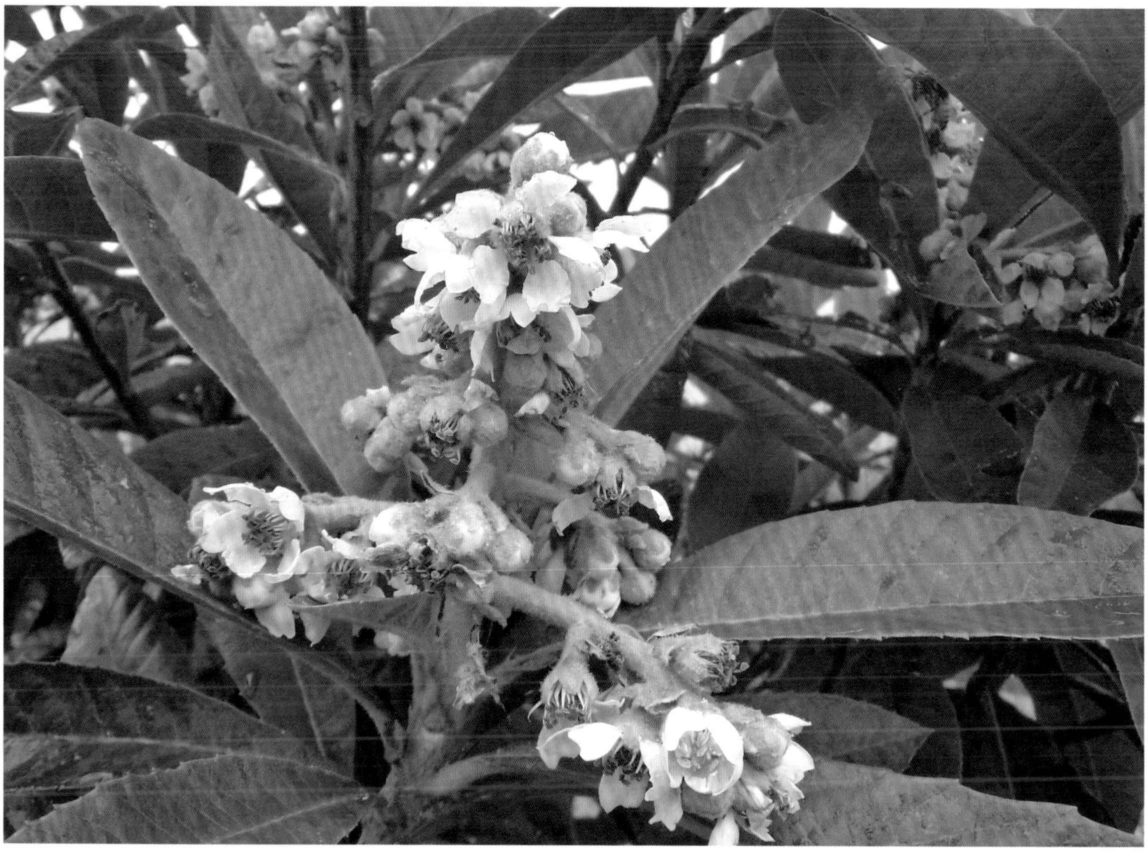

枇杷

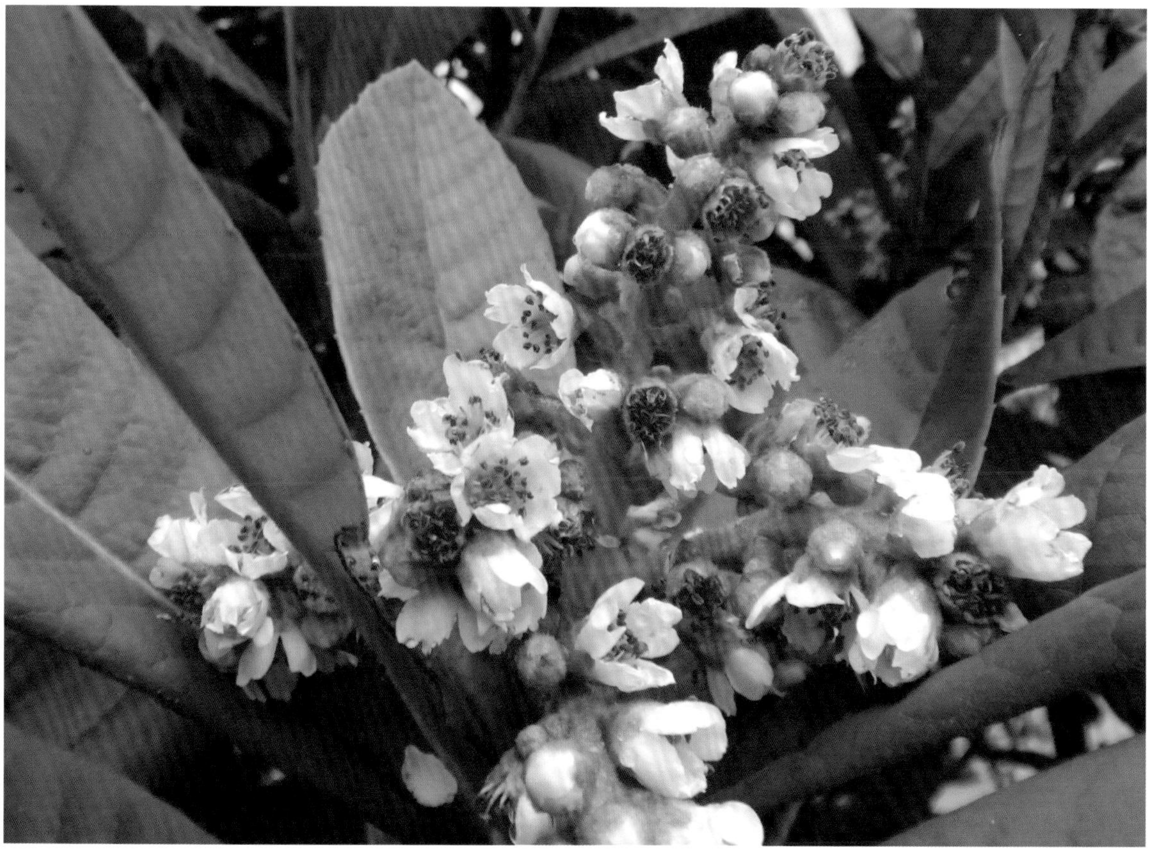

枇杷

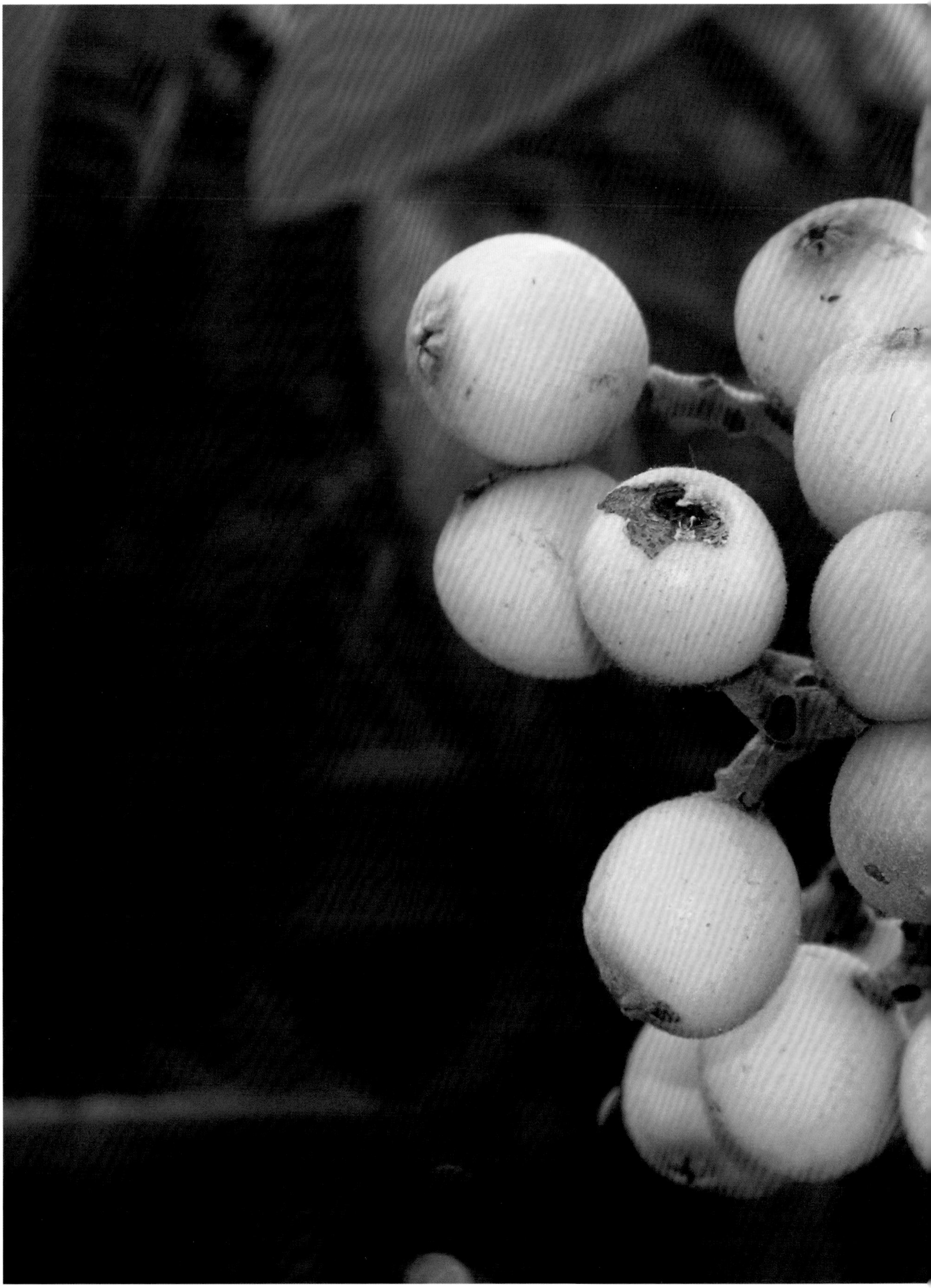

枇杷叶

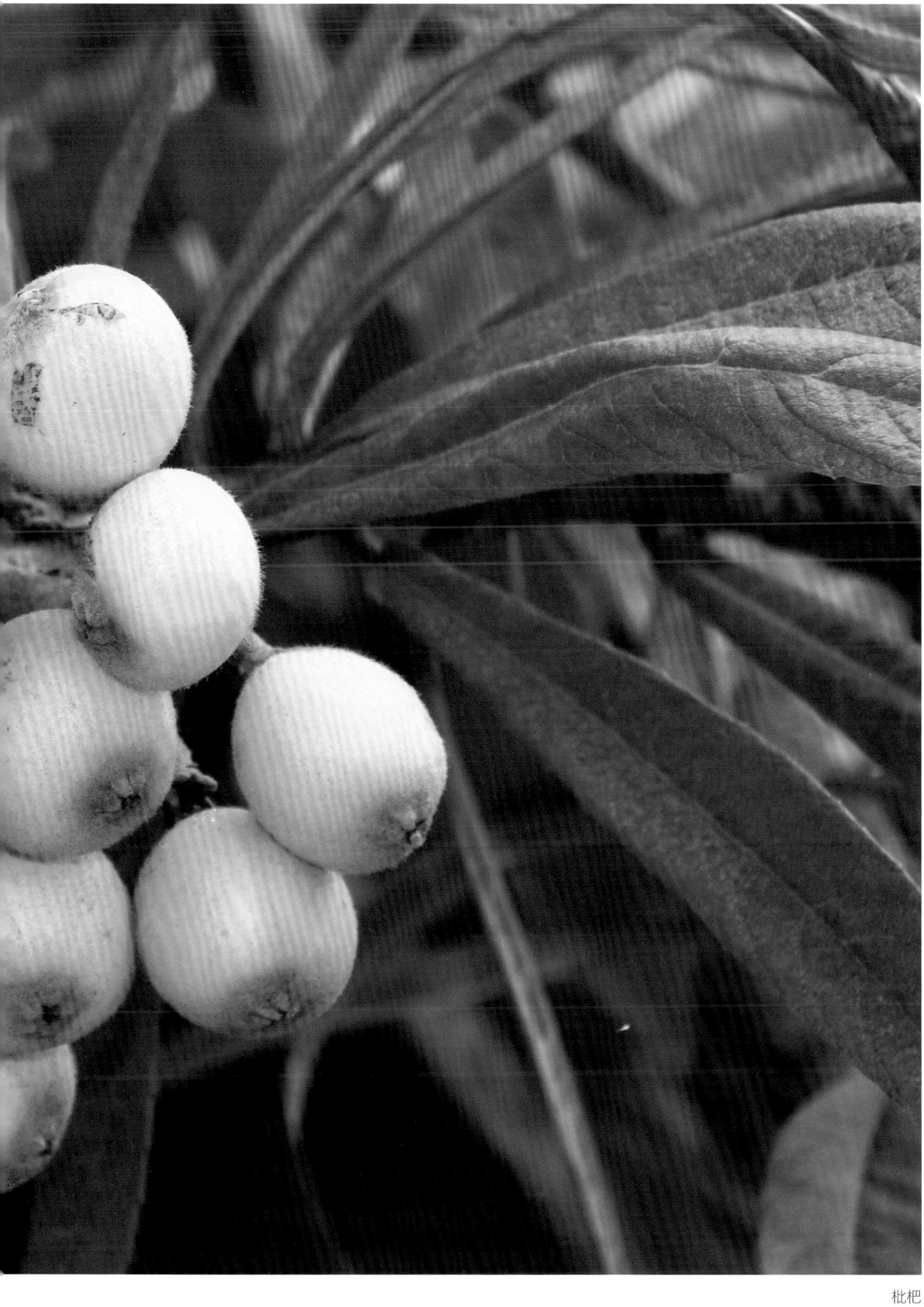

枇杷

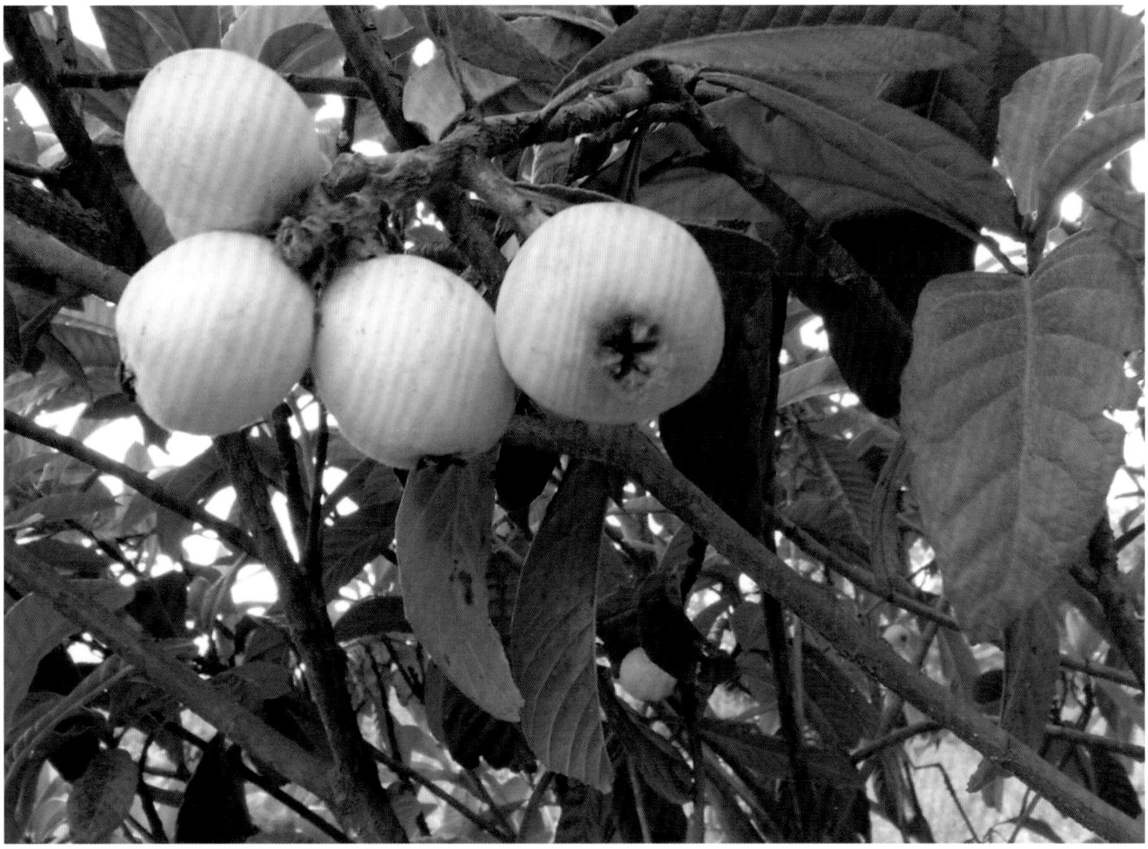
枇杷

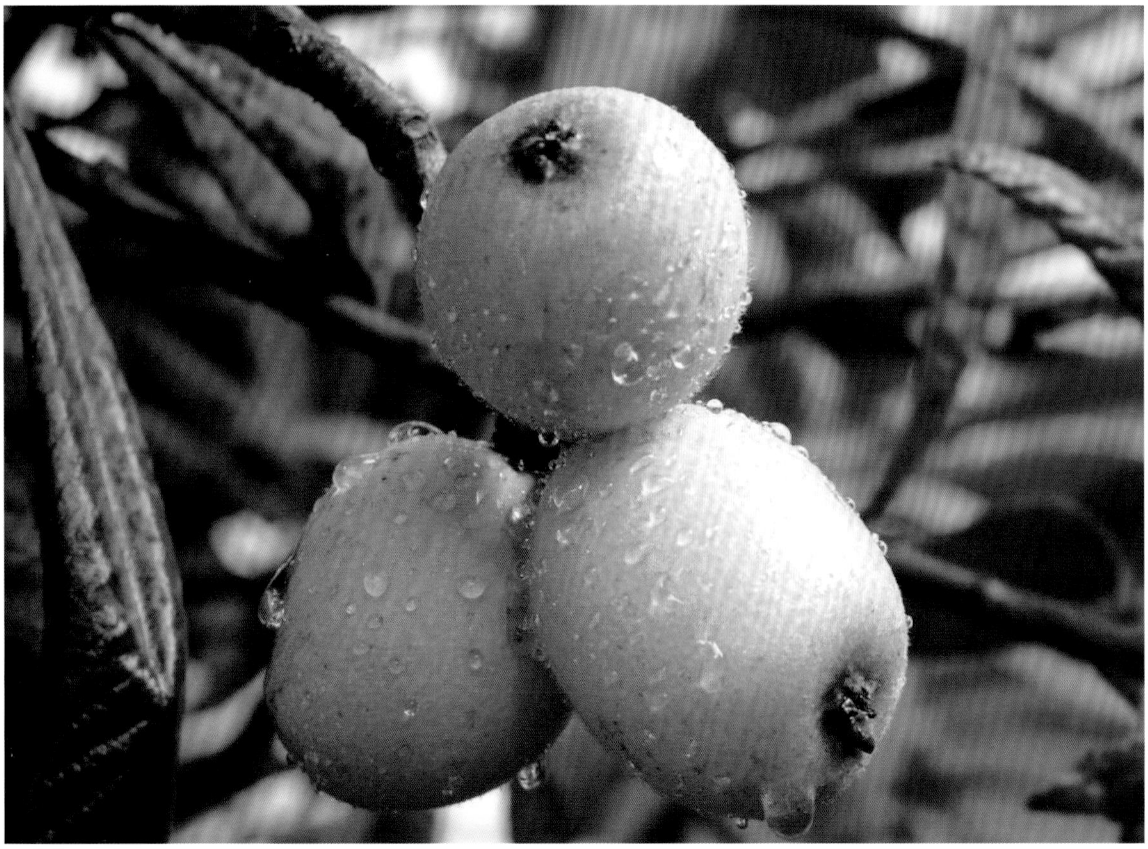
枇杷

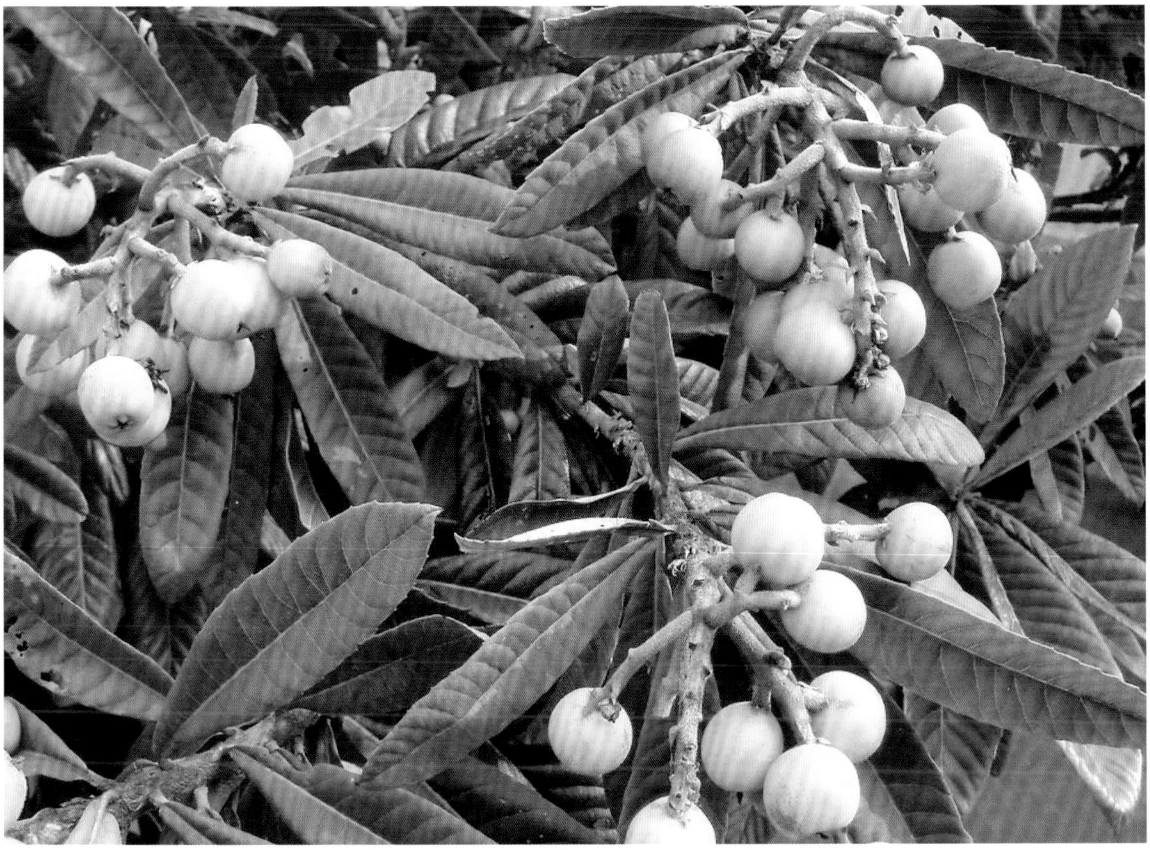

枇杷

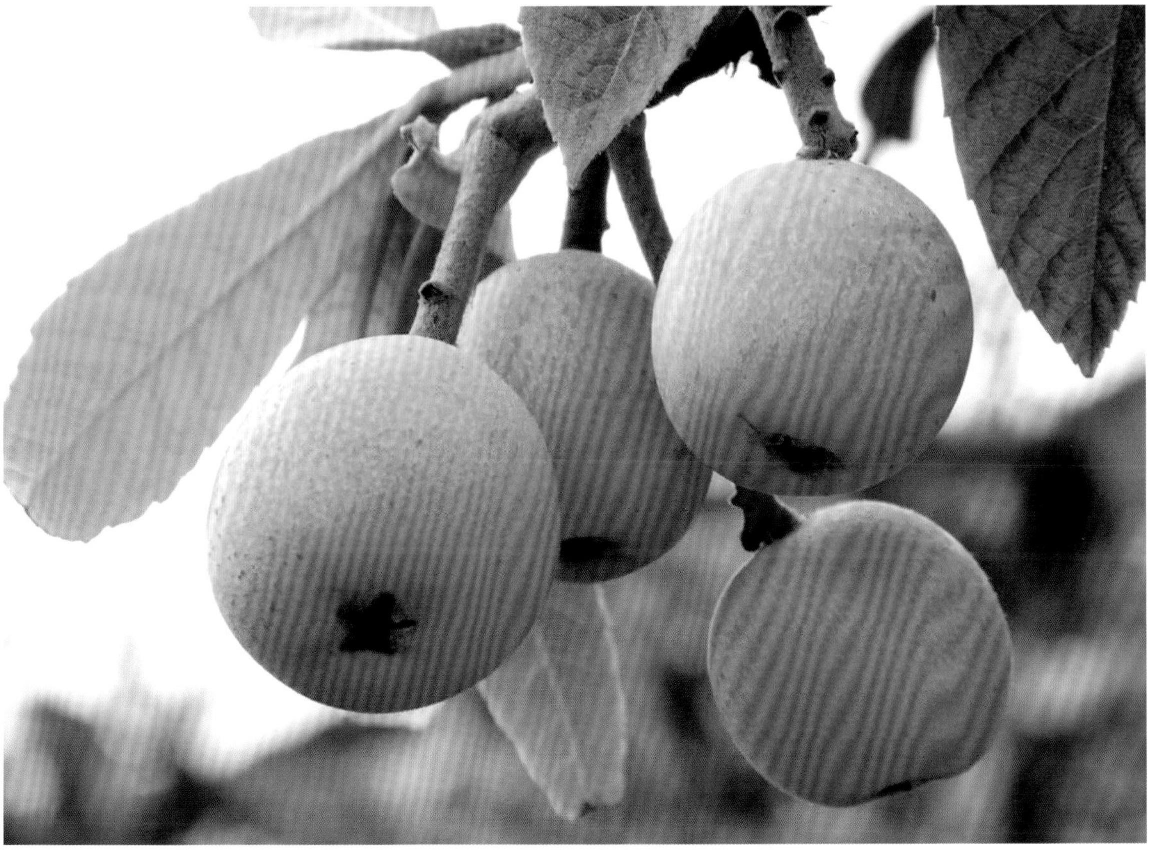

枇杷

药材鉴别

本品呈长圆形或倒卵形，长 12 ~ 30 cm，宽 4 ~ 9 cm。先端尖，基部楔形，边缘有疏锯齿，近基部全缘。上表面灰绿色、黄棕色或红棕色，较光滑；下表面密被黄色绒毛，主脉于下表面显著突起，侧脉羽状；叶柄极短，被棕黄色绒毛。革质而脆，易折断。气微，味微苦。以叶大、色灰绿、不破碎者为佳。

功效主治

清肺止咳，降逆止呕。主治肺热咳嗽，气逆喘急，胃热呕逆，烦热口渴。

用法用量

内服：6 ~ 10 g，煎服。止咳宜炙用，止呕宜生用。

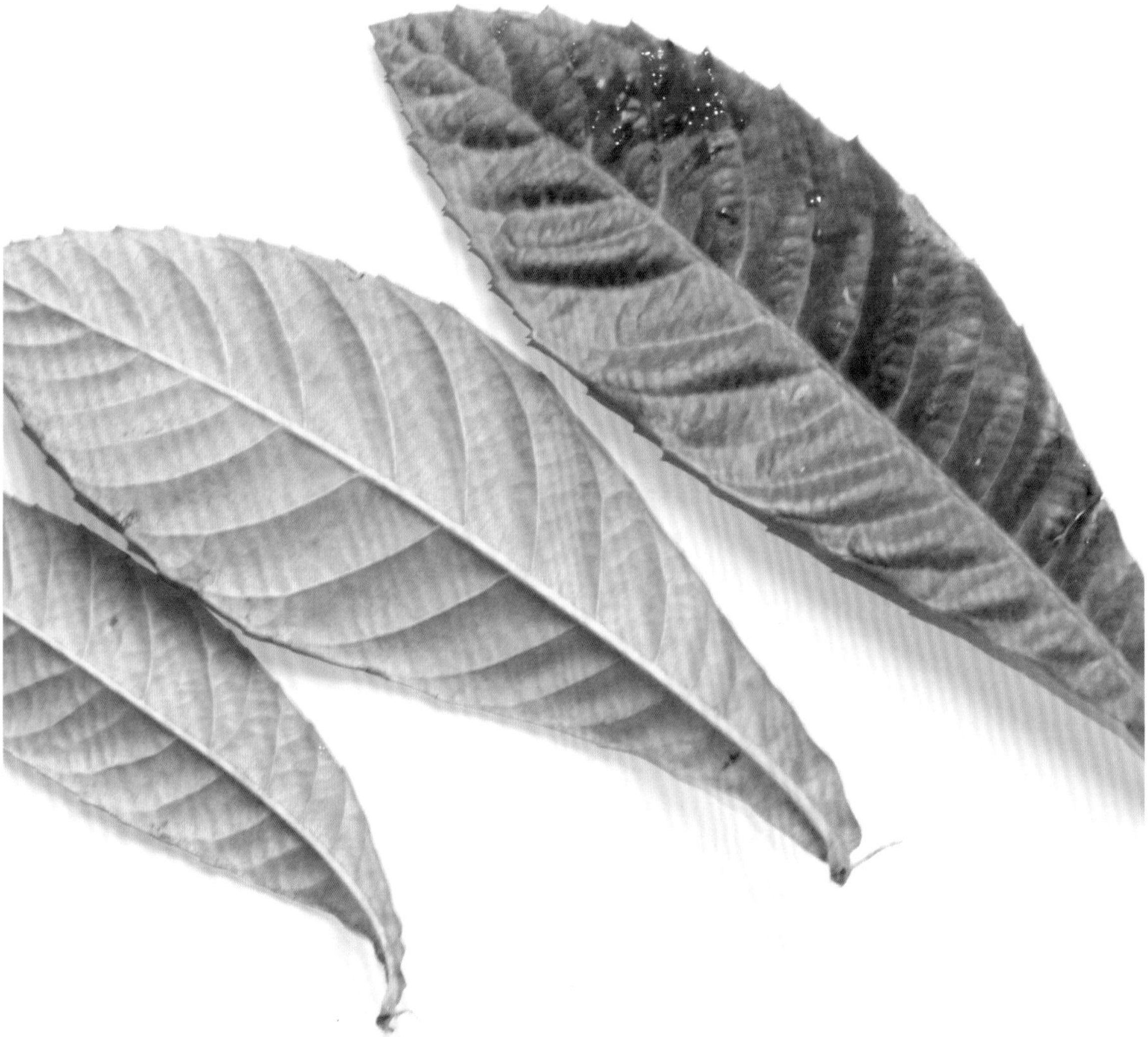

枇杷叶药材

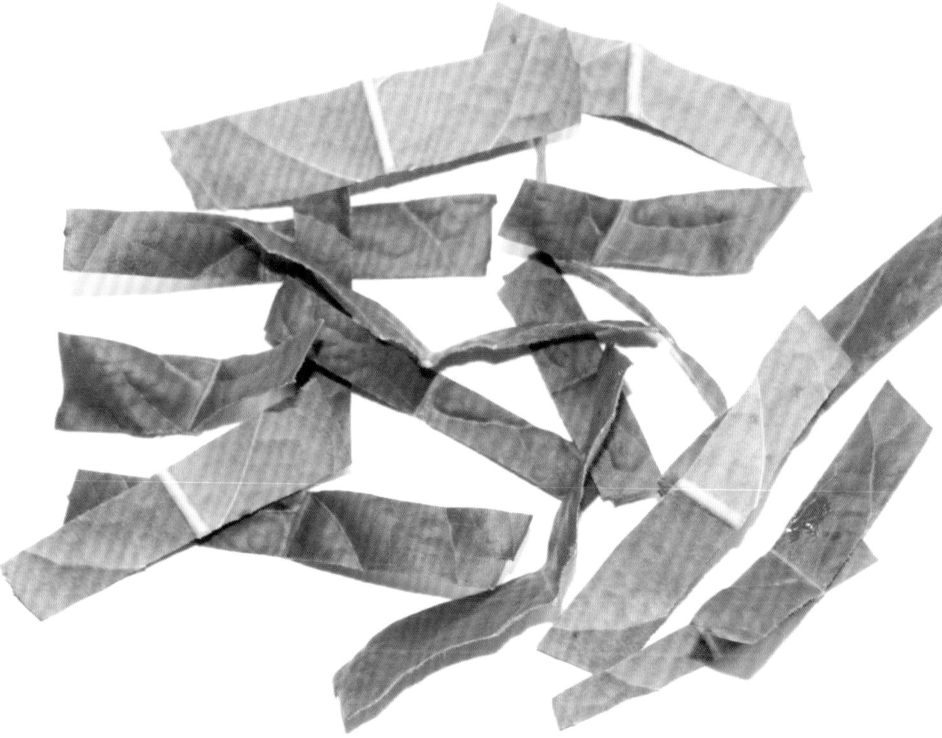

枇杷叶药材

民族药方

1. 声音嘶哑 鲜枇杷叶 30 g，淡竹叶 15 g。水煎服。

2. 慢性气管炎 枇杷叶 90 g，茄梗 150 g。加水 3000 ml 煎成 2000 ml，再加单糖浆 240 ml，每次 10 ml，每日 3 次，20 日为 1 个疗程。

3. 肺热咳嗽 枇杷叶 9 g，桑白皮 12 g，黄芩 6 g。水煎服。或蜜炙枇杷叶 12 g，蜜炙桑白皮 15 g。水煎服。

4. 风热咳嗽 枇杷叶、苦杏仁、桑白皮、菊花、牛蒡子各 9 g。水煎服。

5. 肺风咳逆 干枇杷叶 30 g，芫荽菜、前胡各 15 ~ 18 g，艾叶 5 片。煎水冲红糖，早、晚顿服。

6. 肺燥咳嗽 干枇杷叶（去毛）、干桑叶各 9 g，白茅根 15g。水煎服。

7. 百日咳 枇杷叶、桑白皮各 15 g，地骨皮 9 g，甘草 3 g。水煎服。

8. 回乳 枇杷叶（去毛）5 片，牛膝根 9 g。水煎服。

使用注意

本品入药须去毛。风寒咳嗽或胃寒呕吐慎服。

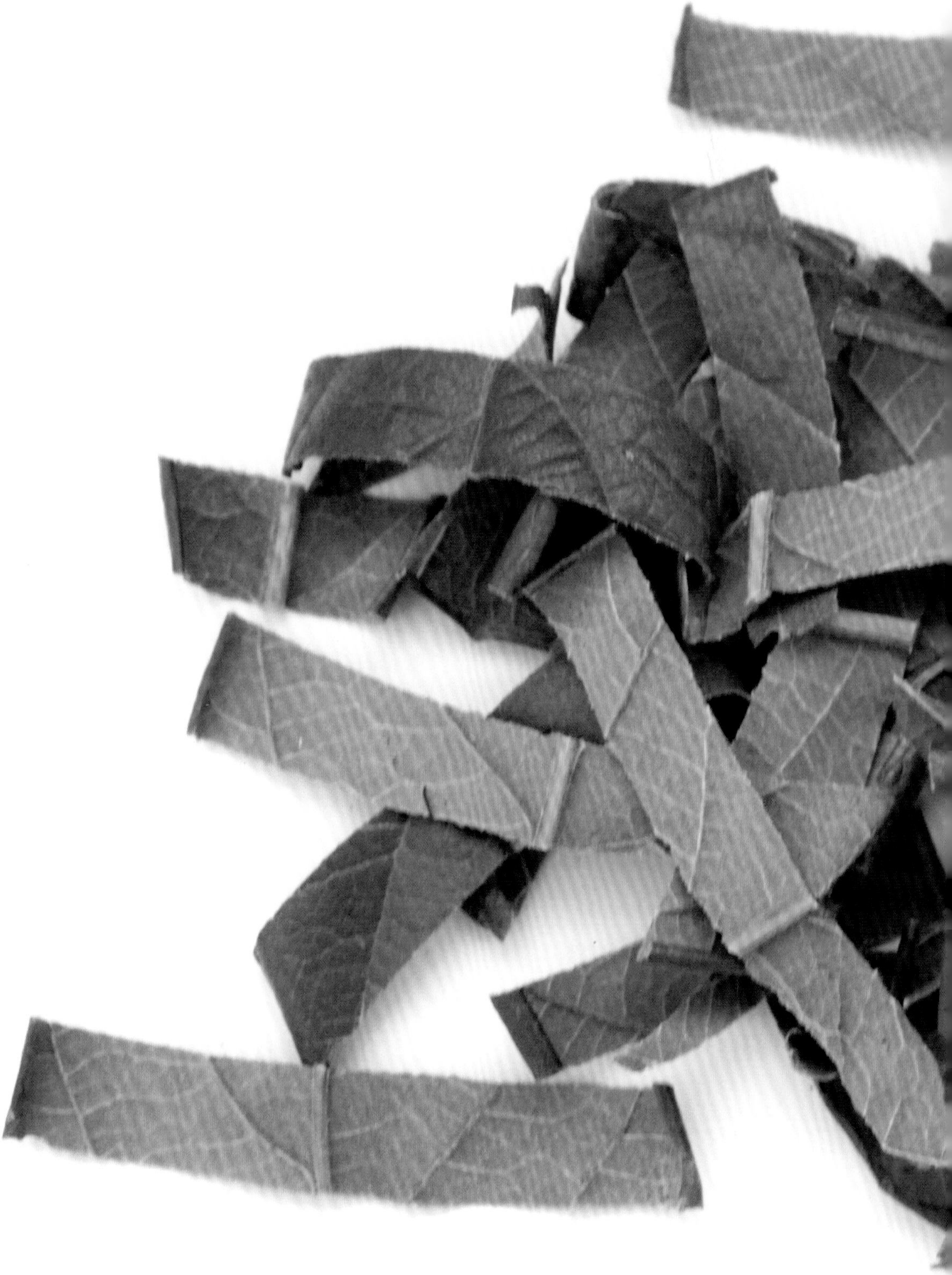

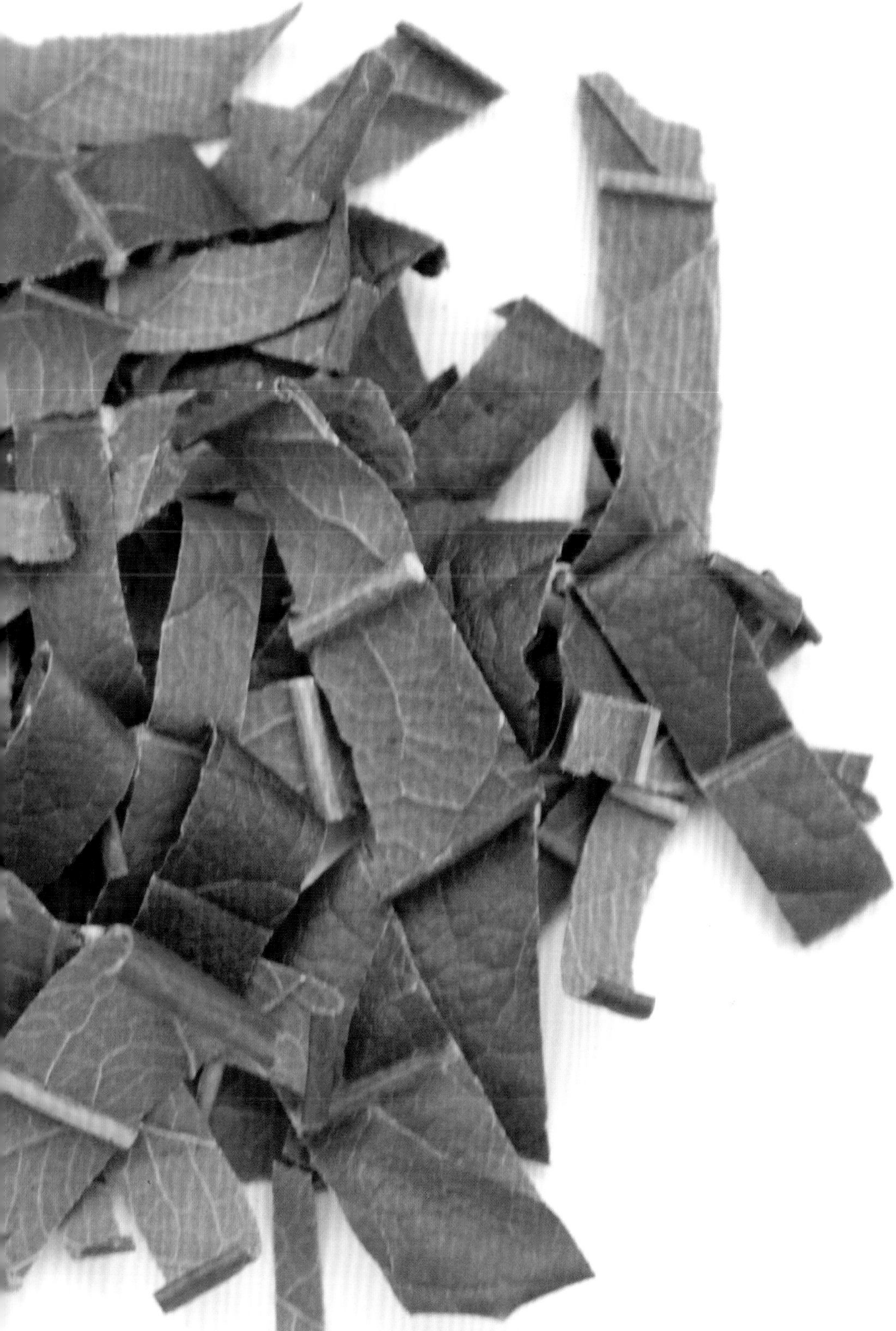

枇杷叶饮片

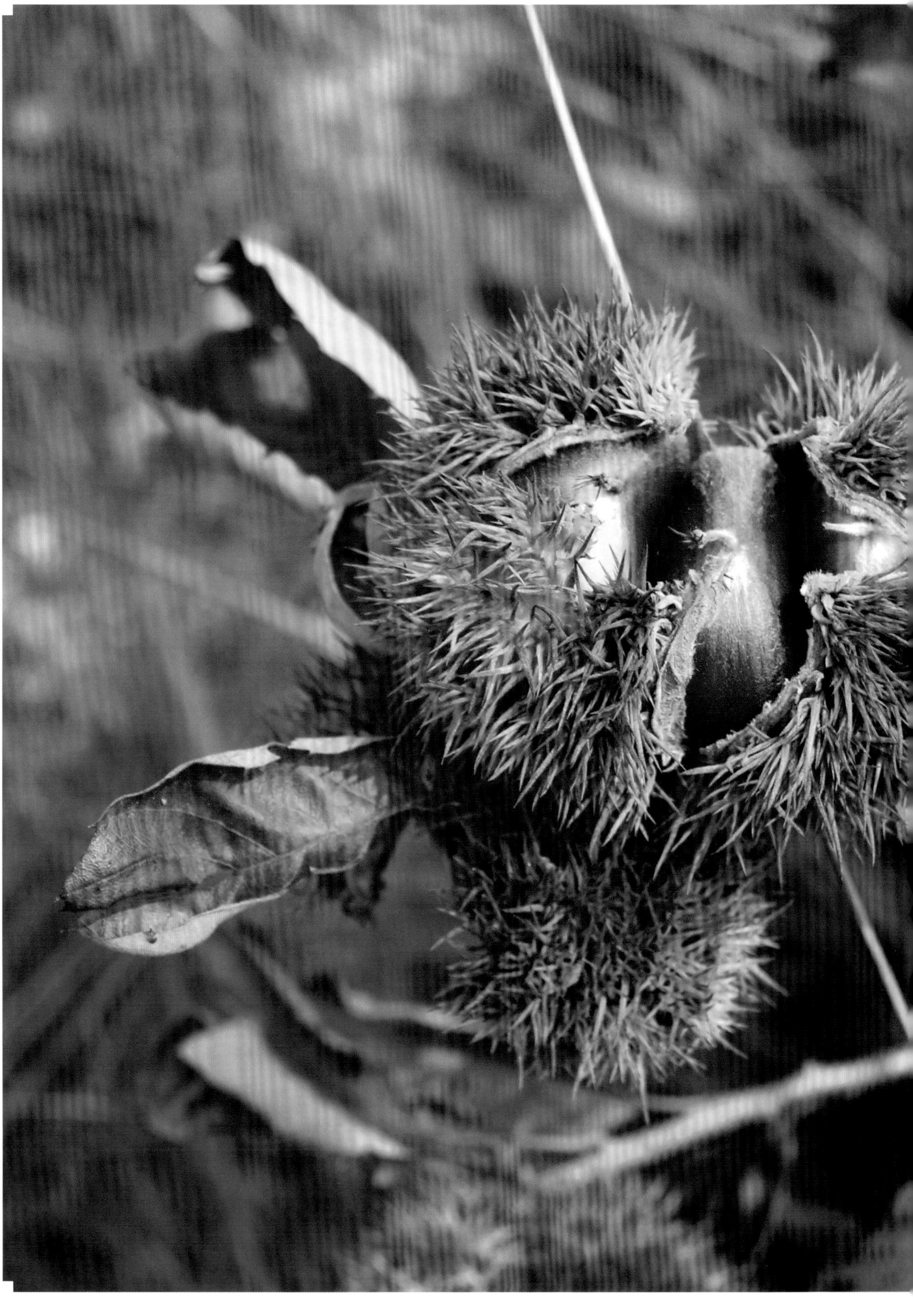

板栗

【壮药名】芒雷。

【别　名】栗花、大栗、毛栗壳、栗子树。

【来　源】本品为壳斗科植物板栗 *Castanea mollissima* Bl. 的花、花序或果实。

【性味归经】味甘、涩，性微寒。归肺、大肠经。

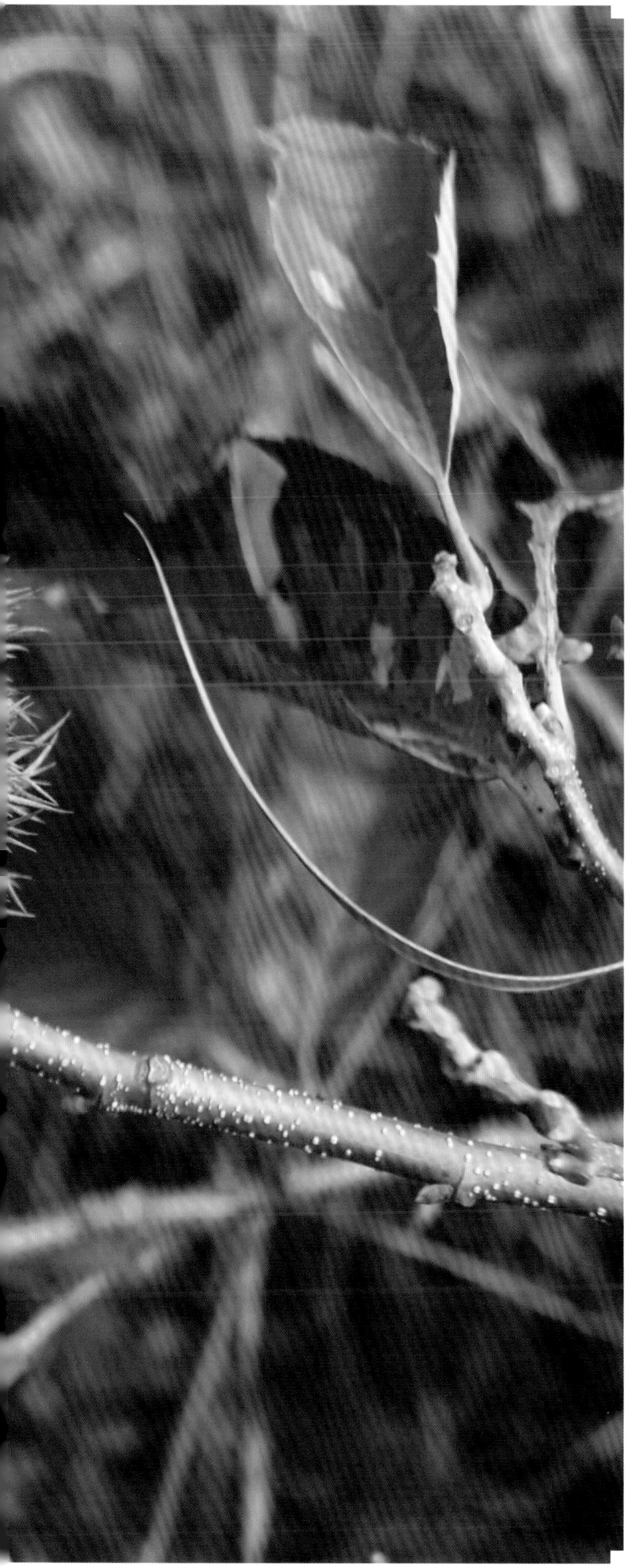

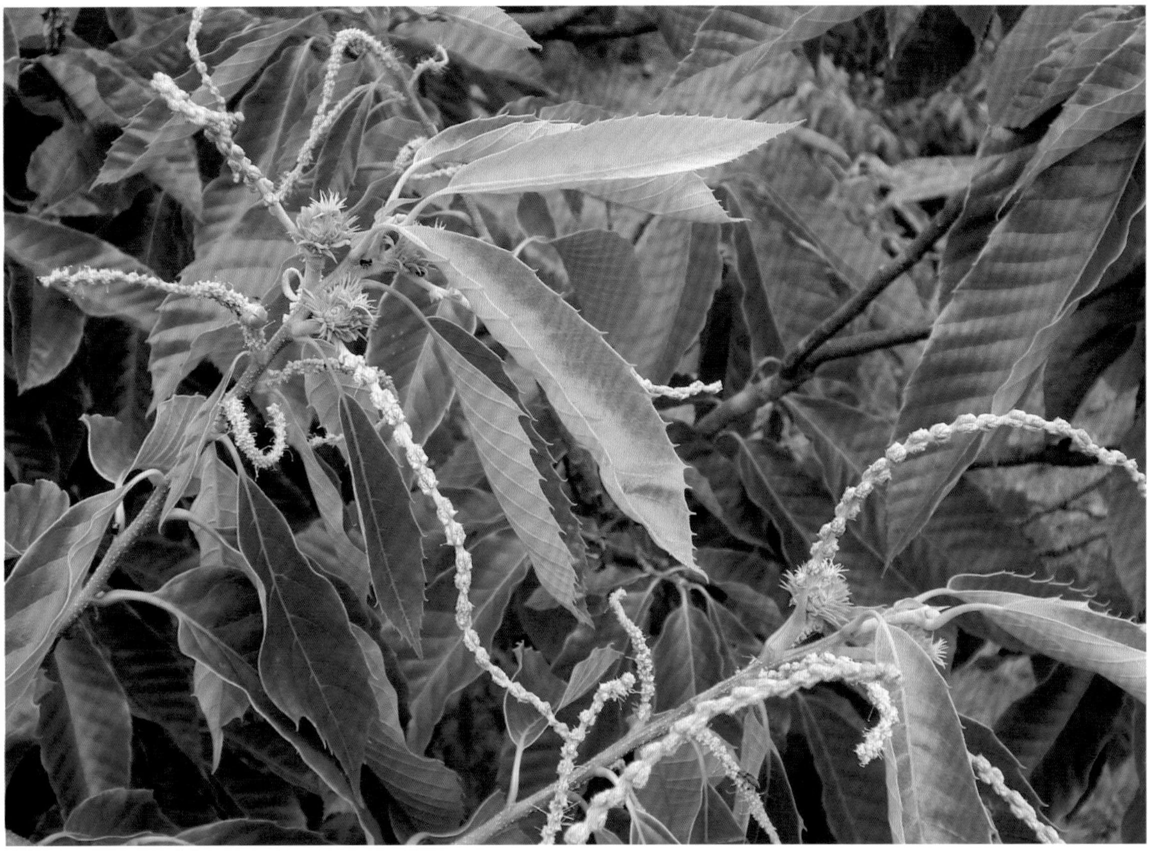

板栗

识别特征

落叶乔木，高达 20 m。幼枝被灰褐色茸毛，无顶芽。单叶互生，长圆状披针形，长 12 ~ 15 cm，宽 5 ~ 7 cm，先端尖尾状，基部楔形，不对称，边缘具疏锯齿，齿端为内弯的刺毛状。花单性，雌雄同株；雄花序穗状，生于新枝下部的叶腋，淡黄褐色，雄蕊 8 ~ 10；雌花无梗，生于雄花序下部，外有壳斗状总苞；总苞球形，外生尖锐被毛的刺，内藏坚果 2 ~ 3，成熟裂为 4 瓣，坚果深褐色。花期 4—6 月，果期 8—10 月。

生境分布

生长于山地林中。分布于我国南北大部分地区。

药材鉴别

本品雄花序穗状，平直，长 9 ~ 20 cm；花被片 6，圆形或倒卵形，淡黄褐色；雄蕊 8 ~ 10，花丝长约为花被的 3 倍。雌花无梗，生于雄花序下部，每 2 ~ 3（~ 5）朵聚生于有刺的总苞内，花被 6 裂；子房下位，花柱 5 ~ 9。气微，味微涩。

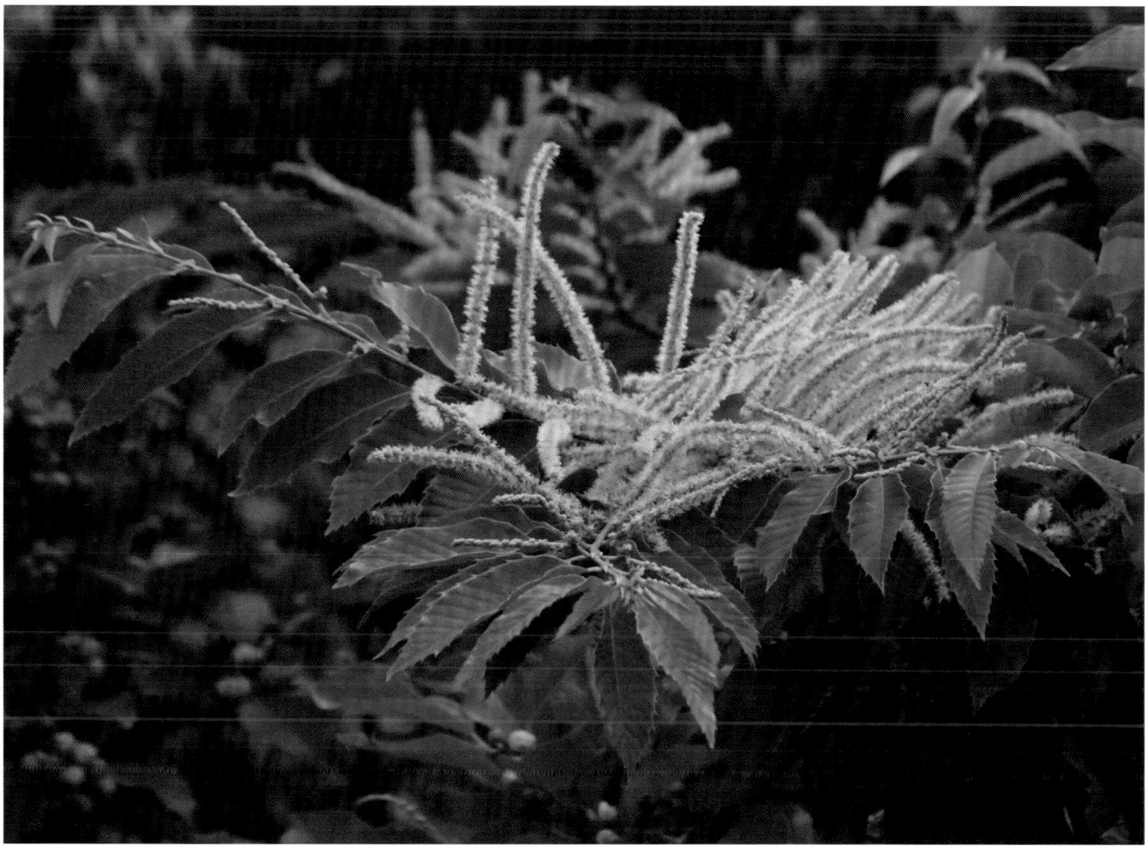

板栗

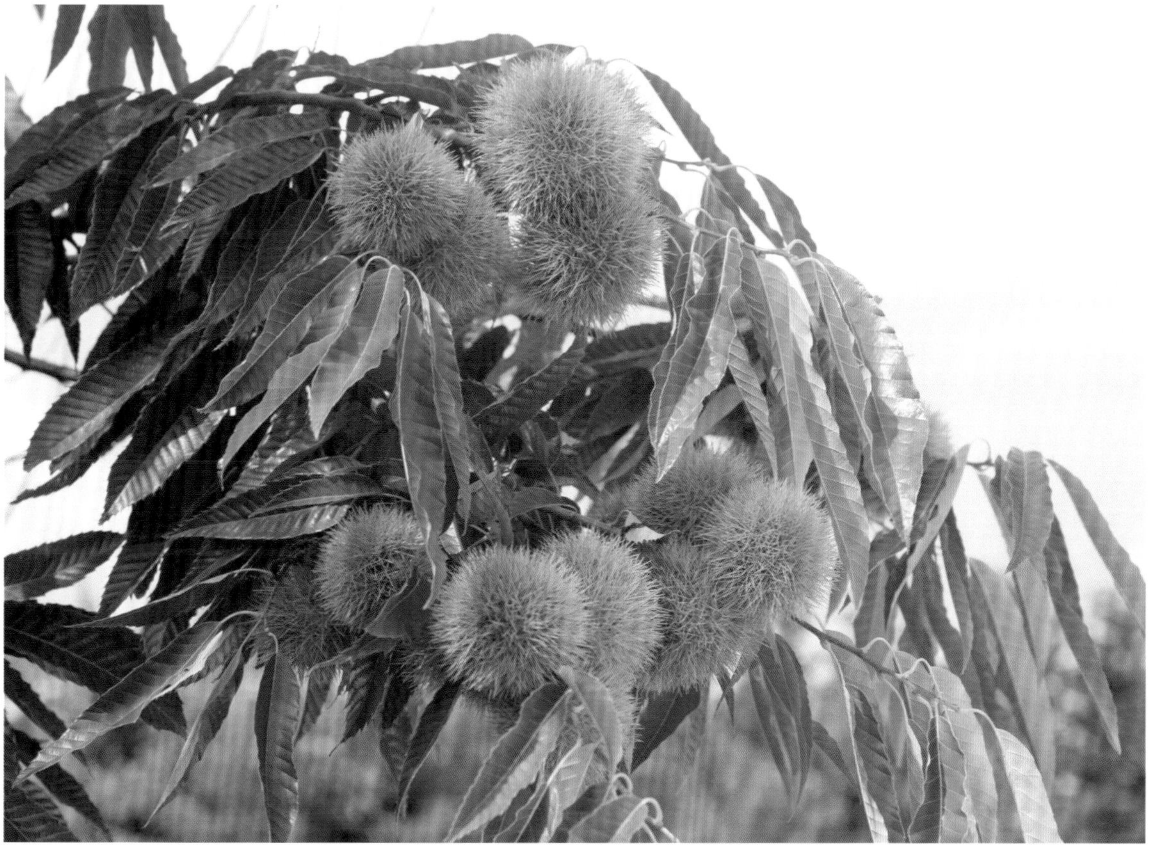

板栗

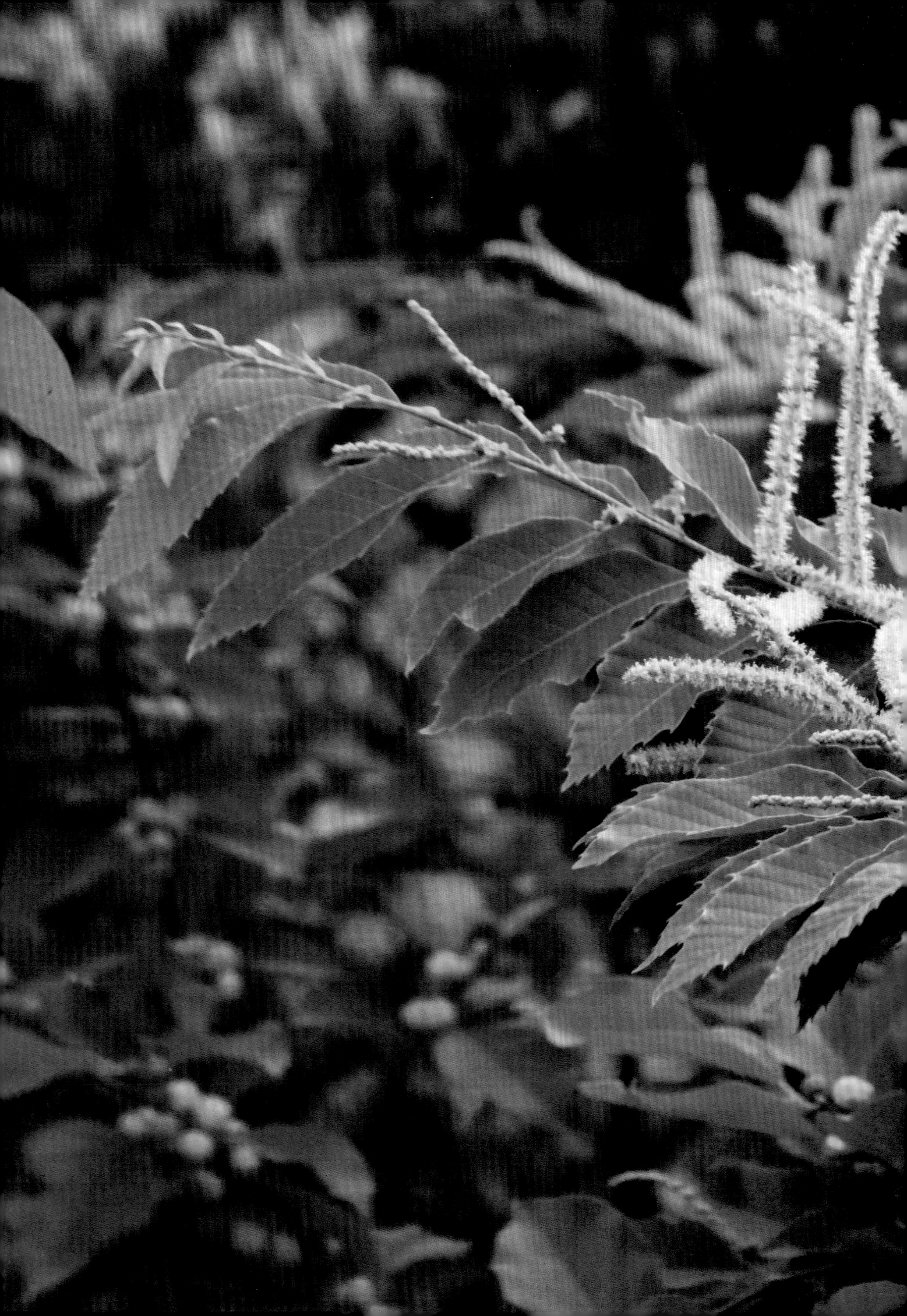

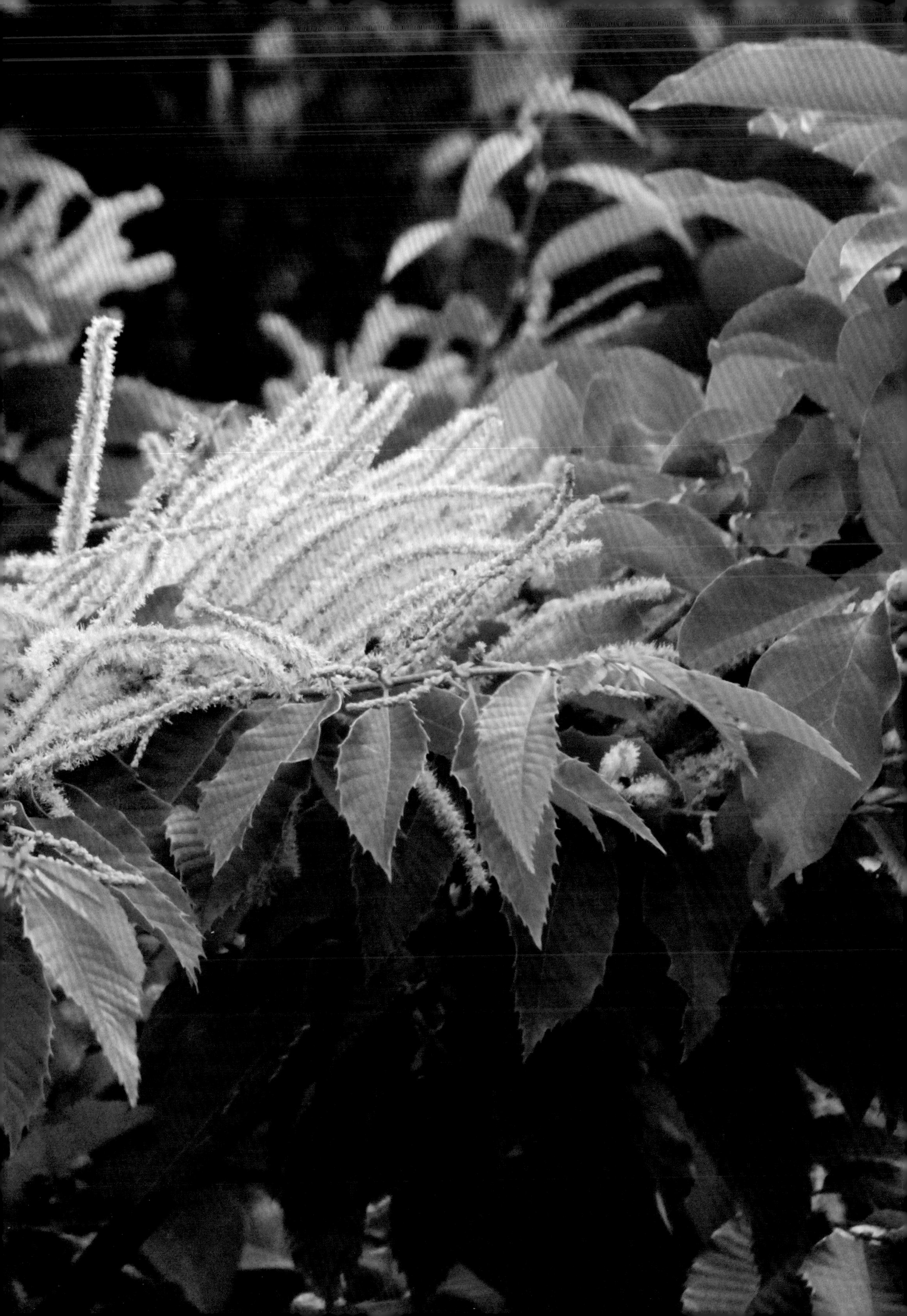

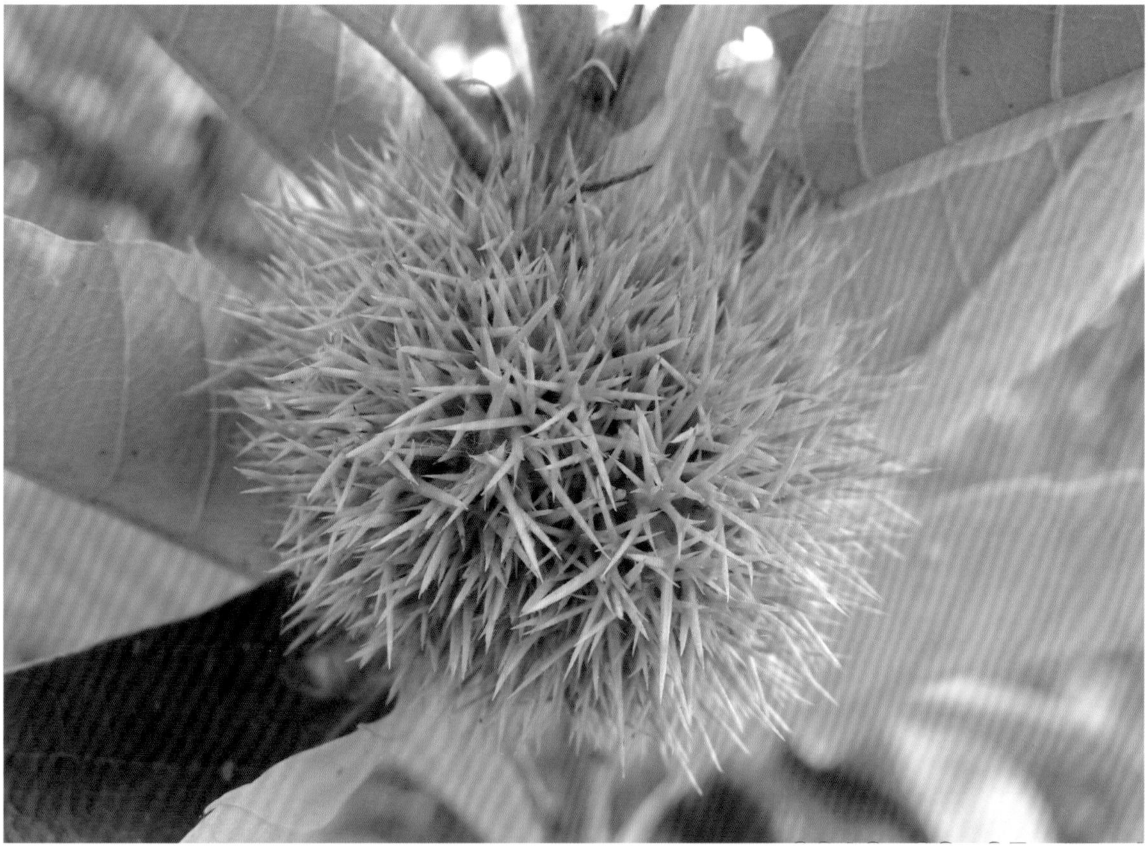

板栗

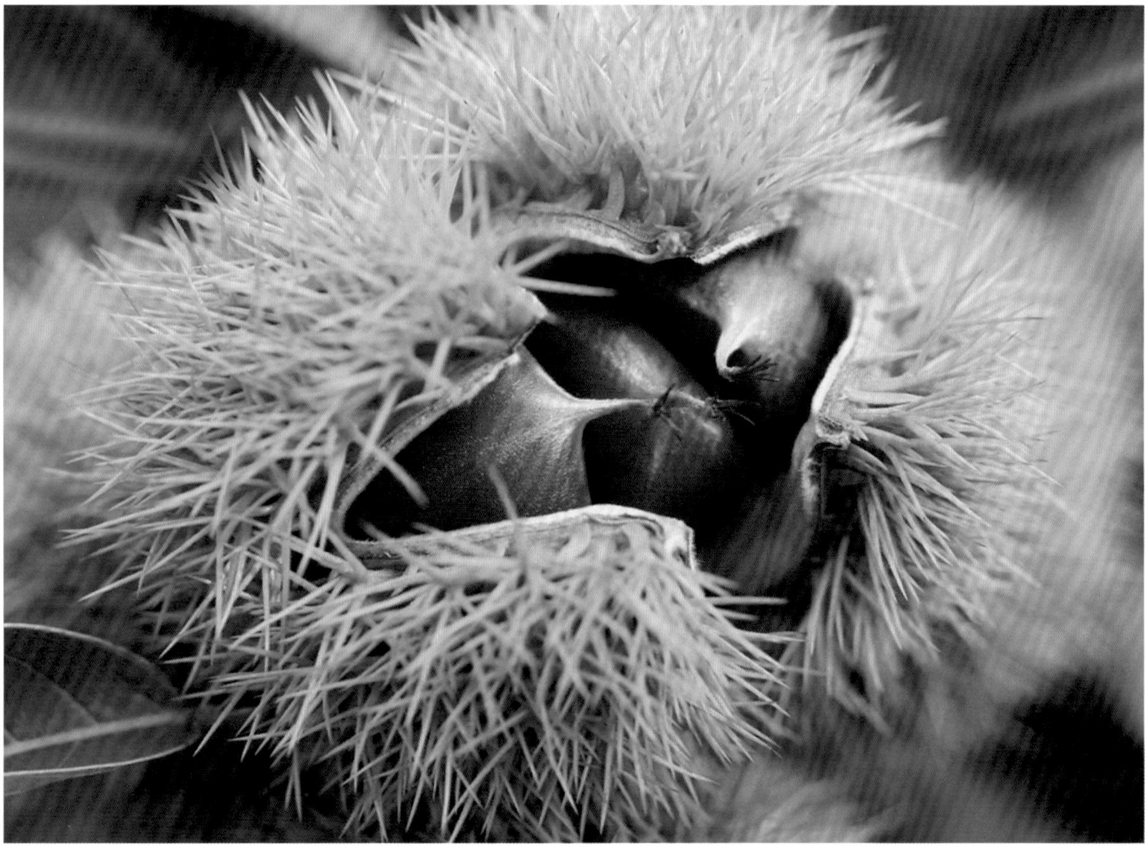

板栗

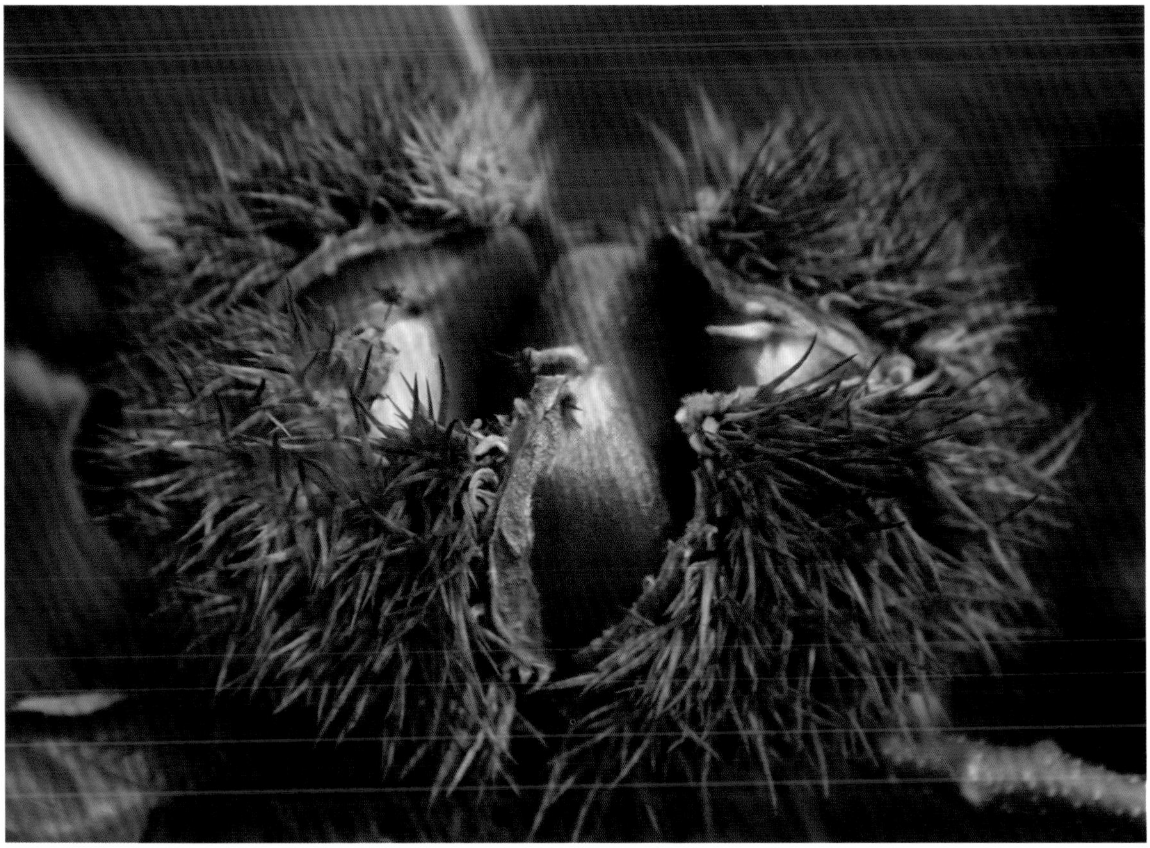

板栗

功效主治

清热燥湿，止血，散结。主治泄泻，痢疾，带下，便血，瘰疬，瘿瘤。

用法用量

内服：煎汤，9 ~ 15 g；或研末服。

民族药方

1．**月子病** 板栗花适量。水煎服。

2．**淋巴癌** 板栗花适量。水煎服。

3．**久痢** 板栗花、仙鹤草、山蚂蟥、山莓根、百味莲各 9 g。煎水，醋冲服。

4．**小儿呕吐** 板栗花适量。水煎服。

5．**瘰疬久不愈** 板栗花、预知子、金樱子各适量。捣烂敷。

6．**急性细菌性痢疾** 板栗花 12 g，鸡冠花、槟榔各 6 g。水煎服，每日 1 剂。

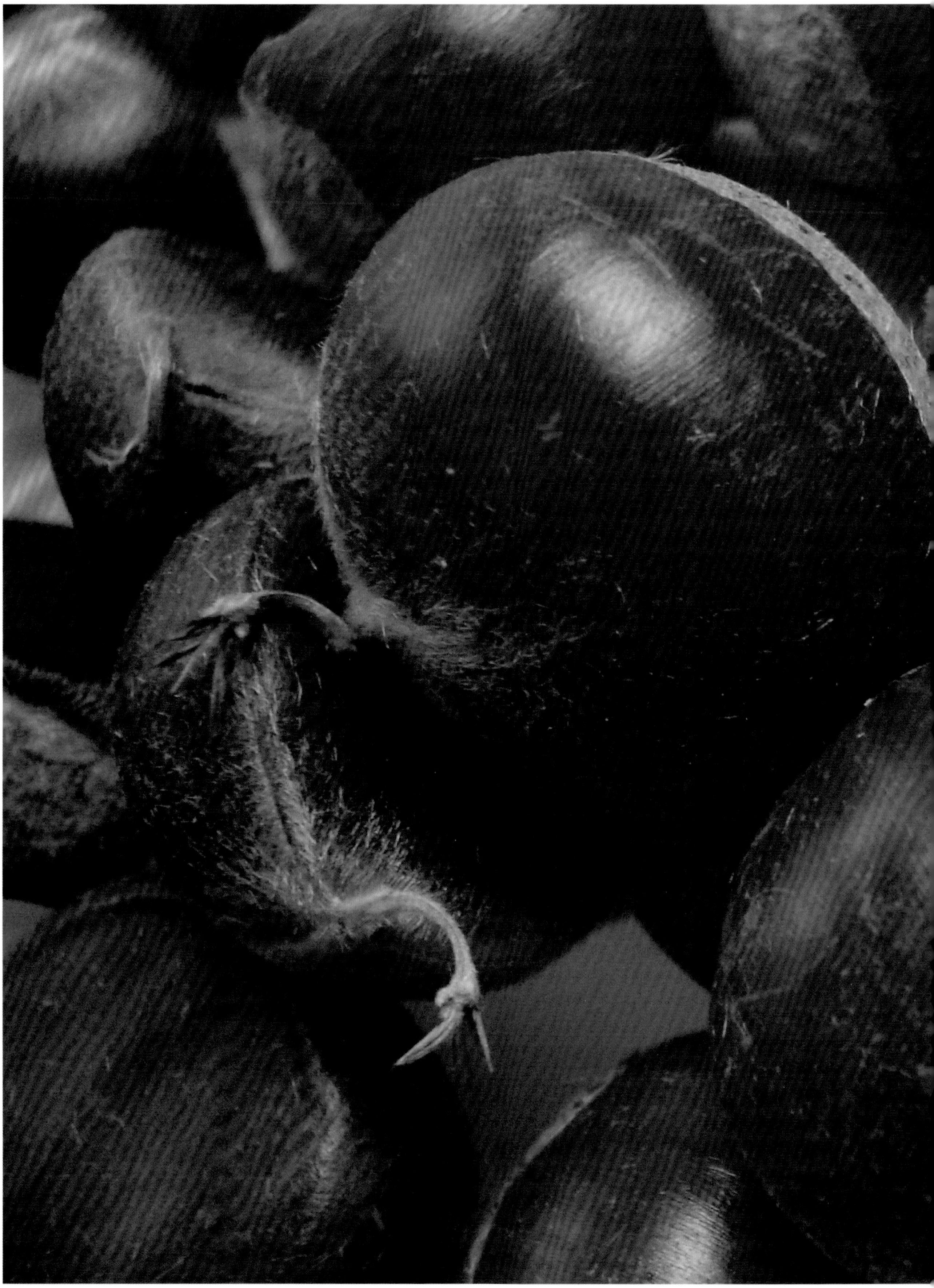

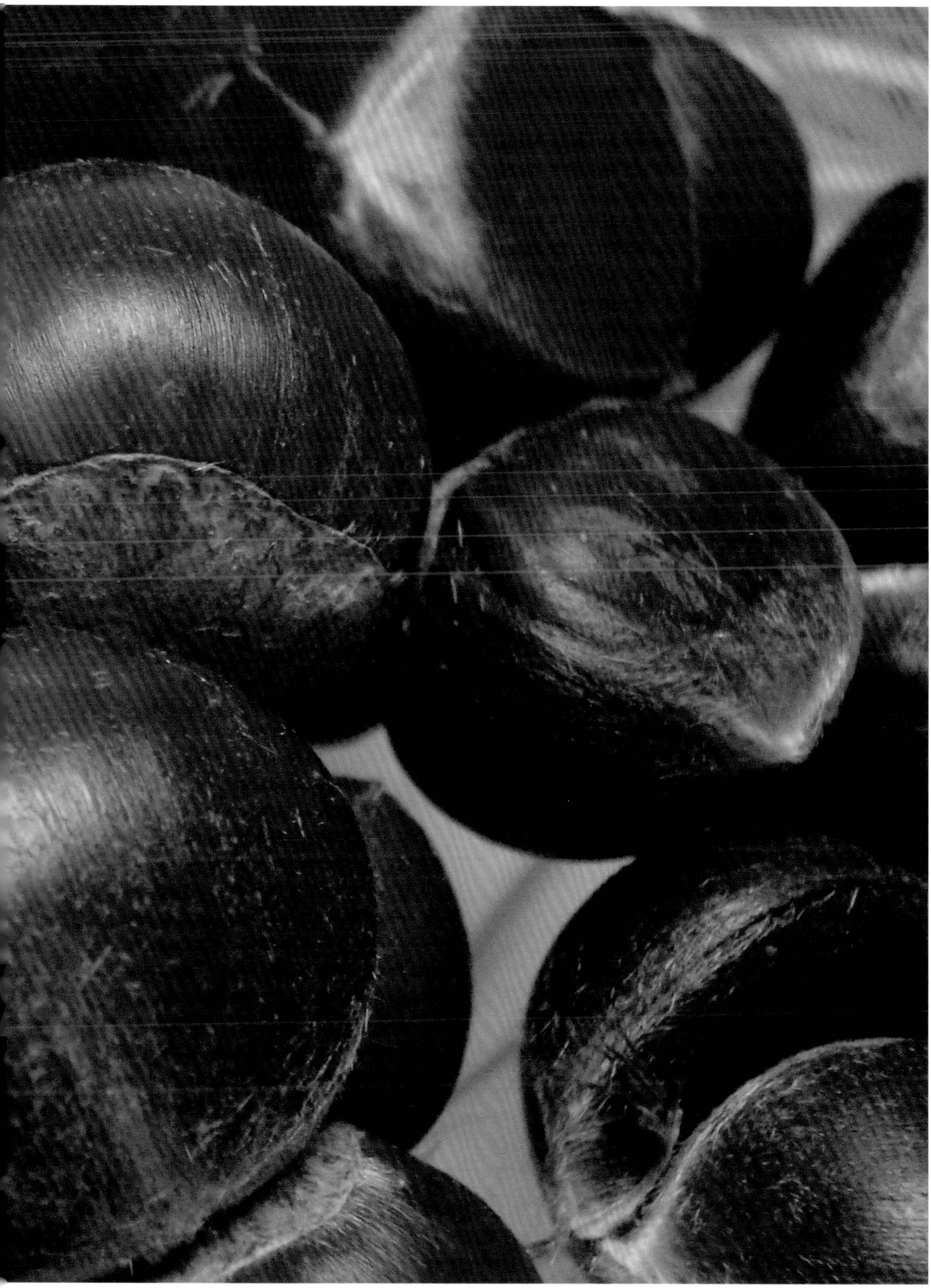

板栗

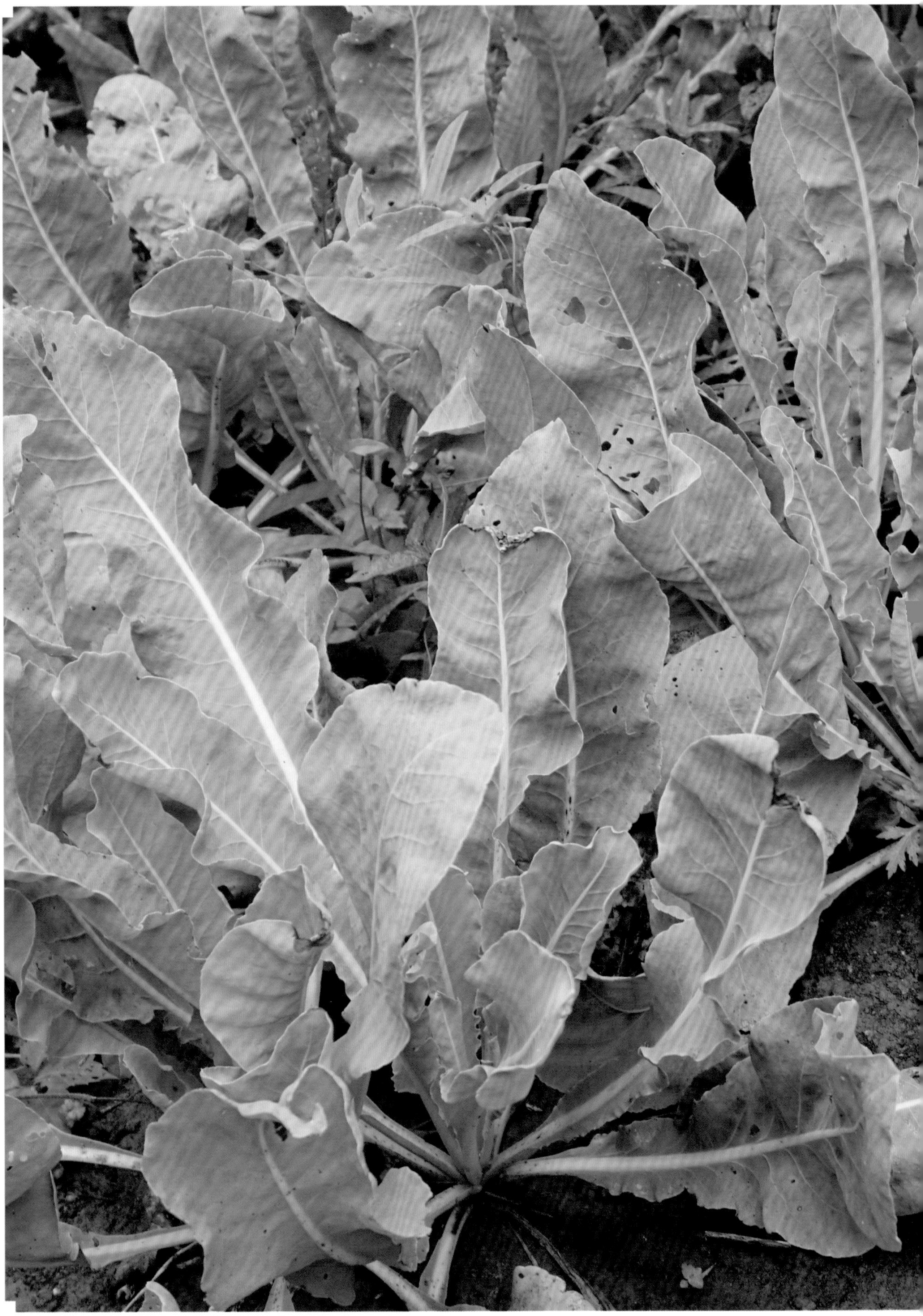

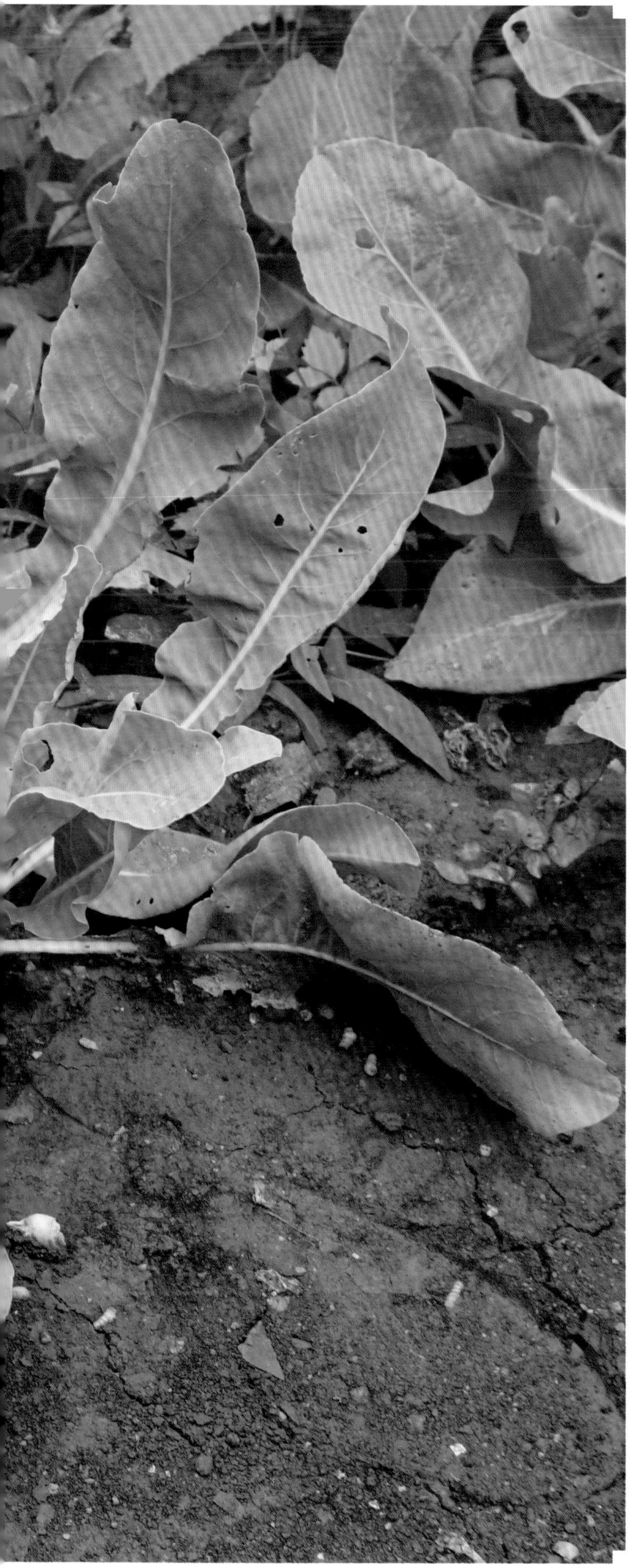

板蓝根

【壮药名】搬拦根。

【别　名】靛青根、蓝靛根、菘蓝根、大蓝根、北板蓝根。

【来　源】本品为十字花科植物菘蓝 *Isatis indigotica* Fort. 的干燥根。

【性味归经】苦，寒。归心、胃经。

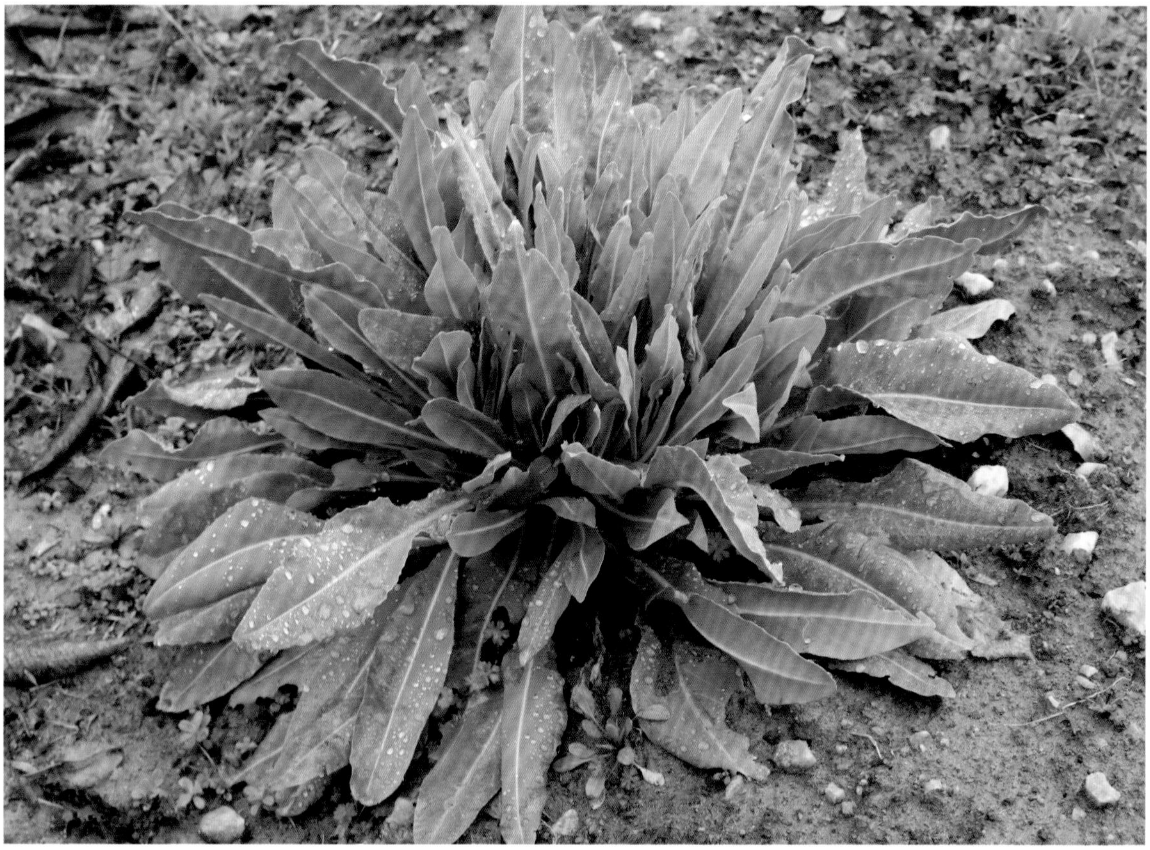

菘蓝

识别特征

二年生草本，植株高 50 ~ 100 cm，根肥厚，近圆锥形，直径 2 ~ 3 cm，长 20 ~ 30 cm，表面土黄色，具短横纹及少数须根。基生叶莲座状，叶片长圆形至宽倒披针形，长 5 ~ 15 cm，宽 1.5 ~ 4 cm，先端钝尖，边缘全缘，或稍具浅波齿，有圆形叶耳或不明显；茎顶部叶宽条形，全缘，无柄。总状花序顶生或腋生，在枝顶组成圆锥状；萼片 4，宽卵形或宽披针形，长 2 ~ 3 mm；花瓣 4，黄色，宽楔形，长 3 ~ 4 mm，先端近平截，边缘全缘，基部具不明显短爪；雄蕊 6，4 长 2 短，长雄蕊长 3 ~ 3.2 mm，短雄蕊长 2 ~ 2.2 mm；雌蕊 1，子房近圆柱形，花柱界限不明显，柱头平截。短角果近长圆形，扁平，无毛，边缘具膜质翅，尤以两端的翅较宽，果瓣具中脉。种子 1 颗，长圆形，淡褐色。花期 4—5 月，果期 5—6 月。

生境分布

生长于山地林缘较潮湿的地方，野生或栽培。分布于河北、陕西、河南、江苏、安徽等省区。

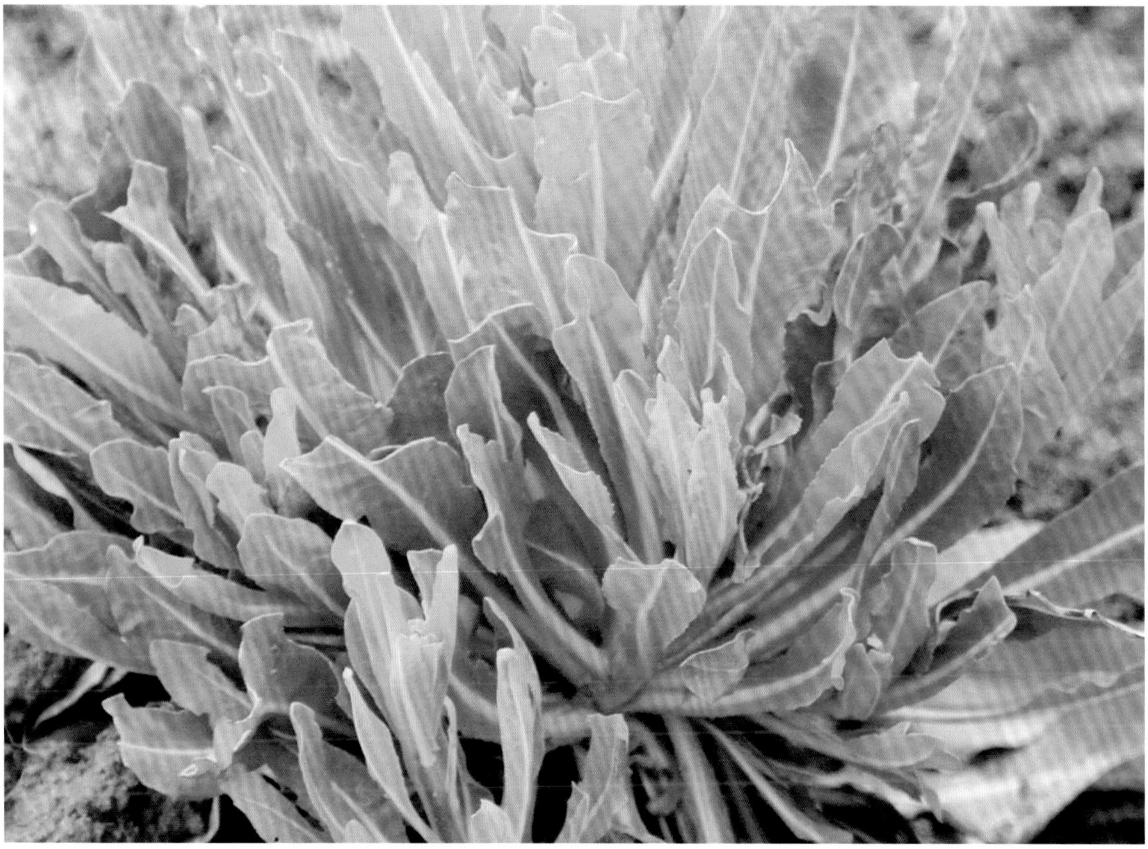

菘蓝

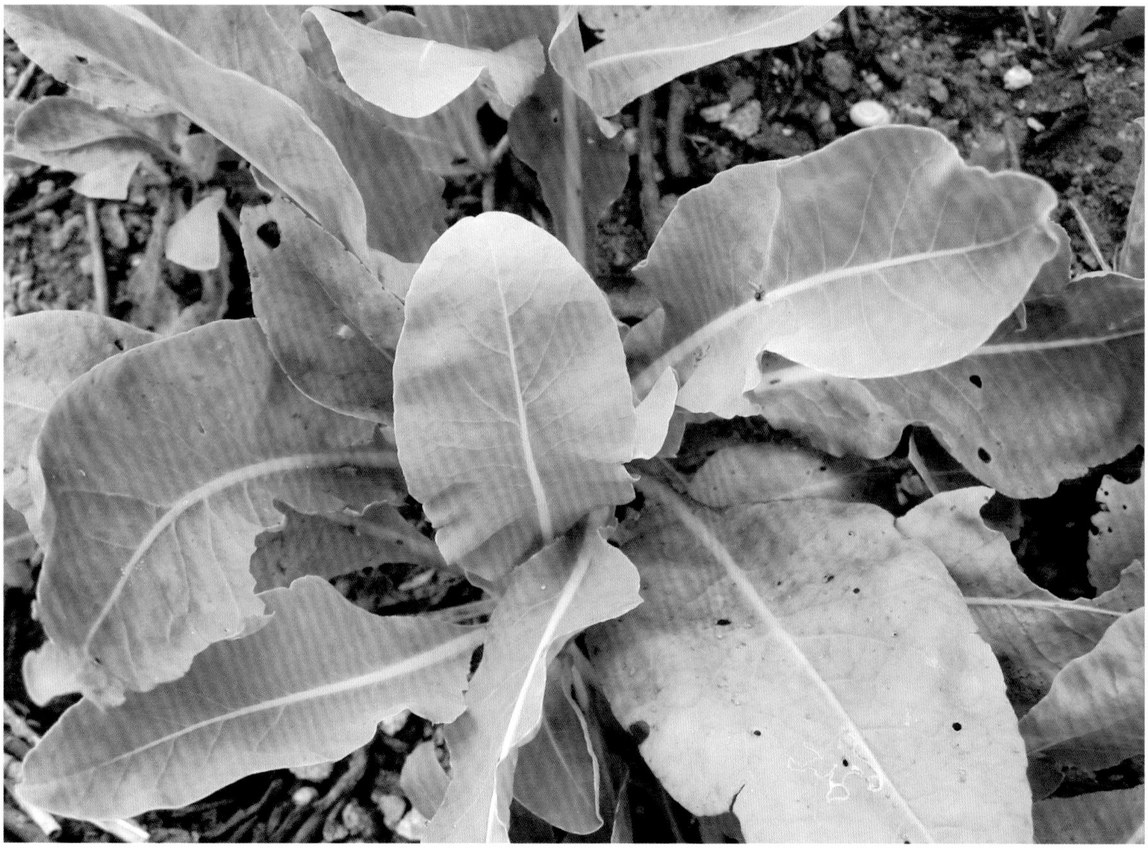

菘蓝

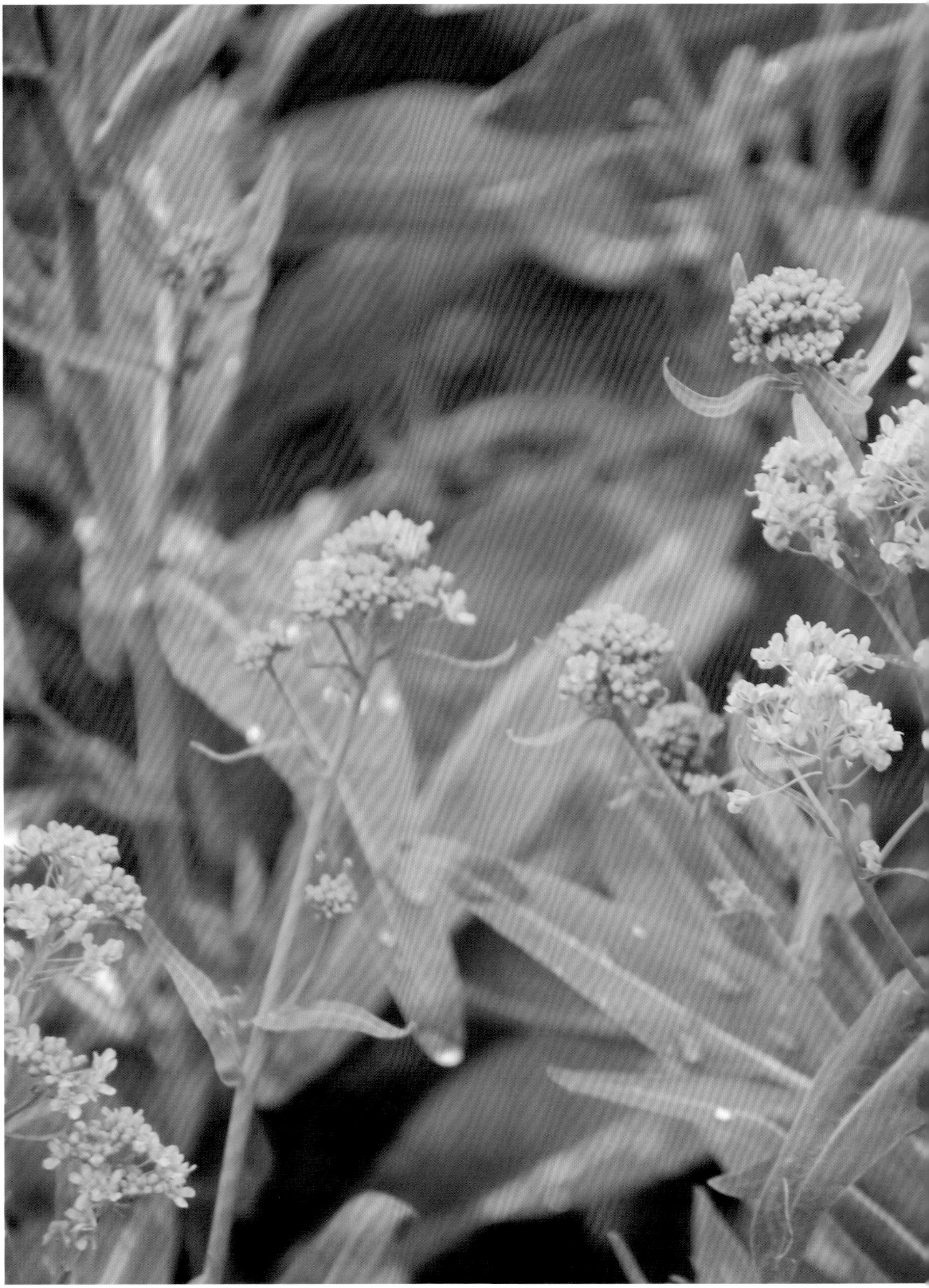

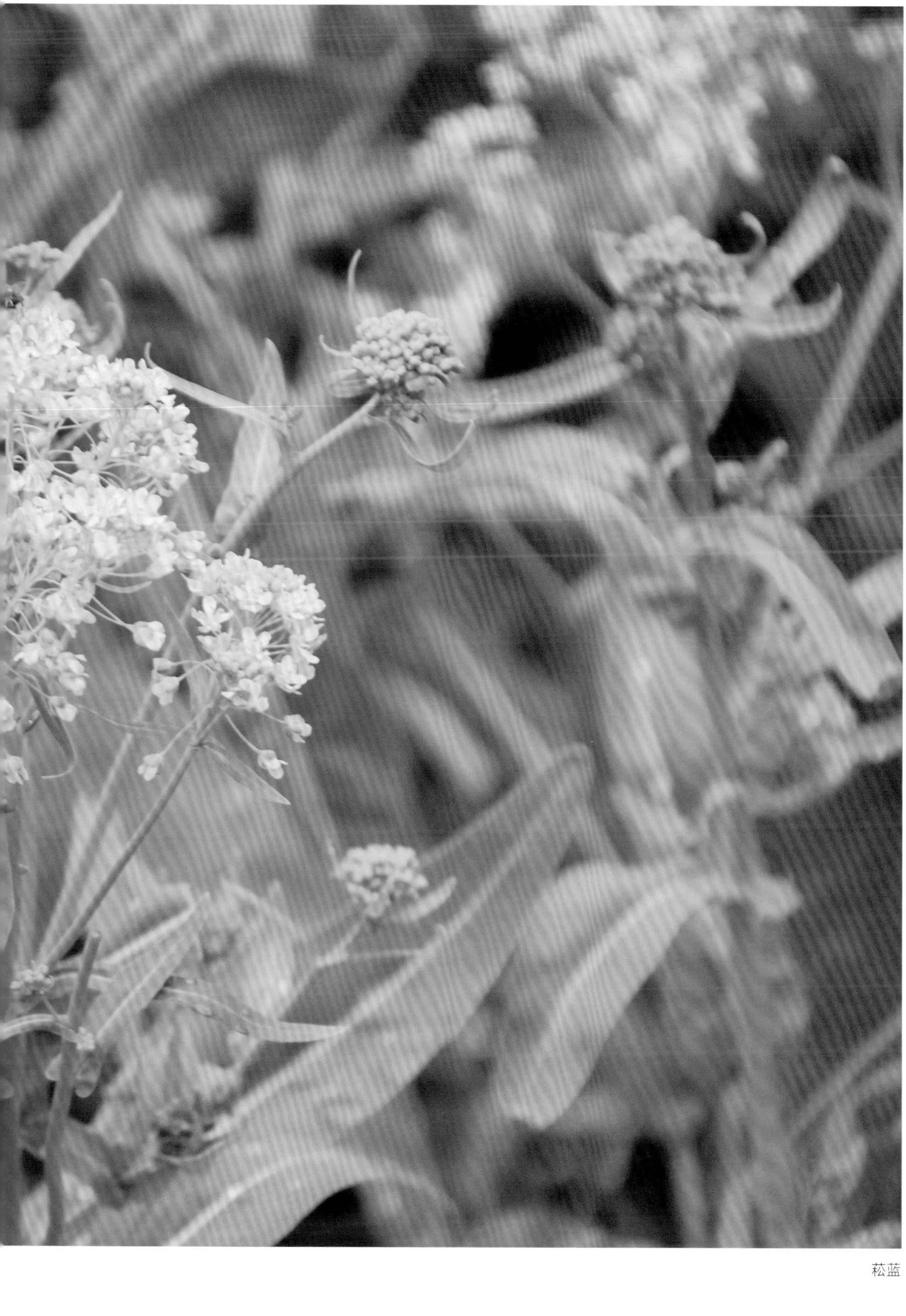

菘蓝

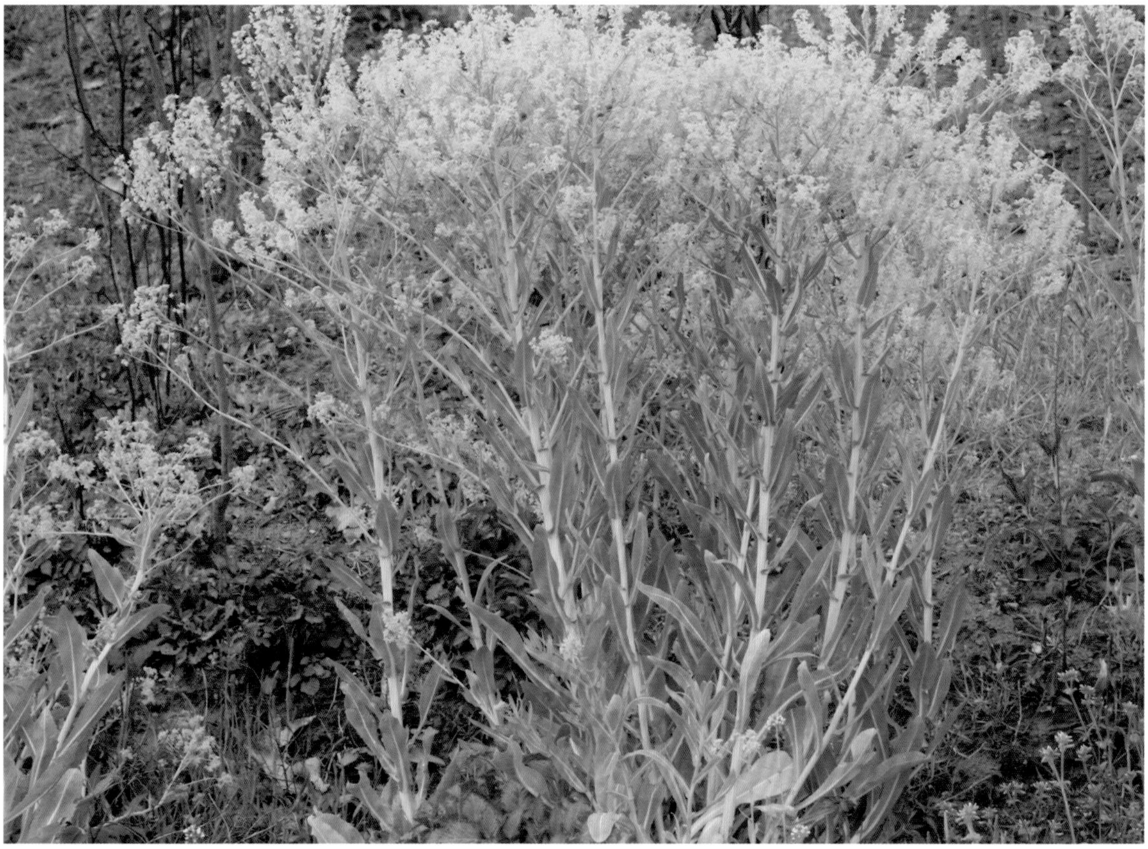

菘蓝

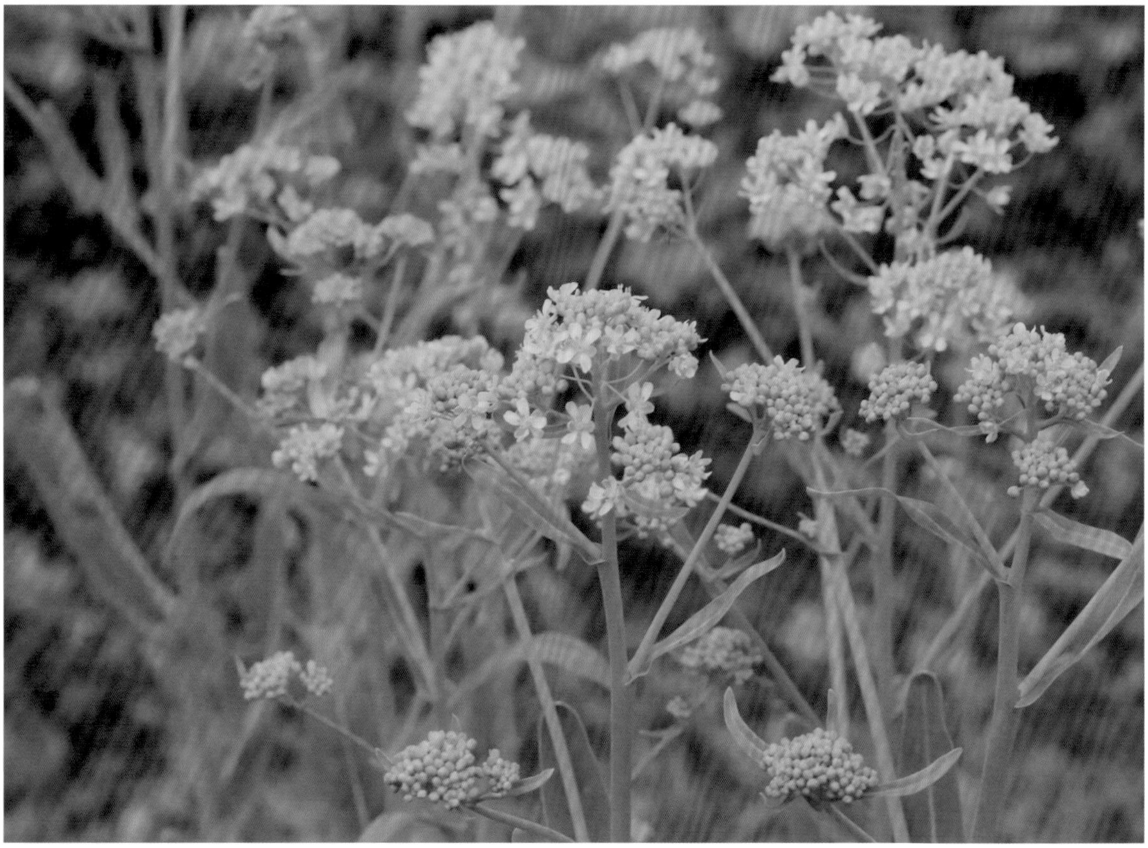

菘蓝

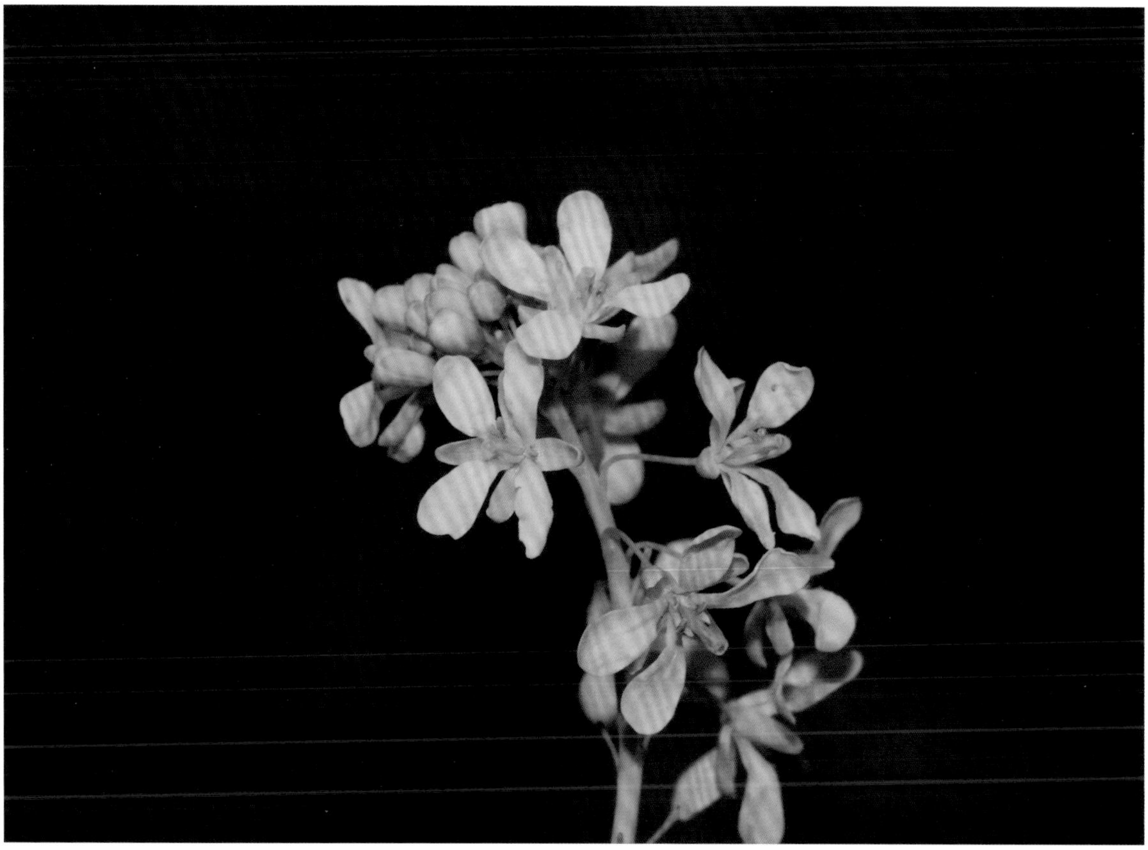

菘蓝

采收加工

秋季采挖，除去泥沙，晒干。

药材鉴别

本品呈圆柱形，稍扭曲，长 10 ~ 20 cm，直径 0.5 ~ 1 cm。表面淡灰黄色或淡棕黄色，有纵皱纹、横长皮孔样突起及支根痕。根头略膨大，可见暗绿色或暗棕色轮状排列的叶柄残基和密集的疣状突起。体实，质略软，断面皮部黄白色，木部黄色。气微，味微甜后苦涩。以条长、粗大、体实者为佳。

功效主治

清热解毒，凉血利咽。主治温疫时毒，发热咽痛，温毒发斑，痄腮，烂喉丹痧，大头瘟疫，丹毒，痈肿。

用法用量

内服：15 ~ 30 g，大剂量可用至 60 ~ 120 g，煎汤；或入丸、散服。外用：适量，煎汤熏洗。

民族药方

1. 感冒 板蓝根、贯众各 20 g，甘草 3 g。水煎服，每日 1 剂，3 日为 1 个疗程。

2. 肝炎 板蓝根 30 g。水煎服。

3. 腮腺炎 板蓝根 30 g，野菊花 5 g，金银花 10 g。煎水代茶饮。

4. 肝硬化 板蓝根 30 g，茵陈 12 g，郁金 6 g，薏苡仁 9 g。水煎服。

5. 病毒性肝炎 板蓝根、茵陈、贯众各 15 g。水煎服，每次 100 ml，每日 2 次。

6. 流行性脑脊髓膜炎 板蓝根、大青叶各 25 g，甘草 15 g。煎水代茶饮，连用 3 ~ 5 日为 1 个疗程。

7. 急性细菌性结膜炎（红眼病） 板蓝根、蒲公英各 9 g，野菊花 6 g，黄连 3 g。加水适量煎煮至沸，先熏后洗患处，每日 3 ~ 4 次。

使用注意

体虚而无实火热毒者忌服，脾胃虚寒者慎用。

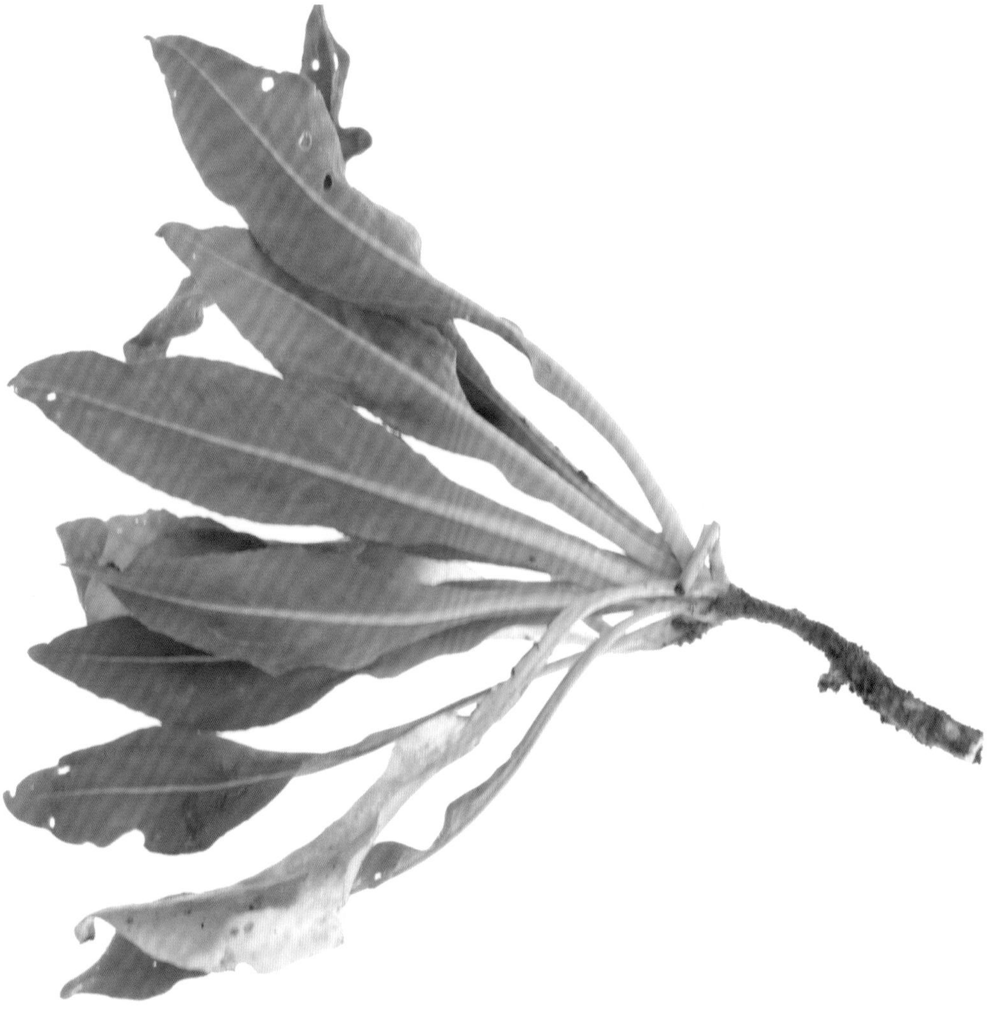

菘蓝

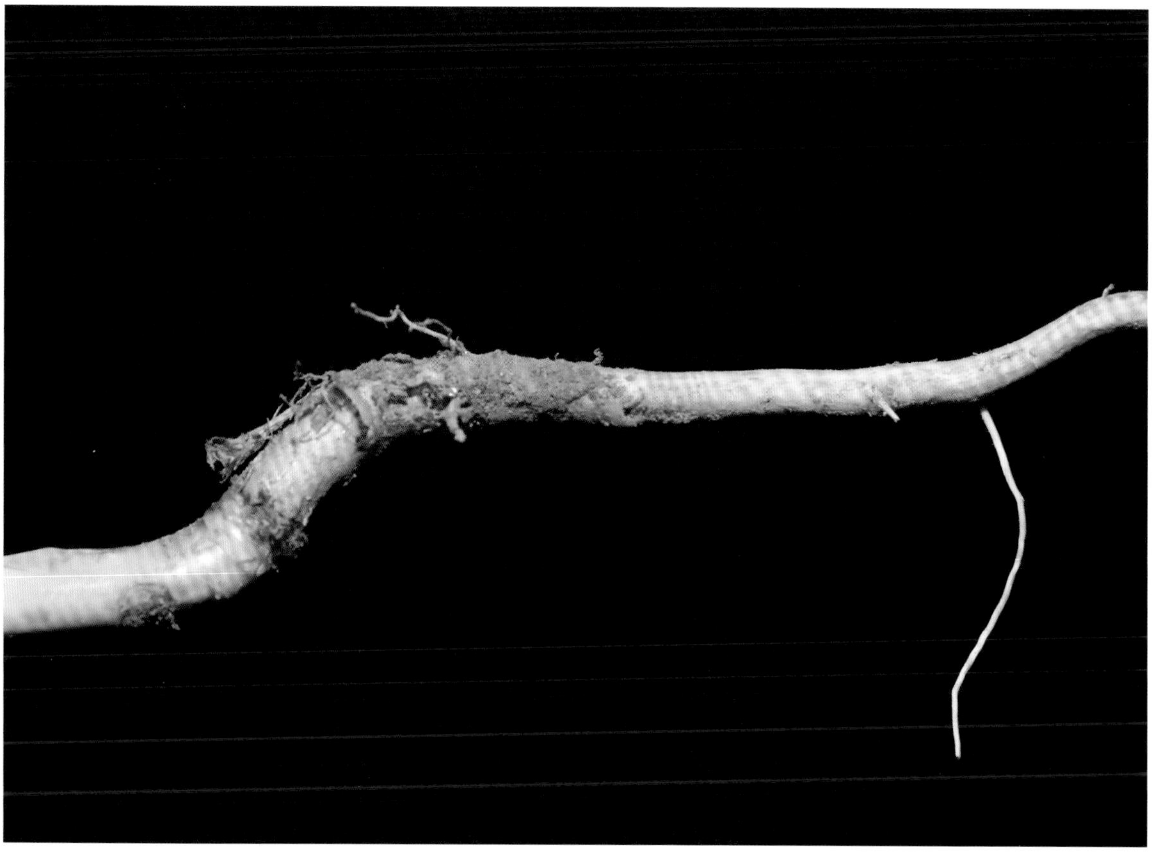

菘蓝

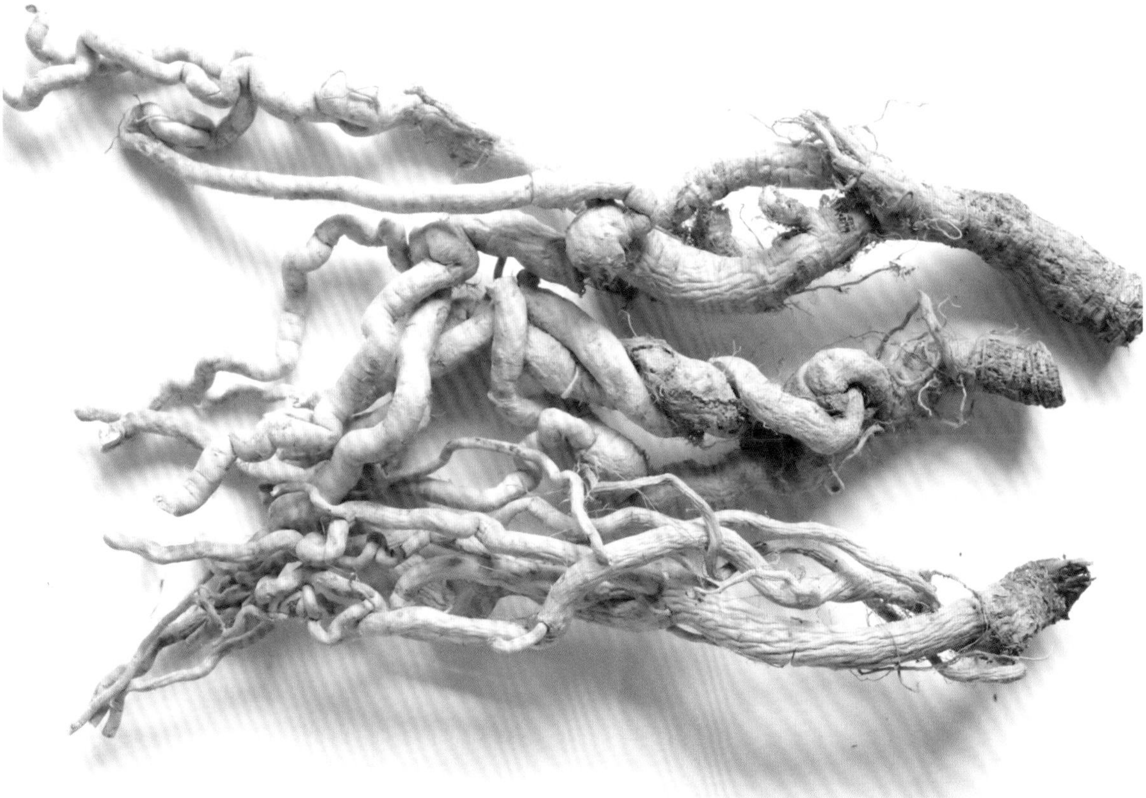

板蓝根药材

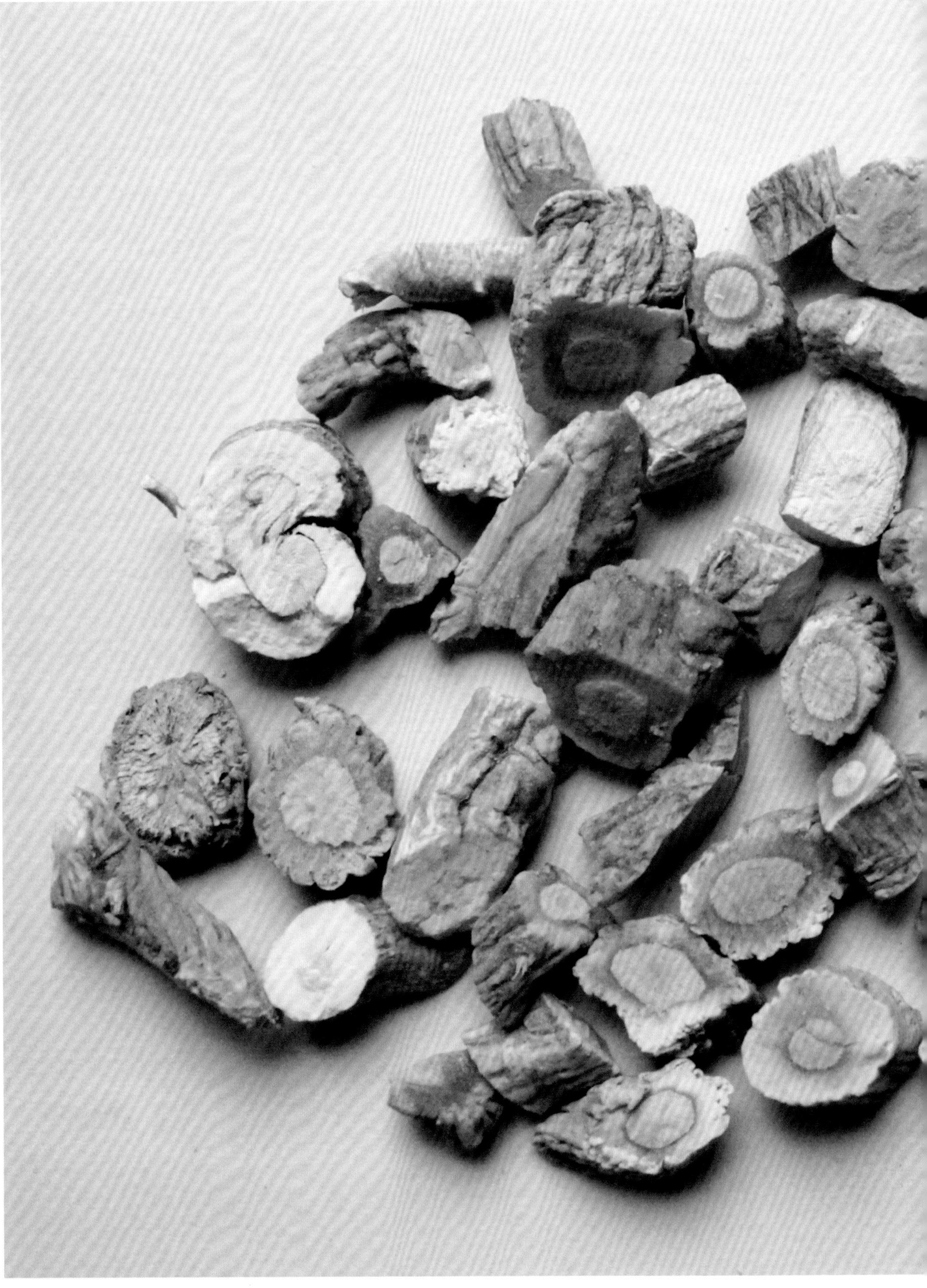

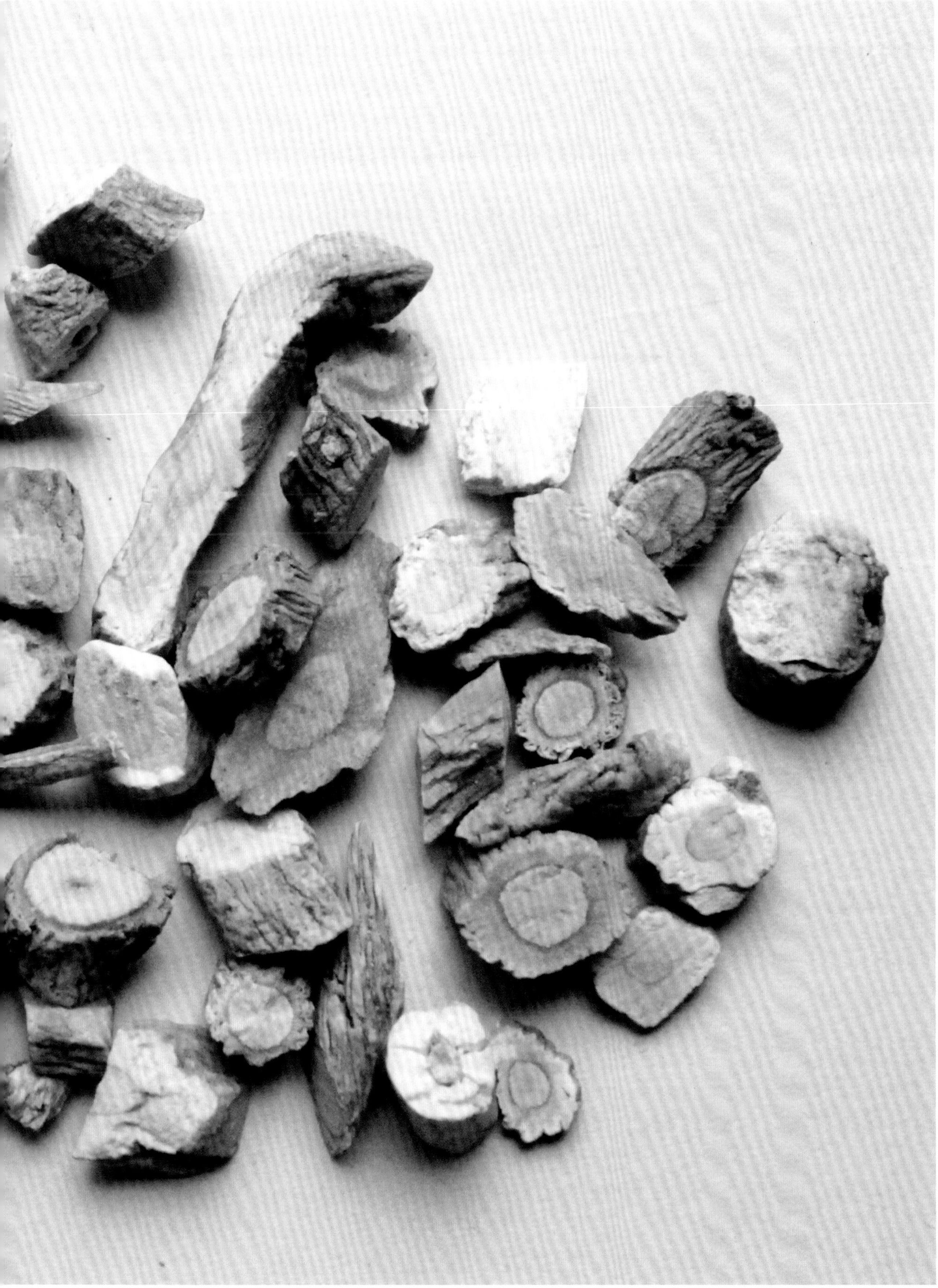

板蓝根饮片

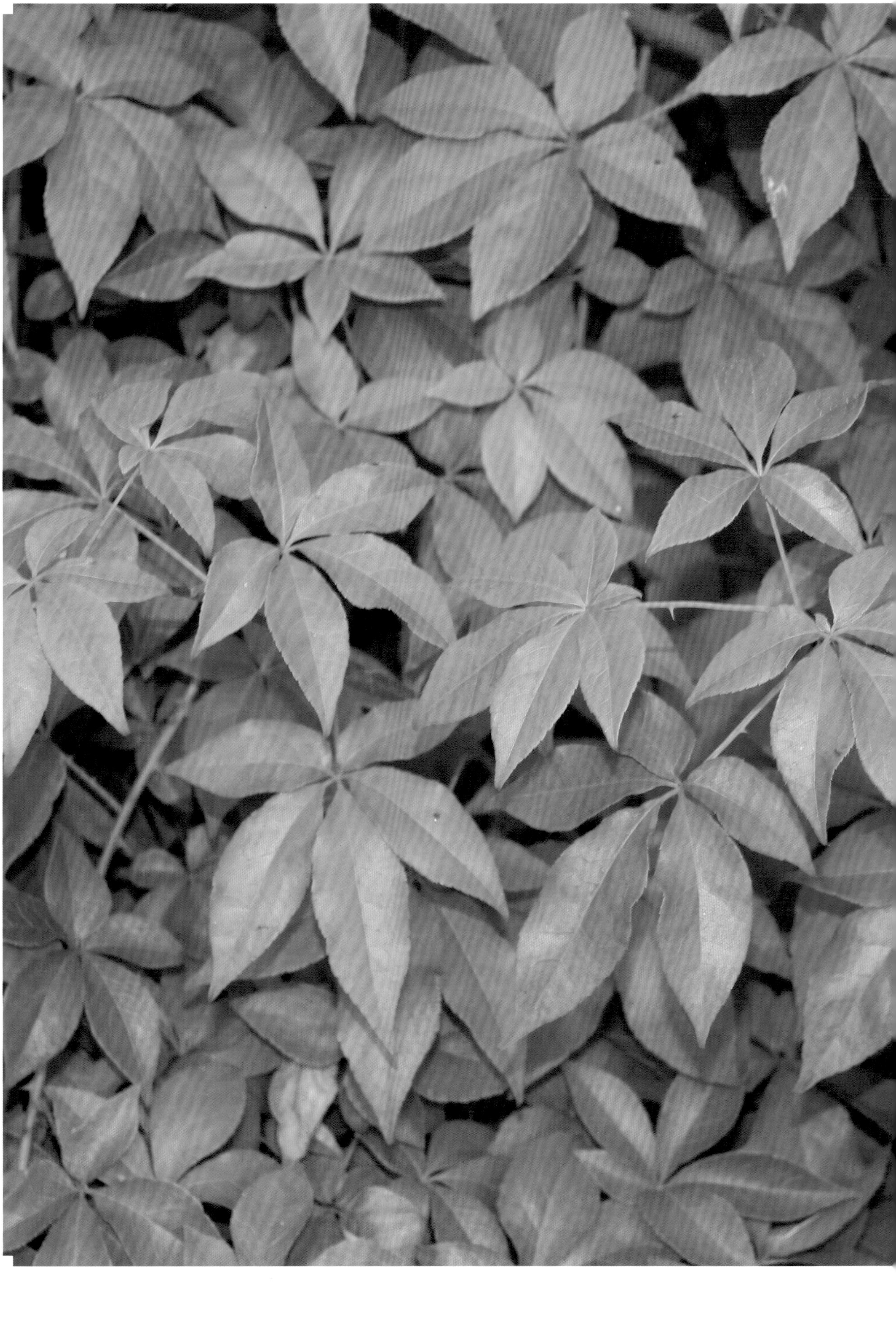

刺五加

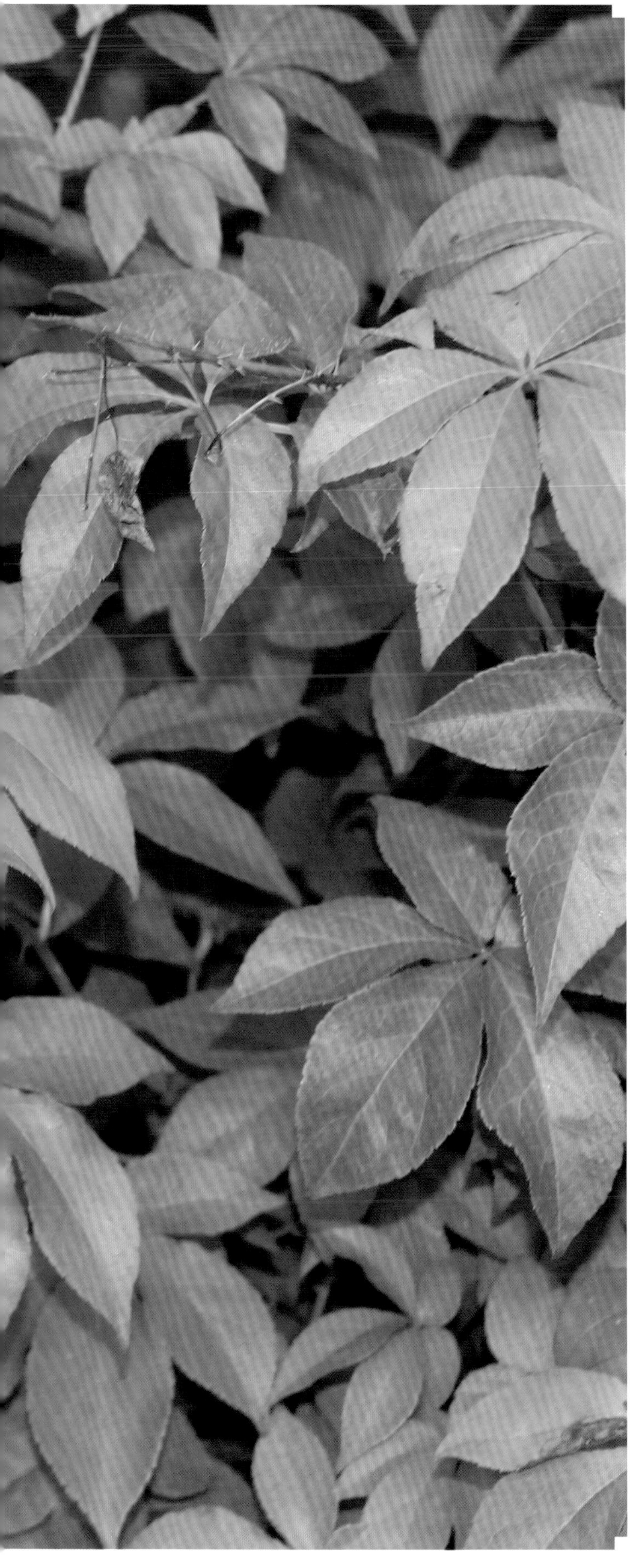

【壮药名】卡皮。

【别　名】刺拐棒、老虎镣子、刺木棒、坎拐棒子。

【来　源】本品为五加科植物刺五加 *Acanthopanax senticosus*（Rupr. et Maxim.）Harms 的干燥根、根茎或茎叶。

【性味归经】味麻，性热。归脾、肾、心经。

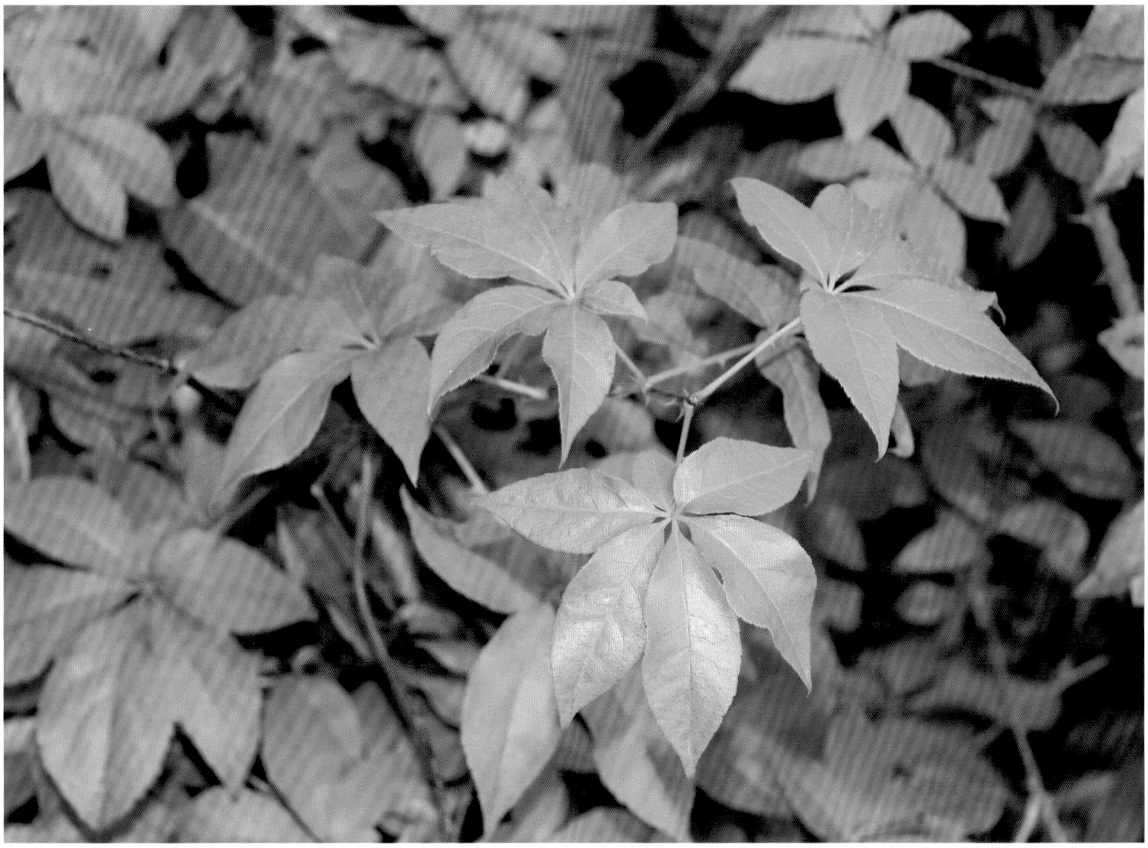

刺五加

识别特征

灌木，有时为蔓生状，高达 3 m。枝条无刺或仅在叶柄基部单生扁平的刺。掌状复叶在长枝上互生，在短枝上簇生；小叶 5，中央一片最大，倒卵形，长 3 ~ 8 cm，宽 2 ~ 3 cm，先端渐尖，基部楔形，边缘有钝细锯齿，两面无毛或沿脉疏生刚毛。伞形花序腋生或单生于短枝上，花黄绿色，萼缘 5 齿裂，花瓣 5，雄蕊 5，花柱丝状，分离。果近球形，成熟时黑色。花期 6—7 月，果期 8—10 月。

生境分布

生长于山坡、灌木丛中及林缘。分布于华中、华东、华南及西南各地区。

药材鉴别

本品呈不规则双卷或单卷筒状，有的呈块片状。长 4 ~ 15 cm，直径 0.5 ~ 1.5 cm，厚 1 ~ 4 mm。外表面灰棕色或灰褐色，有不规则裂纹或纵皱纹及横长皮孔；内表面黄白色或灰黄色，有细纵纹。体轻，质脆，断面不整齐，灰白色或灰黄色。气味香，味微辣而苦。以皮厚、气香、断面灰白色为佳。

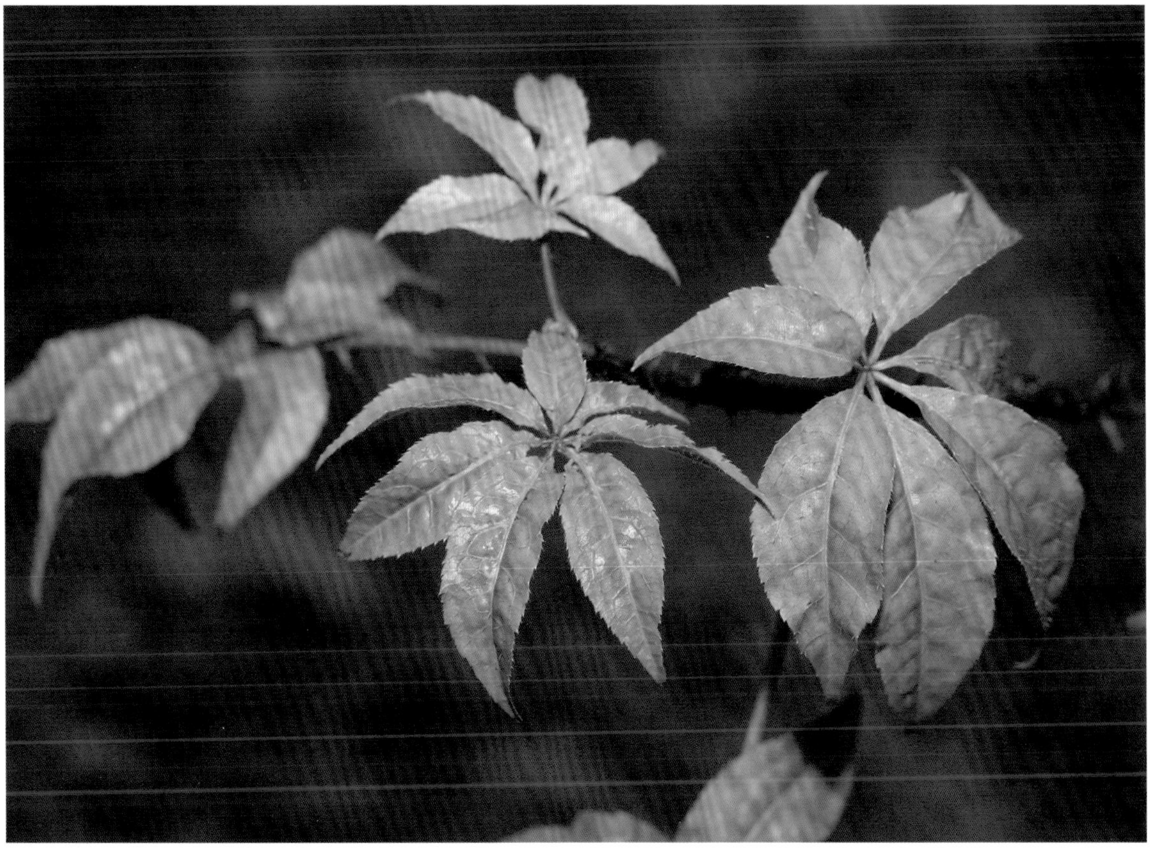

刺五加

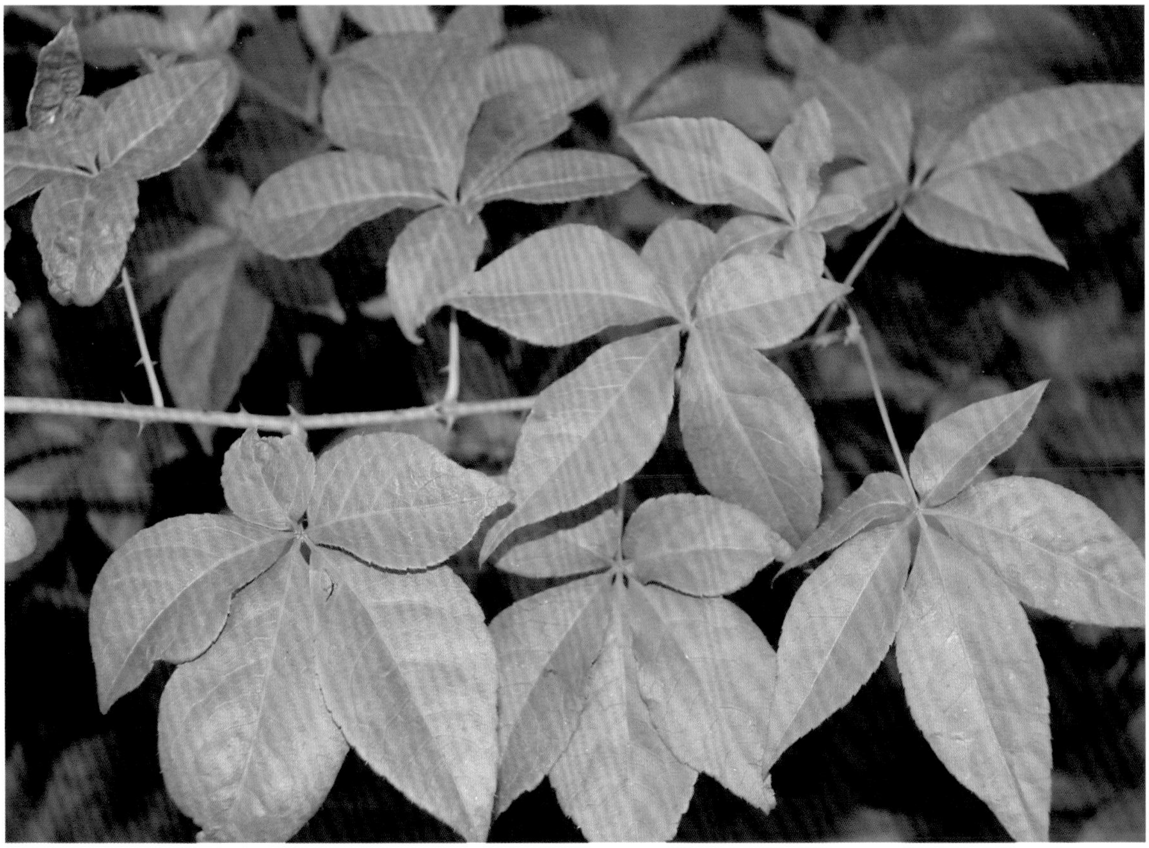

刺五加

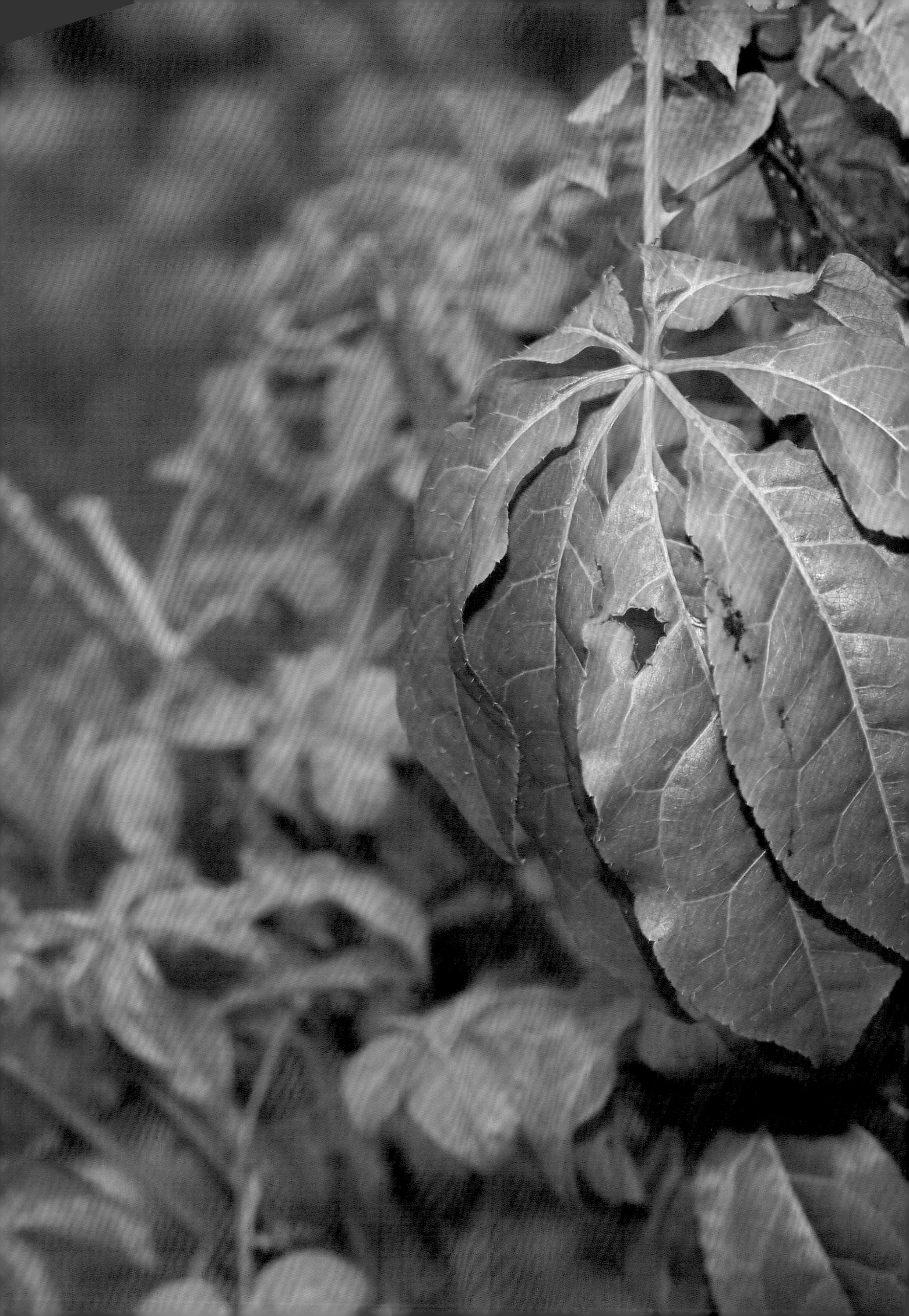

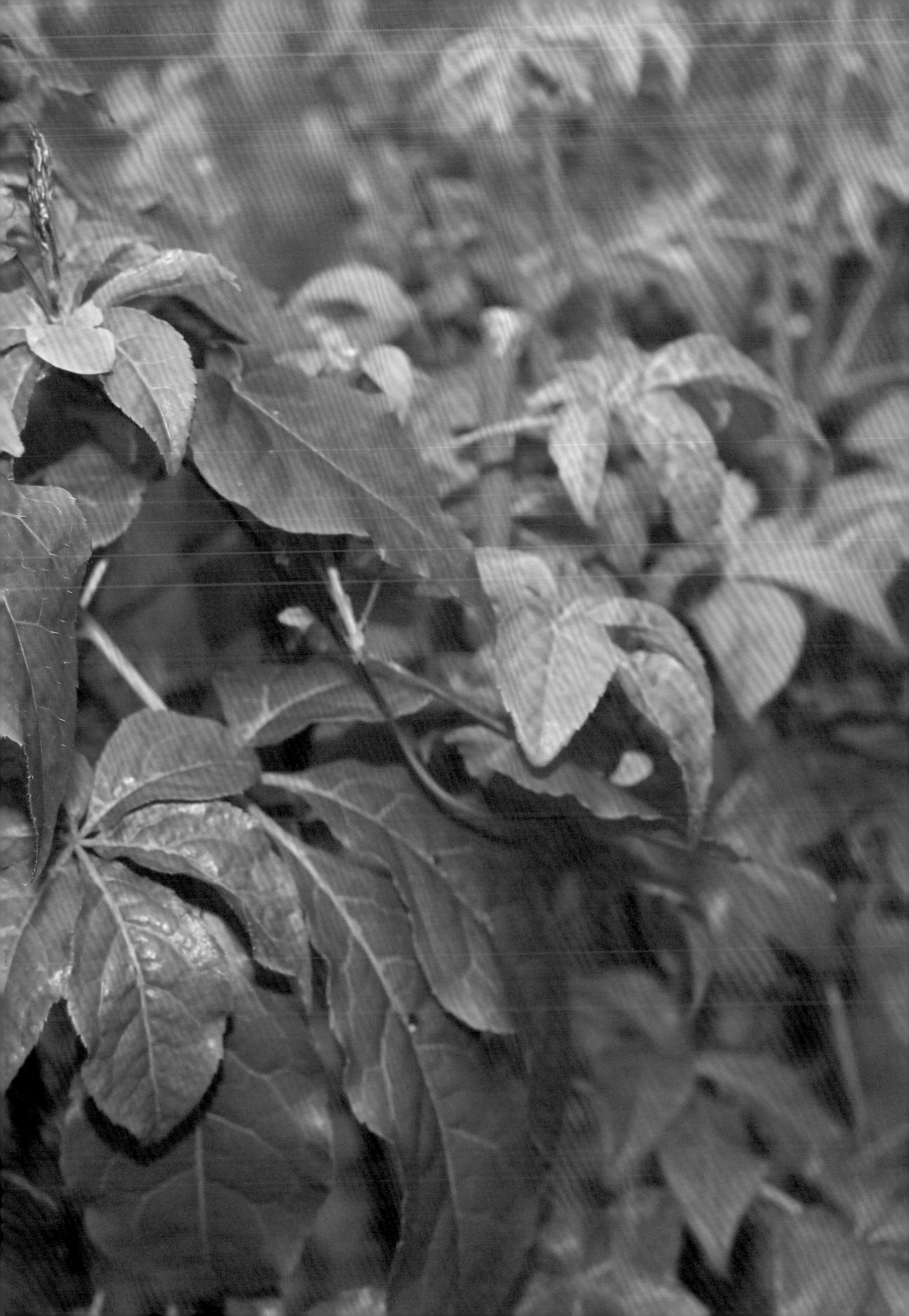

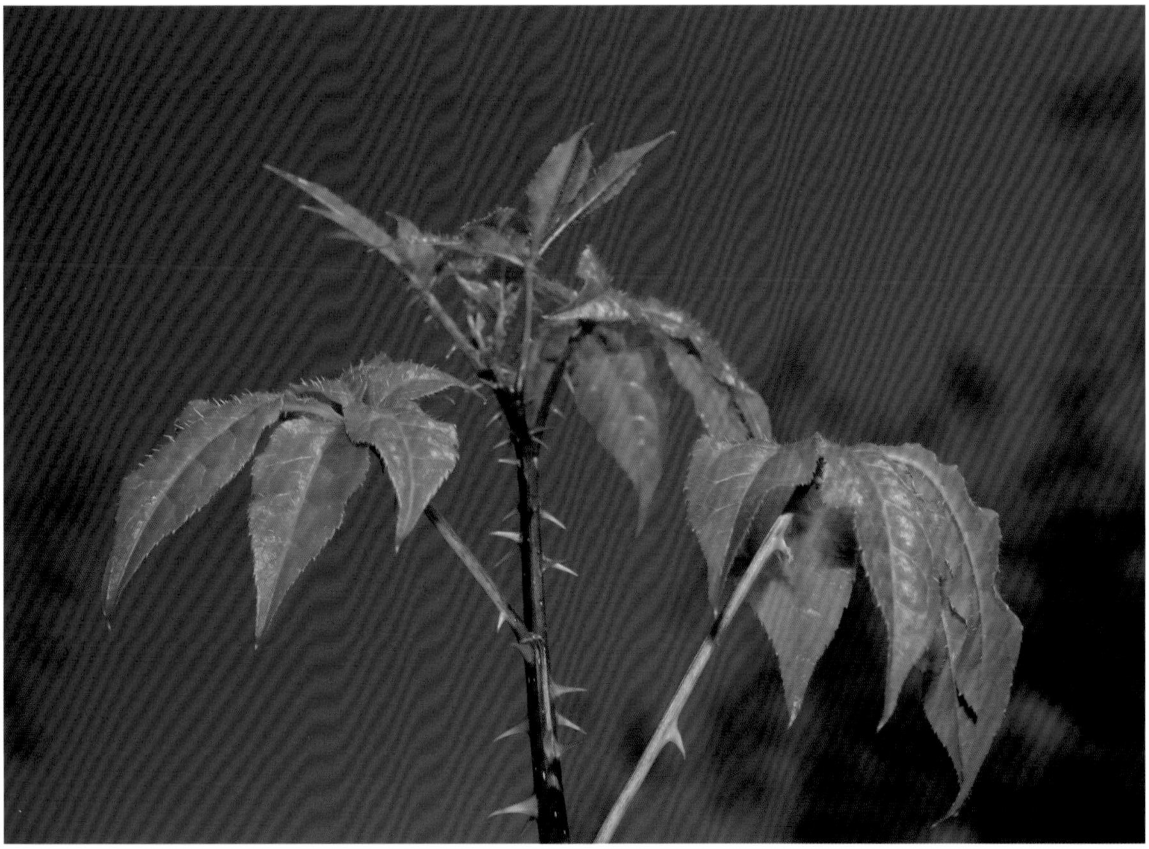

刺五加

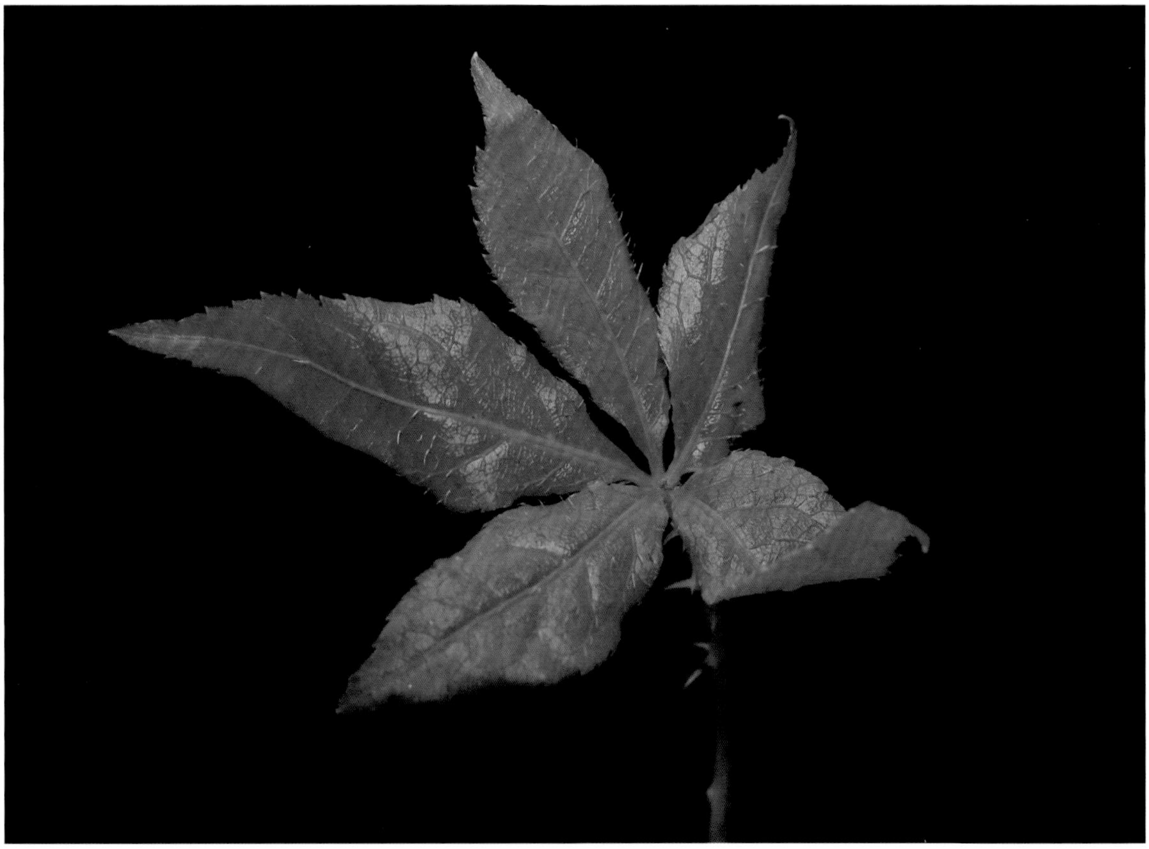

刺五加

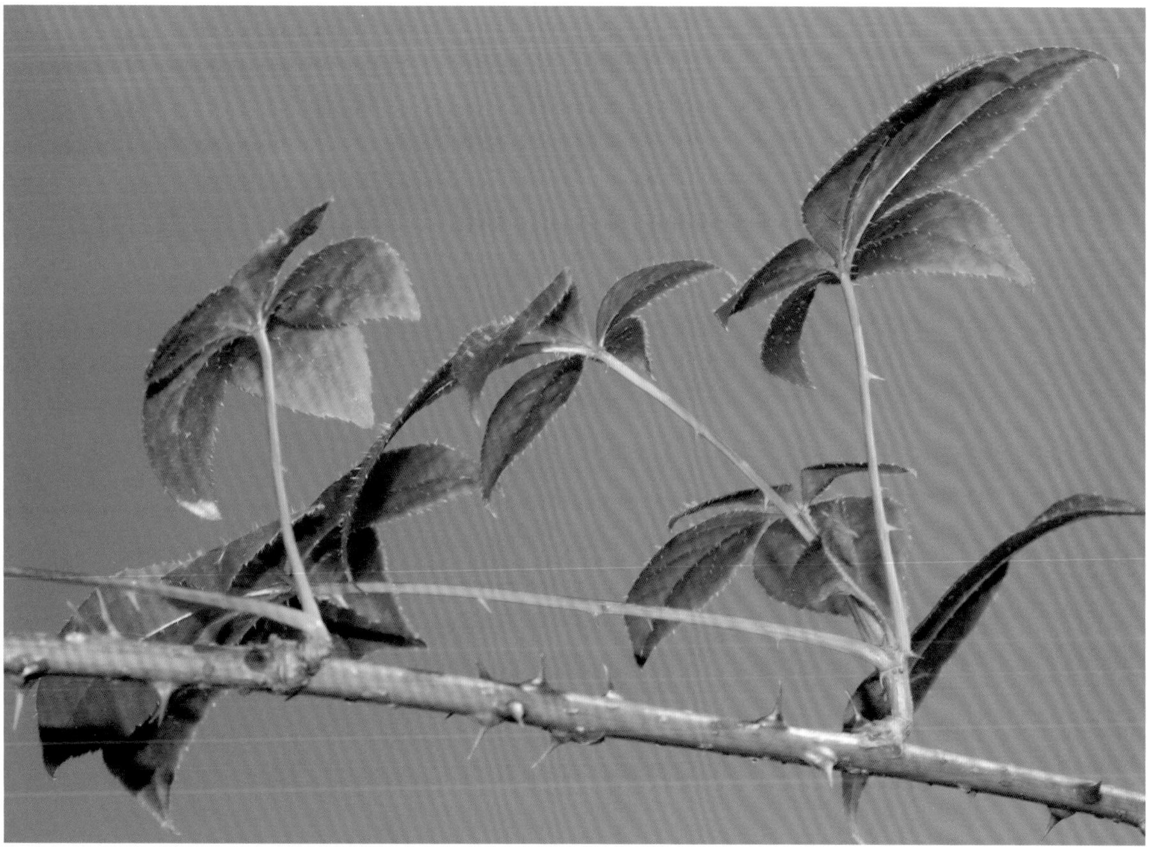

刺五加

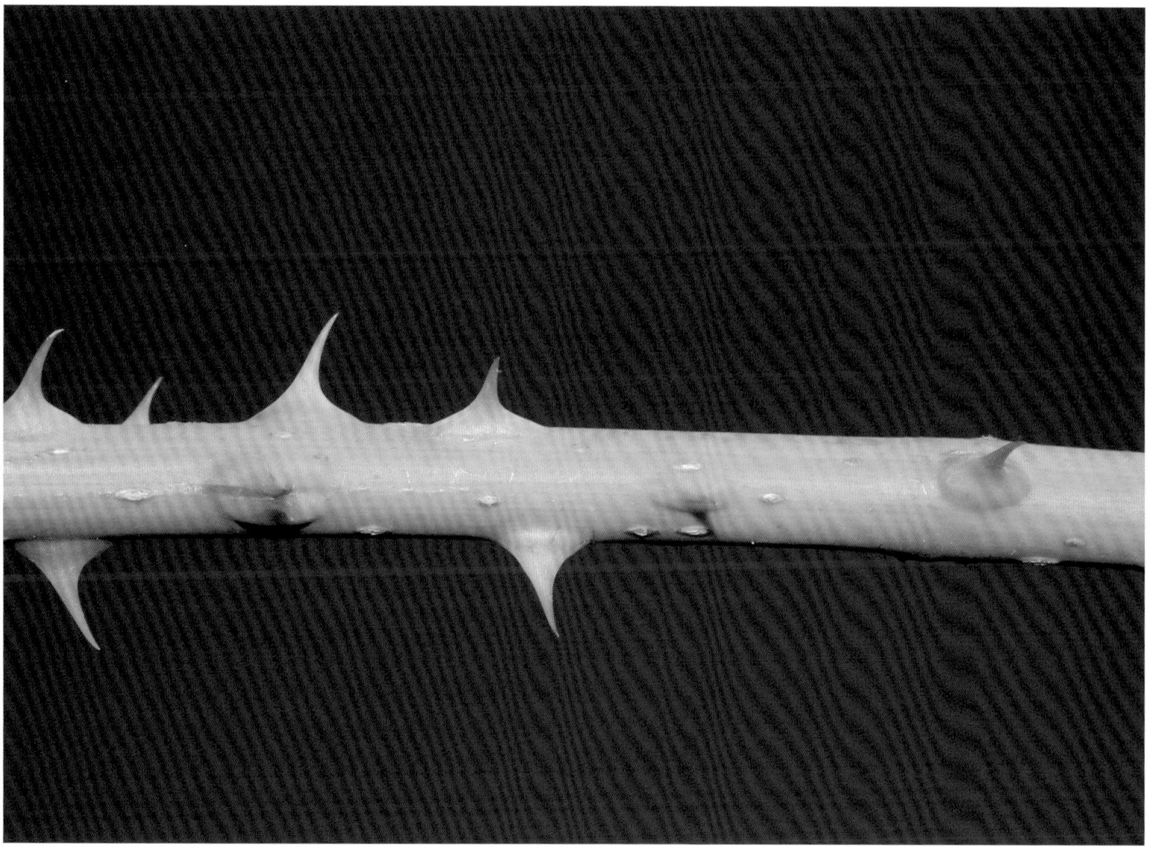

刺五加

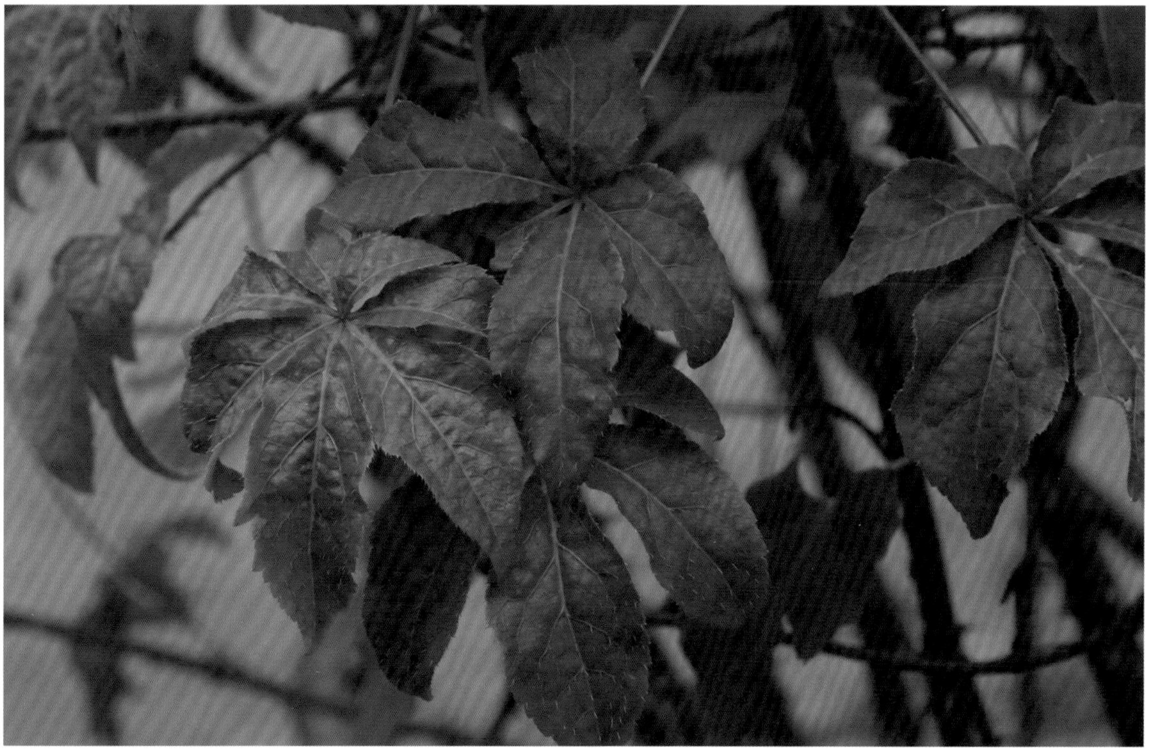

刺五加

功效主治

补肾强腰，益气安神，活血通络。主治肾虚体弱，腰膝酸软，小儿行迟，脾虚乏力，气虚浮肿，食欲不振，失眠多梦，健忘，胸痹疼痛，风寒湿痹，跌打肿痛。

用法用量

内服：6 ~ 9 g，鲜品加倍，煎汤；或浸酒服；或入丸、散服。外用：适量，煎水熏洗或为末敷。

民族药方

1．劳伤 刺五加根皮、一口血、大小血藤各 10 ~ 15 g。泡酒服。

2．气痛 刺五加根 30 g。泡酒服或水煎服。

3．骨折 刺五加根、凌霄花根各适量。捣茸，拌酒包患处。

4．风湿痹痛 刺五加根 30 g，铁筷子 15 g，见血飞、黑骨藤各 10 g。水煎服。

5．风湿疼痛 刺五加、三角风、血当归各 16 g，白龙须、阎王刺根、马鞭草各 10 g，大血藤 31 g。上药泡酒 500 ml，早、晚适量内服。

6．风湿麻木，肢体痿软 刺五加皮、木瓜、淫羊藿、菟丝子、桑寄生各适量。水煎服。

使用注意

阴虚火旺者、哺乳期、孕妇需慎用。

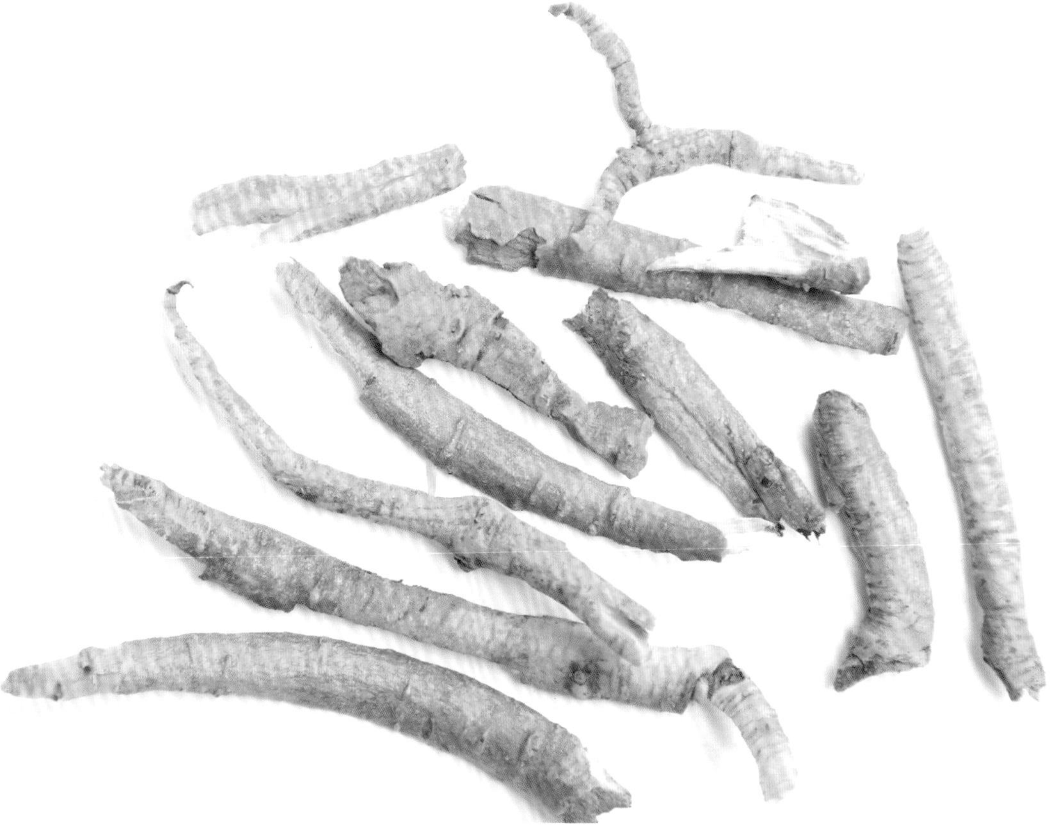

刺五加药材

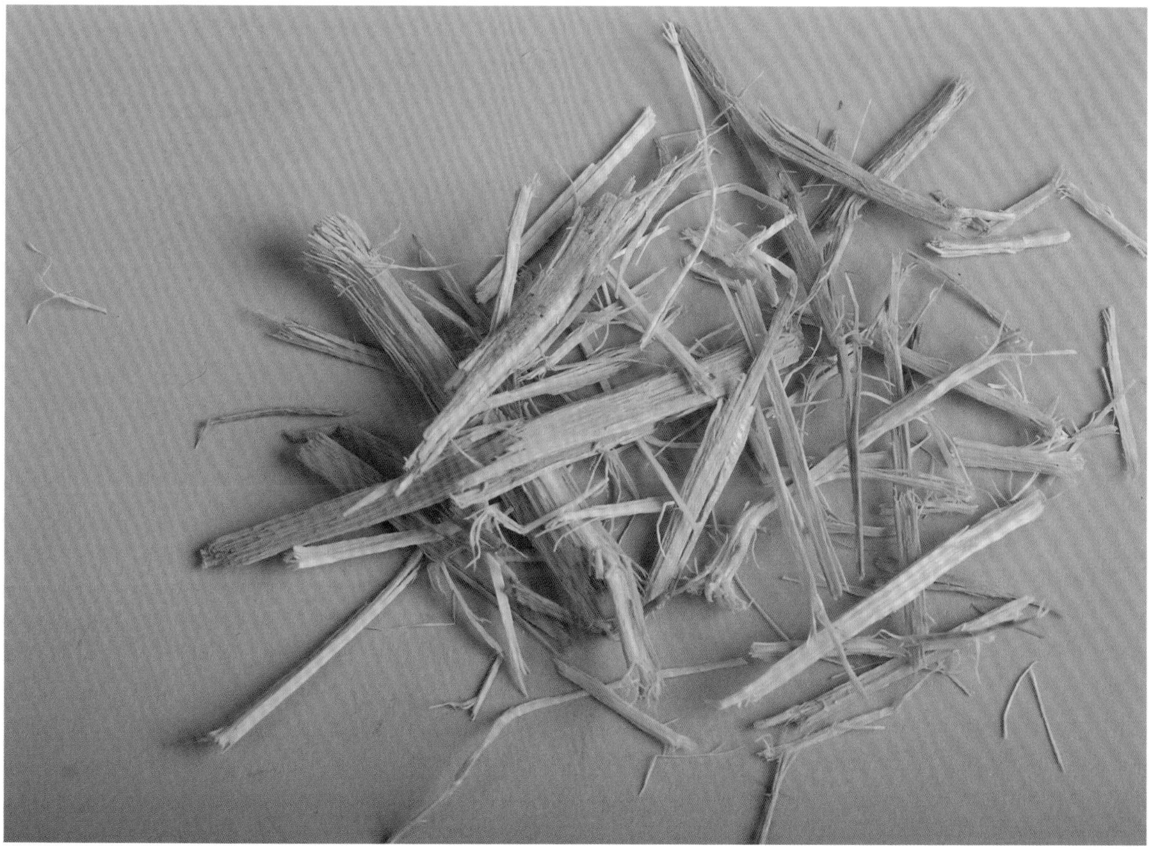

刺五加饮片

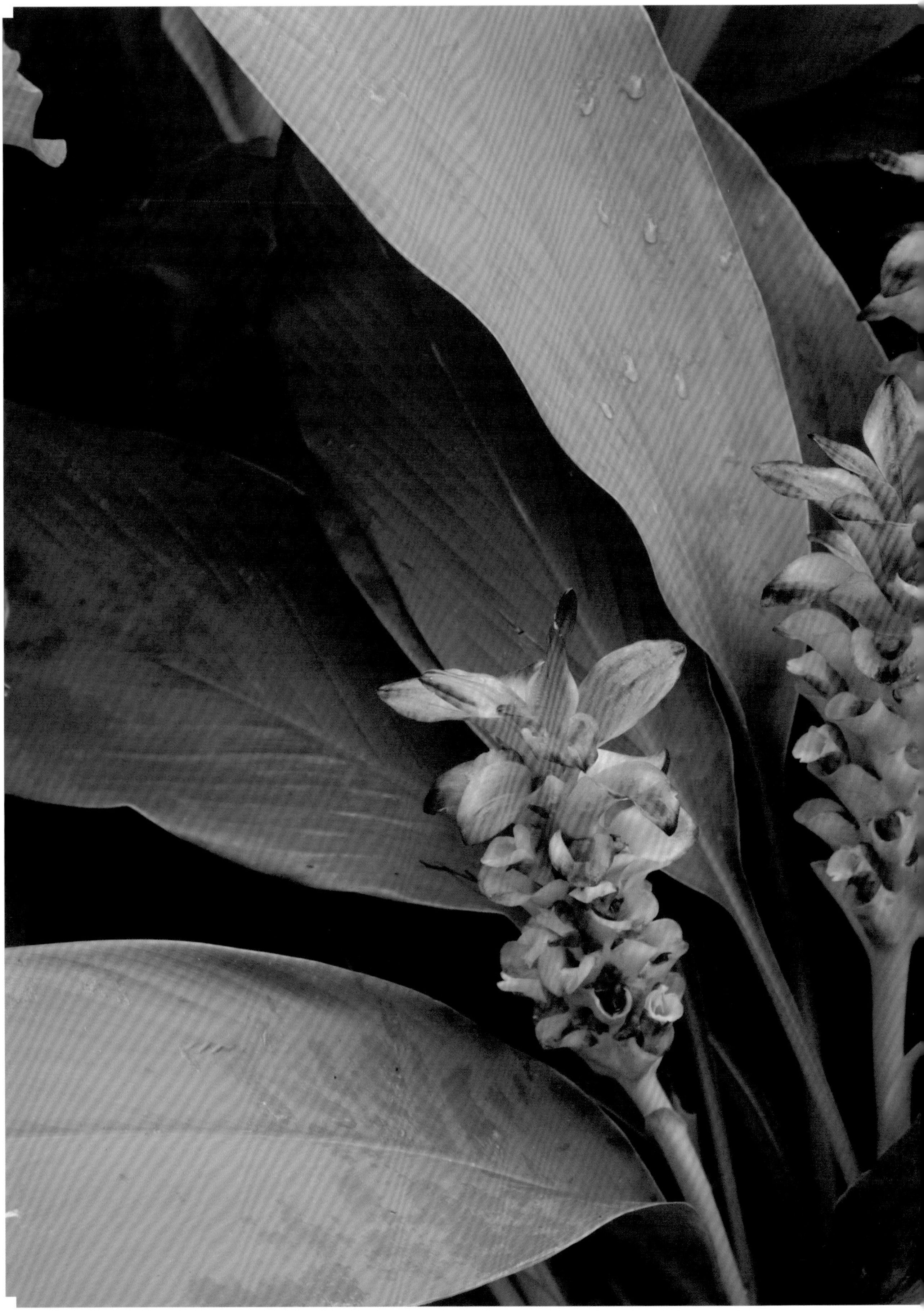

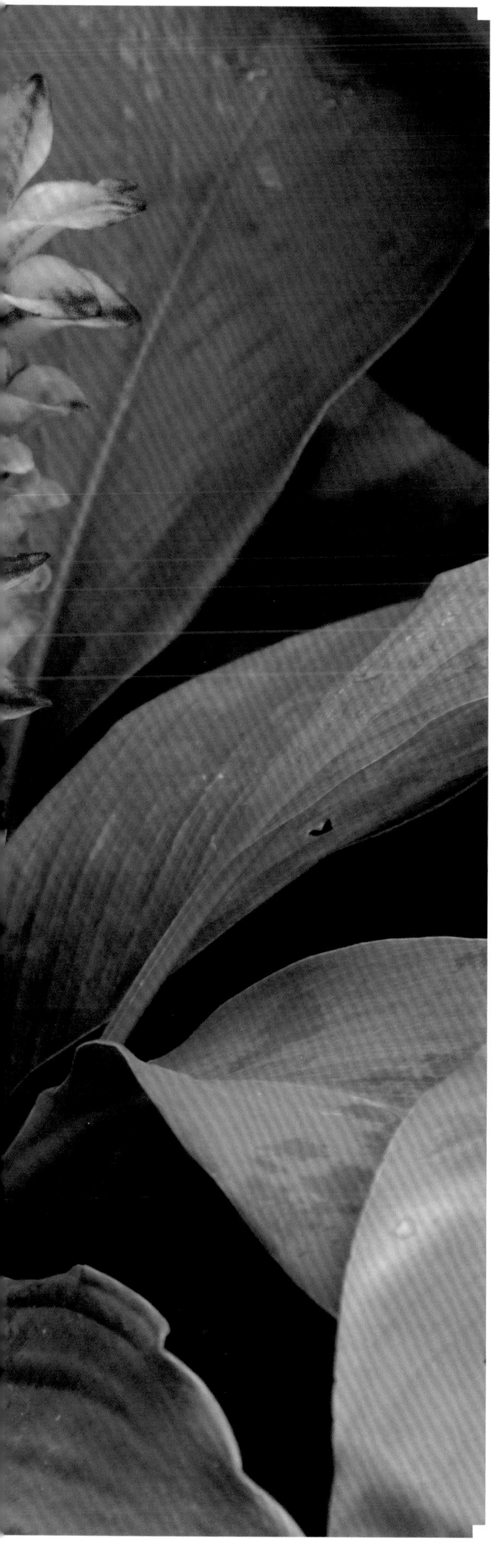

郁金

【壮药名】竞闲。

【别　名】玉金、黄郁、川郁金、广郁金、五帝足、白丝郁金。

【来　源】本品为姜科多年生草本植物温郁金 *Curcuma wenyujin* Y. H. Chen et C. Ling、姜黄 *Curcuma longa* L.、广西莪术 *Curcuma kwangsiensis* S. G. Lee et C. F. Liang 或蓬莪术 *Curcuma phaeocaulis* Val. 的干燥块根。前两者分别习称「温郁金」和「黄丝郁金」，其余按性状不同习称「桂郁金」或「绿丝郁金」。

【性味归经】辛、苦，寒。归肝、胆、心经。

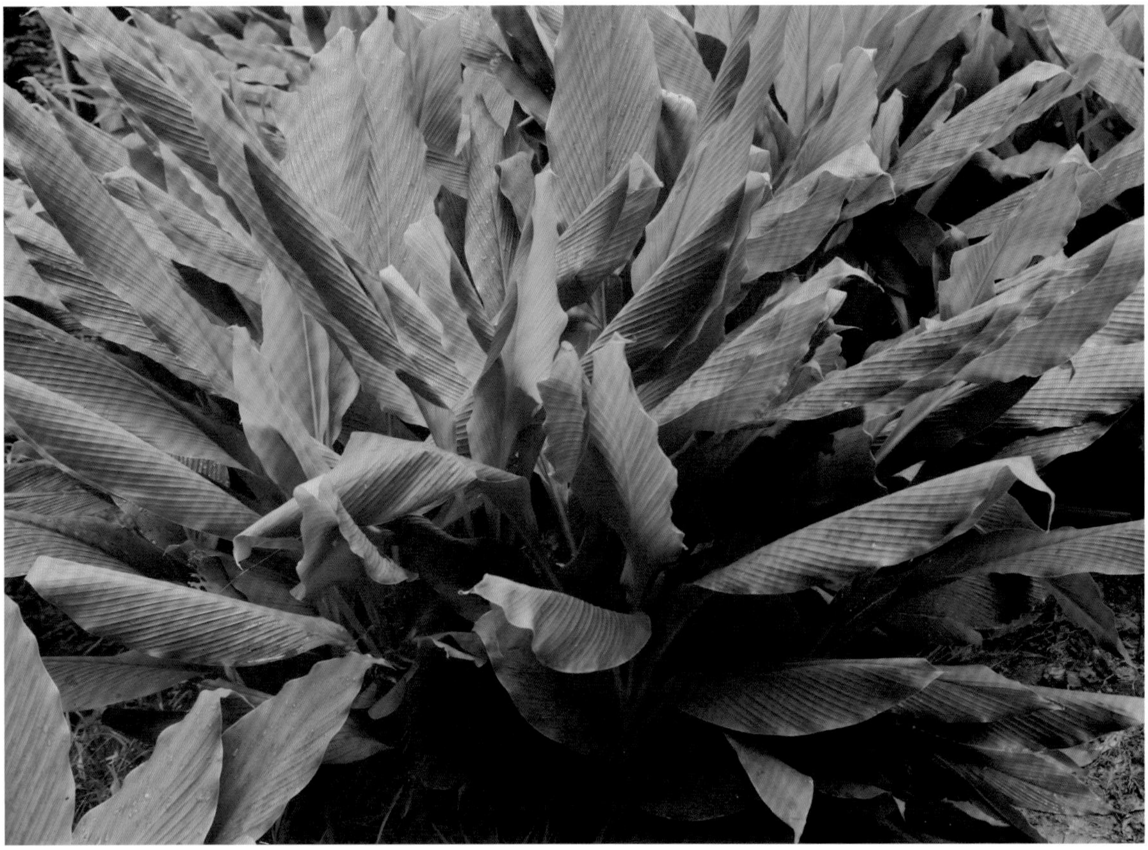

温郁金

识别特征

1. 温郁金 多年生草本，高 80 ~ 160 cm，主根茎陀螺状，侧根茎指状，内面柠檬色。须根细长，末端常膨大呈纹锤形块根，内面白色。叶片 4 ~ 7，2 列，叶柄短，长不及叶片的一半；叶片宽椭圆形，长 35 ~ 75 cm，宽 14 ~ 22 cm，先端渐尖或短尾状渐尖，基部楔形，下延至叶柄，下面无毛。穗状花序圆柱状，先叶于根茎处抽出，长 20 ~ 30 cm，直径 4 ~ 6 cm ，上部无花的苞片长椭圆形，长 5 ~ 7 cm，宽 1.5 ~ 2.5 cm，蔷薇红色，中下部有花的苞片长椭圆形，长 3 ~ 5 cm，宽 2 ~ 4 cm，绿白色；花萼筒白色，先端具不等的 3 齿；花冠管漏斗状，白色，裂片 3，膜质，长椭圆形，后方一片较大，先端略呈兜状，近先端处有粗糙毛；侧生退化雄蕊花瓣叛变，黄色，唇瓣倒卵形，外折，黄色，先端微凹；能育雄蕊 1，花药基部有距；子房被长柔毛，花柱细长。花期 4—6 月。

2. 姜黄 多年生草本，高 1 ~ 1.5 m。根茎发达，成丛，分枝呈椭圆形或圆柱状，橙黄色，极香；根粗壮，末端膨大成块根。叶基生，5 ~ 7 片，2 列，叶柄长 20 ~ 45 cm，叶片长圆形或窄椭圆形，长 20 ~ 50 cm，宽 5 ~ 15 cm，先端渐尖，基部楔形，下延

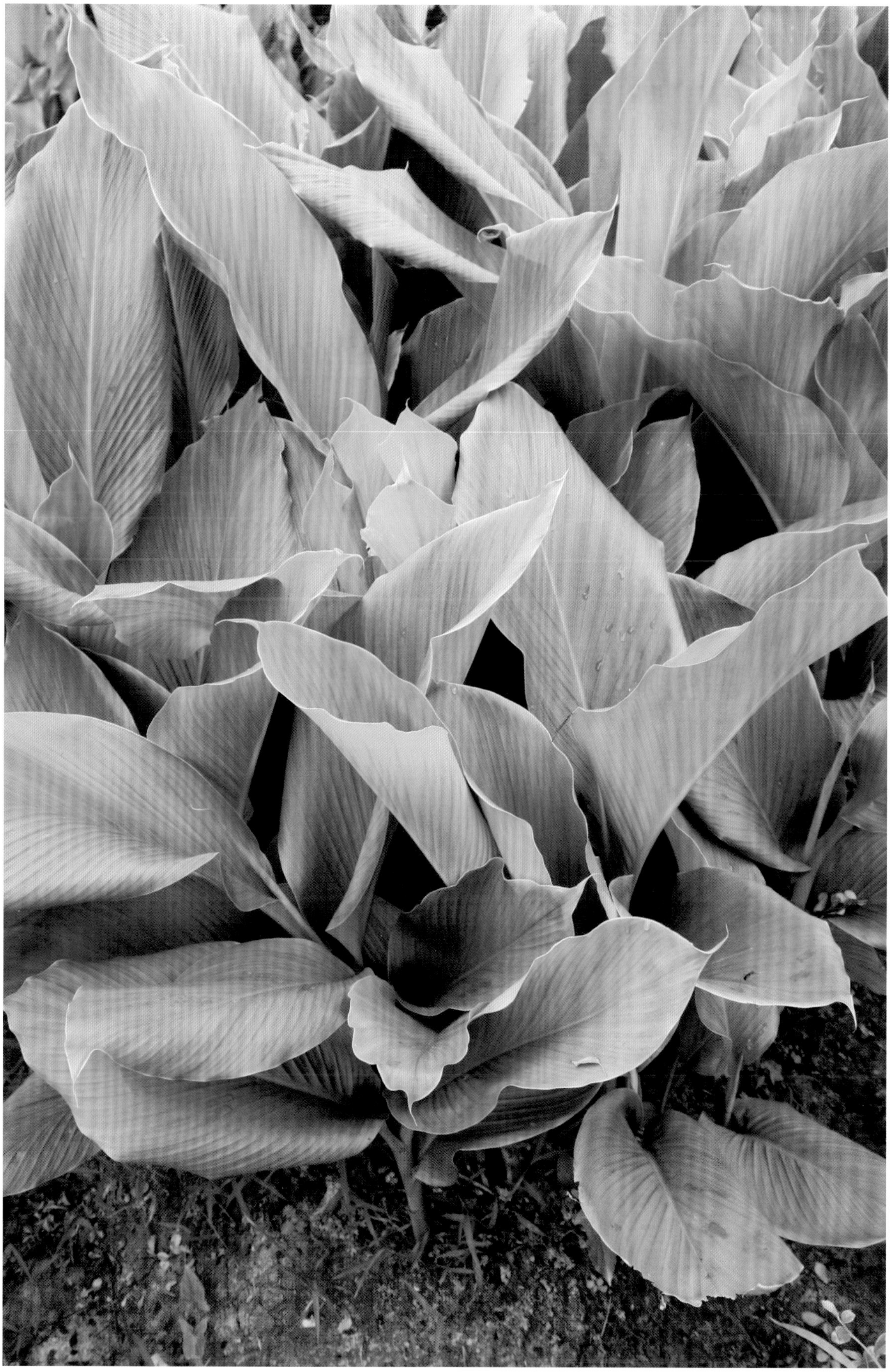

温郁金

至叶柄，上面黄绿色，下面浅绿色，无毛。花葶由叶鞘中抽出，总花梗长 12 ~ 20 cm，穗状花序圆柱状，长 12 ~ 18 cm；上部无花的苞片粉红色或淡红紫色，长椭圆形，长 4 ~ 6 cm，宽 1 ~ 1.5 cm，中下部有花的苞片嫩绿色或绿白色，卵形至近圆形，长 3 ~ 4 cm；花萼筒绿白色，具 3 齿；花冠管漏斗形，长约 1.5 cm，淡黄色，喉部密生柔毛，裂片 3；能育雄蕊 1，花丝短而扁平，花药长圆形，基部有距；子房下位，外被柔毛，花柱细长，基部有 2 个棒状腺体，柱头稍膨大，略呈唇形。花期 8 月。

3. 广西莪术 多年生草本，高 50 ~ 110 cm，主根茎卵圆形，侧根茎指状，断面白色或微黄色。须根末端常膨大呈纺锤形块根，断面白色。叶基生，叶柄为叶片长度的 1/4，被短柔毛；叶鞘长 10 ~ 33 cm，被短柔毛；叶 2 ~ 5 片，直立，叶片长椭圆形，长 14 ~ 39 cm，宽 4.5 ~ 9.5 cm，先端短尖至渐尖，基部渐狭，下延，两面密被粗柔毛，有的类型沿中脉两侧有紫色晕。稳状花序从根茎中抽出，圆柱形，先叶或与叶同时抽出，长约 15 cm，直径约 7 cm，花序下的苞片阔卵形，淡绿色，上部的苞片长圆形，淡红色；花萼白色，长约 1 cm，一侧裂至中部，先端有 3 钝齿；花冠近漏斗状，长 2 ~ 2.5 cm，花瓣 3，粉红色，长圆形，后方的 1 片较宽，先端略呈兜状；侧生退化雄蕊花瓣状，淡黄色，唇瓣近圆形，淡黄色，先端 3 浅圆裂，花药基部有距；子房被长柔毛，花柱丝状，柱头头状，有毛。花期 5—7 月。

4. 蓬莪术 多年生草本，高 80 ~ 150 cm，主根茎陀螺状至锥状陀螺形，侧根茎指状，内面黄绿色至墨绿色，或有时发蓝色，须根末端膨大呈肉质纺锤形，内面黄绿或近白色。叶鞘下段常为褐紫色。叶基生，4 ~ 7 片；叶柄短，为叶片长度的 1/3 ~ 1/2 或更短；叶片长圆状椭圆形，长 20 ~ 50 cm，宽 8 ~ 20 cm，先端渐尖至短尾尖，基部下延成柄，两面无毛，上面沿中脉两侧有 1 ~ 2cm 宽的紫色晕。穗状花序圆柱状，从根茎中抽出，长 12 ~ 20 cm，有苞片 20 多枚，上部苞片长椭圆形，长 4 ~ 6 cm，宽 1.5 ~ 2 cm，粉红色呈紫红色；中下部苞片近圆形，长 2 ~ 3.5 cm，宽 1.5 ~ 3.2 cm，淡绿色至白色。花期 4—6 月。

生境分布

生长于林下或栽培。分布于浙江、四川等省区。

采收加工

冬季茎叶枯萎后采挖，摘取块根，除去细根，蒸或煮至透心，干燥。切片或打碎，生用，或矾水炒用。

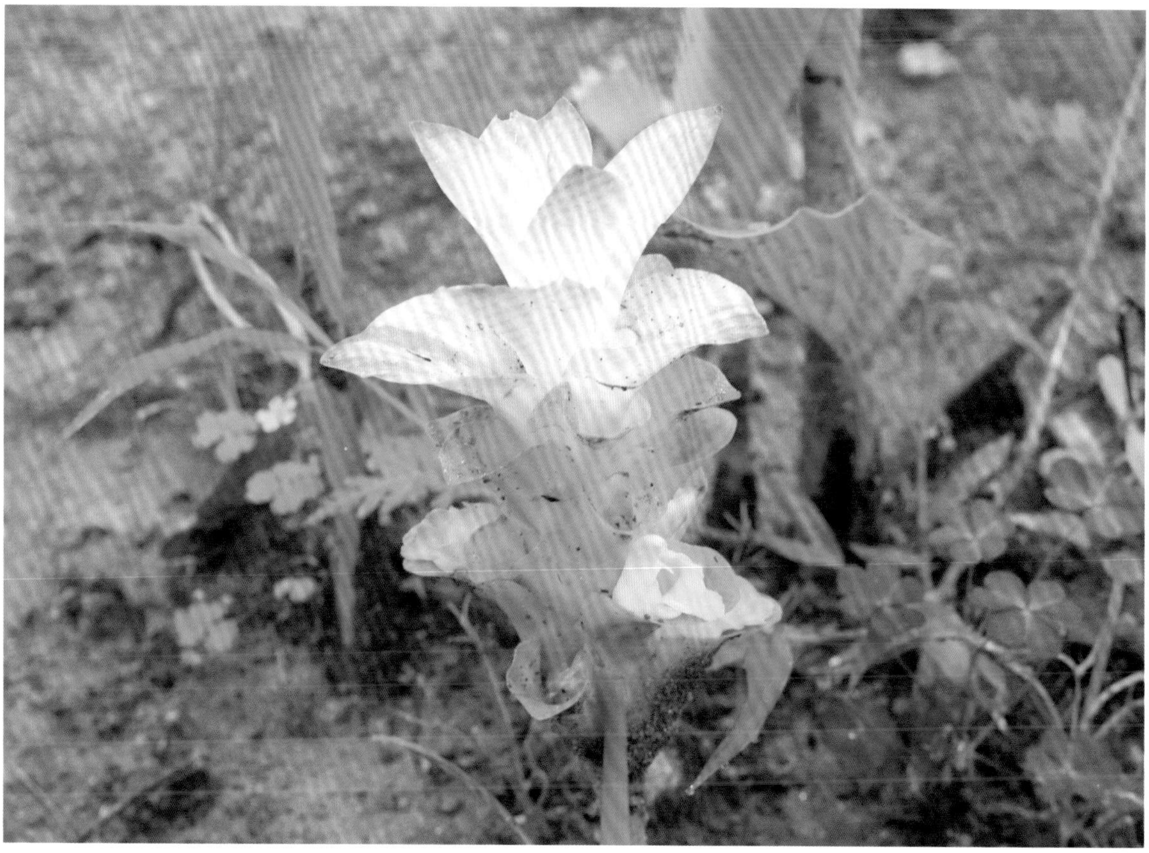

温郁金

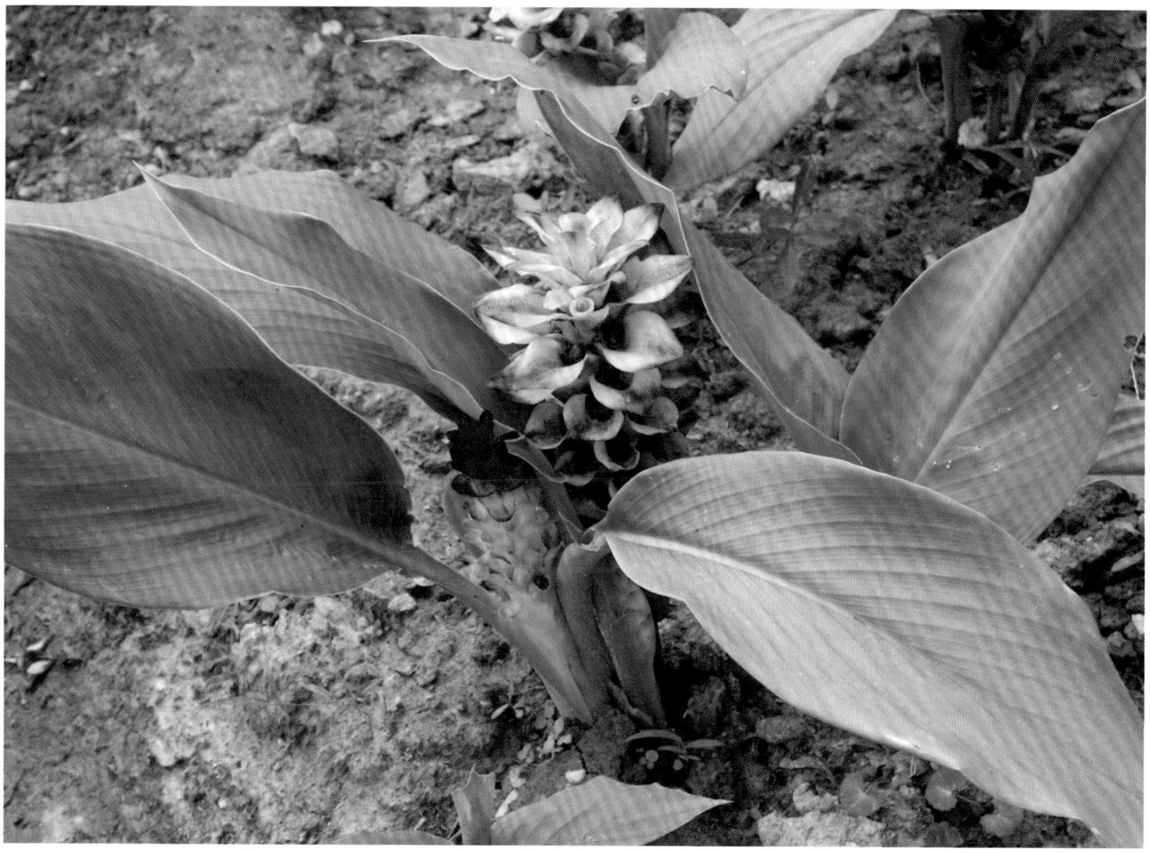

温郁金

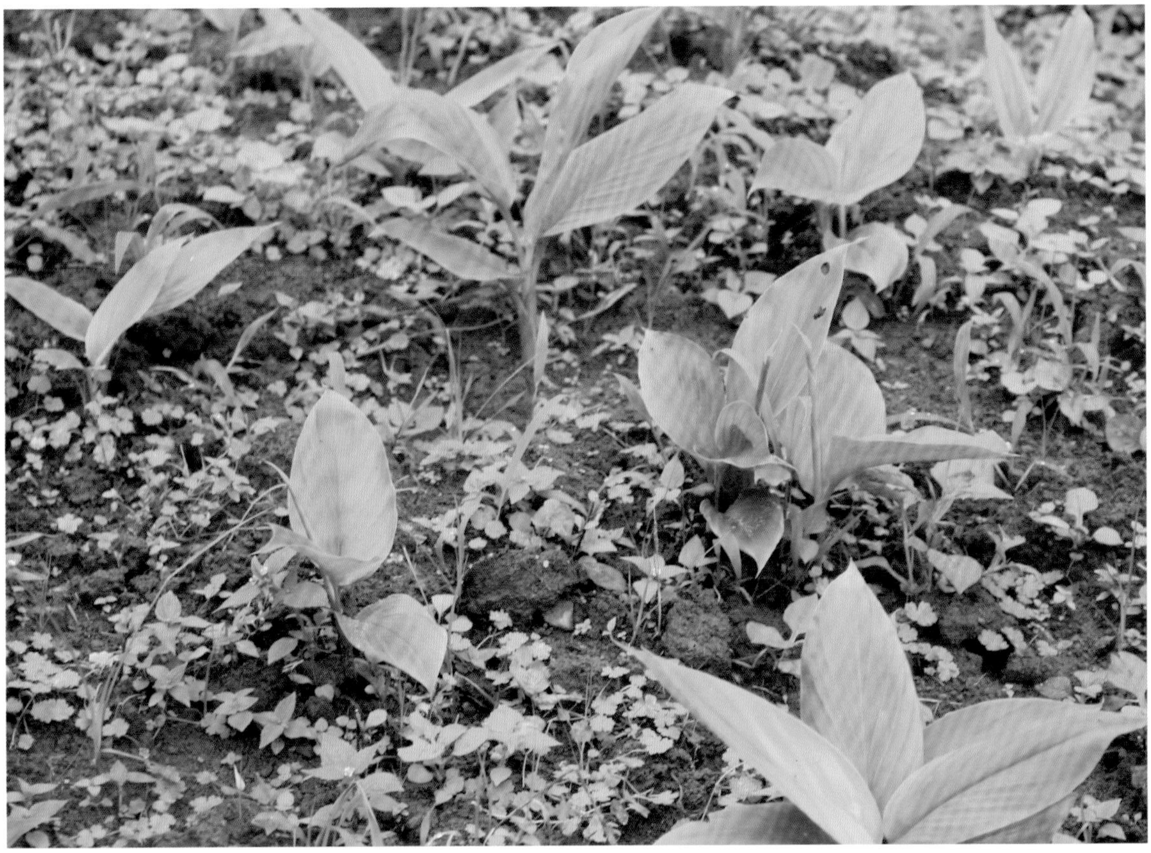

姜黄

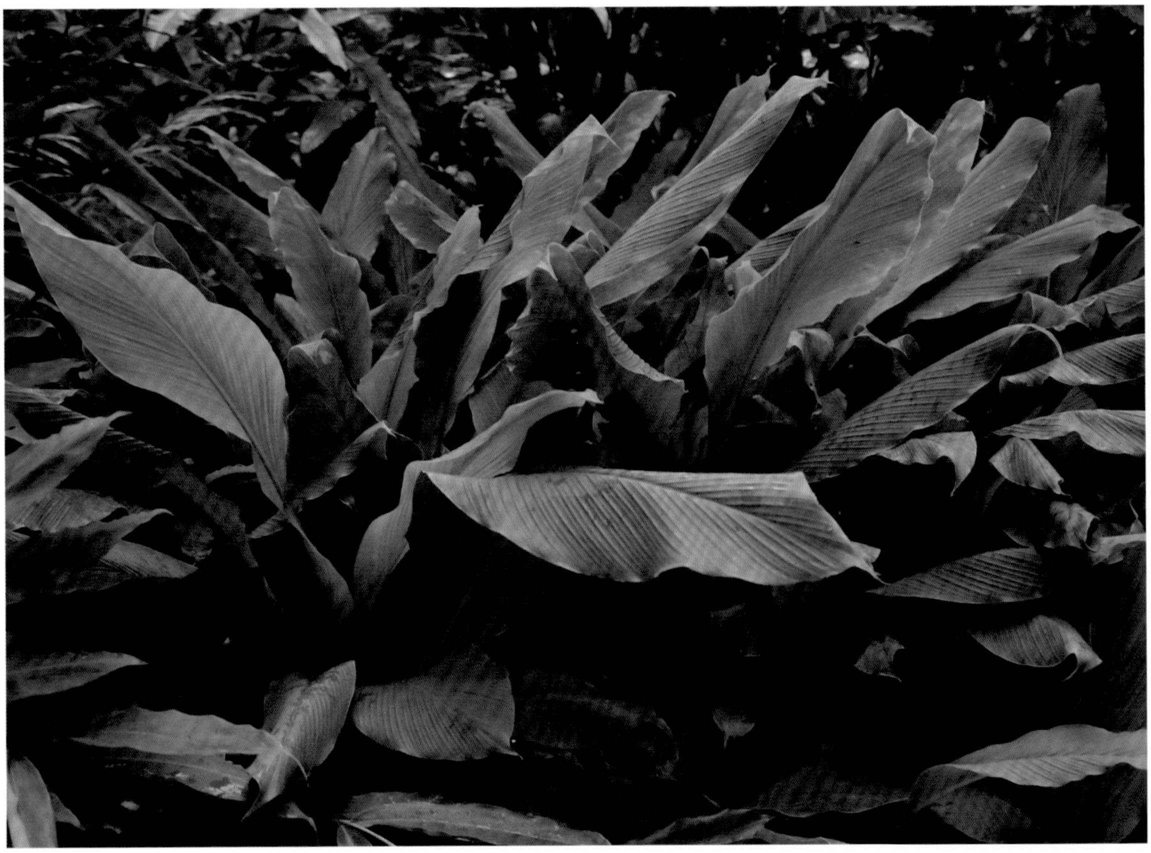

姜黄

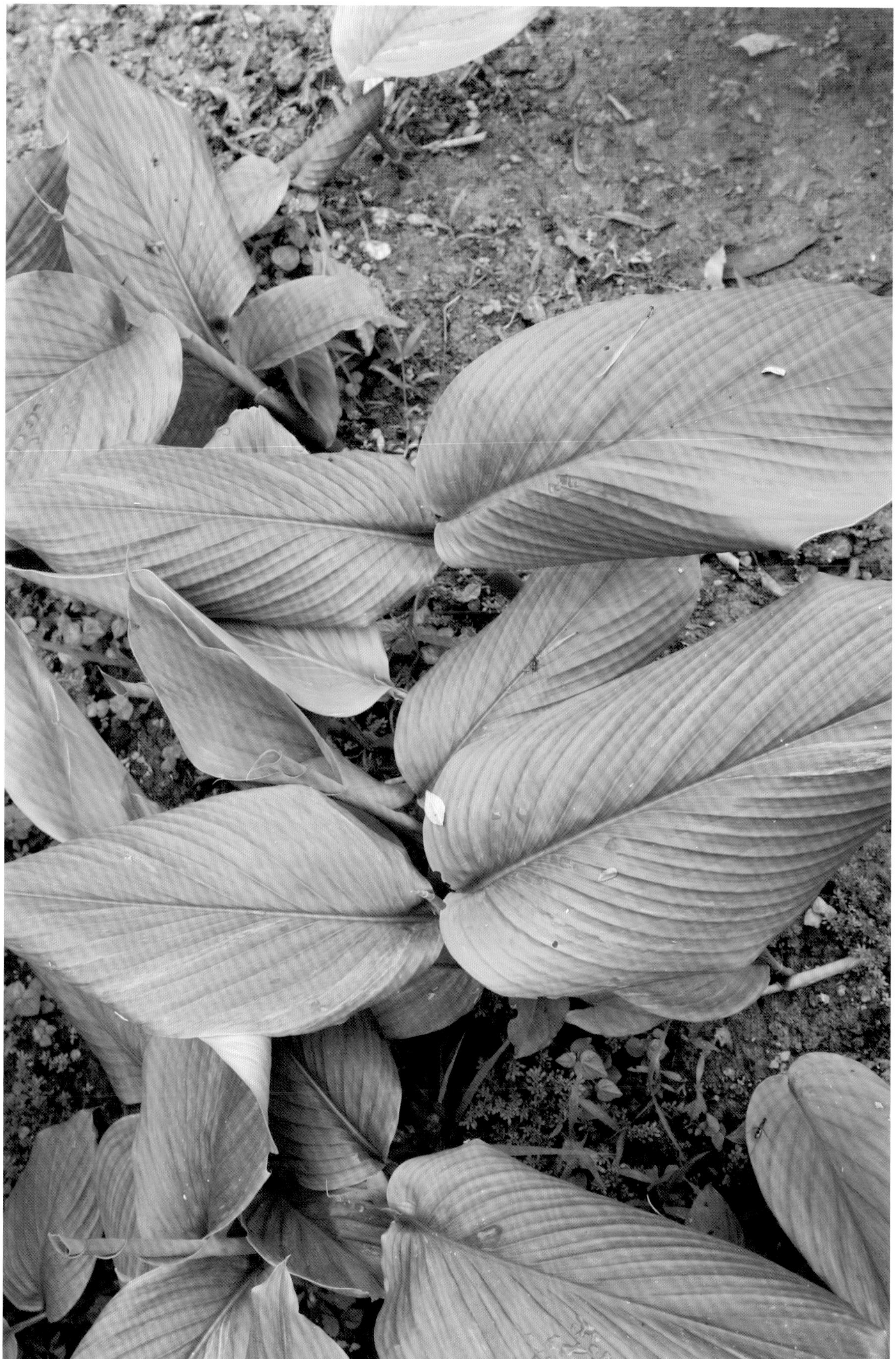

姜黄

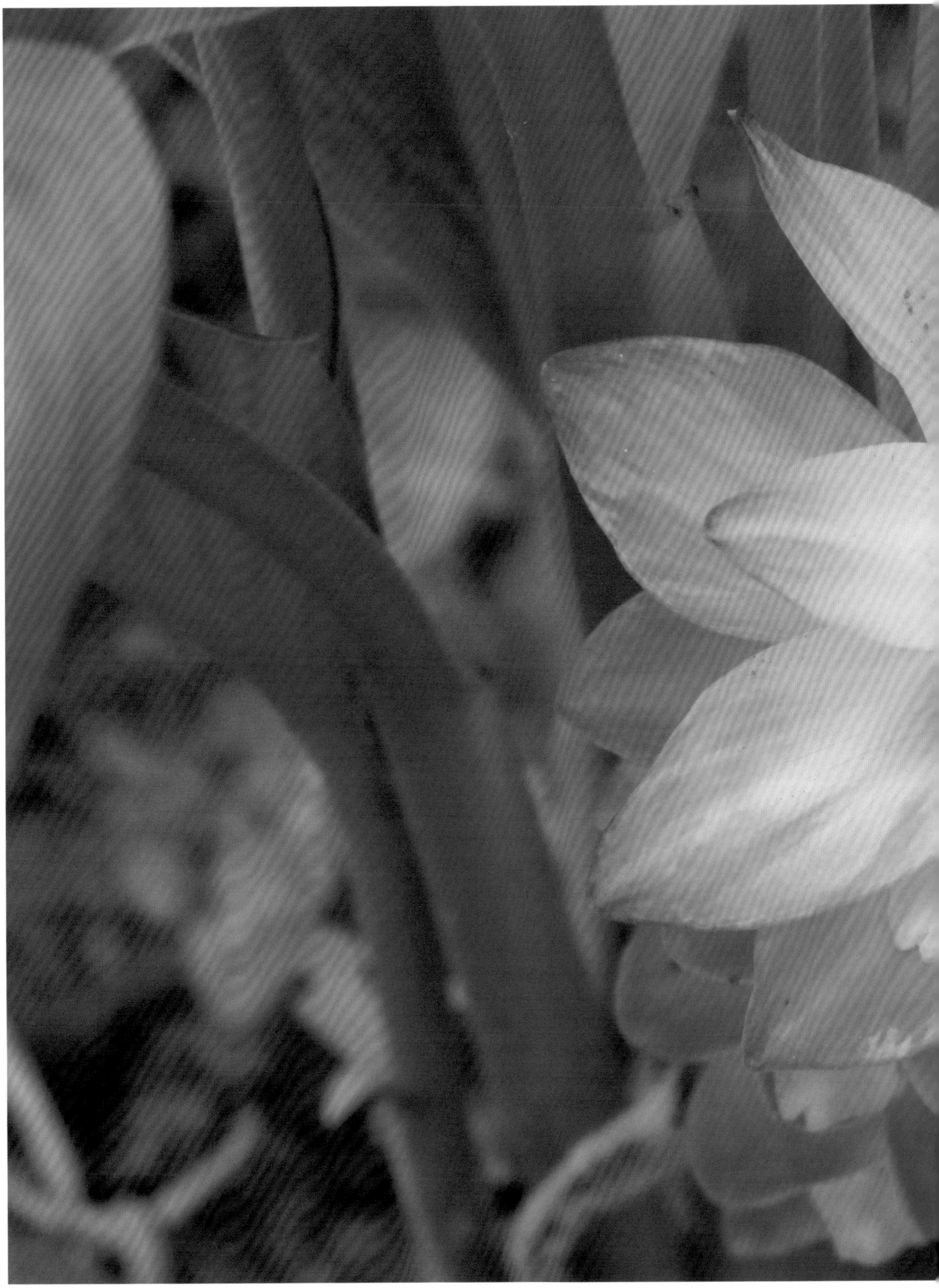

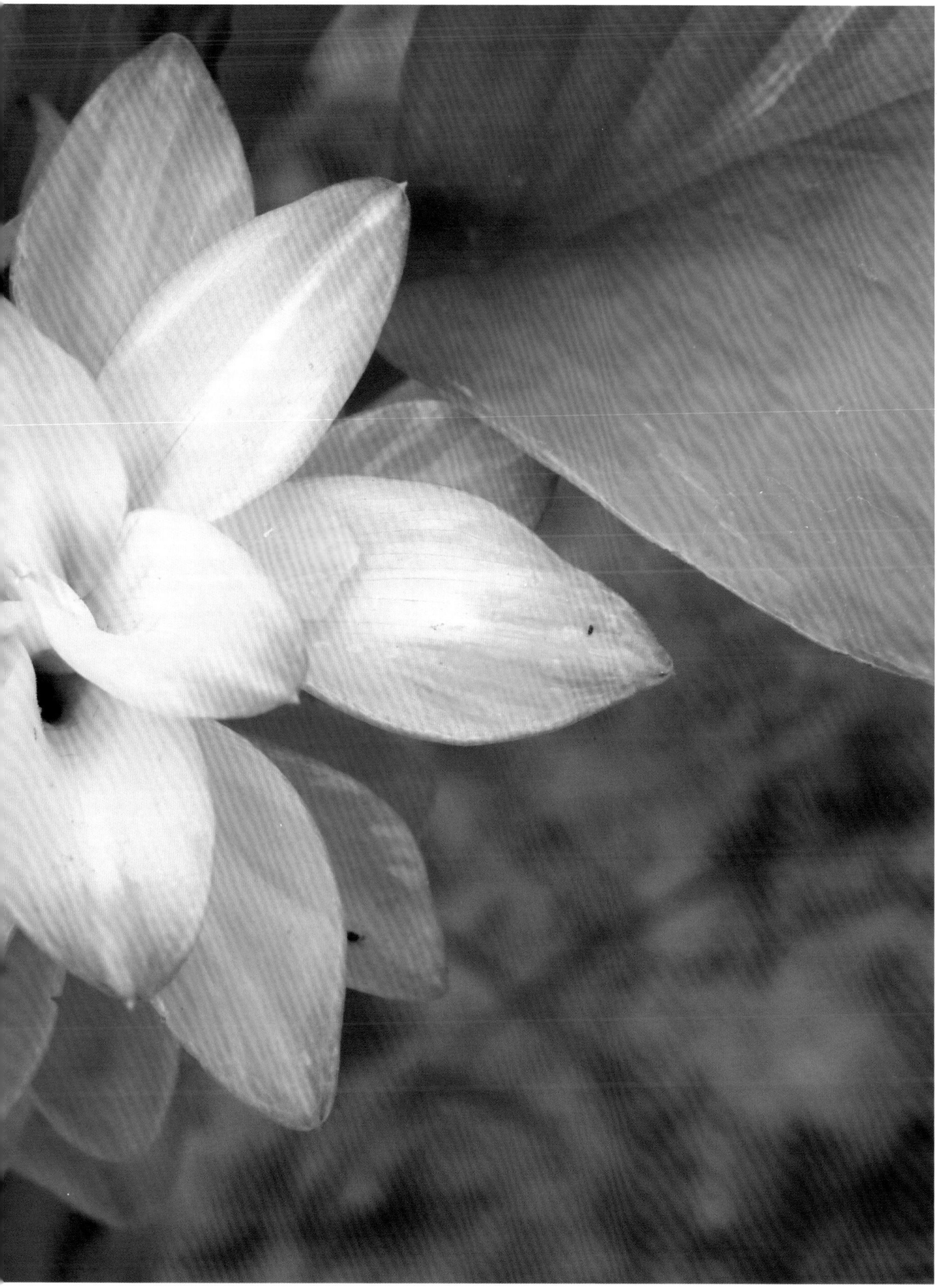

姜黄

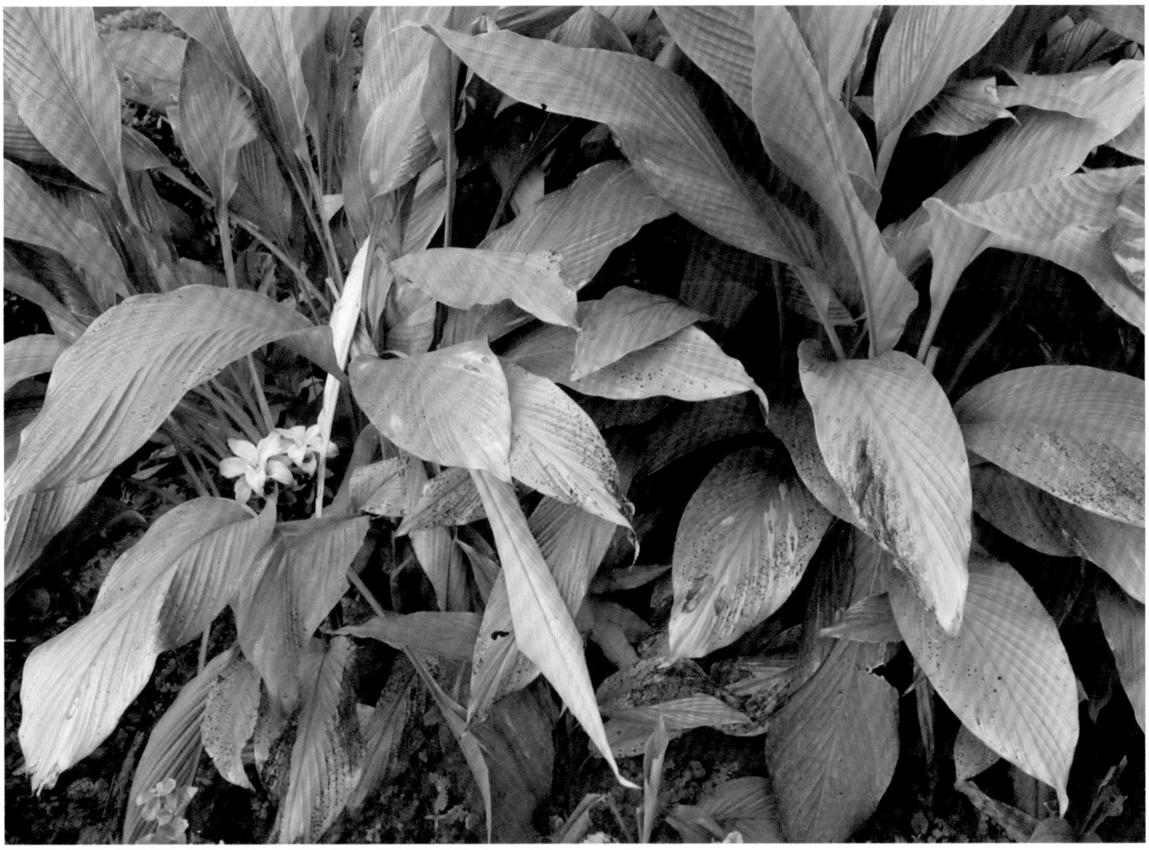

姜黄

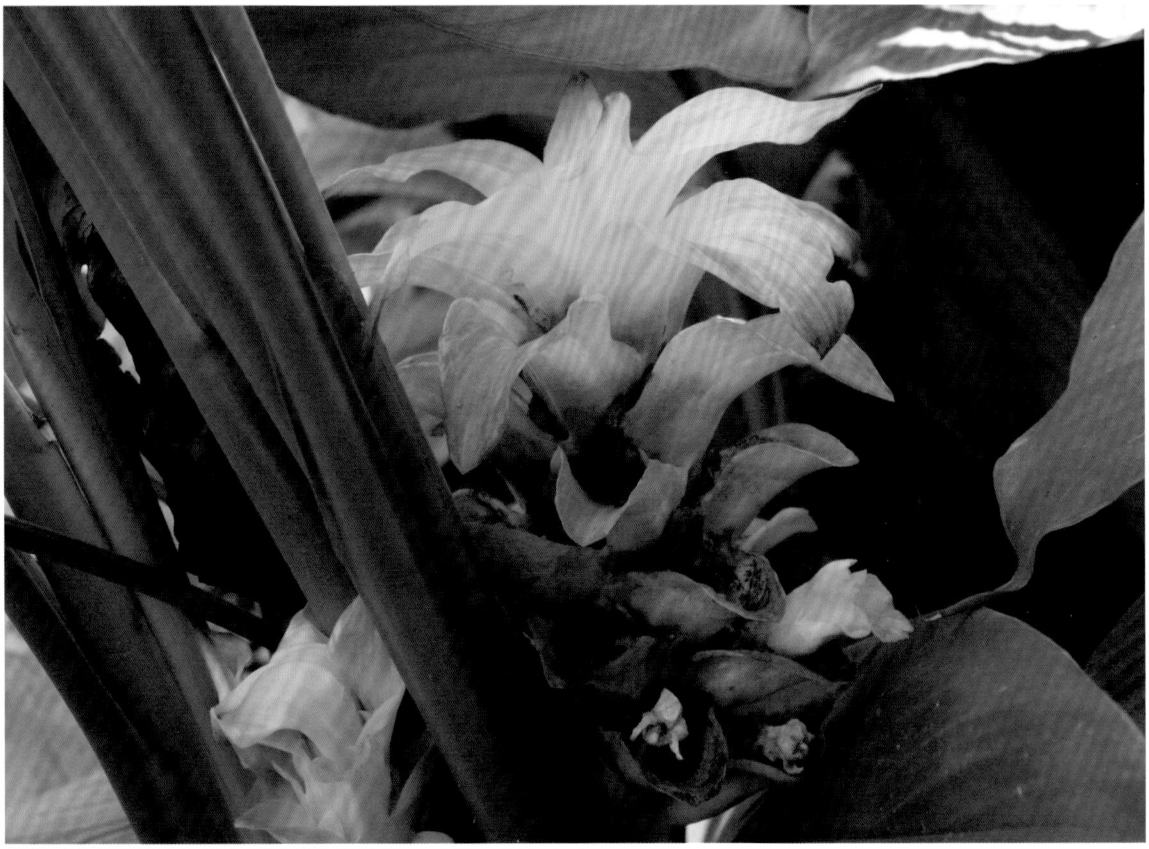

姜黄

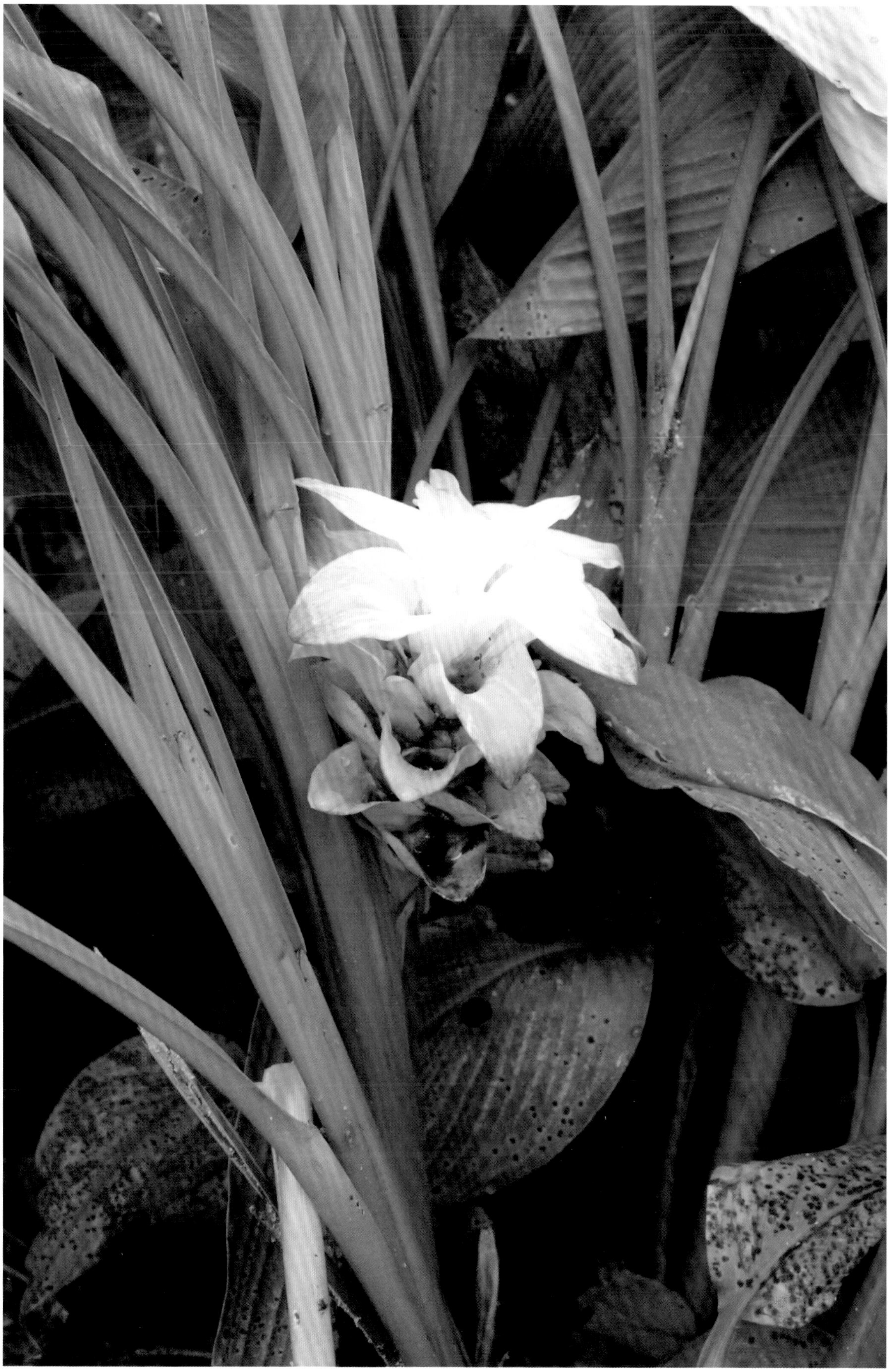

姜黄

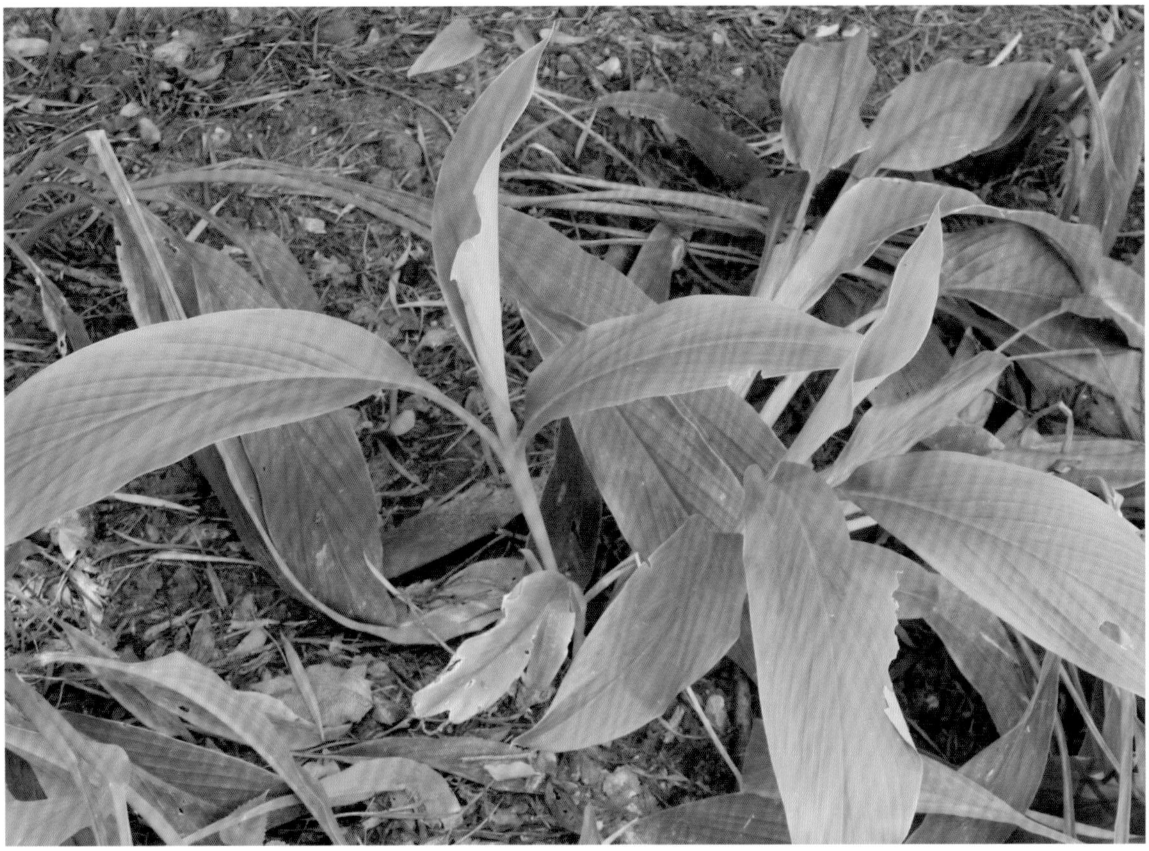

广西莪术

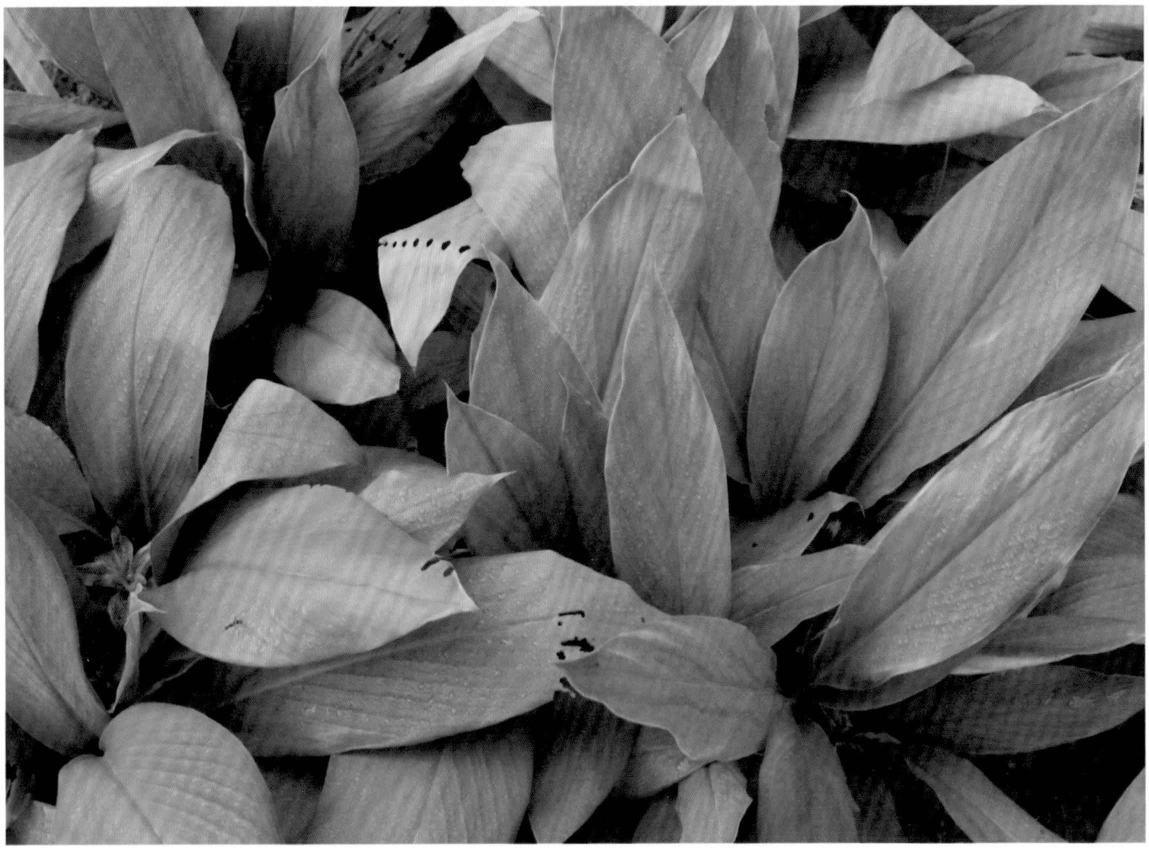

广西莪术

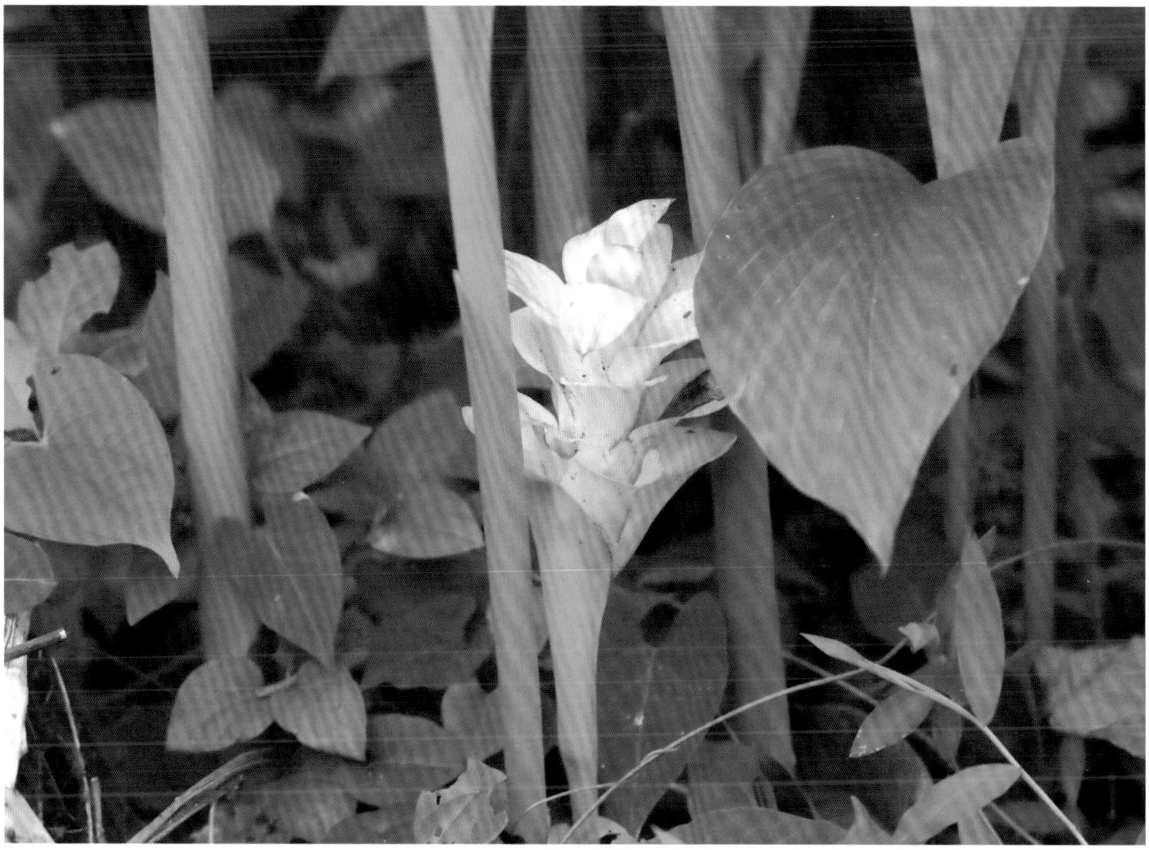

广西莪术

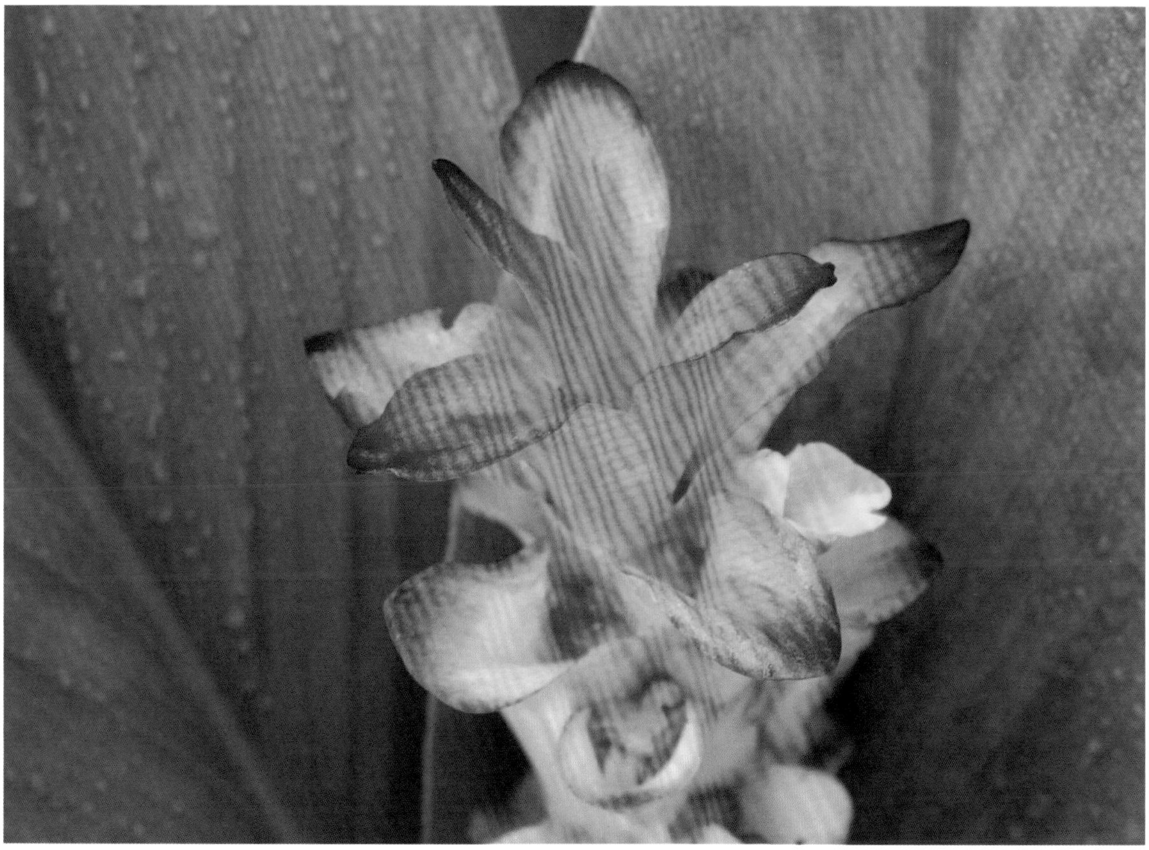

广西莪术

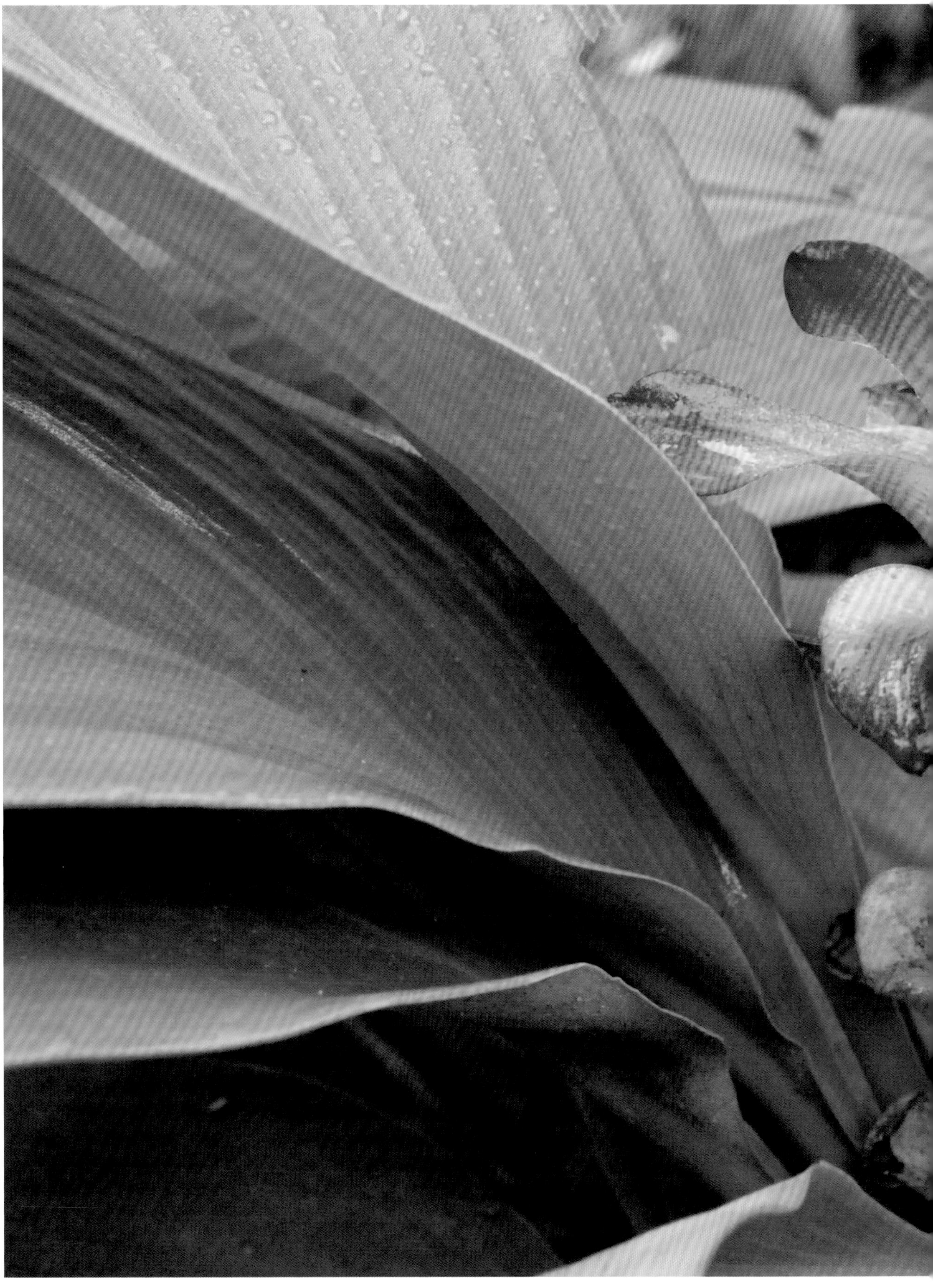

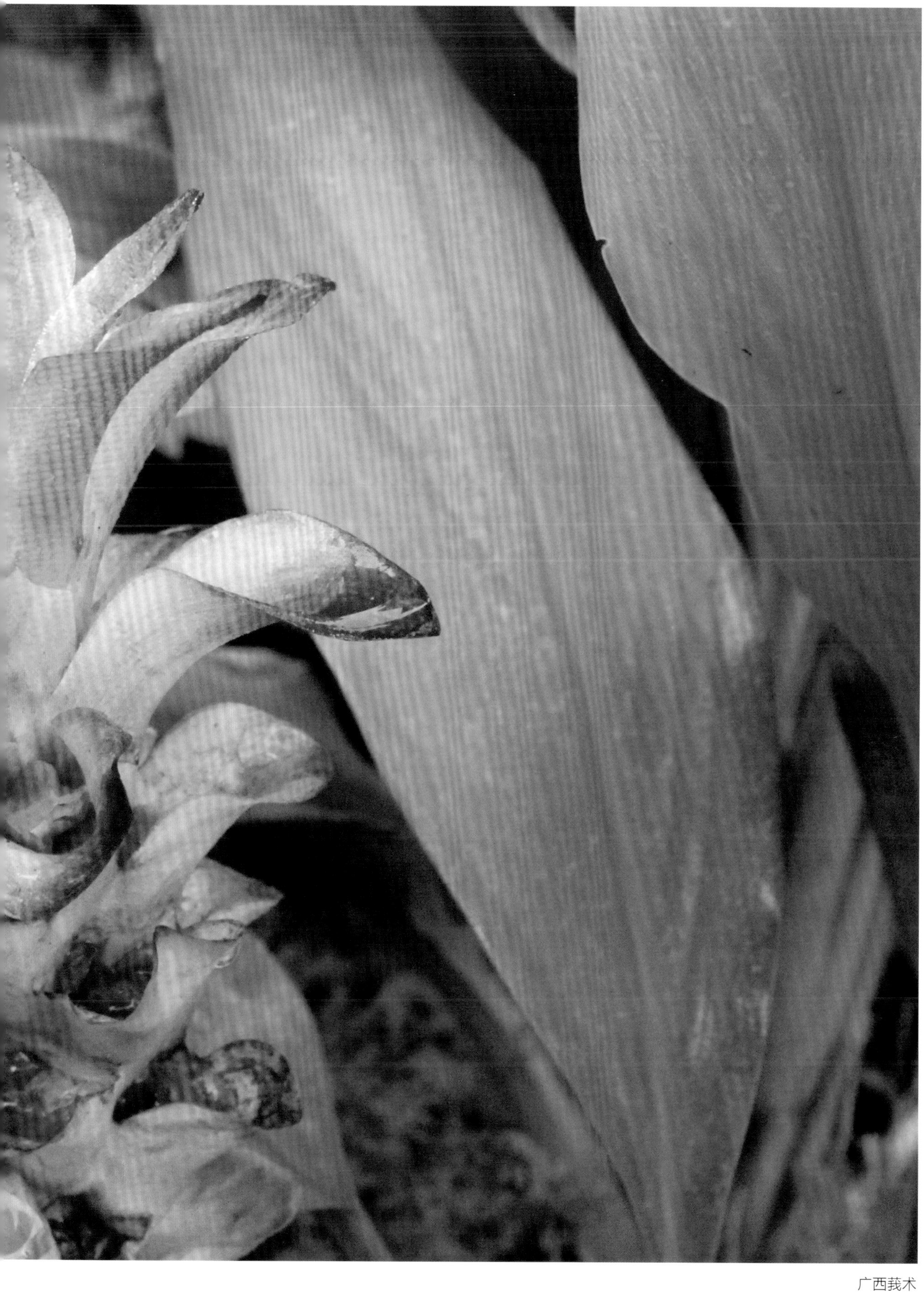

广西莪术

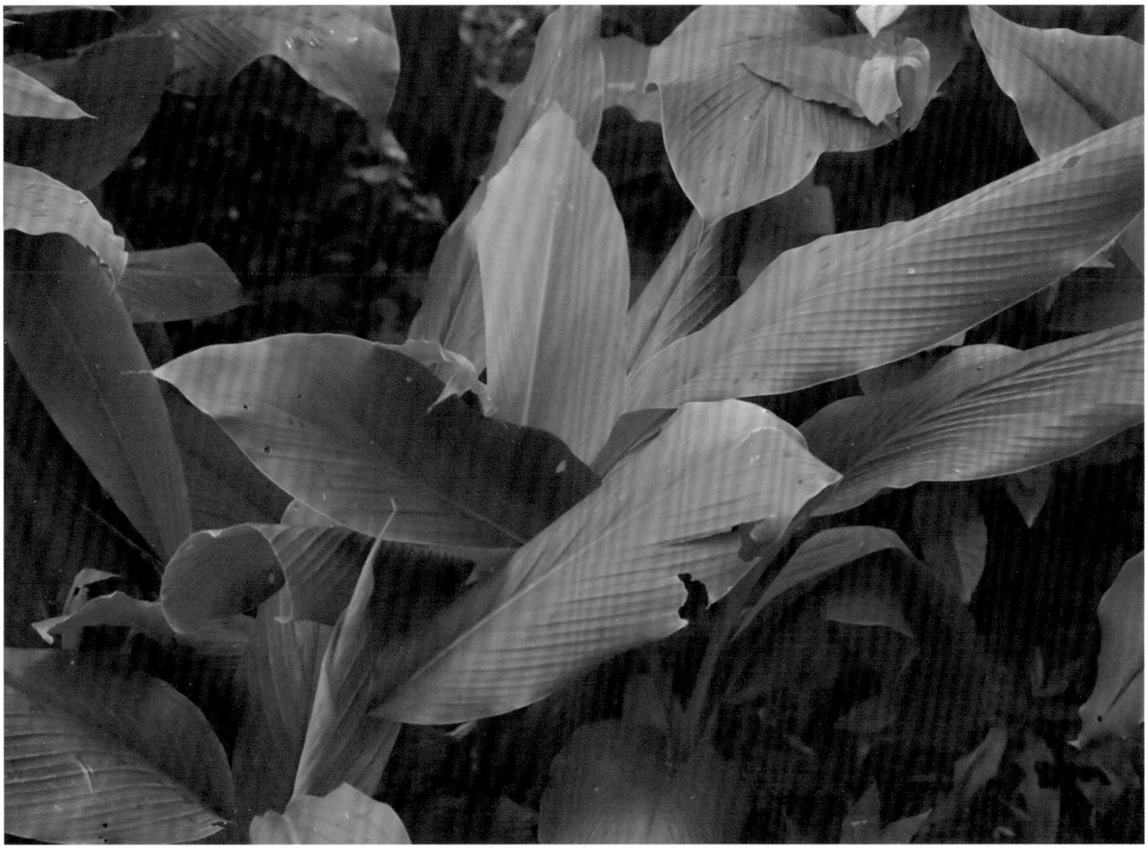

蓬莪术

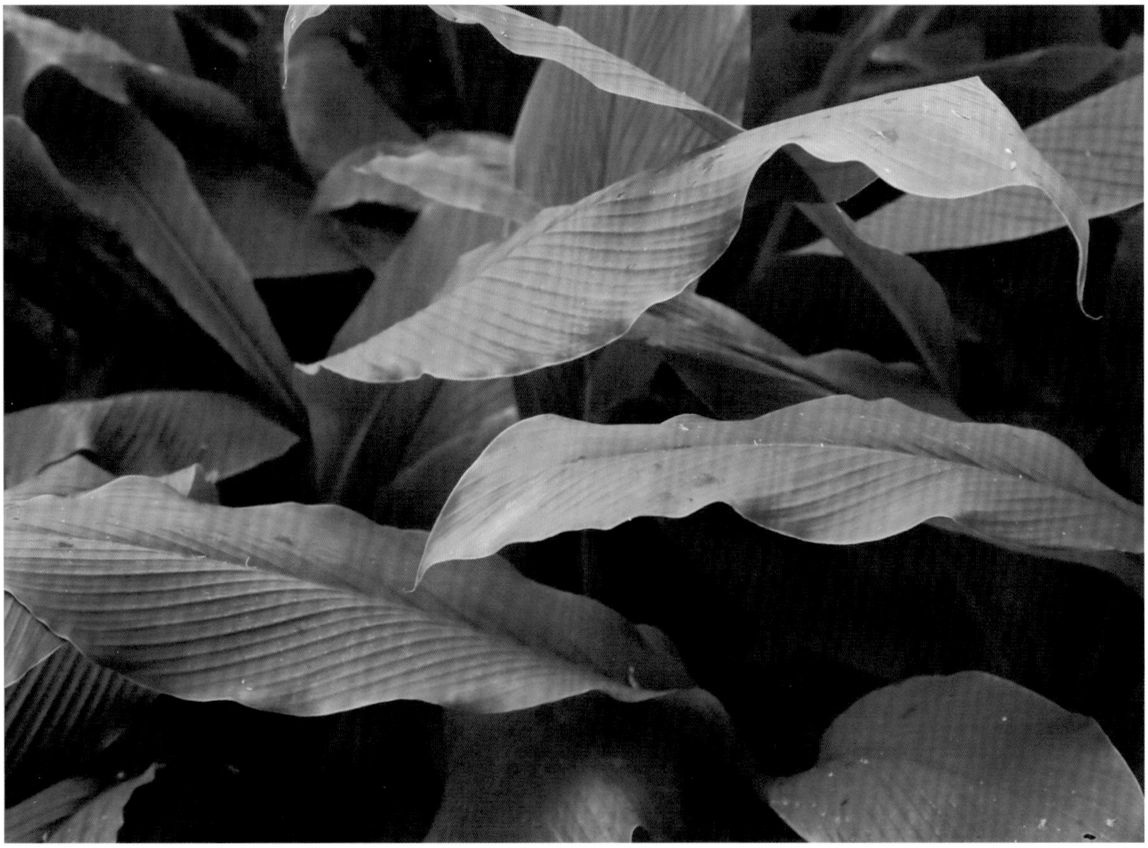

蓬莪术

药材鉴别

1. 温郁金 呈长圆形或卵圆形，稍扁，有的微弯曲，两端渐尖。长 3.5 ~ 7 cm，直径 1.2 ~ 2.5 cm。表面灰褐色或灰棕色，呈不规则的纵皱纹，纵纹隆起处色较浅。质坚实，断面灰棕色，角质样；内皮层环明显。气微香，味微苦。以个大粒匀、质坚实、外皮少皱缩、断面淡棕色者为佳。

2. 黄丝郁金 呈纺锤形，有的一端细长，长 2.5 ~ 4.5 cm，直径 1 ~ 1.5 cm。表面棕灰色或灰黄色，具细皱纹，断面橙黄色，外周棕黄色至棕红色。气芳香，味辛辣。以个大肥满、外皮皱纹细、断面橙黄色者为佳。

3. 桂郁金 呈长圆锥形或长圆形，长 2 ~ 6.5 cm，直径 1 ~ 1.8 cm。表面具疏浅纵纹或较粗糙网状皱纹。气微，味微辛苦。

4. 绿丝郁金 呈长椭圆形，较粗壮，长 1.5 ~ 3.5 cm，直径 1 ~ 1.2 cm。气微，味淡。

药理作用

姜黄素能促进胆汁分泌与排泄，对肝脏损伤有保护作用；对实验动物的主动脉、冠状动脉及分支内膜斑块的形成有减轻作用。本品可抑制存在胆囊中的微生物，有镇痛、抗炎作用。

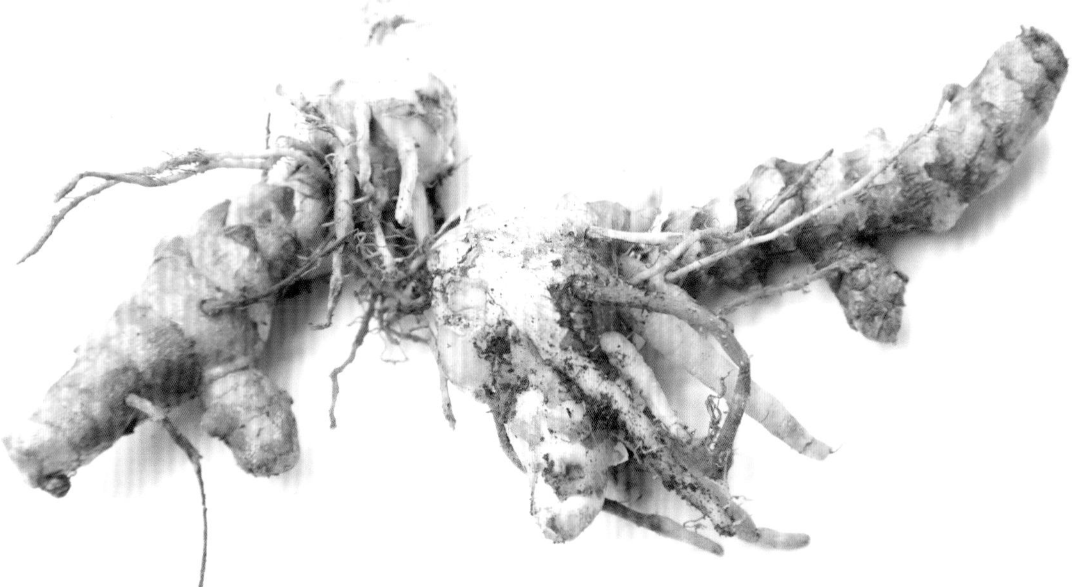

蓬莪术

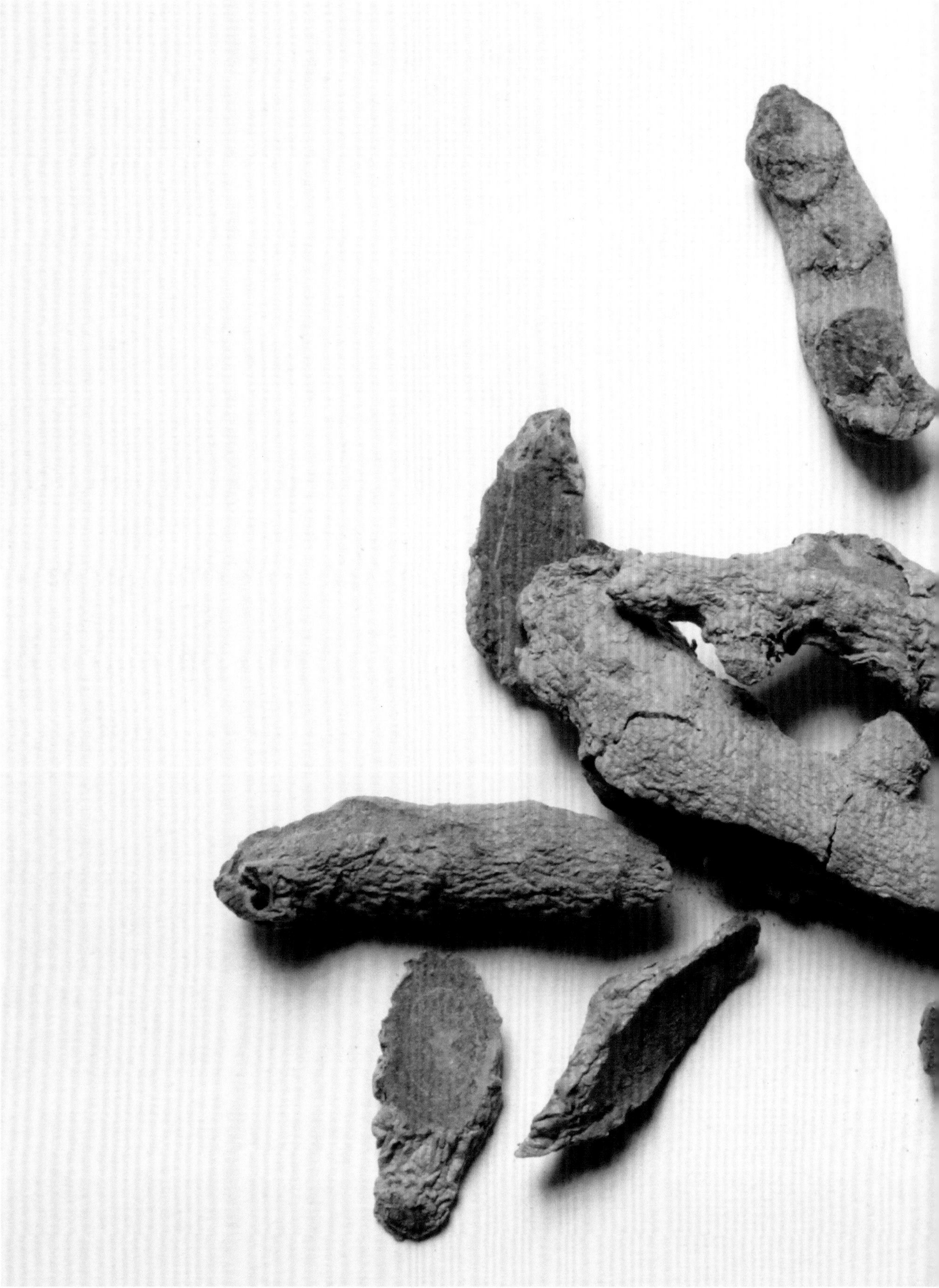

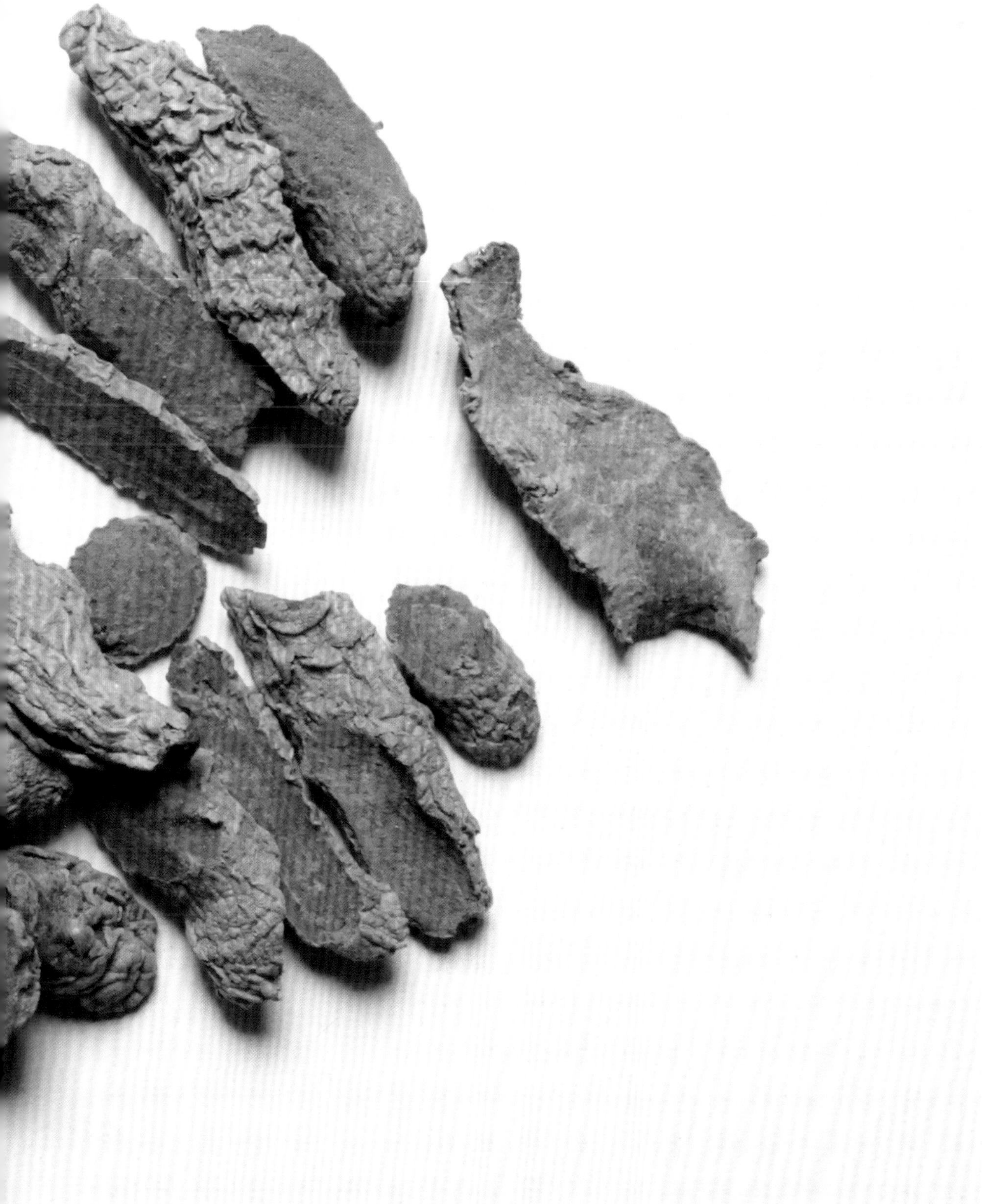

姜黄饮片

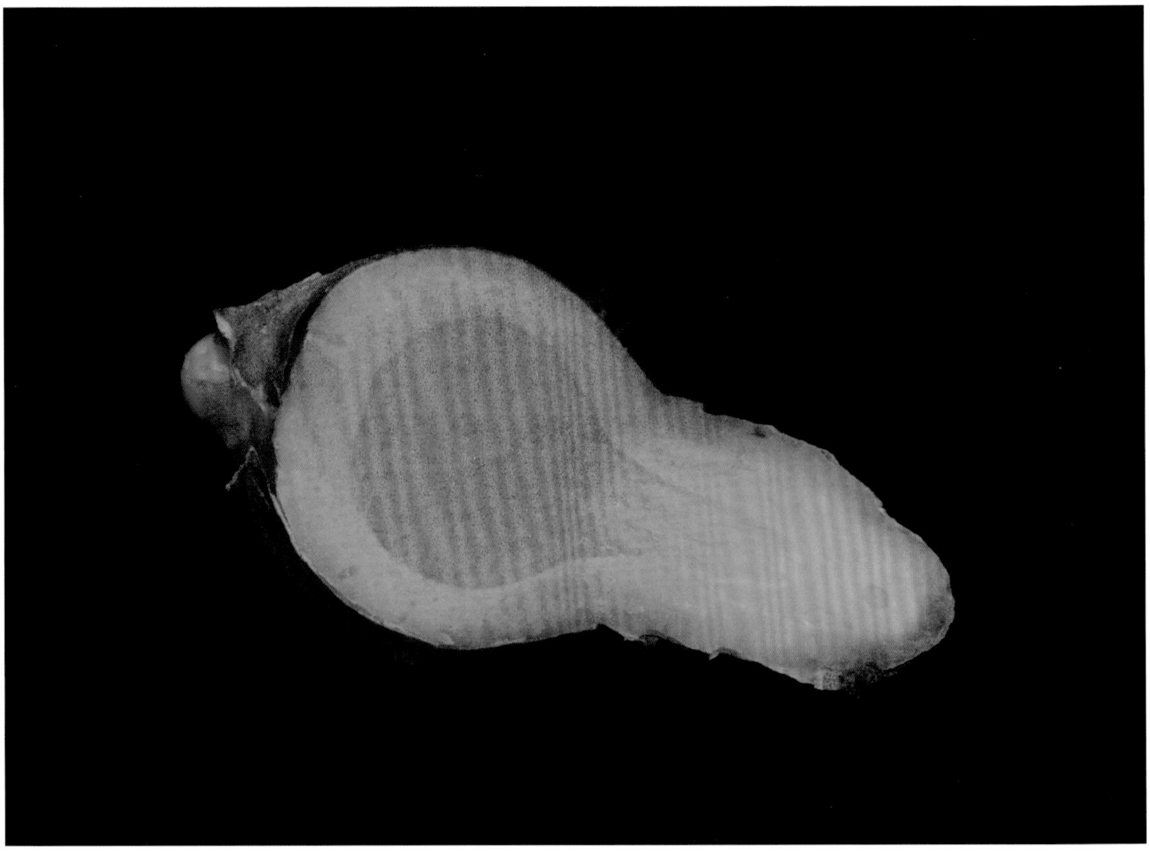

姜黄药材

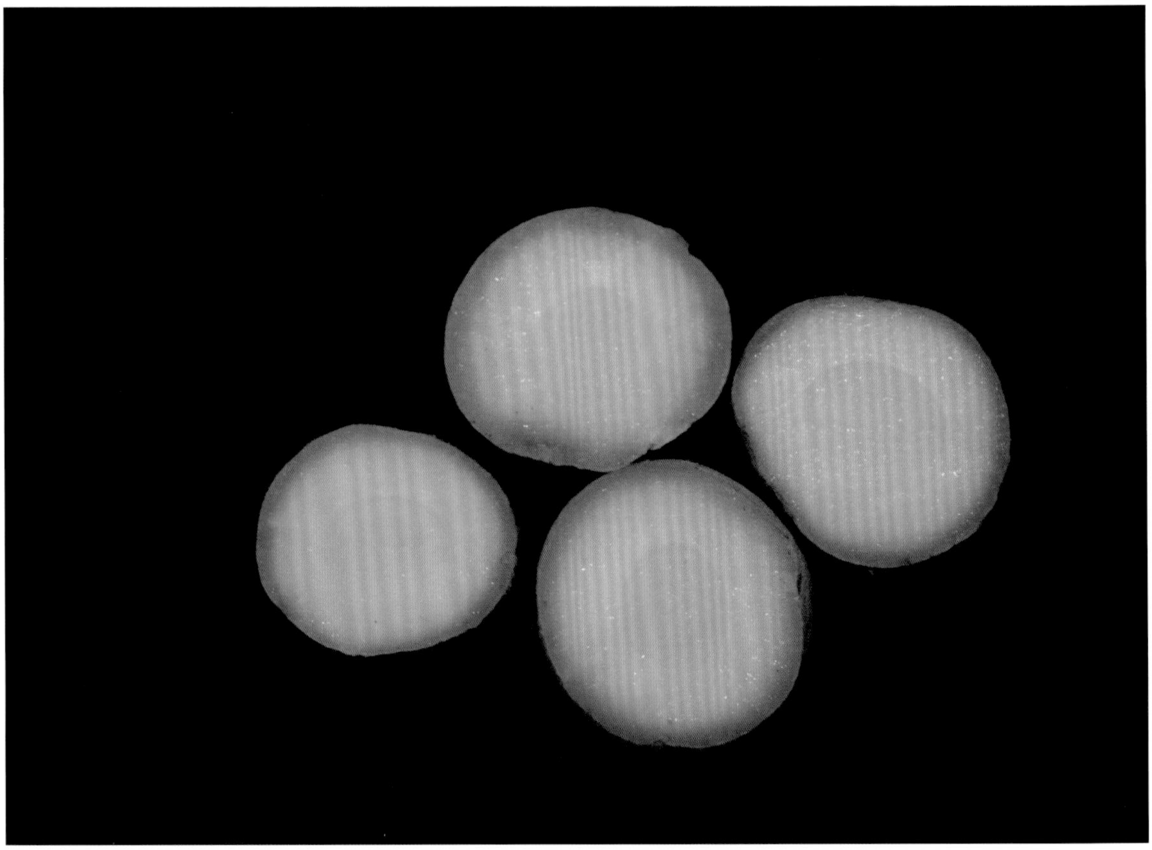

姜黄药材

功效主治

活血止能，行气解郁，清心凉血，疏肝利胆。主治胸腹胁肋诸痛，妇女痛经，经闭，癥瘕结块，热病神昏，癫狂，惊痫，吐血，衄血，血淋，黄疸。

用法用量

内服：5 ~ 12 g，煎服；2 ~ 5 g，研末服。

民族药方

1．冠心病心绞痛 郁金、薤白、茯苓、白芍、延胡索、甘草各 15 g，木香 5 g，枳实、桂枝、厚朴、川芎各 12 g。煎水 3 次，每日 2 次。

2．低蛋白血症 郁金、丹参、黄芪各 20 ~ 60 g，大枣、当归、五味子、连翘、木香各 15 g，三七 10 g，鳖甲 15 ~ 45 g。随症加减，煎水或制蜜丸，每次 10 g。

3．脑外伤综合征 郁金、陈皮、当归、桃仁、牛膝各 10 g，赤芍、生地黄各 15 g，川芎、柴胡各 7 g，红花 2 g。随症加减，水煎服，每日 1 剂。

4．中风 郁金、菖蒲、远志各 15 g，丹参 30 g。鼻饲、灌肠、口服等多种途径给药。

5．癫痫 郁金 21 g，白矾 9 g，天竺黄、琥珀各 6 g，朱砂、薄荷各 3 g。研细末过 100 目筛，装胶囊，成人每次服 3 g，小儿 1.5 ~ 2 g，每日 3 次，3 周见效者继用，直至不发病，然后渐减药量再服 1 个月左右。

6．自汗症 郁金 30 g，五倍子 9 g。共研细末，每次 10 ~ 15 g，用蜂蜜调成药饼 2 块，贴两乳头，纱布固定，每日换药 1 次。

7．中耳炎 郁金 1 枚。蘸麻油少许，磨取浓汁，再放冰片 0.03 g 调匀，拭净患耳内脓液后滴之，每日 3 次，一般用广郁金 1 枚即愈。

8．脑血栓形成 郁金、水蛭、川芎各适量。按 2 ∶ 1.5 ∶ 3 的比例混合粉碎制片，每片重 0.3 g，每日 6 片，分 3 次服，7 日为 1 个疗程，连服 8 个疗程。

使用注意

阴虚失血及无气滞血瘀者忌服，孕妇慎服。

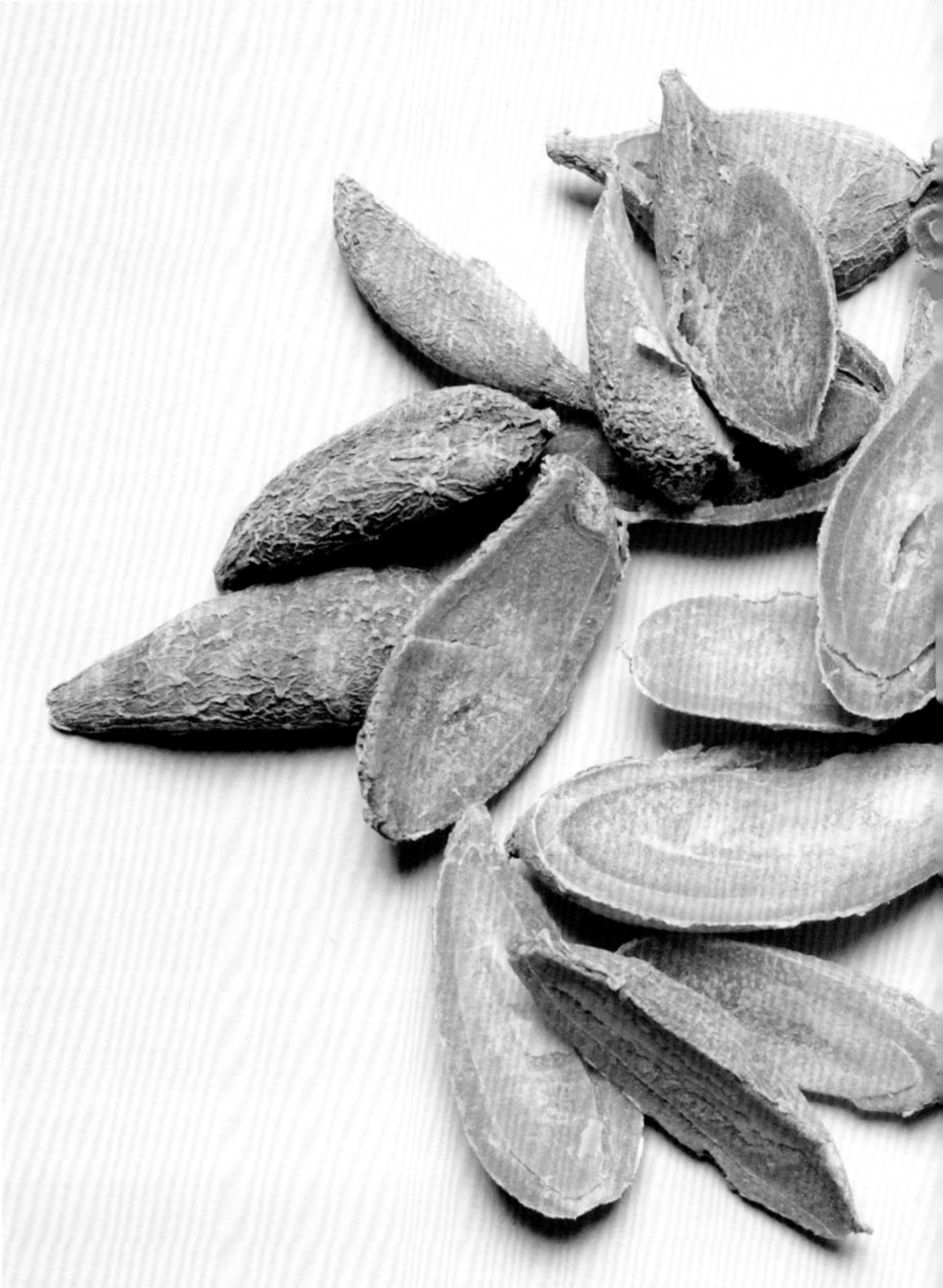

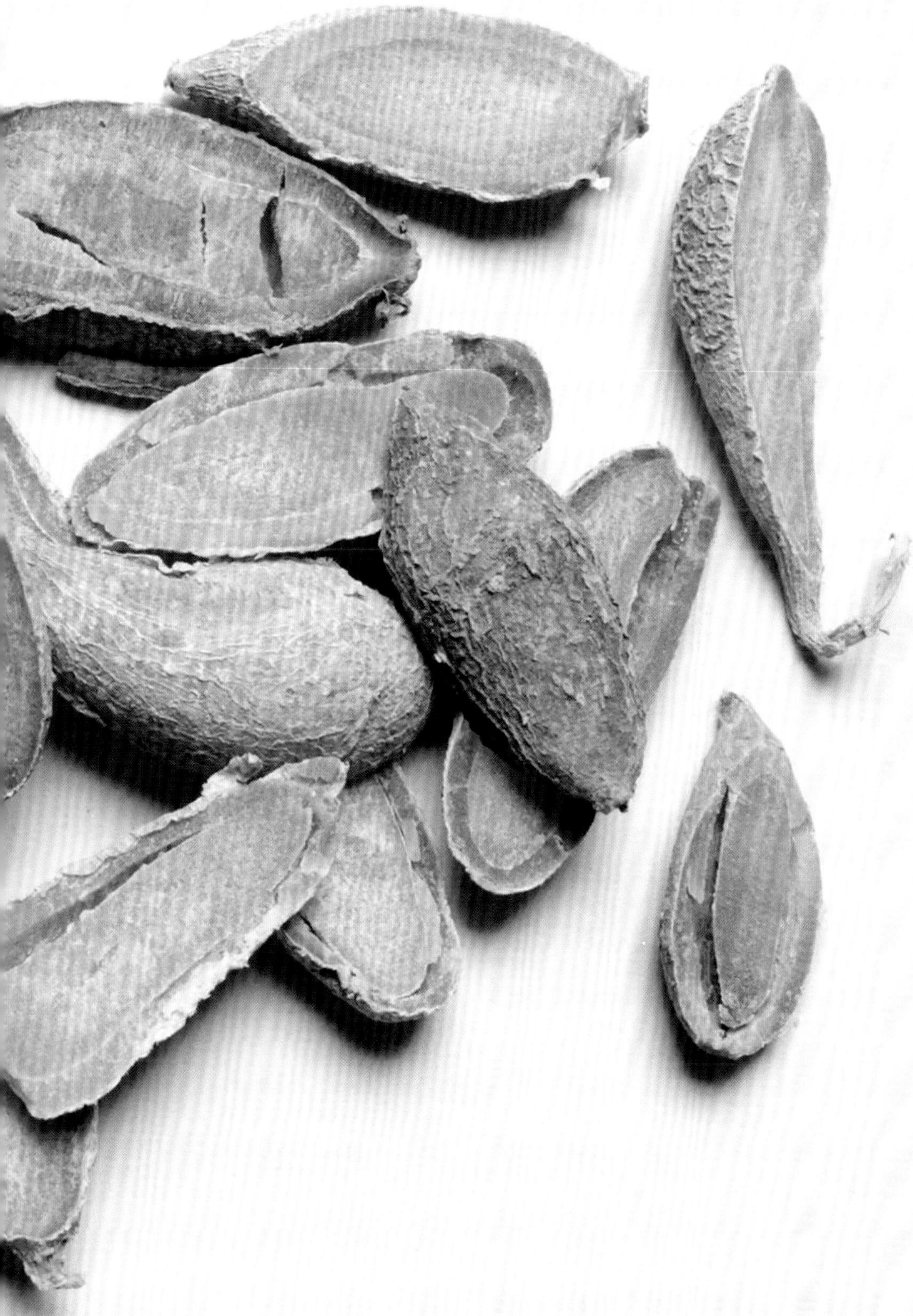

郁金饮片

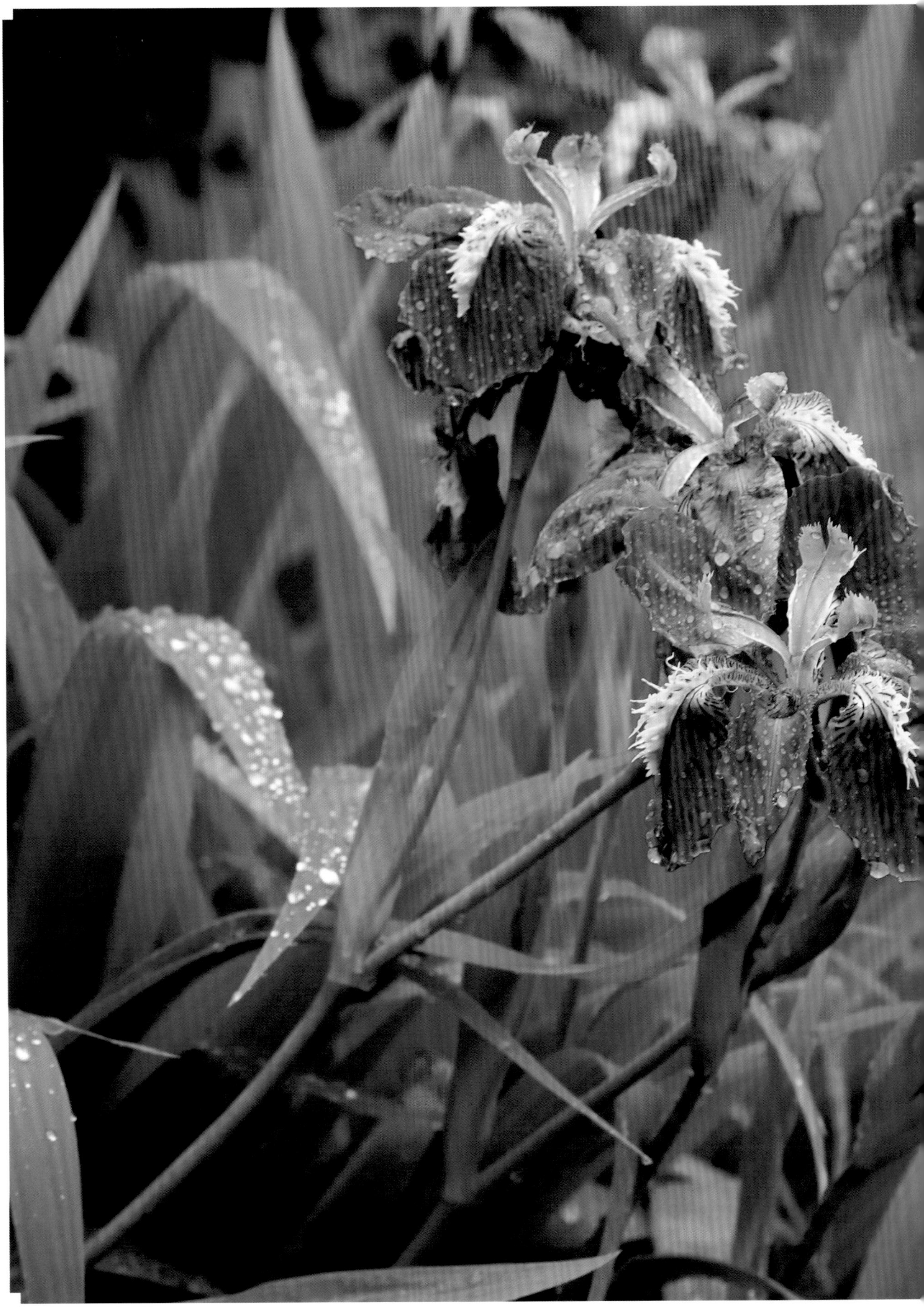

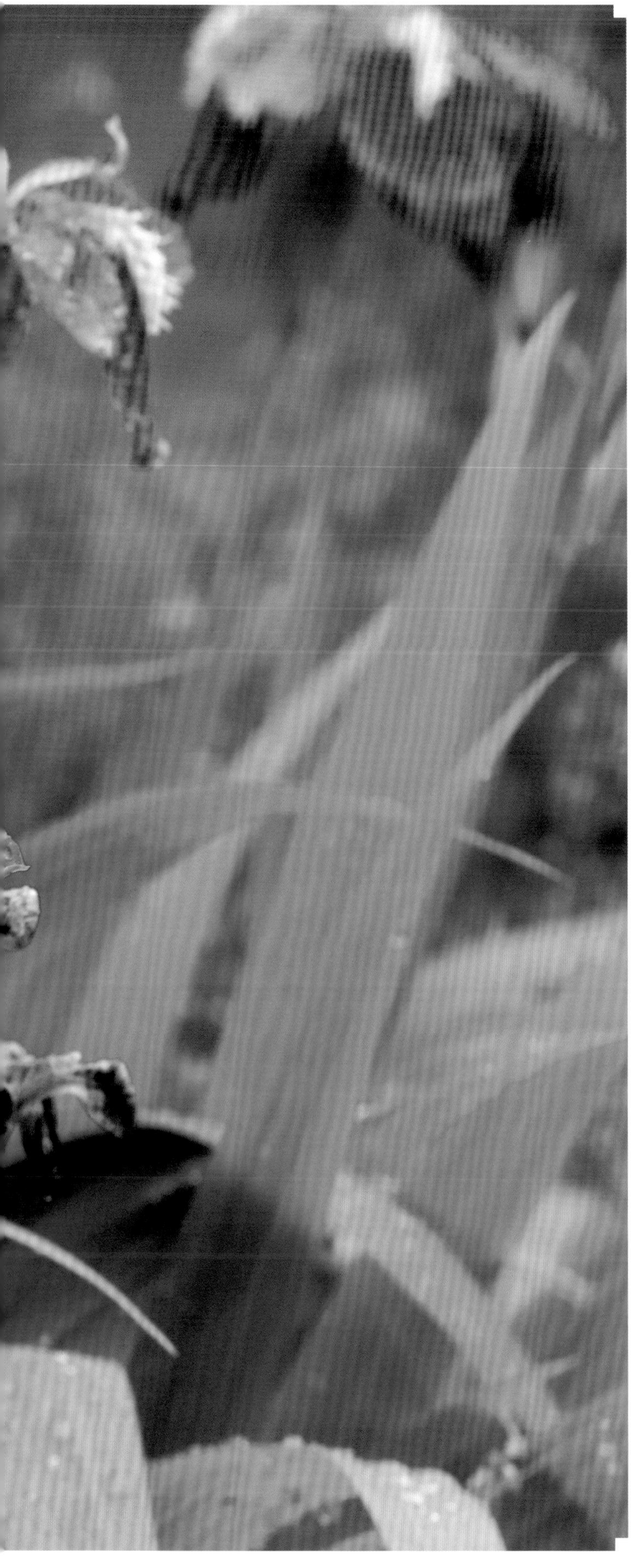

鸢尾

【壮药名】棵良鹞。

【别　名】蓝蝴蝶、蛤蟆七、青蛙七、冷水丹、燕子花、土知母。

【来　源】本品为鸢尾科植物鸢尾 *Iris tectorum* MaXim. 的干燥根茎。

【性味归经】性辛、苦，寒；有毒。归肺、肝、脾经。

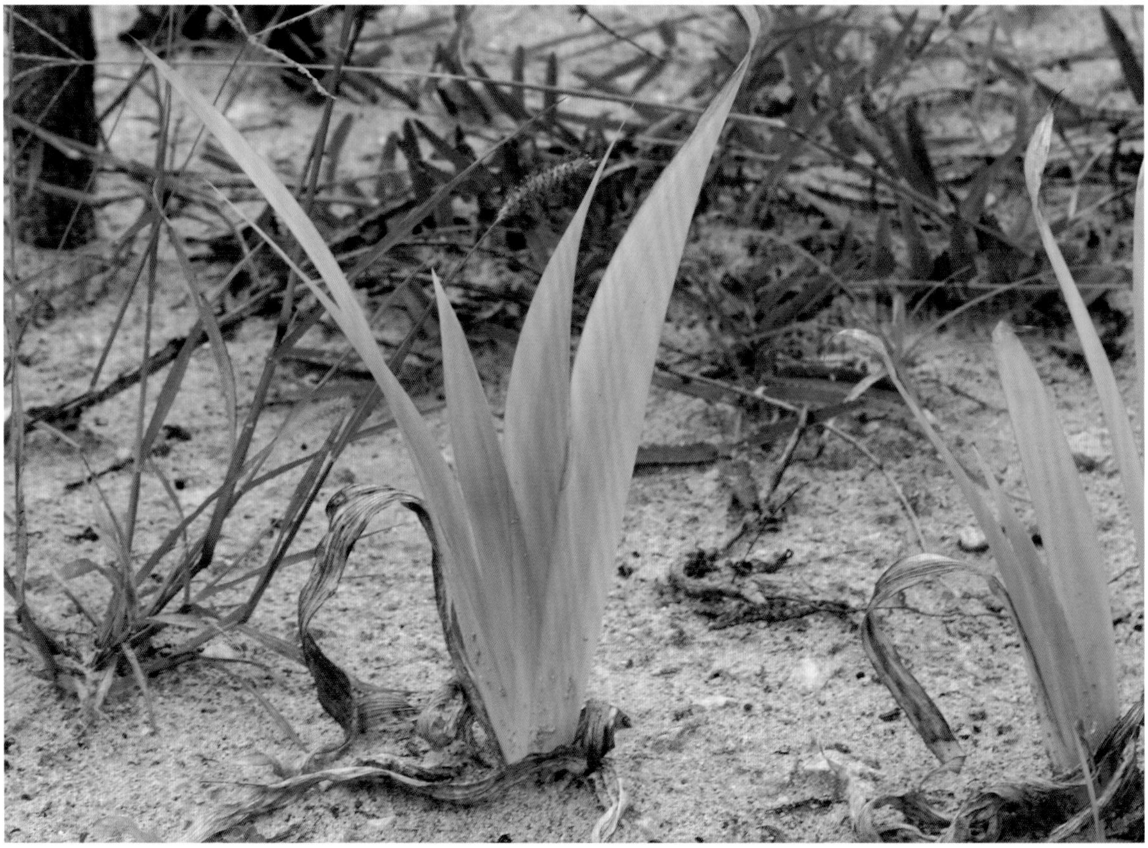

鸢尾

识别特征

多年生草本，根茎匍匐多节，节间短，浅黄色。叶互生，2 列，剑形，长 30 ~ 45 cm，宽约 2 cm。花青紫色，1 ~ 3 朵排列成总状花序，花柄基部有一佛焰花苞，覆船状，长 4 ~ 5 cm；远比花柄为长；花被 6，2 轮，筒部纤弱，长约 3 cm，外轮 3 片圆形，直径可达 5 cm，上面有鸡冠状突起，白色或蓝色，内轮 3 片较小，常为横形；雄蕊 3，着生于外轮花被的基部，药线形；雌蕊 1，子房下位，3 室；花柱 3 分枝，花瓣状。蒴果长椭圆形，有 6 棱，长 3 ~ 4 cm。种子多数，圆形，黑色。花期 4—5 月，果期 10—11 月。

生境分布

生长于林下、山脚及溪边的潮湿地。我国大部分地区均有栽培。分布于广东、四川、贵州、广西等省区。

采收加工

全年可采，挖出根状茎，除去茎及须根，洗净晒干。

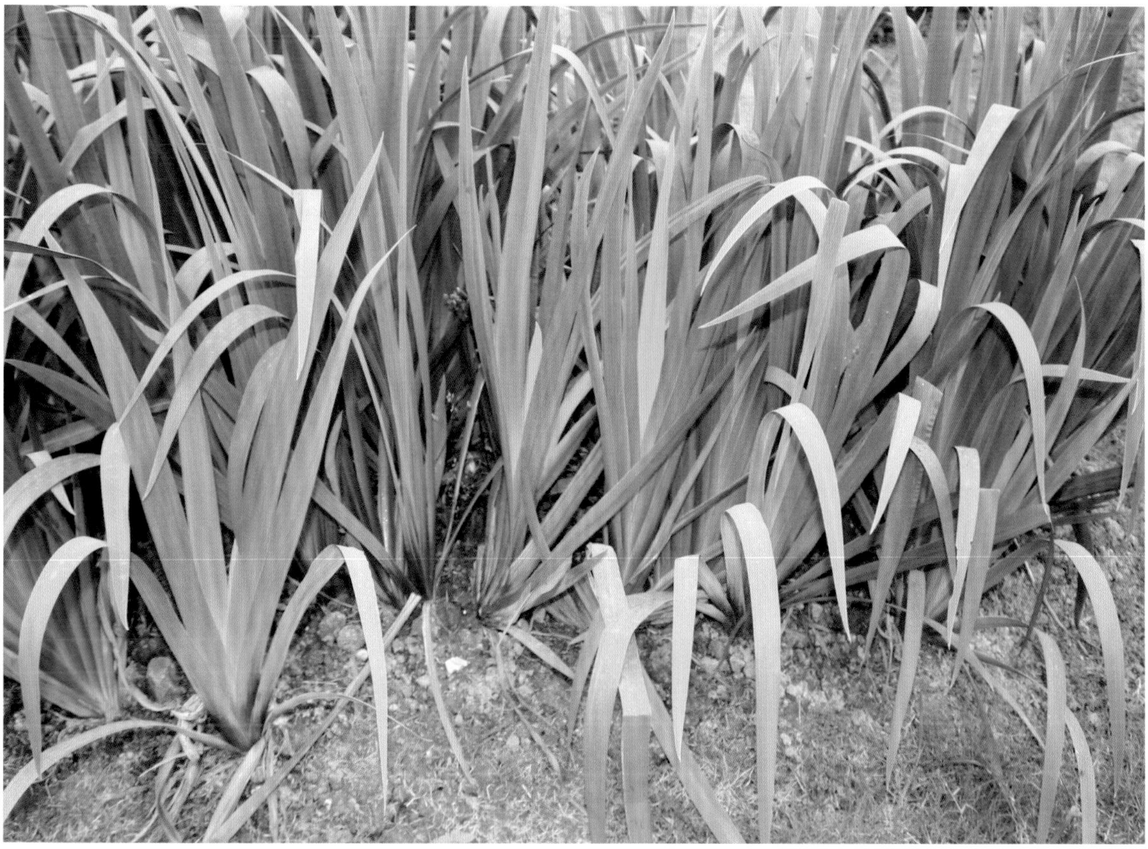

鸢尾

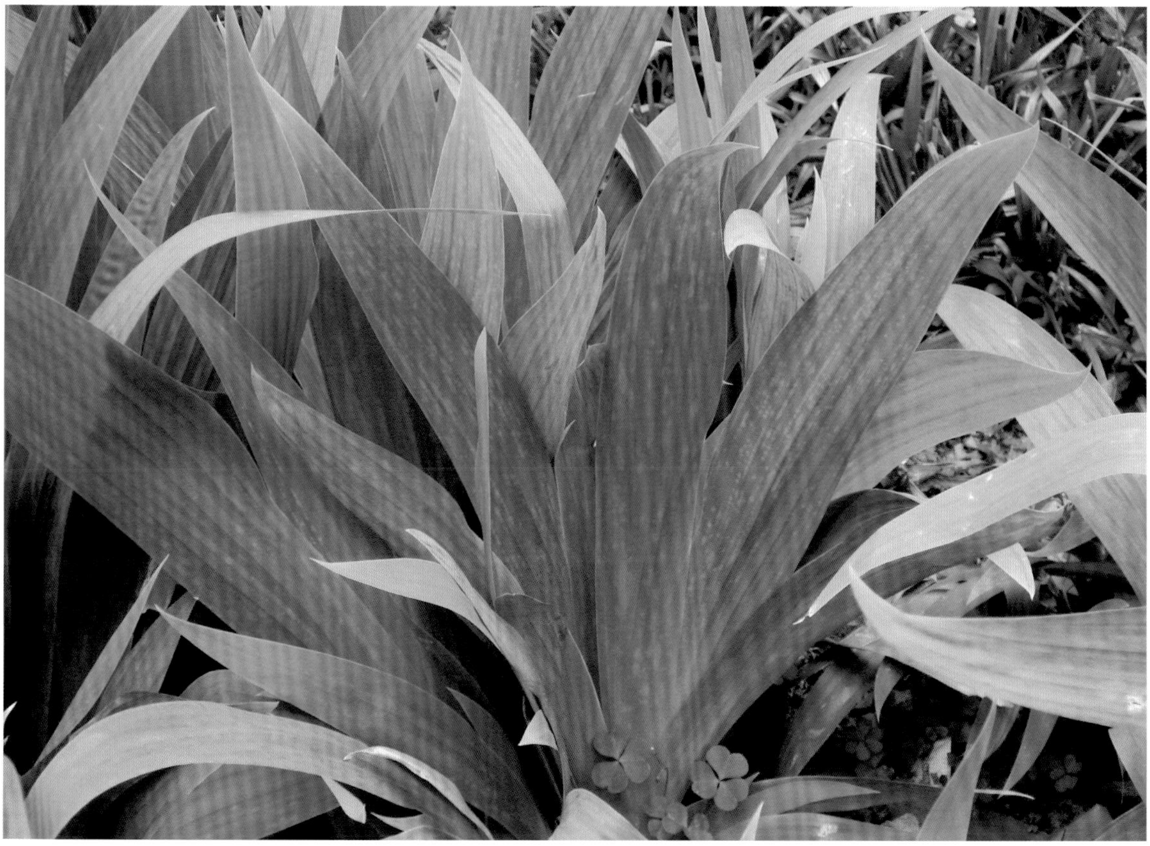

鸢尾

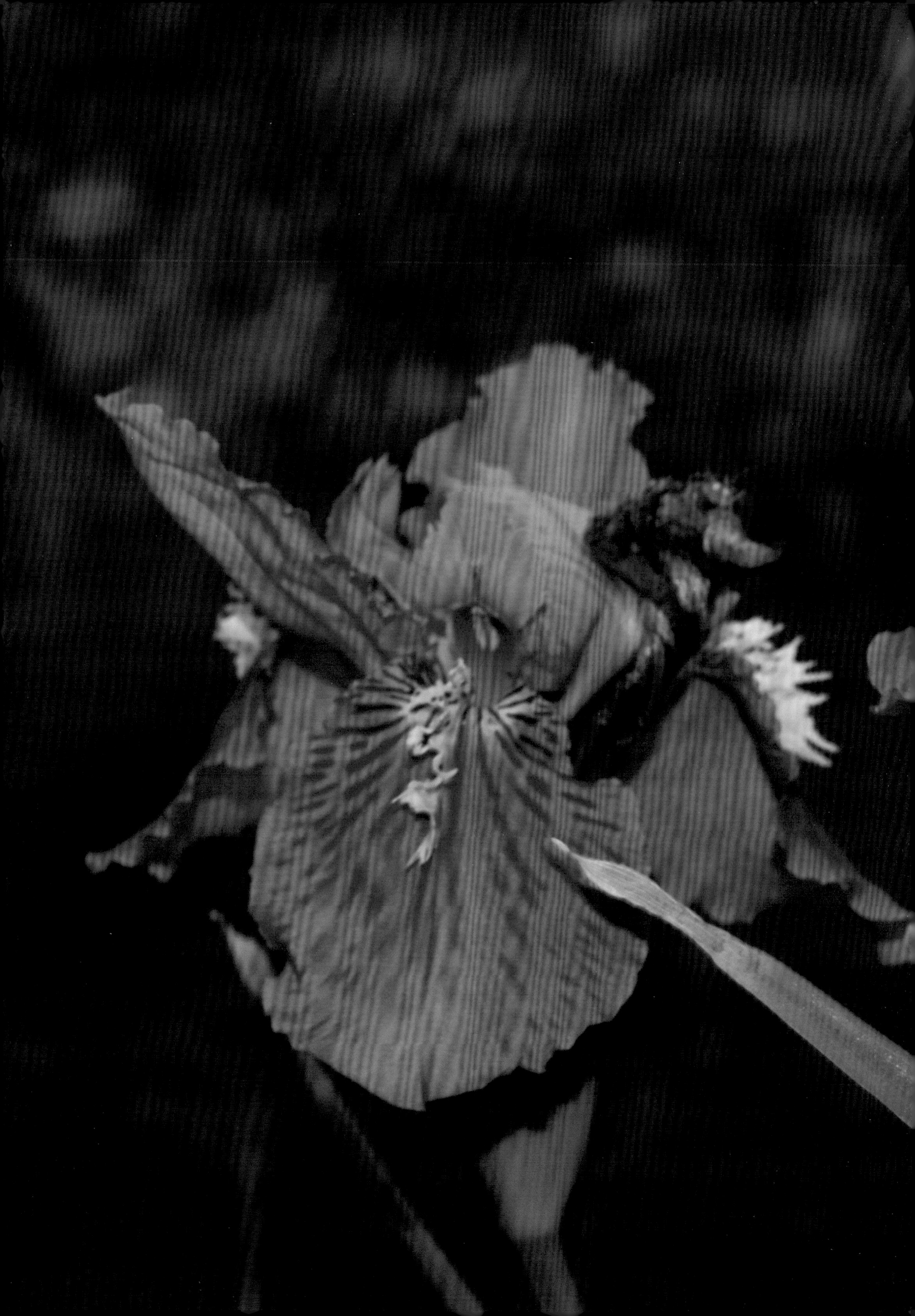

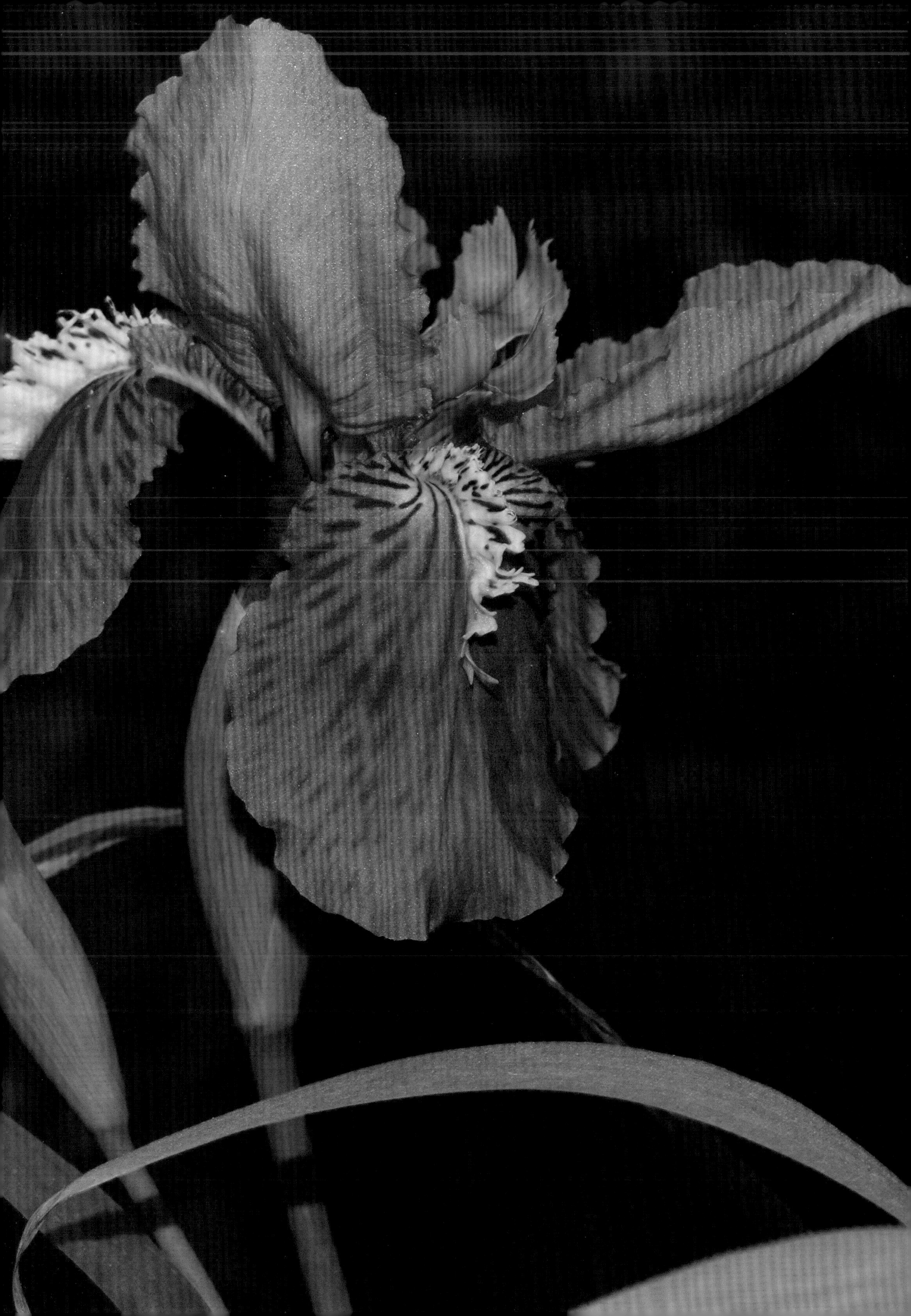

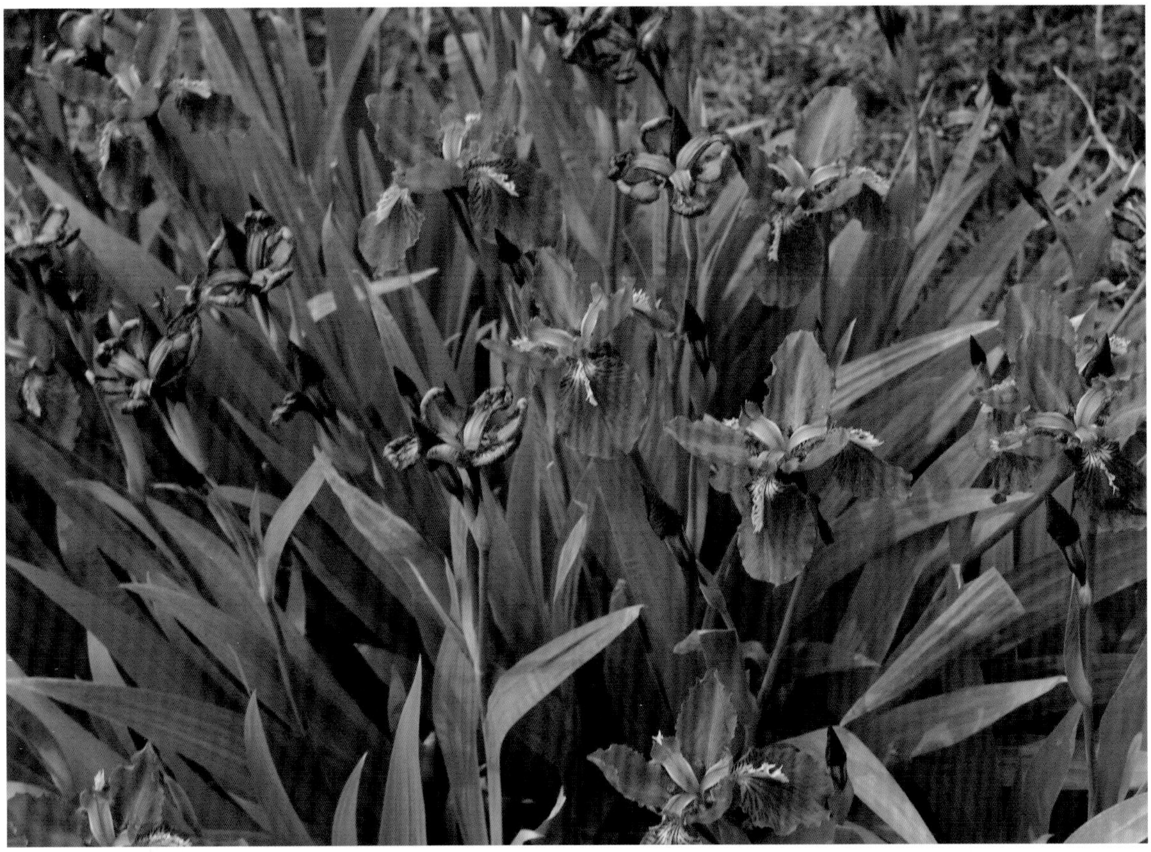

鸢尾

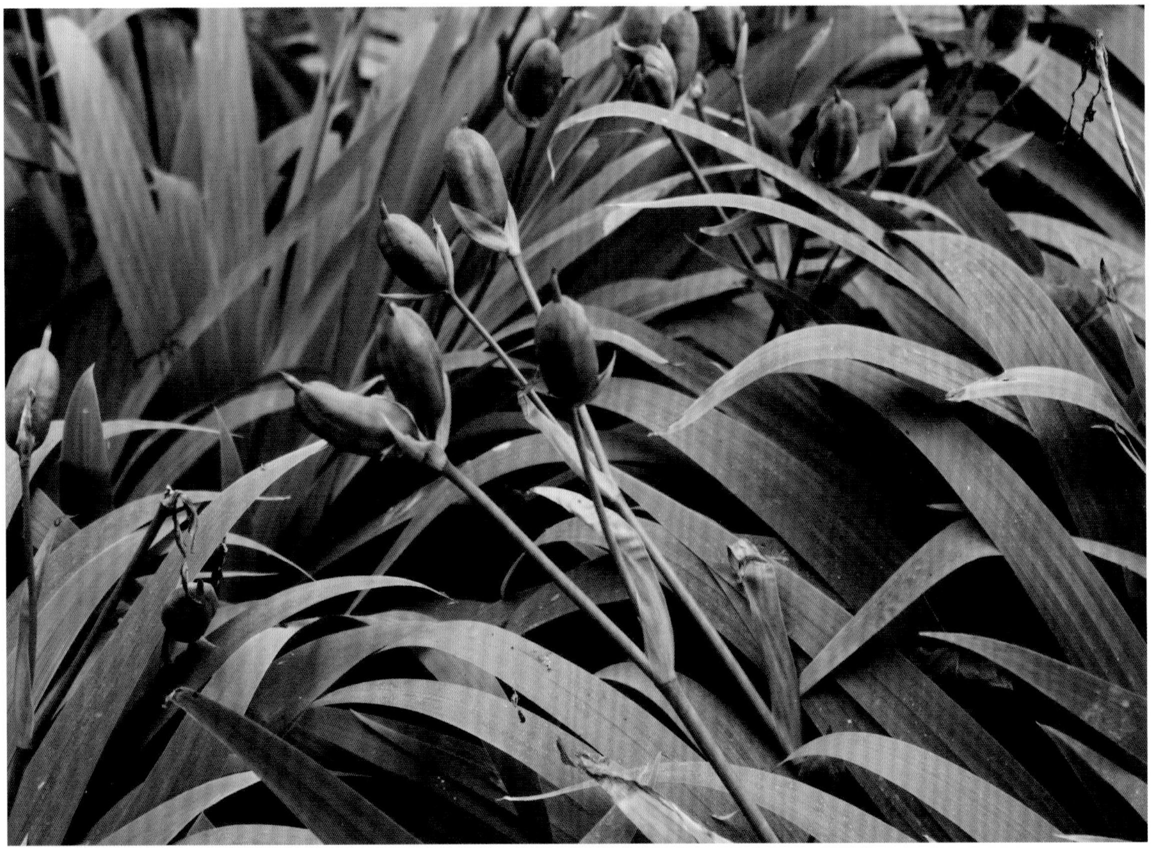

鸢尾

药材鉴别

本品呈不规则结节状条形，略扁有分枝，一端膨大，另一端渐细，外有很多干枯叶片包裹。表面浅棕黄色，质坚硬而脆，易折断，断面略平，可见黄色小豆状维管束，气微、味微苦。

功效主治

活血祛瘀，祛风利湿，解毒，消积。主治跌打损伤，风湿疼痛，咽喉肿痛，食积腹胀，疟疾；外用治痈疖肿毒，外伤出血。

用法用量

内服：0.9 ~ 3 g，煎汤；或研末服。外用：捣敷。

民族药方

1．食滞饱胀　鸢尾 3 g。研细末，用白开水或酒冲服。

2．喉症，食积，血积　鸢尾根茎 3 ~ 9 g。水煎服。

3．跌打损伤　鸢尾根茎 5 ~ 10 g。研细末，冷开水送服。

4．痈疖肿毒，外伤出血　鲜鸢尾根适量。捣烂外敷。或干品研末，敷患处。

使用注意

体虚便溏及孕妇禁服。

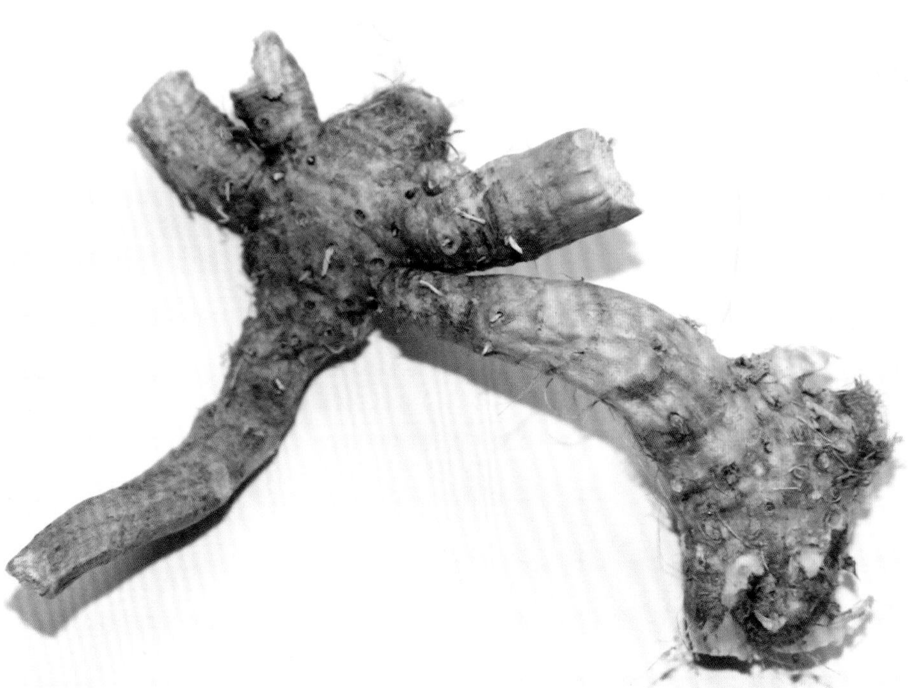

鸢尾药材

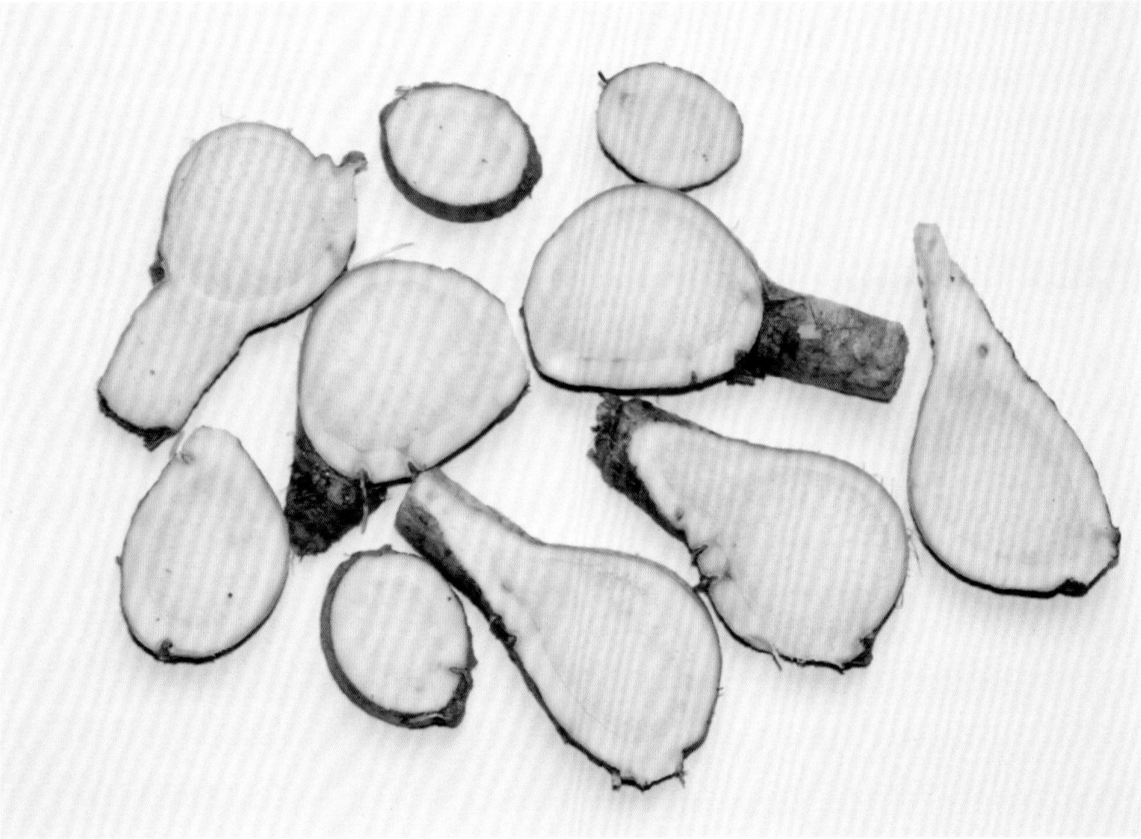

鸢尾药材

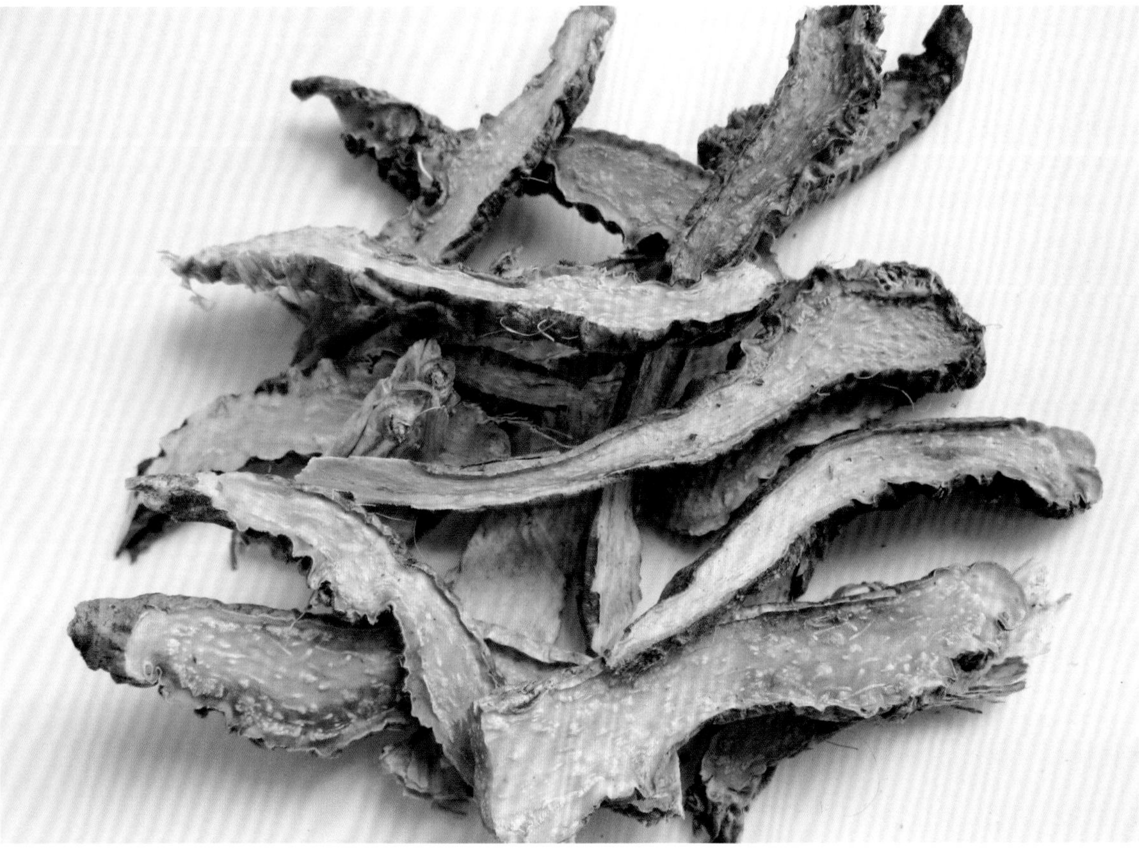

鸢尾饮片

图书在版编目（CIP）数据

中国民族药用植物图典．壮族卷 / 肖培根，诸国本总主编．— 长沙 ：湖南科学技术出版社，2023.10

ISBN 978-7-5710-2532-8

Ⅰ．①中… Ⅱ．①肖… ②诸… Ⅲ．①民族地区－药用植物－中国－图集②壮族－中草药－图集 Ⅳ．①R282.71-64

中国国家版本馆CIP数据核字(2023)第196870号

"十四五"时期国家重点出版物出版专项规划项目

ZHONGGUO MINZU YAOYONG ZHIWU TUDIAN ZHUANGZUJUAN DI-WU CE

中国民族药用植物图典 壮族卷 第五册

总 主 编：肖培根　诸国本

主　　编：彭　勇　谢　宇　李海霞

出 版 人：潘晓山

责任编辑：李　忠　杨　颖

出版发行：湖南科学技术出版社

社　　址：长沙市芙蓉中路一段416号泊富国际金融中心

网　　址：http://www.hnstp.com

湖南科学技术出版社天猫旗舰店网址：

http://hnkjcbs.tmall.com

邮购联系：0731-84375808

印　　刷：湖南省众鑫印务有限公司

（印装质量问题请直接与本厂联系）

厂　　址：长沙县榔梨街道梨江大道20号

邮　　编：410100

版　　次：2023年10月第1版

印　　次：2023年10月第1次印刷

开　　本：889mm×1194mm　1/16

印　　张：23.25

字　　数：407千字

书　　号：ISBN 978-7-5710-2532-8

定　　价：1980.00元(共八册)